针灸甲乙经校释

上册 第2版

校释单位　山东中医学院
审定单位　河北新医大学
南京中医学院
黑龙江祖国医药研究所
福州市人民医院

人民卫生出版社

图书在版编目(CIP)数据

针灸甲乙经校释. 上/山东中医学院校释. —2 版.
—北京:人民卫生出版社,2009. 1
ISBN 978-7-117-10838-6

Ⅰ. 针…　Ⅱ. 山…　Ⅲ. ①针灸甲乙经-校勘②针灸甲乙经-注释　Ⅳ. R245

中国版本图书馆 CIP 数据核字(2008)第 175570 号

门户网: **www. pmph. com**	出版物查询、网上书店
卫人网: **www. ipmph. com**	护士、医师、药师、中医师、卫生资格考试培训

针灸甲乙经校释（上）

第 2 版

校　　释: 山东中医学院
出版发行: 人民卫生出版社（中继线 010-59780011）
地　　址: 北京市朝阳区潘家园南里 19 号
邮　　编: 100021
E - mail: pmph@ pmph. com
购书热线: 010-59787592　010-59787584　010-65264830
印　　刷: 北京市艺辉印刷有限公司
经　　销: 新华书店
开　　本: 850×1168　1/32　　印张: 18. 875
字　　数: 490 千字
版　　次: 1979 年 10 月第 1 版　　2025 年 1 月第 2 版第 20 次印刷
标准书号: ISBN 978-7-117-10838-6/R · 10839
定　　价: 37. 00 元
打击盗版举报电话: **010-59787491**　E-mail: **WQ @ pmph. com**
（凡属印装质量问题请与本社市场营销中心联系退换）

前言

《针灸甲乙经》是我国现存最早的一部针灸学专书，也是最早最多地收集和整理古代针灸资料的重要文献。本书的内容主要取材于《素问》、《灵枢》、《明堂孔穴针灸治要》三书，这三部书是晋代以前在医学基础理论和针灸治疗等方面带有总结性的主要医学著作，具有丰富的理论知识和实践经验。皇甫谧为使其内容更加系统化和切合实用，"乃撰集三部，使事类相从，删其浮辞，除其重复，论其精要，至为十二卷。"

本书对我国针灸学的发展影响很大，起到了承先启后的巨大作用。由晋到宋的针灸书，如王惟一的《铜人俞穴针灸图经》，其穴位和适应证基本上没有超出本书的范围，它如《千金》、《外台》等书中有关针灸部分，也和本书基本一致，《外台》则完全取材于本书。而《资生经》等针灸专著，也无一不是参考遵循本书编辑而成。在明清两代的针灸著作中，如《针灸聚英》、《针灸大成》、《针灸集成》、《针灸心法要诀》等，也都是在本书的基础上发展起来的。就是现在，在厘定某个穴位和进行临床治疗时，也往往参考和取材于本书。

特别值得提出的是本书的俞穴和俞穴主治部分。在这部分内容中，它不仅厘定了俞穴的部位，而且对穴位的排列采用了分部依线的方法，并从临床实践上系统地总结了晋以前的针灸疗法的治疗经验，可谓集俞穴主治之大成。同时，由于这部分内容来自于《明堂孔穴针灸治要》，而该书早已亡佚，因此，本书就成为保存《明堂》资料的一部重要著作了。《四库全书总目提要》曾说："考《隋志》有《明堂孔穴》五卷，《明堂孔穴图》三卷，又

《明堂孔穴图》三卷。《唐志》有《黄帝内经明堂》十三卷……今并亡佚，惟赖是书存其精要，且节解章分，具有条理，亦寻省较易，至今与《内经》并行，不可偏废，盖有由矣。”

本书刊行之后，很快得到了医学界的高度评价和重视，一向被认为是学医必读之书。如《千金方》大医习业云：“凡欲为大医，必须谙《素问》、《甲乙》、《黄帝针经》、《明堂流注》……诸部经方。”唐代并将其列为太医院学习和考试医生的内容之一。《新唐书》百官志曰：“医博士一人，正八品上，助教一人，从九品上，掌教授诸生，以《本草》、《甲乙》、《脉经》分而为业。”《医经正本书》曰：“太医令掌诸生医疗之法……诸生读《黄帝素问》、《针经》、《甲乙》、《脉经》，皆使精熟，博士一试，医令丞并季试也。”又曰：“古今方士言医道者多矣，宜折衷于《素问》、《难经》、《甲乙》、张仲景、王叔和等书。”《外台》卷三十九《明堂》序曰：“《明堂》、《甲乙》，是医人之秘宝，后之学者，宜遵用之，不可苟从异说，致乖正理。”足证当时在学习医学方面，本书实居重要地位。

本书对国外医学也有着深远的影响，特别是对日本和朝鲜影响较大。自南北朝至隋唐，随着中外文化交流日益频繁，不少中医书籍传到了日本和朝鲜，《甲乙经》即为其中之一。公元七世纪初，日庭曾采取唐制，制定医药职令（《大宝律令·疾医令》），规定医学生必修《甲乙经》、《本草》、《素问》、《黄帝针经》等书。至平安朝时代（相当于唐德宗至宋孝宗时），他们的医学也都是根据大宝律令，以学习我国的医学为主，其《大同类聚方》百卷，就是以我国的《素问》、《黄帝针经》、《甲乙经》、《脉经》、《本草》、《小品方》等为蓝本编纂而成的，而在学习针灸治疗方面则多以本书为主要参考书。朝鲜的医学制度也曾效仿隋唐，设医学，置医博士，以我国医书为教本，用《素问》、《难经》、《甲乙经》、《本草经》等教授学生。其针灸学的孔穴部位则与《甲乙经》基本一样。此外，法国等国的针灸学也是导源于我国，其中《甲乙经》是其主要的学习和参考资料。说明本书不仅对我国医学有卓越的贡献，且在国际方面也有深远的影响。

由于本书是将《素问》等三部书的内容采用了“使事类相从”的归类方法，把散见于各篇章的一些相类的经文汇集一处，使对每一个问题的论述较系统的联贯在一起，这就为阅读带来不少的方便。如卷一之精神五脏论第一，便是把《灵枢》之本神篇、九针论，《素问》之举痛论、五脏生成论、宣明五气篇、阴阳应象大论等六篇中有关精神五脏的经文汇集于一处，使人读起来可以系统看出精神五脏的形成、生理活动和病理变化。又如卷五针道第四所论述的针法，其中既包括了《灵枢》之九针十二原篇、官能篇，又包括了《素问》之宝命全形论、刺禁论等篇中有关刺法的经文，这样就可以全面了解针刺前的注意事项、施针方法、针下感应、补泻手法、针灸禁忌，以及误刺致变等一系列有关针道的问题。

《针灸甲乙经》全书十二卷，128 篇。其内容大体可分为两大类。从一卷至六卷为祖国医学的基本理论与针灸学的基本知识；从七卷至十二卷为临床治疗部分，包括各种疾病的病因、病机、症状和俞穴主治。卷一主要论述人的生理功能，如五脏六腑、营卫气血、精神魂魄、精气津液等的功能和作用，以及脏腑与肢体五官的关系等。卷二论述十二经脉、奇经八脉、十二经标本、经脉根结、经筋等的循行路线和发病情况，以及骨度、肠度与肠胃所受等。卷三为俞穴主治部分，共厘定了俞穴 348 个（其中单穴 49 个，双穴 299 个），并采用分部依线的方法，划分了头、面、项、胸、腹、四肢等 35 条线路。详细叙述了各穴的部位、针刺深度与灸的壮数。卷四论述了诊法。包括望、闻、问、切四诊的具体内容，重点论述了四时平脉与脏腑病脉、死脉，以及三部九候的诊断方法。卷五为针道。详述了九针的形状、长度和作用；针刺的手法和补泻的方法；针灸的禁穴和禁忌等。卷六是以阴阳五行学说为核心，论述了生理与病理等方面的一些具体问题。

从卷七至卷十二为临床治疗部分，包括内、外、妇、儿等科，尤以内科为重点。内科共有43篇，其中属于外感病的6篇，内伤杂病32篇，五官病5篇。主要论述了因六淫、七情及其他致病因素所造成的五脏病、六腑病、经脉病、五官病等上百种病症。外科共有3篇，提出了将近30种病症，特别是对于痈疽（包括内痈）的论述较为详尽。妇科1篇，提出了近20种妇科疾病。主要论述了妇人重身九月而喑的病因、妊娠脉象，产后热病的预后和诊断，以及其他妇科杂病。儿科1篇，提出近10种儿科病症。主要论述了小儿惊痫、瘛疭、飧泄、食晦、脐风等病症。在治疗方面，书中介绍了晋以前针灸治疗各科疾病的丰富而宝贵的经验，全书共列有俞穴主治800多条，为后世针灸治疗方面，打下了良好的基础，确是一份宝贵的遗产。

当然，我们也必须看到，由于当时历史条件和其他因素的限制，《针灸甲乙经》的内容也有些不足和不当之处。我们应当批判地继承，取其精华，弃其糟粕。至于有些还不易理解的内容，则有待于今后在医疗实践中逐步研究，加以解决。

伟大领袖毛主席指出："中国医药学是一个伟大的宝库，应当努力发掘，加以提高。"为继承发扬祖国医药学遗产，我们对《针灸甲乙经》进行了校释。在校释过程中，承蒙各协编单位的大力协助，北京中医研究院等有关单位的大力支持，特表谢忱。马继兴、刘衡如两同志，曾对本稿提供了许多宝贵意见，并致谢意。由于我们水平有限，缺点和错误在所难免，望读者批评指正。

山东中医学院

1978年10月

校释说明

《针灸甲乙经》为西晋皇甫谧所编撰，约成书于晋太康三年，距今已近一千七百年的历史了。

皇甫谧，字士安，幼名静，晚年自号玄晏先生。西晋安定郡朝那（今甘肃省灵台县）人，生于后汉建安二十年（公元215年），卒于晋太康三年（公元282年），终年六十八岁。谧居贫而好学，故能“博综典籍百家之言”，后得风痹病，犹手不辍卷，并精心研究医学，他一生著述甚多，《针灸甲乙经》是其在医学方面的重要著作。

关于本书的命名和卷数，历代记述不一。《隋书》经籍志载：《黄帝甲乙经》十卷。注曰：音一卷。梁十二卷。《旧唐书》经籍志载：《黄帝三部针经》十三卷，皇甫谧撰。《新唐书》艺文志载：《黄帝三部针经》十二卷。《通志》艺文略载：皇甫谧《黄帝三部针灸经》十三卷。《宋史》艺文志载：皇甫谧《黄帝三部针灸经》十二卷，即《甲乙经》。从上述文献记载来看，自唐以后，已明确指出本书为皇甫谧所撰。其书名之所以冠以“黄帝”字样者，乃是古人托古之作，并非真为黄帝所著。所称“三部”，系指该书内容，乃撰次《素问》、《九卷》（即今之《灵枢》）、《明堂孔穴针灸治要》三部医书而成。“甲乙”二字之义，在该书序言中未曾说明，后世训解者亦极少。日人丹波元胤氏曾云：“按弟坚曰：此书命以甲乙，未有详解。按杨玄操《难经》序，昔皇甫玄晏总三部，为甲乙之科。《外台秘要》引此书，其疟病中云，出庚卷第七，水肿中云，出第八辛卷。又明堂及脚气中，并引丙卷。然则玄晏原书，以十干列，故以“甲乙”命名，《隋志》：《黄帝甲乙经》十卷可以证焉。……魏都赋，次舍甲乙，西南其户。李善注：甲乙，次舍之处，以甲乙纪之也。景福殿赋，辛壬癸甲，为之名秩。吕延济注：言以甲乙为名次也。此其义一尔。”据此则“甲乙”二字，似有撰次的意思。今之书名，乃本于明代新安吴勉学校本。至其卷数问题，历代不一，系因几经翻刻屡有变更所致。若据《外台》所引，以十干为分卷序数，似当以《隋书》所载十卷数，为原著卷数。

本书自西晋太康三年刊行之后，历代有过多次翻刻，但元代以前的刻本，今已无存，我们现在所能见到的，只有明以后的刻本。明刻本中主要有正统本，嘉靖本和医统正脉本。医统本是经过吴勉学校勘过的版本，也是最通行的本子。嘉靖本错字较少，但流传不广。值得指出的是正统本，它与一般通行本出入较大，据日本访书志云：“《针灸甲乙经》十二卷，序例后有正统丁巳重刊木记，每半页九行，行廿四字。按近世所行《甲乙经》，唯医统正脉刊本，而脱误宏多，更有以林亿等校注作正文者，如第一卷，心怵惕条下，引杨上善之说，上善隋唐间人，士安何得引之？此书不载杨上善说，凡林亿等校语俱不载，亦无林亿等序，知所原在未校正之前，其他亦多与《千金》、《外台》所引合，远胜医统本，惜有残缺。”此书据日人小岛尚真所见抄本，只存三卷，肖延平校《太素》时亦用过，并云“惜不全”，但不知尚存几卷。根据我们从批校本中所见，正统本长于他本处确实很多，惟今已不全。清本中有四库全书所收两淮盐政采进本（八卷本），京师医局重刊医统正脉全书本，四明存存轩本，此外尚有日刻本，如八尾勘兵卫刻本等，也是本于医统正脉本。目前流行的有：1955年商务印书馆据明刻古今医统正脉全书本排版的铅印本；1956年人民卫生出版社影印医统正脉全书本；1962年人民卫生出版社出版的《针灸甲乙经》校勘本。

这次对本书的校释，是以人民卫生出版社影印明刻医统正脉本为蓝本。对校本有：日本小岛父子批校明新安吴勉学校刊步月楼梓行古今医统正脉全书单行本，其中一、二、三卷，曾据正统本校过，凡称正统本，即指此；余氏批校清末京师医局重刊医统本，乃据明嘉靖本批校，凡称嘉靖本，即指此；清末京师医局重刊医统本（简称京师医局本）；光绪十一年乙酉四明存存轩刻本（简称存存轩本）；日本八尾勘兵卫刻本（简称日刻本）。

由于本书内容是根据《素问》、《灵枢》和《明堂孔穴针灸治要》三书撰写的，所以在他校本中，主要采用了《素问》、《灵枢》、《黄帝内经太素》、《黄帝内经明堂》残本，以及与本书内容有关成书较早的《难经》、《脉经》、《诸病源候论》、《千金要方》、《外台秘要》等。上述各书版本与作者及引用和参考书目附于书后。

本书的体例，是根据“七本中医古书校释执行计划”而拟定的，计有“提要”、“原文”、“校勘”、“注释”、“语译”、“按语”等六项。

一、提要：将每一篇的通篇大意、段落梗概，言简意赅地列于篇首，加以说明。

二、原文：均以蓝本为主。

三、校勘：按对校、本校、它校、理校四种方法进行，对原书中脱漏、倒置、衍文、讹字等加以纠正，有如下几种处理情况：

1. 原书中有明显错字、别字者，予以直接改动，不加脚注。如“膕”误作“胭”、“䀮”误作“肮”、“惕”误作“愓”，“仆”误作“什”等便是。

2. 原书与校本不一样，而显系原书错讹或脱漏者，即在原文中予以直接改正或增删，用脚注序码标出，并注明据改、据补、据删等的书目、版本、卷次或篇章。

3. 如系原书与校本虽不一致，但难于肯定何者为是，或校本有一定参考价值者，原文即不改动，也用脚注序码标出，并注明其互异之处。

三、注释：包括训诂与注解两个方面。训诂是对某些生涩难明的词字进行注音（用汉语拼音并加同音汉字兼注）和解释。注解是对某些专用术语或部分内容进行解释。大体采用两种形式，一是直接用通俗语言解释，一是选择议论精当的古人注解。如属道理费解，且又众说纷纭者，则采用数家不同之说并存，以供读者参考。

四、语译：以意译为主，将原文之古汉语译成浅显通俗的语体文。语译的段落与原文段落相一致。如属原文意义比较简单者，则用直译。个别原文简明易懂者，或存疑者，则语译从略。

五、按语：凡属应加阐发，或需归纳概括，或需批判，或需存疑待考等内容，均加按语说明。按语本着有则按之，无则不按的原则处理。

六、其他：对皇甫谧原序，只予校勘、注释，未作语译。原书有《素问》、《灵枢》等俱不载之文，其或为士安自语或为后人加注，不易分辨者，则仍其旧。对明显属于后人加语混为正文者，如“杨上善曰”等，则加括号析出。

参加本书校释工作的有：徐国仟、张灿玾、钟岳琦、崔新斋、张善忱、田代华、王万杰、张志远、邵冠勇、曹其旭。

本书初稿完成后，于1978年6月份由南京中医学院、山东中医学院等单位主持召开了“审稿定稿会议”，广泛听取了与会同志的意见，又进行了最后的修订。

参加审稿定稿会议的有：（按单位笔划顺序）

山东中医学院：崔明修、徐国仟、张灿玾、张善忱、田代华、张志远、邵冠勇、曹其旭、丛林。

河北新医大学：王体仁、李恩复、宗全和。

南京中医学院：周景顺、孟景春、丁光迪、王自强、彭怀仁、惠纪元、孙桐。

黑龙江祖国医药研究所：张缙、裴廷辅。

福州市人民医院：林增祥、吴味雪、孙坦村。

此外并邀请以下同志参加了会议。（按单位笔划顺序）

山东中医学院：张珍玉、周风梧。

山东中医学院附属医院：陆永昌。

南京中医学院：吴考槃、邱茂良、李春熙。

济南市中医院：李乐园、李廷来。

济南市历下区医院：张子菡。

湖南省中医研究所：李聪甫、谢立奎。

湖北中医学院：李今庸。

山东中医学院

1978年10月

新校正黄帝针灸甲乙经序

臣闻通天地人曰儒，通天地不通人曰技，斯医者虽曰方技，其实儒者之事乎。班固序艺文志，称儒者助人君，顺阴阳，明教化，此亦通天地人之理也。又云：方技者，论病以及国，原诊以知政。非能通三才之奥，安能及国之政哉。晋·皇甫谧博综典籍百家之言，沉静寡欲，有高尚之志。得风痹，因而学医，习览经方，遂臻至妙。取《黄帝素问》、《针经》、《明堂》三部之书，撰为《针灸经》十二卷，历古儒者之不能及也。或曰：《素问》、《针经》、《明堂》三部之书，非黄帝书，似出于战国。曰：人生天地之间，八尺之躯，脏之坚脆，腑之大小，谷之多少，脉之长短，血之清浊，十二经之血气大数，皮肤包络其外，可剖而视之乎？非大圣上智，孰能知之，战国之人何与焉。大哉《黄帝内经》十八卷，《明堂》①三卷，最出远古。皇甫士安能撰而集之，惜简编脱落者已多，是使文字错乱，义理颠倒，世失其传，学之者鲜矣。唐·甄权但修《明堂图》，孙思邈从而和之，其余篇第亦不能尽言之。国家诏儒臣校正医书，今取《素问》、《九墟灵枢》、《太素经》、《千金方》及《翼》、《外台秘要》诸家善书校对，玉成缮写，将备亲览。恭惟主上圣哲文明，光辉上下，孝慈仁德，蒙被众庶，大颁岐黄，远及方外，使皇化兆于无穷，和气浃而充塞。兹亦助人君②，顺阴阳，明教化之一端云。

国子博士臣高保衡尚书屯田郎中臣孙奇光禄卿

直秘阁臣林亿等上

［校勘］

①"《明堂》"原作"《针经》"，据皇甫谧自序及前后文义改。

②"君"原作"灵"，据上文及《汉书》艺文志改。

黄帝三部针灸甲乙经序

晋·玄晏先生皇甫谧

［原文］　夫医道所兴，其来久矣。上古神农始尝草木而知百药。黄帝咨访[1]岐伯、伯高、少俞之徒，内考五脏六腑，外综[2]经络血气色候，参之天地[3]，验之人物，本性命[4]，穷神极变[5]，而针道[6]生焉。其论至妙，雷公受业传之于后。伊尹以亚圣[7]之才，撰用[8]《神农本草》，以为《汤液》[9]。

［注释］

［1］"咨访"　询问的意思。谋事曰咨，广问曰访。

［2］"综"　总的意思。

［3］"参之天地"　验之于大自然界。"参"，验也。"天地"，此指自然界而言。

［4］"木性命"　即根据生命的规律。嵇康《养生论》："导养得理，以尽性命。""性命"，即"生命"。

［5］"穷神极变"　彻底深究其奥妙和变化规律。"穷"、"极"有彻底的意思。"神"，神妙。

［6］"针道"　指运用针法治病的道理。

［7］"亚圣"次于至圣者为"亚圣"。"亚"，次也。"圣"，通也。《书经》洪范传："于事无不通谓之圣。"

［8］"撰用"撰写运用的意思。

［9］"《汤液》"相传伊尹曾著《汤液经》，早佚。

［原文］　中古名医有俞跗、医缓、扁鹊，秦有医和，汉有仓公。其论皆经理识本[1]，非徒诊病而已。汉有华佗、张仲景。

华佗①奇方异治，施世者多，亦不能尽记其本末。若知直祭酒[2]刘季琰病发于畏恶[3]，治之而瘥[4]。云："后九年季琰病应发，发当有感，仍本于畏恶，病动必死。"终如其言。仲景见侍中[5]王仲宣时年二十余②，谓曰："君有病，四十当眉落，眉落半年而死。"令服五石汤可免③。仲宣嫌其言忤[6]，受汤勿④服。居三日，仲景⑤见仲宣谓曰："服汤否？"仲宣曰："已服⑥。"仲景曰："色候固非服汤之诊，君何轻命也！"仲宣犹不信⑦。后二十年果眉落，后⑧一百八十七⑨日而死，终如其言。此二事虽扁鹊、仓公无以加也。华佗性恶矜技[7]，终以戮死[8]。仲景论广伊尹《汤液》为十数⑩卷，用之多验。近代太医令[9]王叔和撰次[10]仲景遗⑪论甚精，皆可⑫施用。

[校勘]

①"华佗"　原作"其他"据上下文义，为形近而误，故改。

②"余"　《医经正本书》无。

③"免"　《医经正本书》作"愈"，义较长。

④"勿"　明抄本作"而勿"，《医经正本书》作"而不"。

⑤"仲景"　原无，据《医经正本书》补。

⑥"仲宣曰：已服"　《医经正本书》作"宣曰：已服矣"。

⑦"信"　原作"言"，据正统本、《医经正本书》改。

⑧"后"　《医经正本书》无。

⑨"七"　《医经正本书》无。

⑩"十数"　原作"数十"，据明抄本、《医经正本书》改。

⑪"遗"　原作"选"，据正统本改。

⑫"皆可"　原作"指事"，据正统本、《医经正本书》改。

[注释]

[1]"经理识本"　在此有探讨事物原理的意思。"经理"，即治理。

[2]"知直祭酒"　"知"，主的意思。"直"同"值"。"祭酒"，官名。

[3]“畏恶” 畏惧厌恶的意思,多由情志不遂所致。

[4]“瘥” 病愈的意思。

[5]“侍中” 侍奉于皇帝左右的官。

[6]“忤” 违逆的意思。

[7]“矜(jín 今)技” 夸耀自己的技术。“矜”,自夸的意思。

[8]“戮死” 被杀而死。“戮”,杀也。

[9]“太医令” 为供奉内廷的御医,主管医药之事。

[10]“撰次” 撰写编排的意思。

[原文] 按《七略》[1]艺文志[2],《黄帝内经》十①八卷。今有《针经》九卷、《素问》九卷,二九②十八卷,即《内经》也。亦有所亡③失,其论遐远[3],然称述④多而切事少,有⑤不编次。比[4]按仓公传[5],其学皆出于《素问》,《素问》⑥论病精微⑦,《九卷》是原本经脉,其义深奥,不易览⑧也。又有《明堂孔穴针灸治要》[6],皆黄帝岐伯遗事⑨也。三部同归[7],文多重复,错互非一[8]。甘露[9]中,吾病风加苦聋百日,方治要皆浅近。乃撰集三部,使事类相从,删其浮辞,除其重复,论其精要,至为十二卷。《易》[10]曰:“观其所聚,而天地之情事[11]见矣。”况物理[12]乎。事类相从,聚之义也。夫受先人之体,有八尺之躯,而不知医事,此所谓游魂[13]耳!若不精通于医道,虽有忠孝之心,仁慈之性,君父危困,赤子涂地[14],无以济之,此固圣贤所以精思极论尽其理也。由此言之,焉可忽乎。其⑩本论其文有理,虽不切于近事[15],不甚删也。若必精要,俟⑪其闲暇,当撰核[16]以为教经云尔[17]。

[校勘]

①“十” 《医经正本书》此上有“一”字。

②“二九” 正统本作“共”。

③“亡” 原作“忘”,据正统本、明抄本、《医经正本书》改。

④“述” 《医经正本书》作“引”。

⑤“有”《医经正本书》作“又”，义通。

⑥“《素问》” 原脱，据《医经正本书》补。

⑦“微” 《素问》卷首新校正作“辨”。

⑧“览” 原作“觉”，据《医经正本书》改。

⑨“遗事” 原作“选事”，据《医经正本书》改。

⑩“其” 明抄本此上有“吾性爱之”四字。

⑪“俟” 原作“后”，据正统本改。

［注释］

［1］“《七略》” 书名。《汉书》艺文志：“成帝时，诏刘向校经传诸子诗赋。向条其篇目，撮其指意，录而奏之。会向卒，向子歆总群书，而奏其《七略》，故有辑略、六艺略、诸子略、诗赋略、兵书略、术数略、方技略。”

［2］“艺文志” 《汉书》十志之一，东汉班固撰。

［3］“遐远” 在此有广博的意思。“遐”，远也。

［4］“比” 及的意思。如《国语》齐语：“比至，三熏三浴之。”

［5］“仓公传” 《史记》篇名有“扁鹊仓公列传”，今单言仓公，故云“仓公传”。“仓公”，名淳于意，西汉时名医，因其为太仓长，故曰“仓公”。

［6］“《明堂孔穴针灸治要》” 书名，已佚。

［7］“三部同归” 指上三部书的来源相同。

［8］“错互非一” 互有错杂，非止一处。

［9］“甘露” 三国魏高贵乡公曹髦年号（公元256～260年）。

［10］“《易》” 书名，即《易经》。

［11］“天地之情事” 自然界的事理。“情”，理也。

［12］“物理” 事物的道理。

［13］“游魂” 比喻灵魂离开形体，游而无主。

［14］“赤子涂地”“赤子” 即小儿。“涂地”，犹言“涂炭”。

如《后汉书》申屠刚传："今小人受涂地之祸"。"涂"，泥；"炭"，火。以喻灾难困苦。

[15]"不切于近事"　不能符合现实事物。

[16]"撰核"　编纂校订的意思。

[17]"以为教经云尔"　以作医经的教本。

序　例

诸问，黄帝及雷公皆曰问。其对也，黄帝曰答，岐伯之徒皆曰对。上章问及对已有名字者，则下章但言问言对，亦不更说名字也。若人异则重复更名字，此则其例也。诸言主之者，可灸可刺，其言刺之者，不可灸，言灸之者，不可刺，亦其例也。

晋·玄晏先生皇甫谧士安集

朝散大夫守光禄直秘阁判登闻检院上护军臣林亿

朝奉郎守尚书屯田郎中同校正医书上骑都尉赐绯鱼袋臣孙奇朝奉郎守国子博士同校正医书上骑都尉赐绯鱼袋臣高保衡

明新安吴勉学校

目　录

（上　册）

卷之一

精神五脏论第一

[提要] 本篇重点指出神对针刺治疗的重要意义及神与五脏的关系。其主要内容有：

一、阐明了德、气、生、精、神、魂、魄、意、志等的涵义，及不同情志变动对内脏的影响和九气发病的临床表现。

二、举例说明了脏气虚实的发病情况。

三、情志致病的临床表现和预后。

[原文] 黄帝问曰：凡刺之法，必先本于神[1]，血脉营气精神，此五脏之所藏也。何谓德、气、生、精、神、魂、魄、心、意、志、思、智、虑？请问其故。

岐伯对曰：天之在我者德也，地之在我者气也，德流气薄而生也[2]。故生之来谓之精；两精相搏谓之神[3]；随神往来谓之魂；并精出入谓之魄[4]；可以任物谓之心；心有所忆谓之意；意有所存谓之志；因志存变谓之思；因思远慕谓之虑；因虑处物谓之智。故智以养生也①，必顺四时而适寒暑，和喜怒而安居处，节阴阳而调刚柔[5]，如是则邪僻不生。长生久视[6]。

[校勘]

①“故智以养生也” 《灵枢》本神篇、《太素》卷六首篇均作“故智者之养生也”。

[注释]

[1]“必先本于神” “神”指“神气”而言，它能反映脏腑虚

实、气血盛衰、精神存亡等情况，所以在针刺治疗时，首先应以病人的神气变化为依据。

[2]“天之在我者德也，地之在我者气也，德流气薄而生也” 意思是说天所赋予人的是生生之机，地所赋予人的是物质基础，两相结合，才能构成人的生命。如《易经》曰：“天地之大德曰生。”

[3]“两精相搏谓之神” 这是说男女两性之精结合以后，即产生了新的生命力。

[4]“随神往来谓之魂；并精出入谓之魄” 魂和魄都是精神活动的表现。神属阳，精属阴，肝藏魂为阳脏，肺藏魄为阴脏。魂是随着神的活动而活动，魄是随着精气的活动而活动。故云“随神往来谓之魂，并精出入谓之魄。”

[5]“节阴阳而调刚柔” 阳性刚，阴性柔，阳主动，阴主静，人在活动中能顺适阴阳的规律，动静适宜，刚柔相济，就叫节阴阳调刚柔。

[6]“视” 活的意思。

[语译] 黄帝问：针刺治病的原则，首先应以患者的神气为根本。血脉营气精神，都是藏于五脏的。什么叫德、气、生、精、神、魂、魄、心、意、志、思、智、虑？请问其中的缘故。

岐伯答：天所赋予我们的是“德”，地所赋予我们的是“气”，天德下流，地气上迫，阴阳交感，万物才有化生之机。所以生命的基本物质是精，阴阳两精交结而构成新的生命力，随神往来的叫魂；并精出入的叫魄；担负感知客观事物的是心；心有所思忆的叫意；主意已定，决然不变的叫志；志意虽定又进行反复考虑的叫思；因思考而达到深谋远虑的叫虑；因虑而能妥善处理事物的叫智。因此，正确的养生方法，必须顺从四时气候，适应寒暑的变化，和调情志的喜怒，安于居处的环境，顺适阴阳，动静适宜。这样才不致被邪气所侵，而能延长寿命。

[原文] 是故怵惕[1]思虑者则伤神①，神伤则恐惧流淫而

不止②[2];因悲哀动中者,则竭绝而失生;喜乐者,神惮散[3]而不藏;愁忧者,气闭塞而不行;盛怒者,迷惑而不治;恐惧者,荡惮而不收(《太素》不收作失守)。

[校勘]

①“伤神” 原作“神伤”,据《灵枢》本神篇改。

②“止” 原作“正”,据《灵枢》本神篇改。

[注释]

[1]“怵惕” 恐惧不安的意思。

[2]“流淫而不止” 《类经》本神注:“流淫谓流泄淫溢……精时自下者是也。思虑而兼怵惕,则神伤而心怯,心怯则恐惧,恐惧则伤肾,肾伤则精不固。盖以心肾不交,故不能收摄如此。”

[3]“惮(dàn 旦)散” 在此为精神耗散的意思。惮,通瘅,劳也。

[语译] 恐惧不安和思虑过甚,就会伤神,神伤则心怯,心怯则恐惧,易引起精自流溢的病变;悲哀太过,而伤动内脏的,则神气竭绝而丧失生命;喜乐过甚能使神气涣散而不藏;忧愁过甚,能使神气抑郁于内,闭塞不行;恼怒过甚能使神气迷惑而不正常;恐惧过甚能使气动荡而不收摄。

[原文] 《素问》曰:怒则气逆,甚则呕血,及食而气逆,故气上。喜则气和志达,营卫通利,故气缓。悲则心系[1]急,肺布叶举,上①焦不通,营卫不散,热气在中,故气消。恐则神②却[2],却则上焦闭,闭则气还,还则下焦胀,故气不行。寒则腠理闭,营卫不行,故气收矣③。热④则腠理[3]开,营卫通,汗大泄,故气泄⑤。惊则心无所倚,神无所归,虑无所定,故气乱。劳则喘且汗出,内外皆越,故气耗。思则心有所存⑥,神有所止,气留⑦而不行,故气结。(以上言九气,其义小异大同)

[校勘]

①“上” 原作“两”,据正统本改。

②“神” 《素问》举痛论作“精”。

③“寒则……故气收矣” 原脱，据《素问》举痛论补。但《素问》“营卫”原作“气”，又据新校正改。

④“热” 《素问》举痛论作“炅”，皆通。

⑤“故气泄” 据《素问》举痛论补。

⑥“存” 原作“伤”，据《素问》举痛论改。

⑦“留” 原作“流”，据《素问》举痛论改。

［注释］

［1］“心系” 指心脏的大络脉。

［2］“却” 退缩的意思。

［3］“腠理” 指皮肤的纹理。

［语译］ 《素问》说：人若发怒，气必上逆，甚则血随气上而呕血，或进食后则气上逆，所以说怒则气上。喜乐则气机和顺，情志舒畅，营卫通利，气必舒缓，所以说喜则气缓。悲哀则心系紧张，肺叶随之上举，以致上焦之气不通，营卫之气不散，郁热内生，耗散正气，所以说悲则气消。恐惧则神气却退，上焦闭塞，不能宣散，气还于下，以致下焦胀满，上下不通，所以说恐惧则气不行。感受寒邪，则腠理闭塞，营卫通行不畅，以致气不外达而内收，所以说寒则气收。感受热邪则腠理开泄，营卫大通，以致汗大出，气随外泄，所以说热则气泄。惊则心神被扰，致心无所依，神无所归，考虑事情也犹豫不定，出现神气紊乱的现象，所以说惊则气乱。用力过度，则喘息汗出，喘则气内耗，汗出则气外耗，所以说劳则气耗。思虑过度则心有所存，神有所归，以致气滞而不行，所以说思则气结。

［按语］ 本节主要论述了不同情志对气血的不同影响。并涉及到不同气候及过劳等影响气血的一些情况，如“热则腠理开，汗大泄”，“劳则喘且汗出”等。

古人把各种情志分别联属于各个内脏，而各个内脏又各有不同性能，所以不同情志就影响不同内脏，从而导致某些生理活动发生改变而出现不同病变和征象。这就是“怒则气上”、“悲则气消”等的实质。这些论断都是古人长期医疗实践的经验总结,对指导医疗实践,具有一定的现实意义。

[原文] 肝藏血,血舍[1]魂;在气为语[2],在液为泪[3]。肝气虚则恐,实则怒[4]。《素问》曰:人卧血归于肝[5],肝受血而能视,足受血而能步,掌受血而能握,指受血而能摄。

心藏脉,脉舍神;在气为噫①[6],在液为汗[7]。心气虚则悲忧,实则笑不休。

脾藏营,营舍意;在气为吞②[8],在液为涎[9]。脾气虚则四肢不用,五藏不安;实则腹胀,泾溲[10]不利。

肺藏气,气舍魄;在气为咳[11],在液为涕[12]。肺气虚则鼻息不利,少气;实则喘喝,胸盈③仰息。

肾藏精,精舍志④;在气为欠[13],在液为唾[14]。肾气虚则厥[15],实则胀,五脏不安。

必审察五脏之病形,以知其气之虚实而谨调之。

[校勘]

①“噫” 原作“吞”,据《素问》宣明五气篇、《灵枢》九针论、《太素》脏腑气液改。

②“吞” 原作“噫”,据《素问》宣明五气篇、《灵枢》九针论、《太素》脏腑气液改。

③“盈” 原作“凭”,原校云:“《九墟》作盈”。《灵枢》本神篇与原校同,据改。

④“志” 原作“气”,据《灵枢》本神篇、《太素》卷六首篇改。

[注释]

[1]“舍” 居处的意思。

[2]“在气为语” 气在此指脏气失调所致之气病。《素问》宣明五气篇称为“五气所病”,即心为噫,肺为咳,肝为语,脾为吞,肾为欠。语,在此指多言而又多诉委曲之事,因肝喜条达,

病则肝气郁，故多言以宣泄其郁。

[3]“在液为泪”　液，是指五脏所化生的液体。《素问》宣明五气篇：“五藏化液：心为汗，肺为涕，肝为泪，脾为涎，肾为唾，是为五液。”因泪出于目，目为肝窍，所以肝在液为泪。

[4]“肝气虚则恐，实则怒”　肝喜条达而藏血，肝气实则气郁不舒，使人急躁易怒；肝气虚则血亏，血不荣心，使人恐惧。

[5]“人卧血归于肝”　《素问》五脏生成篇王注：“肝藏血，心行之，人动则血运于诸经，人静则血归于肝脏。何者？肝主血海故也。”

[6]“噫（ǎi 矮）”　即嗳气。

[7]“在液为汗”　心主血，汗乃津液所化，而津液与血互相渗透，故汗为心液。

[8]“吞”　指吞咽之症，如吞酸之类。

[9]“在液为涎”　涎出于口，口为脾窍，所以涎为脾液。

[10]“泾溲”　《素问》调经论王注：“泾，大便。溲，小便也。”

[11]“在气为咳”　肺主气，病则肺气不利，上逆而咳。

[12]“在液为涕”　涕出于鼻，鼻为肺窍，所以肺在液为涕。

[13]“欠”　即打呵欠，精神疲倦时的一种动作。肾病不能上交于心，故神疲而为欠。

[14]“在液为唾”　唾即唾液，出于舌下，足少阴肾脉，循喉咙挟舌本也，故肾在液为唾。

[15]“厥”　在此指手足逆冷而言。

[语译]　肝是藏血的器官，又主藏魂，所以血是魂所潜藏的处所；肝病在气为语，在液为泪。肝气若虚，则易恐惧；肝气若实，则易发怒。

《素问》说：人卧则血归于肝。肝在窍为目，目得血的濡养则能视。肝主筋，肝血足则能养筋，故足得血而能走，掌得血而能握，指得血而能摄取。

心主全身之脉，又主藏神，所以脉是神所潜藏的处所。心病在气为噫，在液为汗。心气虚则神不足，易生悲忧；心气实则神有余，易笑而不休。

脾是藏营的器官，又主藏意，所以营是意所潜藏的处所。脾病在气为吞，在液为涎。脾气若虚，不能营养四肢，则四肢运动失灵，五脏之气也不协调；脾气若实，则运化阻滞，以致腹胀和大小便不通。

肺是藏气的器官，又主藏魄，所以气是魄所潜藏的处所。肺病在气为咳，在液为涕。若肺气虚，为气不足，则鼻息不利，并觉气短；肺气若实，则气壅滞不宣，故喘息声粗，胸部满闷而仰面喘息。

肾是藏精的器官，又主藏志，所以精是志所潜藏的处所。肾病在气为欠，在液为唾。肾气若虚，不能温煦四肢，则手足厥冷；肾气若实，则水气盛于内而腹胀，以致五脏不安。

总之，必须诊察五脏的病形，以知其气是属虚属实，从而谨慎调治。

[按语] 本节重点论述了由于脏气虚实所致的某些病变。所谓脏气，包括阴阳两个方面，所谓虚实，即《素问》通评虚实论所说“邪气盛则实，精气夺则虚。”故脏气虚多指气血阴阳不足所致之病，脏气实多指脏气亢盛或邪气内侵所致之病。所以我们在治疗疾病时，必须首先根据五脏的病证分辨脏气的虚实，从而进行正确的治疗。

[原文] 肝①，悲哀动中则伤魂[1]，魂伤则狂妄，其精不守（一本作不精，不精则不正当），令人阴缩而筋挛[2]，两胁肋骨不举[3]。毛悴色夭[4]，死于秋[5]。

《素问》曰：肝在声为呼，在变动为握[6]，在志为怒，怒伤肝。《九卷》及《素问》又曰：精气并于肝则忧[7]。

解曰：肝虚则恐，实则怒，怒而不已，亦生忧矣。夫②肝之与肾，脾之与肺，互相成也，脾者土也，四脏皆受成焉。故恐发于肝而成于肾，忧③发于脾而成于肝。肝合胆，胆者中精之府也[8]。肾藏精，故恐同其怒，怒同其恐，一过其节，则二脏俱伤④，经言若错，其归一也。

［校勘］

①“肝” 此下原有“气”字，据《灵枢》本神篇删。

②“夫” 原无，准下段句法补。

③“忧” 原作“爱”，“爱”，据本节“精气并于肝则忧”、“恐发于肝而成于肾”及下节之“喜发于心而成于肺”、“思发于脾而成于心”等文义改。

④“伤” 此下“经言若错，其归一也”八字，正统本无。

［注释］

［1］“悲哀动中则伤魂” 悲哀太甚则伤肝，故曰动中，肝藏魂，肝伤则魂伤。

［2］“阴缩而筋挛” 肝脉环阴器，又主诸筋，故肝伤则宗筋缩，以致阴缩而筋脉拘挛。

［3］“两胁肋骨不举” 肝脉布胁肋，肝伤则筋脉拘急，故两胁肋骨内陷。

［4］“毛悴色夭” 即毛发枯落，面色枯槁的意思。“悴”，憔悴枯槁。“夭”，色恶而不泽。

［5］“死于秋” 肝属木，秋天是金当令，金能克木，所以肝病死于秋。

［6］“在变动为握” “变动”，指某些病理变化而言。握，指筋脉拘挛，两手握固。

［7］“精气并于肝则忧” 精气，指五脏所藏的精气。并，合的意思。精气各藏其脏则不病，若并于一脏，则五脏失调而为病，故并于肝则忧。

［8］“胆者中精之府也” 胆藏精汁，中无杂物，所以叫中精之府。

［语译］ 肝藏魂，若悲哀过度而伤及于肝，就会伤魂，魂伤

则神无辅佐,致言行狂妄,精气不能固守,因而出现阴缩,筋脉拘挛,两胁肋骨内陷等症状。若发展至毛悴色夭病就严重了,到秋季金旺的时候,必受肺克而死。

《素问》说:肝病在声为呼叫,在变动为两手握固,在志为怒,怒极则伤肝。《九卷》和《素问》又说:精气合于肝则忧。

解说:肝气虚则恐,肝气实则怒,怒不止,必情绪沮丧而生忧虑。因为五脏的五志不是孤立的,如肝志的怒与肾志的恐,脾志的思与肺志的忧,在情志的转化上,都是相互促成的。尤其脾脏主土,其它四脏,都能受到脾的滋养。所以恐虽发于肝而实形成于肾,忧虽发于脾而实形成于肝。肝合于胆,胆是中精之府,肾主藏精,为母子之脏,所以肝和肾的关系极为密切,恐和怒的情志变化,彼此相互影响,若超过了一定限度,则两脏俱能受到损伤。《九卷》及《素问》所说的好象不同(指怒、恐、忧),但归根结底是一致的。

[原文] 心,怵惕思虑则伤神,神伤则恐惧自失,破䐃[1]脱肉。毛悴色夭,死于冬。

《素问》曰:心在声为笑,在变动为忧,在志为喜,喜伤心。《九卷》及《素问》又曰:精气并于心则喜。

或言心与肺脾二经有错,何谓也?解曰:心虚则悲,悲则忧;心实则笑,笑则喜。夫①心之与肺,脾之与心,亦互相成也。故喜发②于心而成于肺,思发于脾而成于心,一过其节,则二脏俱伤。此经互言其义耳,非有错也③。(又杨上善云:心之忧在心变动,肺之忧在肺之志。是则肺主于秋,忧为正也;心主于夏,变而生忧也)

[校勘]

①“夫” 原无,据《素问》调经论新校正补。

②“发” 原作“变”,据《素问》调经论新校正改。

③“也” 此以前十一字正统本无。

[注释]

[1]“䐃(jǔn 菌)” 肢体丰满肥大的肌肉叫䐃。

[语译] 心藏神，惊恐不安思虑过度则伤神，神伤则遇事恐惧不能自主，肌肉消瘦。若发展至毛悴色夭，病就严重了，到冬季水旺的时候，必受肾克而死。

《素问》说：心病在声为妄笑，在变动为忧，在志为喜，喜极则伤心。《九卷》及《素问》又说：精气合于心则喜。

或言：心志的喜与肺脾二经的忧和思混同起来是有错误的，应怎样解释呢？解说：心气虚则悲，悲则必忧；心气实则笑，笑则必喜。心和肺，脾和心，在情志上也是相互促成的，所以喜虽发于心而实形成于肺，思虽发于脾而实形成于心，若超过了一定限度，则两脏都能受伤。这些经文是阐明它们的相互关系，并没有错误。

[原文] 脾，愁忧不解则伤意，意伤则闷乱，四肢不举。毛悴色夭，死于春。

《素问》曰：脾在声为歌，在变动为哕[1]，在志为思，思伤脾。《九卷》及《素问》又曰：精气并于脾则饥①。

[校勘]

①"饥" 原校云："一作畏。"《医学纲目》云："畏，当作思。"从五脏与五志的关系看，作"思"义长。

[注释]

[1]"哕" 即呃逆。

[语译] 脾藏意，忧愁苦闷而不解，则能伤意，意伤则脾气不舒心中闷乱，四肢举动无力。若发展至毛悴色夭，病就严重了，到春季木旺的时候，必受肝克而死。

《素问》说：脾病在声为歌吟，在变动为呃逆，在志为思，过度的思虑，则能伤脾。《九卷》及《素问》又说：精气合于脾则饥。

[原文] 肺喜乐无①极则伤魄，魄伤则狂，狂者意不存，其人皮革焦。毛悴色夭，死于夏。

《素问》曰：肺在声为哭，在变动为咳，在志为忧，忧伤肺。《九卷》及《素问》又曰：精气并于肺则悲。

［校勘］

①“无” 原作“乐”，据《灵枢》本神篇、《太素》卷六首篇改。

［语译］ 肺藏魄，若喜乐无度，则伤魄，魄伤则精神错乱而发狂，发狂的人，意识丧失，这种病人，必皮肤焦枯不润。若发展至毛悴色夭，病就严重了，到夏季火旺的时候，必受心克而死。

《素问》说：肺病在声为哭泣，在变动为咳嗽，在志为忧，忧愁过度，则能伤肺。《九卷》及《素问》又说：精气合于肺则悲。

［原文］ 肾盛怒未止则伤志，志伤则喜忘其前言，腰脊不可俯仰[1]。毛悴色夭，死于季夏。

《素问》曰：肾在声为呻[2]，在变动为栗[3]，在志为恐，恐①伤肾。《九卷》及《素问》又曰：精气并于肾则恐。故恐惧而不解②则伤精，精伤则骨痠痿厥，精时自下。

是故五脏主藏精者也，不可伤；伤则失守阴虚，阴虚则无气，无气则死矣。

［校勘］

①“恐，恐” 原作“怒，怒”，据《素问》阴阳应象大论改。

②“解” 原作“改”，原校云：“一作解。”《灵枢》本神篇、《太素》卷六首篇与原校同，据改，并删原校。

［注释］

[1]“俯仰” 指身体不能前后弯曲的意思。俯，前屈。仰，后仰。

[2]“呻（shēn 申）” 呻吟，为疾痛而发之声。《类经》四时阴阳外内之应注：“气郁则呻吟，肾之声也。”

[3]“栗” 《类经》四时阴阳外内之应注：“战栗也，大寒甚恐则有之，故属水。”

［语译］ 肾藏志，过分的愤怒，则伤志，志伤则记忆力减退，善忘前言，腰脊不能前俯后仰。若发展至毛悴色夭，病就严重了，到长夏六月土旺的时候，必受脾克而死。

《素问》说：肾病在声为呻吟，在变动为战栗，在志为恐，恐惧太甚则伤肾。《九卷》及《素问》又说：精气合于肾则恐。所以恐惧不解、久则伤精，精伤就发生骨痠，下肢痿弱逆冷，精时自溢。

所以五脏是主藏精的，精是人生的基本物质，不可损伤；精伤则阴虚，阴虚则阳失其守，不能化气，人即不能生存了。

［原文］ 是故用针者，观察病人之态，以知精神魂魄之存亡得失之意。五者已伤，针不可以治也。

［语译］ 因此用针治病时，首先要观察病人的形态，从而了解他的精、神、魂、魄等精神活动，是否正常和有无损伤。假若五脏的精气都已受了损伤，就不可再用针刺治疗了。

［按语］ 本篇首先指出了神在针刺治疗方面的重要性，同时论述了神在人体生理、病理等方面的变化。所谓"神"，是指神气而言，包括魂、魄、意、志、思、虑、智等。总的来说，神的活动是由心主持的。若分而言之，则与五脏都有密切的关系。如肝藏魂，肺藏魄，脾藏意，肾藏志等。神的活动是以五脏精气为基础的，精气的盛衰，可以从神的变化反映出来，表现为不同的病理变化。神对于五脏疾病的辨证、诊断、预后和治疗有着重要的意义。故《素问》移精变气论说："得神者昌，失神者亡"。本篇所谓"毛悴色夭"，便是五脏精气衰竭、神已丧失的危急证候。故用针治疗时，必须观察病人的神气变化。

五脏变腧第二

［提要］ 本篇重点论述了五脏的腧穴与五时、五行、五音、五色、五味等相互配合及四时阴阳对人体生理、病理的影响。并提出了防重于治的原则。

［原文］ 黄帝问曰：五脏五腧[1]，愿闻其数[2]。

岐伯对曰：人有五脏，脏有五变[3]，变有五腧，故五五二十五腧，以应五时。

[注释]

[1]"五腧" 指井、荥、俞、经、合五腧。"腧"，亦作"输"，输转的意思。腧穴是脉气出入往来输转之处。故名"腧"。

[2]"数" 理也。在此指事物的属性及其相互关系的道理而言。

[3]"五变" 指五时、五行、五音、五色、五味而言。

[语译] 黄帝问：关于五脏五腧与外界事物的关系，愿听你说明其中的道理。

岐伯答：人有五脏，外与五时、五行、五音、五色、五味相应。每一脏都有其相应的时、日、音、色、味五变，每一脏又各有井、荥、腧、经、合五个腧穴，以应五变，如冬刺井，春刺荥、夏刺腧、长夏刺经、秋刺合。所以说，五脏共有二十五个腧穴，以应春、夏、长夏、秋、冬五时。

[原文] 肝为牡脏[1]，其色青，其时春，其日甲乙，其音角[2]，其味酸(《素问》曰：肝，在味为辛。于经义为未通)。

[注释]

[1]"牡(mǔ 亩)脏" 就是阳脏的意思。牡，指雄性的。

[2]"角" 五音之一，在五行属木。

[语译] 肝为阳脏，是阴中之少阳，在五行属木，在色属青，在时属春，在日属甲乙，在音属角，在味属酸。

[原文] 心为牡脏，其色赤，其时夏，其日丙丁，其音徵[1]，其味苦(《素问》曰：心，在味为咸。于经义为未通)。

[注释]

[1]"徵(zhǐ 止)" 五音之一，在五行属火。

[语译] 心为阳脏，是阳中之太阳在五行属火，在色属赤，在时属夏，在日属丙丁，在音属徵，在味属苦。

[原文] 脾为牝①脏[1]，其色黄，其时长夏[2]，其日戊己，其音宫[3]，其味甘。

[校勘]

①“牝” 原作“牡”，据正统本改。

[注释]

[1]“牝（pìn 聘）脏” 就是阴脏的意思。牝，指雌性的。

[2]“长夏” 《素问》脏气法时论王注：“长夏，谓六月也。夏为土母，土长于中，以长而治，故云长夏。”新校正引全元起云：“脾王四季，六月是火王之处。盖以脾主中央，六月是十二月之中，一年之半，故脾主六月也。”

[3]“宫” 五音之一，在五行属土。

[语译] 脾为阴脏，是阴中之至阴，在五行属土，在色属黄，在时属长夏，在日属戊己，在音属宫，在味属甘。

[原文] 肺为牝腑，其色白，其时秋，其日庚辛，其音商[1]，其味辛（《素问》曰：肺，在味为苦。于经义为未通）。

[注释]

[1]“商” 五音之一，在五行属金。

[语译] 肺为阴脏，是阳中之少阴，在五行属金，在色属白，在时属秋，在日属庚辛，在音属商，在味属辛。

[原文] 肾为牝脏，其色黑，其时冬，其日壬癸，其音羽[1]，其味咸。是为五变。

[注释]

[1]“羽” 五音之一，在五行属水。

[语译] 肾为阴脏，是阴中之太阴，在五行属水，在色属黑，在时属冬，在日属壬癸，在音属羽，在味属咸。以上所说的五色、五时、五行、五音、五味，就是五变。

[按语] 宫、商、角、徵、羽，是我国古代的五声音阶。五声音阶中的每一个音，都有其一定特点。如唐代徐景安《乐书》中引刘歆说：宫，其声重厚；商，其声敏疾；角，其声圆长经贯清浊；徵，其声抑扬递续，其音如事之绩而为迭；羽，其声低平掩映，皜而下。古人认为这些不同的乐音，反映了不同的情感，对五脏能

发生不同的影响，所以将五音配属五脏。从而说明古人早已认识到音乐对人的情志变化和脏腑的功能活动有一定影响。这是很有道理的。

［原文］ 脏主冬，冬刺井，色主春，春刺荥①；时主夏，夏刺腧；音主长夏，长夏刺经；味主秋，秋刺合。是谓五变，以主五腧。

［校勘］

①“荥” 原作“荣”，据《灵枢》顺气一日分为四时篇、《太素》变输改。

［语译］ 五脏主藏，其气与冬相应，井穴气深，亦应于冬，所以冬季应刺各经的井穴；色应于春，荥穴气微，亦应于春，所以春季应刺各经的荥穴；时应于夏，腧穴气盛，亦应于夏，所以夏季应刺各经的腧穴；音应于长夏，经穴气正盛，亦应于长夏，所以长夏季节应刺各经的经穴；味应于秋，合穴气敛，亦应于秋，所以秋季应刺各经的合穴。这就是五变应五腧的治疗原则。

［原文］ 曰：诸原安合，以致六①腧？

曰：原独不应五时，以经合之，以应其数[1]，故六六三十六腧。

［校勘］

①“六” 原作“五”，据《灵枢》顺气一日分为四时篇、《太素》变输改。

［注释］

［1］“以经合之，以应其数” 《类经》五变五腧刺应五时注：“按本输篇所载六府之原，在九针十二原篇即谓之腧，故六十六难曰：‘以腧为原也’。后世针灸诸书宗之，皆言阳经之腧即为原，故治腧即所以治原，阴经之腧并于原，故治原即所以治腧。今此节云：以经合之，以应其数，然则经、原腧三穴相邻，经亦可以代原矣。”

［语译］ 问：六腑有原穴，它是怎样应时配合成为六腧呢？

答：六腑的原穴，它不与五时相应，而以经穴代原，配成五腧，如长夏刺经，原穴亦在其中，以应其数，由于六腑各有井、荥、腧、原、经、合六穴，所以说六腑六腧，六六三十六腧。

[**原文**] 曰：何谓脏主冬，时主夏，音主长夏，味主秋，色主春？

曰：病在脏者取之井；病变于色者取之荥①；病时间时甚[1]者取之腧；病变于音者取之经，经（一作络）满而血者；病在胃（一作胸）及以饮食不节得病者取之合。故曰味主合。是谓五变也。

[**校勘**]

①“荥” 原作“营”，据《灵枢》顺气一日分为四时篇、《太素》变腧改。

[**注释**]

[1]“时间时甚” 时轻时重的意思。“间”，指病情好转。

[**语译**] 问：什么叫做脏主冬，时主夏，音主长夏，味主秋，色主春呢？

答：病在脏的，与冬令闭藏之气相应，当刺井穴；病见于色的，与春令生发之气相应，当刺荥穴；病情时轻时重的，与夏令盛长之气相应，当刺腧穴；病邪影响到声音的，及因经满而有瘀血的，与长夏之化气相应，当取经穴；病在胃的，以及由饮食不节而得病的，与秋令收敛之气相应，当取合穴，所以说味主合。以上就是五变主五腧的治疗方法。

附：五脏五变五腧相应简表

五变	五时	五腧	五脏腧穴				
			肝经	心经	脾经	肺经	肾经
脏	冬	井	大敦	中冲	隐白	少商	涌泉
色	春	荥	行间	劳宫	大都	鱼际	然谷
时	夏	腧	太冲	大陵	太白	太渊	太溪
音	长夏	经	中封	间使	商邱	经渠	复溜
味	秋	合	曲泉	曲泽	阴陵泉	尺泽	阴谷

注：附表系根据《灵枢》本输篇而制，其中心经的五腧穴，都是心主手厥阴经的穴位。古人认为心为君主之官不受邪，心包代心受邪，其腧穴只应于外经，所以五腧穴中，不列心经的穴位。详见本经卷三第二十六。

［原文］ 人逆春气[1]，则少阳不生，肝气内变[2]；逆夏气[3]，则太阳不长，心气内洞[4]；逆秋气[5]，则太阴不收，肺气焦满[6]，逆冬气[7]，则少阴不藏，肾气浊沉①[8]。

［校勘］

①“浊沉”《素问》四气调神论作“独沉”。新校正云：“独沉，《太素》作沉浊”。今本《太素》顺养作“浊沉”。《素问校义》：“澍案：独与浊古字通。秋官序：官壶涿氏，郑司农注：独读为浊。又蝈氏疏：独音与涿相近，书亦或为浊。然则独沉、沉浊，义得两通。”

［注释］

[1]“春气” 春令属木，与人体肝、胆相应。《素问》藏气法时论云：“肝主春，足厥阴、少阳主治。”

[2]“肝气内变” 是指气不生发，则抑郁而伤肝。《素问》四气调神大论王注：“阳气不出，内郁于肝，肝气混糅，变而伤矣。”

[3]“夏气” 夏令属火，与人体心、小肠相应。《素问》藏气法时论云：“心主夏，手少阴、太阳主治。”

[4]“心气内洞”《素问》四气调神大论注：“洞谓中空也，阳不外茂，内薄于心，燠热内消，故心中空也。”心中空虚的意思。

[5]“秋气” 秋令属金，与人体肺、大肠相应。《素问》藏气法时论云：“肺主秋，手太阴、阳明主治。”

[6]“肺气焦满” 即肺热叶焦，气满于胸中的意思。“焦”，干燥。

[7]“冬气” 冬令属水，与人体肾、膀胱相应。《素问》藏气法时论云：“肾主冬，足少阴，太阳主治。”

[8]“肾气浊沉” 少阴应藏而不藏则肾气紊乱，而为沉下不摄关门不固如泄泻等病。《类经》四时阴阳从之则生逆之则死注：“藏者藏于中，沉者沉于下，肾气不蓄藏则注泻沉寒等病

生矣。”“浊”,乱的意思。

[语译] 春天的时令属木,主生,与人体肝、胆升发之气相应,所以违背了春生的规律,少阳不能生发,就要发生肝气内郁的病变。夏天的时令属火,主长,与人体心、小肠化生血液之气相应,所以违背了夏长的规律,太阳不能生长,就要发生心气空虚的病变。秋天的时令属金,主收,与人体肺、大肠肃降之气相应,所以违背了秋收的规律,太阴不能收敛,就要发生肺热叶焦和胸中胀满的病变。冬天的时令属水,主藏,与人体肾、膀胱固摄之气相应,所以违背了冬藏的规律,少阴不能潜藏,肾气内沉,就要发生注泄的病变。

[原文] 夫四时阴阳[1]者,万物之根本也。所以圣人[2]春夏养阳,秋冬养阴,以从其根。逆其根则伐其本矣。

[注释]

[1]“四时阴阳” 春为少阳,夏为太阳,秋为太阴,冬为少阴。四时寒暑往来的气候变化,具有阴阳消长的意义。

[2]“圣人” 指学识才能超出常人的人。

[语译] 四时阴阳的变化,是万物生长收藏的根本。所以圣人在春天和夏天,就养其阳气,秋天和冬天,就养其阴气,以顺从四时气候的变化规律。若违反了这个规律,就要损坏生命的根本。

[按语] 本节所说“逆春气”“逆夏气”等,乃古人从四时气候的不同特点,联系到五脏的不同性能,提示人们养生时要顺适四时的变化和各脏的特性。如春气内通于肝而主生,是说肝性条达舒发,若违逆了条达舒发的性能,就抑郁而成病,所以说“肝气内变”。其它各脏也同样如此。气候有生长和收藏的不同,脏气也有升发布达和肃降蛰藏的不同,但升发与肃降、布达与蛰藏,又是相反相成相互为用的。所以善养生者,就要根据各脏的不同性能,使升发与肃降,布达与蛰藏的作用,应时而治,以适应自然界气候的变化。这就是“春夏养阳,秋冬养阴”的实际

意义。

[原文] 故阴阳者,万物之终始也。顺之则生,逆之则死。反顺为逆,是为内格[1]。

是故圣人不治已病治未病。

论① 五脏相传所胜[2]也。假使心病传肺,肺未病逆治之耳。

[校勘]

①"论" 以下二十一字,《素问》四气调神大论无。

[注释]

[1]"内格" 即上下表里阴阳格拒不通的意思。

[2]"五脏相传所胜" 是指五脏发病后,按五行的生克规律,传于它所克的脏器而言。如心病传肺(火克金),肺病传肝(金克木),肝病传脾(木克土),脾病传肾(土克水),肾病传心(水克火)。

[语译] 所以阴阳的变化,贯穿一切生命过程的自始至终,能顺从其变化的就生,违背的就死亡。若把逆当作顺,就要发生阴阳不交,上下表里不通的病症。

所以圣人不是有了病才作治疗,而是在未病之前,即作预防。

医论中说的是根据五脏传其所胜的传变规律,预防疾病的传变。假如心病传肺,应在肺尚未病时进行预防,这是说已病之后,按其传变规律,进行及时治疗。

五脏六腑阴阳表里第三

[提要] 本篇以论述五脏六腑的阴阳表里配合关系为重点,其主要内容有:

一、五脏和六腑,三阴经与三阳经的表里配合关系。

二、"奇恒之腑"和"传化之腑"的意义,以及五脏满而不实,六腑实而不满的生理特点。

三、通过对躯干，五官的观察，测知脏腑大小强弱的方法。

[原文] 肺合大肠，大肠者传道[1]之腑。心合小肠，小肠者受盛[2]之腑。肝合胆，胆者中精①之腑。脾合胃，胃者五谷之腑。肾合膀胱，膀胱者津液之腑。少阴属肾，肾②上连肺，故将[3]两脏。三焦者，中渎之腑[4]，水道出焉，属膀胱，是孤之腑[5]。此六腑之所合者也。

[校勘]

①“中精” 原作“清静”据本经精神五脏论、《千金》胆腑校语改。

②“肾” 原无，据《灵枢》本输篇、《太素》本输补。

[注释]

[1]“道” 同导。

[2]“受盛(chéng 成)” 是受物而盛之的意思。

[3]“将” 率领的意思。

[4]“三焦者，中渎(dú 读)之腑” 《说文》：“渎，即水沟”。《五行大义》云：“三焦处五脏之中，通上下行气，故为中渎之腑也”。《类经》脏腑有相合三焦曰孤腑注：“中渎者，谓如川如渎，源流皆出其中也。即水谷之入于口，出于便，自上而下，必历三焦，故曰中渎之腑，水道出焉。”

[5]“是孤之腑” 《类经》脏腑有相合三焦曰孤腑注：“观本篇六腑之别，极为明显，以其皆有盛贮，因名为腑。而三焦者曰中渎之腑，是孤之腑，分明确有一腑，盖即脏腑之外，躯体之内，包罗诸脏，一腔之大腑也，故有中渎，是孤之名。而亦有大腑之形。”

[语译] 脏、腑是一阴一阳表里相应，肺与大肠相表里，大肠是传导糟粕的器官。心与小肠相表里，小肠是受盛饮食物的器官。肝与胆相表里，胆是中藏精汁的器官。脾与胃相表里，胃是受纳水谷的器官。肾与膀胱相表里，膀胱是贮藏津液的器官。足少阴肾的经脉属肾上膈入肺中，能兼领肺肾两脏。水自口入，

出于膀胱，自上而下，必须经过三焦，所以说三焦是“中渎之府，水道出焉”。故三焦也属膀胱。由于三焦的气化功能，贯串到体腔的上、中、下三部，十二脏中惟它为最大，没有和它相匹配的，因此又叫它是孤腑。以上是说五脏与六腑相配合的情况。

[原文] 《素问》曰：夫脑、髓、骨、脉、胆、女子胞，此六者，地气之所生也。皆藏于阴；象于地，故藏而不泻，名曰奇恒之腑[1]。

胃、大肠、小肠、三焦、膀胱，此五者，天气之所生也。其气象天，故泻而不藏，此受五脏浊气，名曰传化之腑。此不能久留，输泻者也。魄门[2]亦为五脏使，水谷不得久藏。

五脏者，藏精神①而不泻，故满而不能实。六腑者，传化物而不藏，故实而不能满。水谷入口，则胃实而肠虚，食下则肠实而胃虚。故实而不满，满而不实也。

气口②何以独为五脏主？胃者，水谷之海，六腑之大源也（称六腑虽少错，于理相发为佳）。

[校勘]

①“精神” 原作“精气”。据《太素》脏腑气液、《素问》五脏别论新校正引全元起本及《千金》胆腑校语改。

②“气口” 以后二十一字，见于本经卷二十二经脉络脉支别第一下。此段述义未尽，且又重出，疑衍，故不释。

[注释]

[1]“奇恒之腑” 《太素》脏腑气液注：“此本非是常府，乃是奇恒之腑。奇异恒常。”即异于常腑的意思。

[2]“魄门” 即肛门。以其为排泄糟粕之处，故名。“魄”通“粕”。

[语译] 《素问》说：脑、髓、骨、脉、胆、女子胞六者，是禀地气而生，主贮藏阴精以濡养机体，好象大地生化万物一样。它们这种只贮藏阴精的功能，与“传化之腑”的泻而不藏不同，所以叫“奇恒之腑”。

胃、大肠、小肠、三焦、膀胱五者，是禀受天气而生，它们的作用，像天的健运不息一样，受纳和腐熟水谷，把精华输送五脏，把糟粕排出体外，而不能久留。所以说它们是泻而不藏的"传化之府"。魄门在五脏的支配下主司排泄，使糟粕不能久留体内。

五脏贮藏精神而不泻，精神虽然饱满，而不象六腑受纳有形物质的充实现象，所以满而不实。六腑是受纳水谷、及时传化的，所以实而不能满。六腑在传化水谷过程中，转输精微，排泄糟粕，经常保持更虚更实的状态，如饮食入口以后，胃实而肠虚，饮食由胃下达以后，则肠实而胃虚，所以说六腑是实而不满，五脏是满而不实。

[按语] 以上两节叙述了脏腑的关系及五脏、六腑、奇恒之腑的功能特点。五脏的功能主要是藏精神，特点是藏而不泻，满而不实；六腑的主要功能是受纳水谷，吸收和输送精微，排泄糟粕，特点是泻而不藏，实而不满；奇恒之腑，也是贮藏精气的，特点也是藏而不泻。

五脏属阴，六腑属阳，一阴一阳，表里相应。五脏主藏精、气、神。六腑主转化水谷，以补充营养，排泄废物。一阴一阳相辅相成，构成人体生理活动的有机联系。

[原文] 肝胆为合[1]，故足厥阴与少阳为表里[2]。脾胃为合，故足太阴与阳明为表里。肾膀胱为合，故足少阴与太阳为表里。心与小肠为合，故手少阴与太阳为表里。肺大肠为合，故手太阴与阳明为表里。

[注释]

[1]"合" 是互相配合的意思。

[2]"表里" 表是阳、里是阴，表里有阴阳相互联系的意思。

[语译] 肝与胆相合，所以足厥阴经与足少阳经为表里。脾与胃相合，所以足太阴经与足阳明经为表里。肾与膀胱相合，所以足少阴经与足太阳经为表里。心与小肠相合，所以手少阴

经与手太阳经为表里。肺与大肠相合，所以手太阴经与手阳明经为表里。

[原文] 五脏①者，肺为之盖，巨肩陷咽喉②见于外。心为之主，缺盆为之道[1]，骺骨[2]有余，以候内髑骬[3]。肝者主为将③，使之候外，欲知坚固，视目大小。脾主为卫④[4]，使之迎粮，视唇舌好恶，以知吉凶。肾者主为外，使之远听，视耳好恶，以知其性。

六府者，胃为之海，广骸[5]（《太素》作胻）大颈、张胸，五谷乃容；鼻隧以长，以候大肠；唇厚人中长，以候小肠；目下裹大，其胆乃横[6]，鼻孔在外，膀胱漏⑤泄[7]；鼻柱中央起，三焦乃约[8]。此所以候六腑也。上下三等[9]，脏安且良矣。

[校勘]

①“脏” 《灵枢》师传篇“脏”下有“六腑”二字。

②“喉” 《灵枢》师传篇作“候”。

③“肝者主为将” 原作“肝为之主将”。据《灵枢》师传篇改。

④“卫” 原作“胃”。原校：“《九虚》、《太素》作卫。”正统本及《灵枢》师传篇、五癃津液别篇与原校同，据改，并删原校。

⑤“漏” 正统本作“涌”。

[注释]

[1]“缺盆为之道” 手足三阳经经脉，除足太阳经行于背部外，其余皆通过缺盆。故曰“为之道”。

[2]“骺（huá 滑）骨” 《释骨》：“乃缺盆骨两旁之端，则肩端骨”。

[3]“髑骬（hé yú 何于）” 《释骨》：“蔽心者曰髑骬，曰鸠尾，曰心蔽骨，曰臆前蔽骨。”即胸骨剑突。也叫蔽心骨。

[4]“脾主为卫” 《类经》身形候脏腑注：“脾主运化水谷以长肌肉，五脏六腑皆赖其养，故脾主为卫，卫者，脏腑之护卫也”。

[5]“广骸（hái 孩）” 是全身骨骼广大的意思。

[6]“横” 含有刚强的意思。

[7]“鼻孔在外，膀胱漏泄” 鼻孔外露的，为膀胱不约，小便不固而漏泄难禁。“在外”，掀露的意思。

[8]“约” 约束、固密的意思。

[9]“上下三等” 上中下三停相等的意思。面上三停：自发际至印堂为上停；山根至准头为中停；人中至地阁为下停。身上三停：头、腰、足。

[语译] 五脏之中，肺位最高，为脏腑的华盖，根据肩的大小和咽喉是否凹陷等外形，可以测知肺的大小、高下。心是五脏的主宰，缺盆是经脉的道路，肩端骨的大小，也应于蔽心骨的大小，据此可以测知心脏的情况。肝是将军之官，开窍于目，若要从外面测知肝的坚固与否，当视目的大小。脾主运化水谷，为脏腑的护卫，开窍于口，可视其唇舌对饮食的好恶，以测知脾的强弱。肾开窍于耳，耳能听声，所以说“主为外”，可以从听觉的好否来测知肾的性能高低。

六腑：胃是水谷之海，骨骼广阔，颈项粗大，胸围扩张的，可以测知胃受纳水谷的容量亦大。从鼻道的长度，可以测知大肠。从唇的厚薄和人中的长短，可以测知小肠，目下胞大的，证明他的胆气刚强。鼻孔外露，则为膀胱漏泄。鼻柱中央高起的，可以测知三焦是固密的。这是从身面的不同形态而测知六腑的不同情况。身体和面部上中下三停匀称，则脏腑安和。

[按语] 本篇从人体的生理活动论述脏腑的相互配合，进而体现了阴阳的互用关系。如六腑是传化水谷的，应运化不息，停滞便是病；五脏是贮藏精神的，应宁静潜谧，反之也是病。但六腑的传化功能，又以五脏之精为物质基础，而五脏之精又来自六腑所传化的水谷。这既说明脏和腑的密切关系，也体现了动静、阴阳是对立统一的一个整体。

古人在长期医疗实践中，认识到奇恒之腑是不同于其它腑的一些脏器，其功能有类似于五脏之处，所以说它“藏于阴”“象于地”，这是对五脏学说的一个补充，对于临床实践是有其指导意义的。

脏腑外候，说明了脏腑与体表某些特定部位或器官，有着密切的联系，对于诊断方面，有其一定参考价值。但其中有些内容和这种联系的物质基础与机理，尚待今后进一步去观察和研究。

五脏六腑官第四

［提要］　本篇以论述脏腑与五官的关系为重点，其主要内容有：

一、五脏和五官的分属情况，及五脏发病在五官所反映的症状和对九窍的影响。

二、邪在腑则气留之而阳气盛的“关”证；邪在脏则血留之而阴气盛的“格”证；以及阴阳俱盛的“关格”证所形成的病机。

［原文］　鼻者，肺之官；目者，肝之官；口唇者，脾之官；舌者，心之官；耳者，肾之官。凡五官[1]者，以候五脏。

肺病者，喘息鼻张[2]；肝病者，目①眦[3]青；脾病者，唇黄②；心病者，舌卷颧赤③[4]；肾病者，颧与颜黑④。

［校勘］

①“目”　此下《五行大义》引本经有“闭”字。

②“唇黄”　《五行大义》引本经作“口唇黄干”。

③“舌卷颧赤”　《五行大义》引本经作“舌卷短颜赤”。

④“颜黑”　此下《五行大义》引本经有“耳聋”二字。

［注释］

［1］“五官”　即耳、目、口、舌、鼻等五个器官。

［2］“鼻张”　即鼻翼煽动。

［3］“眦（zì 字）”　目眶叫眦。又眼角亦称眦。

［4］“舌卷（quán 权）颧赤”　舌为心窍，心脏有热则舌卷短而颧赤。

［语译］　鼻是肺窍，为肺之官；眼是肝窍，为肝之官；口唇为脾窍，为脾之官；舌是心窍，为心之官；耳是肾窍，为肾之官。所以从五官可诊察五脏之气。

肺脏病，则呼吸喘促，鼻翼煽动；肝脏病，则目眶发青；脾脏病，则口唇色黄；心脏病，则舌卷短而颧部发红；肾脏病，则颧与颜部出现黑色。

［按语］　本节论述五脏与五官的关系。五脏藏于内，五官见于外，有诸内，必形诸外，所以五脏有病，其色证则见于所属之器官。

［原文］　故肺气通于鼻，鼻和则能知香臭矣①。心气通于舌，舌和则能知五味矣②。《素问》曰：心在窍为耳（一云舌）。

夫心者，火也；肾者，水也。水火既济[1]。心气通于舌，舌非窍也，其通于窍者，寄在于耳（王冰云：手少阴之络，会于耳中）。

［校勘］

①"鼻和则能知香臭矣"　《灵枢》脉度篇作"肺和则鼻能知香臭矣。"

②"舌和则能知五味矣"　《灵枢》脉度篇作"心和则舌能知五味矣"。

［注释］

[1]"水火既济"　心火虽居于上，而能下交于肾；肾水虽居于下，而能上交于心，就是水火既济。水火既济则心肾阴阳相互为用，属正常生理状态。反之，就是火水不济，属病理状态。

［语译］　肺气上通于鼻，鼻和就能辨别香臭。心气上通于舌，舌和就能辨别五味。《素问》说：心在窍为耳。

心是火脏；肾是水脏。心肾水火是相互为用，相互协调的。心气上通于舌，舌又非窍，其上通的窍道，寄托在耳。

［原文］　故①肝气通于目，目和则能视五色矣②。《素问》曰：诸脉者，皆属于目[1]。又《九卷》曰：心藏脉，脉舍神。神明通体，故云属目。

[校勘]

①“故” 按上下文义疑衍。

②“目和则能视五色矣” 《灵枢》脉度篇作“肝和则目能辨五色矣”。

[注释]

[1]“诸脉者,皆属于目” 即不少经脉皆上连属于目。如《灵枢》口问篇云:“目者,宗脉之所聚也。”

[语译] 肝气上通于目,目和就能分辨五色。《素问》说:“脏腑的经脉都联系到目。”又《九卷》说:“心主脉,脉舍神。”脉是血液通行的道路,心主血,所以说“心主脉。”血液充溢,则神思宁谧,所以说“脉舍神。”脉中舍神,脉上连目,神明与目,由脉一体相通,所以说“诸脉者皆属于目。”

[原文] 脾气通于口,口和则能别五谷[1]味矣①。肾气通于耳,耳和则能闻五音矣②。《素问》曰:肾在窍为耳。然则肾气上通于耳,下通于阴也。

[校勘]

①“口和则能别五谷味矣” 《灵枢》脉度篇作“脾和则口能知五谷矣”。

②“耳和则能闻五音矣” 《灵枢》脉度篇作“肾和则耳能闻五音矣”。

[注释]

[1]“五谷” 指麦、黍、稷、稻、豆。

[语译] 脾气上通于口,口和就能分别五谷的滋味。肾气上通于耳,耳和就能分辨五音。《素问》说:肾在窍为耳。可知肾气是上通两耳,下通二阴。

[按语] 古人在长期的医疗实践中,认识到五官与五脏有密切的联系,故提出鼻为肺之官,肺气通于鼻等五脏与五官相关的理论,对临床实践有重要的指导意义。如鼻病治肺、耳病治肾、目病治肝等,都属此例。但人是一个有机的整体,任何一个

器官的活动,都与整体活动和其它脏器有关。如目虽为肝窍,但在肾精亏损时,也可引起视力减退;耳虽为肾窍,但在心脏有病变时,也可引起耳鸣耳聋。所以对五官疾病的辨别,除应注意到与其相关的脏器外,还应注意到与整体变化的关系及与其它脏器的关系,才能得到较为全面的认识。

[原文] 五脏不和,则九窍①不通;六府不和,则留结为痈②。故邪在府,则阳脉不和;阳脉不和,则气留之;气留之,则阳气盛矣。邪在脏,则阴脉不和;阴脉不和③,则血留之;血留之,则阴气盛矣。阴气太盛,则阳气不得相营也,故曰关。阳气太盛,则阴气弗能荣也④,故曰格。阴阳俱盛,不得自相营也,故曰关格[1]。关格者,不得尽期⑤而死矣。

[校勘]

①"九窍" 《灵枢》脉度篇、《太素》脏腑气液作"七窍"。

②"留结为痈" 《灵枢》脉度篇作"留为痈。"《太素》脏腑气液作"留为痈疽。"正统本作"留结为壅。"

③"邪在脏,则阴脉不和;阴脉不和" 《灵枢》脉度篇作"阳气太盛,则阴不利,阴脉不利。"

④"故曰关。阳气太盛,则阴气弗能荣也" 原脱,据正统本补。

⑤"尽期" 原无"期"字。原校:"一作尽期",《灵枢》脉度篇与原校同,据补,并删原校。

[注释]

[1]"关格" 关,为关闭不通。格,为格拒不纳。

[语译] 五脏属阴,其气外通九窍,若五脏不和,九窍就不通利;六腑属阳,其气在表,若六腑不和,使气血留滞肌腠而成痈疡。假若邪气在六腑,必影响阳脉,以致阳脉不能和调通利;阳脉不调,则邪气必留在阳分;邪留阳分则阳气亢盛。若邪气在五脏,必影响阴脉,使阴脉不能和调通利;阴脉不调,则阴血必留滞在阴分;邪留阴分则阴气亢盛。阴气太盛,阳气即不能营运,所

以叫做"关"。阳气太盛,阴气即不能营运,所以叫做"格"。阴阳俱盛,不能各自营运,叫做"关格"。关格是阴阳离决,两相格拒的死证,就不能活到他应有的寿命。

[按语] 关格证的形成,主要是阴阳偏盛达到一定程度导致阴阳决离的结果。对本证的症状,后人在《内经》的基础上又有所发挥,如《伤寒论》认为关则小便不利,格则吐逆,或吐逆食不得入,亦名关格。《病源》认为大便不通为关,小便不通为格。朱丹溪又根据《伤寒论》的论点,立关格门,以吐逆与癃闭分立关格病名,后世多从其说。总之,都是生理功能壅闭不通所导致的病变。

五脏大小六腑应候第五

[提要] 本篇根据脏腑与体表外内相应的整体观念,从人体表的脉、肉、筋、骨、皮以及五官等二十五变,以推究五脏六腑的吉凶,其主要内容有:

一、人之寿夭与五脏六腑的大小坚脆有着密切关系。

二、通过皮肤纹理、色泽、骨骼、五官等的形象,推测五脏的大小、高下、端正、坚脆、偏倾等二十五变。进而论述二十五变在生理病理上的影响及所发生的疾病。

三、从皮、脉、筋、肉、毫毛、爪甲等的形态,推测六腑的厚薄、大小、长短、结直、缓急等变异。

[原文] 黄帝问曰:人俱受气于天,其有独尽天寿[1]者,不免于病者,何也?

岐伯对曰:五脏者固有大小、高下、坚脆[2]、端正、偏倾[3]者,六腑亦有大小、长短、厚薄、结[4]直、缓急者。凡此二十五变①[5]者,各各不同,或善或恶,或吉或凶也。

[校勘]

①"变" 《灵枢》本脏篇、《太素》五脏命分均无。

[注释]

[1]"天寿" 指人的自然寿命。

[2]"坚脆" 坚,是坚实;脆,是脆弱。

[3]"倾" 歪斜的意思。

[4]"结" 屈曲的意思。

[5]"二十五变" 指五脏各有大小、高下、坚脆、端正、偏倾等五变,五五二十五种情况。六腑有大小、长短、厚薄、结直、缓急等五变(三焦膀胱俱合于肾,二者同论),五五亦为二十五变。

[语译] 黄帝问:人体,都是秉受先天而生,为什么有的人能活到自然的寿命,有的人就不能避免发生疾病呢?

岐伯说:因为人的五脏有大小、高低、坚脆、端正、偏斜的不同,六腑也有大小、长短、厚薄、屈直、缓急等差别,由于二十五变各不相同,所以有善、恶、吉、凶等不同情况。

[原文] 心小则安,邪弗能伤(《太素》云:外邪不能伤),易伤于忧;心大则忧弗能伤,易伤于邪(《太素》亦作外邪);心高则满于肺中,闷而善忘,难开以言;心下则脏外,易伤于寒[1],易恐以言;心坚则脏安守固;心脆则善病消瘅[2]热中[3];心端正则和利难伤;心偏倾则操持不一[4],无守司也。(杨①上善云:心脏言神有八变,后四脏但言脏变不言神变者,以神为魂魄意志②之主,言其神变则四脏可知,故略而不言也。)

[校勘]

①"杨" 以下四十七字,正统本无。

②"志" 原无,据《太素》五脏命分注补。

[注释]

[1]"心下则脏外,易伤于寒" 《太素》五脏命分注:"心下则在肺脏之外,神亦居外,故寒易伤也。"

[2]"消瘅" 内热消中,津液不足而肌肤消瘦。

[3]"热中" 即热在中焦。

[4]"操持不一" 即志念不定的意思。"操",即志念。

[语译] 心脏小,则心气安定,外邪不能伤害,但心小则神怯,容易为内忧所伤;心脏大,则神气舒,内忧不能伤害,但心大则神气外弛,容易被外邪所伤;心位偏高,则上迫肺使肺满而窍不通,常觉心中烦闷、善忘,遇事难以用言语开导;心位偏低,则心在肺外而神不内藏,所以易被寒伤,又经不起言语恫吓;心脏坚实,则脏气安定,精神内守;心脏脆弱,则心火易动,火热消灼津液,容易患消瘅和热在中焦的病;心位端正则神气和谐,邪气不能伤;心位偏斜,则志念不定,心无主见。

[原文] 肺小则安①,少饮,不病喘(一作喘喝);肺大则多饮,善病胸痹②逆气;肺高则上气喘息咳逆;肺下则逼贲[1]迫肝③,善胁下痛;肺坚则不病咳逆上气;肺脆则善病消瘅易伤于热,喘息鼻衄④;肺端正则和利难伤;肺偏倾则病胸⑤偏痛。

[校勘]

①"安" 原无,据前后文义补。

②"胸痹" 此下《灵枢》本脏篇、《太素》五脏命分有"喉痹"二字。

③"肝" 原作"肺",据嘉靖本、《灵枢》本脏篇、《太素》五脏命分改。

④"易伤于热,喘息鼻衄" 原作"易伤也",原校:"一云:易伤于热,喘息鼻衄。"《千金》肺脏与原校同,据改,并删原校。

⑤"胸" 此下原有"胁"字,据《灵枢》本脏篇、《太素》五脏命分、《千金》肺脏删。

[注释]

[1]"贲" 在此指胃的贲门。

[语译] 肺脏小则脏气安定,饮水少,不受外邪的伤害,所以不患喘病;肺脏大则饮水多,易受外邪所伤,多病胸痹和咳逆上气等症;肺脏高则气上逆,喘息咳嗽;肺脏位低,则逼迫贲门和肝脏,致胁下作痛;肺脏坚实,则气壮,外邪不能伤,所以不患咳嗽气上逆的病症;肺脏脆弱,则易患消瘅,并且由于内热容易出

现喘息鼻衄等症；肺位端正，则气和平顺利，外邪不能伤害；肺位偏斜，则肺气不调而胸胁偏痛。

[原文] 肝小则安，无胁下之病；肝大则逼胃迫咽，迫咽则善(一作苦)膈中[1]，且胁下痛；肝高则上支贲加胁下急，为息贲[2]；肝下则逼胃，胁下空，空则易受邪；肝坚则脏安难伤；肝脆则善病消瘅易伤；肝端正则和利难伤；肝偏倾则胁下偏痛。

[注释]

[1]“膈中” 即食道隔塞不通。

[2]“息贲” 指肝气上逆，以致肺气不能肃降而喘息上贲而言。与肺之积“息贲”病不同。

[语译] 肝小则脏气安定，不患胁下胀满、疼痛等病；肝大则逼胃，上迫于咽，以致膈塞不通，并有胁下作痛；肝位高则上支贲门，傍掣胁下，以致胁下拘急，为喘息气上贲；肝位偏低则逼胃，因而胁下空虚，胁下空虚，则易受邪伤；肝脏坚实则脏气安定，不受外邪所伤；肝脏脆弱，则多病消瘅，并且易被外邪所伤；肝位端正，则脏气和顺，不受邪伤；肝位偏斜，则肝气不舒，胁下偏痛。

[原文] 脾小则安，难伤于邪；脾大则善凑①䏚[1]而痛，不能疾行；脾高则䏚引季胁[2]而痛；脾下则下加于大肠，下加于大肠则脏外②易受邪；脾坚则脏安难伤；脾脆则善病消瘅易伤；脾端正则和利难伤；脾偏倾善满③善胀。

[校勘]

①“凑” 原作“腠”，据正统本改。

②“外” 《灵枢》本脏篇无。

③“善满” 原作“瘈疭”。据《灵枢》本脏篇改。

[注释]

[1]“凑䏚(miǎo 秒)” 凑，聚的意思。䏚，季胁下空软处叫䏚。

[2]“季胁” 胁下部近腰处叫季胁。

[语译] 脾脏小则脏气安定，外邪难伤；脾脏大则胁下软肉处结聚作痛，不能快行；脾脏位高，则从胁下软肉向上牵引季胁作痛；脾脏位低，则下迫大肠，下迫大肠则脾脏离开原位，易受邪气的伤害；脾脏坚实则脏气安定，不受外邪伤害；脾脏脆弱则多病消瘅；脾位端正则脾气和顺，邪气难伤；脾脏偏斜，则运化无力，腹中胀满。

[原文] 肾小则安难伤；肾大则(一本云耳聋或鸣，汁出。校者按：汁当作汗)善病腰痛，不可以俯仰，易伤于邪；肾高则善病背膂[1]痛，不可以俯仰(一本云背急缀耳脓血出或生肉塞)；肾下则腰尻[2]痛，不可俯仰，为狐疝[3]；肾坚则不病腰背①痛；肾脆则善病消瘅易伤；肾端正则和利难伤；肾偏倾则善腰尻痛。凡此二十五变者，人之所以善常病也。

[校勘]

①"背" 原无，据《灵枢》本脏篇、《太素》五脏命分补。

[注释]

[1]"膂" 夹脊两旁的肉叫膂。

[2]"尻(kāo 考)" 即尾骶骨。

[3]"狐疝" 《伤寒直格》曰："言狐者，疝气之变化，隐见往来不可测如狐也。"《类证治裁》曰："为狐疝，言卧则入腹，立则入囊。"言疝气在阴囊中时上时下，如狐之出入不定，故名"狐疝"。

[语译] 肾脏小则脏气安定，邪气难伤；肾脏大则多病腰痛，不能俯仰，且易被邪伤；肾脏位高则多病背膂疼痛，不能俯仰；肾脏位低则多病腰与尻骨痛，不能俯仰，易病狐疝；肾脏坚实则不患腰痛；肾脏脆弱则多病消瘅，邪气易伤；肾位端正则肾气和顺，邪气难伤；肾位偏斜，多患腰与骶骨痛。

以上所说的二十五变，就是人们常患疾病的原因所在。

[原文] 曰：何以知其然？

曰：赤色小理[1]者心小；粗理者心大。无䯏骭者心高；䯏骭小短举者心下。䯏骬长者心坚；䯏骬弱小①以薄者心脆。䯏骬直下不举者心端正；䯏骬向②一方者心偏倾。

［校勘］

①“小”　《太素》五脏命分、《千金》心脏脉论均无。

②“向”　原无。原校：“一作面”。《灵枢》本脏篇、《太素》五脏命分作“倚”。《千金》心脏脉论作“向”。疑原校“面”为“向”之误。据《千金》改，并删原校。

［注释］

［1］“小理”　肌肉纹理细致的意思。理，即肌肉的纹理。

［语译］　问：怎样知道五脏的大小、高下、坚脆、端正、偏倾呢？

答：凡是肌肉色赤而纹理细致的心脏小；肌肉色赤而纹理粗疏的心脏大。没有蔽心骨的心位高；蔽心骨短小而高起的心位低。蔽心骨长的心坚实；蔽心骨软小而薄的心脆弱。蔽心骨向下垂直而不高起的心端正；蔽心骨偏向一边的，心也偏斜。

［原文］　白色小理者肺小；粗理者肺大。巨肩大①膺陷喉[1]者肺高；合腋张胁[2]者肺下。好②肩背厚者肺坚；肩背薄者肺脆。好肩膺者③肺端正；膺偏竦[3]（一作欹）者肺偏倾。

［校勘］

①“大”　原作“反”，原校：“一作大”，正统本与原校同，据改，并删原校。

②“好”　据文义疑衍。

③“好肩膺者”　原作“背膺厚者”。本条两言“厚”，义重。据《太素》五脏命分改。

［注释］

［1］“陷喉”　《类经》本脏二十五变注：“肩高胸突其喉必缩，是为陷喉。

［2］“合腋张胁”　指腋内敛而胁向外张大的形状。

［3］“竦（sǒng 耸）”　通耸，上也，高也。

[语译] 肌肉色白而纹理细致的肺脏小；纹理粗疏的肺脏大。肩大、胸突、结喉内缩的肺脏位高；腋内敛胁外张的肺位低。肩背肉厚的肺脏坚实；肩背肉薄的肺脏脆弱。肩膺部匀称的肺脏端正；胸膺偏侧向上高起的肺脏偏斜。

[原文] 青色小理者肝小；粗理者肝大。广胸①反骹[1]者肝高；合胁兔骹②者肝下。胸胁好者③肝坚；胁骨弱者肝脆。膺胁腹好相得者[2]肝端正；胁骨偏举者肝偏倾。

[校勘]

①“胸” 《千金》肝脏脉论作“胁”。

②“兔骹” 原作“脆骹”，据《灵枢》本脏篇、《太素》五脏命分、《千金》肝脏脉论校语改。

③“胸胁好者” 《千金》肝脏脉作“胁骨坚者”。

[注释]

[1]“反骹(qiāo 敲)” 《类经》本脏二十五变注：“胫骨近足之细处曰骹，今详此反骹，兔骹以候肝，似以胁下之骨为骹也。反骹者，胁骨高而张也，兔骹者，胁骨低合如兔也。”

[2]“膺胁腹好相得者” 是膺胁腹三部都很匀称的意思。

[语译] 肌肉色青而纹理细致的肝脏小；纹理粗疏的肝脏大。胁骨宽而隆起的肝位高；胁部低而向内收敛的肝位低。胁骨坚实的肝坚实；胁骨软弱的肝脆弱。膺胁腹三部匀称的肝位端正；胁骨偏高的肝偏斜。

[原文] 黄色小理者脾小；粗理者脾大。揭唇者脾高；唇下纵者脾下。唇坚者脾坚；唇大而不坚者脾脆。唇上下好者脾端正；唇偏举者脾偏倾。

[语译] 肌肉色黄而纹理细致的脾脏小；纹理粗疏的脾脏大。唇向上向外反的脾位高；唇向下弛缓的脾位低。唇坚的脾坚实；唇大而不坚的脾脆弱。唇上下端正的脾端正；唇偏高的脾偏斜。

[原文] 黑色小理者肾小；粗理者肾大。耳高者肾高；耳

后陷者肾下。耳坚者肾坚;耳薄不坚者肾脆。耳好前居牙车[1]者肾端正;耳偏高者肾偏倾。

凡此诸变者,持[2]则安,减[3]则病也。

[注释]

[1]“牙车” 马莳认为即颊车穴,张介宾认为是牙床。不知孰是。

[2]“持” 保持的意思。

[3]“减” 损害的意思。

[语译] 肌肉色黑而纹理细致的肾脏小;纹理粗疏的肾脏大。耳位高的肾位高;两耳向后塌陷者肾位低。耳坚实的肾坚实;耳薄而软的肾脆弱。耳轮端正,前至牙车的肾端正;耳偏高的肾也偏斜。

凡有上述二十五种脏变的人,若能根据自己的生理特点善于保持,就可以安然无病,一有损害,便要发生疾病。

[原文] 曰:愿闻人之有不可病者,至尽天寿,虽有深忧大恐怵惕之志,犹弗能感也,大寒甚热弗能伤也;其有不离屏蔽[1]室内,又无怵惕之恐,然不免于病者何也?

曰:五脏六府,邪之舍也。五脏皆小者,少病,善焦心,大①愁忧。五脏皆大者,缓于事,难使以忧。五脏皆高者,好高举措。五脏皆下者,好出人下。五脏皆坚者,无病。五脏皆脆者,不离于病。五脏皆端正者,和利得人心。五脏皆偏倾者,邪心善盗,不可为人平②,反复言语也。

[校勘]

①“大” 原作“人”,据正统本、《灵枢》本脏篇改。

②“平” 原作“卒”,据《灵枢》本脏篇、《太素》五脏命分改。

[注释]

[1]“不离屏蔽(fú 弗)” 即防护很严密,不接触风尘。“屏”,指当门小墙,即门前屏壁。“蔽”,车上避风尘之物。

［语译］ 问：愿意听你谈谈为什么有的人不生病而能活到自然的寿命限度，即使遇到深忧大恐等情志刺激，不至过分感触，或遇到严寒盛暑的邪气侵袭，也不能伤害他；另有一种人，终日不离房屋屏蔽遮蔽，也没有惊恐的刺激，仍然不能避免生病，这是什么道理呢？

答：五脏六腑，是藏精神水谷的器官，如有不和，邪气便会乘机而入，所以也是邪气所依附的地方。五藏都小的，脏气坚固而少病，但遇事喜焦虑、多愁忧。五脏都大的，处事从容和缓，很少忧虑。五脏位置都高的，举动措施，多好高骛远。五脏位置都低的，每多自卑，甘居人下。五脏都坚实的，邪不易侵犯，所以不生疾病。五脏都脆弱的，多病不离身。五脏都端正的，处事公平，受人爱戴。五脏都偏斜的，多贪利盗窃，不能与别人平和相处，言语反复无常。

［原文］ 曰：愿闻六腑之应。

曰：肺合大肠，大肠者，皮其应也。《素问》曰：肺之合皮也；其荣毛也[1]；其主[2]心也。下章言肾之应毫毛，于义为错①。

［校勘］

①“下章言肾之应毫毛，于义为错” 正统本无。

［注释］

［1］“肺之合皮也；其荣毛也” 肺外合于皮，毛附于皮，气旺则毫毛润泽，所以肺的外荣在毛。

［2］“主” 在此含有制约的意思。是古人根据五行相克的关系而推论的。如肺受制于心而得生化，故以心为主，心受制于肾而得生化，故以肾为主等。其余各脏义同于此。

［语译］ 问：愿听你说明六腑的相应相合情况。

答：肺合皮，与大肠配合为表里，所以皮也应于大肠。《素问》说：肺外合于皮，外荣于毛，其主为心。下文又说肾，外应于毫毛，其意义当有错误。

［原文］ 心合小肠。小肠者，脉其应也。《素问》曰：心之

合脉①也；其荣色也[1]；其主肾也。其义相顺②。

［校勘］

①“脉” 原作“肺”，据《素问》五脏生成篇改。

②“其义相顺” 正统本无。

［注释］

［1］“心之合脉也；其荣色也” 心主血，血行脉中，所以心合于脉。血液充盈，则皮肤的颜色润泽，所以心的外荣在色。

［语译］ 心合脉，与小肠配合为表里，所以脉也应于小肠。《素问》说：心合于脉，外荣于皮肤的色泽，其主为肾。其意义是一致的。

［原文］ 肝合胆。胆者，筋其应也。《素问》曰：肝之合筋也；其荣爪也[1]；其主肺也。其义相顺①。

［校勘］

①“其义相顺” 正统本无。

［注释］

［1］“肝之合筋也；其荣爪也” 爪，即指甲。肝藏血，血养筋，所以肝合于筋。爪乃筋余，故肝的外荣在爪。

［语译］ 肝合筋，与胆配合为表里，所以筋也应于胆。《素问》说：肝合于筋，外荣在爪甲，其主为肺。其意义是一致的。

［原文］ 脾合胃。胃者，肉其应也。《素问》曰：脾之合肉也；其荣唇也[1]；其主肝也。其义相顺①。

［校勘］

①“其义相顺” 正统本无。

［注释］

［1］“脾之合肉也，其荣唇也” 脾能输布营养物质以润养肌肉，所以脾合于肉。脾窍为口，气通于唇，所以脾的外荣在唇。

［语译］ 脾合肉，与胃配合为表里。所以肉也应于胃。《素问》说：脾合于肉，外荣于唇，其主为肝。其意义是一致的。

［原文］ 肾合三焦、膀胱。三焦、膀胱者，腠理毫毛其应

也[1]。《九卷》又曰：肾合骨。《素问》曰：肾之合，骨也；其荣发也[2]；其主脾也。其义相同①。

[校勘]

①“其义相同” 正统本无。

[注释]

[1]“三焦、膀胱者，腠理毫毛其应也” 肾与膀胱相表里，肾脉上连于肺，三焦脉散胸中，下输膀胱，所以三焦亦合于肾。三焦出气以温肌肉，充毫毛，所以腠理毫毛也应于三焦膀胱。

[2]“肾之合，骨也；其荣发也” 肾藏精生髓，髓能养骨，所以骨合于肾。发乃精血之余，精髓充溢，发乃光洁，所以肾的外荣在发。

[语译] 肾合于三焦，膀胱，三焦、膀胱外应于腠理毫毛。《九卷》又说：肾合于骨。《素问》说：肾合于骨，外荣于发，其主为脾。其意义是相同的。

[原文] 曰：应之奈何？

曰：肺应皮。皮厚者大肠厚；皮薄者大肠薄。皮缓腹裹①[1]大者，大肠大②而长；皮急者，大肠急③而短。皮滑者大肠直；皮肉不相离[2]者大肠结。

[校勘]

①“裹” 原作“裏”，据《千金》大肠腑脉论改。

②“大” 原作“缓”。据《灵枢》本脏篇、《太素》脏腑应候改。

③“者，大肠急” 原无，据《灵枢》本脏篇、《太素》脏腑应候、《千金》大肠腑补。

[注释]

[1]“腹裹” 是腹周围的意思。

[2]“皮肉不相离” 指皮和肉互相联结而不可分离。

[语译] 问：人体的内外是怎样相应的呢？

答：肺脏内合大肠外应于皮。皮厚的大肠就厚；皮薄的大肠就薄。皮松缓而腹周围粗大的，大肠就大而长；皮紧的大肠就紧而短。皮滑润的大肠就舒展而直；皮和肉联结不可分离的大肠就屈曲不舒。

[原文] 心应脉，皮厚者脉厚，脉厚者小肠厚；皮薄者脉薄，脉薄者小肠薄。皮缓者脉缓，脉缓者小肠大而长；皮薄而脉冲[1]小者，小肠小而短。诸阳经脉[2]皆多纡屈[3]者小肠结。

[注释]

[1]"冲" 在此作虚解。

[2]"诸阳经脉" 即外露在表皮的血脉。

[3]"纡屈" 盘曲不舒的样子。

[语译] 心脏内合小肠外应于脉，脉行皮内，皮厚的脉管也厚，脉管厚的小肠也厚；皮薄的脉管也薄，脉管薄的小肠也薄。皮松缓的脉管也松缓，脉管松缓的小肠就粗大而长；皮薄而脉管虚小的，小肠就细小而短。外露在表皮的脉管纡屈的，小肠就盘曲不舒。

[原文] 脾应肉，肉䐃坚大者胃厚；肉䐃麽[1]者胃薄。肉䐃小而麽者胃不坚；肉䐃不称[2]其身者胃下，胃下者下①脘约[3]不利(《太素》作下脘未约)。肉䐃不坚者胃缓；肉䐃无小裹絫②[4](一本作无小裹累)者胃急；肉䐃多小裹絫(一本作累字)者胃结，胃结者上脘约不利。

[校勘]

①"下" 原作"小"，据正统本改。

②"絫" 此下原有"标紧"二字，据《灵枢》本脏、《太素》脏腑应候删。

[注释]

[1]"麽(mó 摩)" 细薄的意思。

[2]"称" 匀称的意思。

[3]"下脘(guǎn 管，又读 wǎn 碗)约" "脘"，即胃腑，胃有上脘、中脘、下脘三部，合称胃脘。"约"，在此有紧缩的意思。

[4]"裹絫" 即颗粒的意思。是形容肉䐃有累累的细小颗粒。"絫","累"或字。

[语译] 脾脏内合于胃外应于肉,肉䐃坚实肥大的胃就厚;肉䐃细薄的胃就薄。肉䐃小而细薄的胃不坚实;肉䐃与身体不相称的胃位就低,胃位低下的小脘就缩结而不通利。肉䐃不坚实的胃松缓;肉䐃无小颗粒的胃就紧急;肉䐃多见小颗粒的,胃就屈曲不舒,胃屈曲不舒的,上脘也就缩结而不通利。

[原文] 肝应爪①。爪厚色黄者胆厚;爪薄色红者胆薄。爪坚色青者胆急;爪濡[1]色赤者胆缓。爪直色白无约者胆直;爪恶色黑多纹②者胆结。

[校勘]

①"爪" 原作"筋",据正统本、《灵枢》本脏、《太素》脏腑应候改。

②"纹" 原作"文",据《灵枢》本脏改。

[注释]

[1]"濡" 音义俱同软。

[语译] 肝脏内合于胆外应于爪。爪甲厚而色黄的胆厚;爪甲薄而色红的胆薄。爪甲坚硬而色青的胆紧急;爪甲软而色赤的胆松缓。爪甲直而色白无纹的胆舒畅;爪甲不明净而色黑多纹的胆不舒。

[原文] 肾应骨。密理厚皮者,三焦、膀胱厚;粗理薄皮者,三焦、膀胱薄。腠理疏者①,三焦、膀胱缓;皮急而无毫毛者,三焦、膀胱急。毫毛美而粗者,三焦、膀胱直;稀毫毛者,三焦、膀胱结。

[校勘]

①"腠理疏者" 正统本、《灵枢》本脏篇、《千金》膀胱腑脉论、均作"疏腠理者。"

[语译] 肾主骨,所以与骨相应。肾与膀胱为表里,三焦亦合于肾。所以肉理缴密而皮厚的,三焦、膀胱就厚;肉理粗疏

而皮薄的，三焦、膀胱就薄。腠理疏松的，三焦、膀胱就松缓；皮紧而无毫毛的，三焦、膀胱就紧急。毫毛美好而粗壮的，三焦、膀胱就舒畅；毫毛稀少的，三焦、膀胱就纡屈不舒。

［**原文**］ 曰：薄厚美恶，皆有其形，愿闻其所病。

曰：各视其外应，以知其内脏，则知所病矣。

［**语译**］ 问：脏腑的厚薄美恶既然都有形状，愿意听听它的病变情况。

答：脏腑与体表是内外相应的，所以察其外形的变化，就可以知道是哪些脏腑的病变。

［**按语**］ 本篇阐述了从人体外形观察内脏，并根据内脏强弱推测其发病的情况。

古人在长期医疗实践中认识到，脏腑与皮、肉、脉、筋、骨之间，存有相应相合的关系。因此，脏腑发生了变异，往往会反映到体表器官；通过体表器官，又可以诊察脏腑的疾患。文中所说的“各视其外应，以知其内脏，则知所病矣。” 就是这个意思。

人的生理活动，时刻受着自然界阴阳变化的影响。脏腑是人的生理活动中心。脏腑端正坚实，方能适应自然界的变化，营其正常的生理活动。假若脏腑有了大小、高下、偏倾、脆弱及厚薄、长短、结直、缓急等变异，即会影响脏腑本身和整体的功能活动，成为“不免于病” 和“邪气易伤” 的原因。但也应注意到，人若能加强身体的锻炼，注意精神的保养，也可以补救生理上的某些不足之处。

本篇所述通过体表器官，以测知内脏各种情况的诊察方法，是有一定意义的。但必须指出，脏腑的变异，常常会影响到人的精神活动，但人的思想意识与道德品行，是社会因素对人们的影响的反映，绝不是脏腑的正常与否所决定的。文中如“五脏皆端正者，和利得人心，五脏皆偏倾者，邪心善盗” 等内容，在认识上，乃属唯心主义，是不符合科学实际的，应当加以批判。

十二原第六

［提要］ 本篇论述了十二原穴与脏腑的关系，并列举十二原穴的名称及治疗上的意义。

［原文］ 五脏有六腑，六腑有十二原[1]。十二原者，出于四关[2]。四关主治五脏，五脏有疾，当取之十二原。十二原者，五脏之所以禀三百六十五节①之气味者也。五脏有疾，出于十二原，而原各有所出。明知其原，睹其应，知五脏之害矣。

［校勘］

①“节” 原作“骨”，据《灵枢》九针十二原篇改。

［注释］

［1］“十二原” 原，指原穴，原穴是脏腑之气表里相通的穴位。本篇所说的十二原，是指五脏的“俞”穴，加鸠尾、气海。

［2］“四关” 两肘两膝是周身的大关节，称为四关。

［语译］ 五脏有六腑，六腑之外有十二原。十二原出于四肢肘膝关节以下。四关的原穴，主治五脏的疾病，所以五脏有病，应取十二原。十二原是五脏禀受水谷的气味以渗注全身三百六十五节的气化所在处，故五脏有病必反应到十二原，十二原各有所属的脏腑。所以能够明确十二原的意义，观察它的反应，就可以知道五脏所患的疾病了。

［按语］ 本篇应与本经卷三第二十四手足三阳经“所过为原”之说合看，可知阳经有原，阴经是以俞为原。《难经》六十六难说：“五脏俞者，三焦之所行，气之所留止也。三焦所行之俞为原者，何也？然，脐下肾间动气者，人之生命也，十二经之根本也，故名曰原”。这说明“原”“俞”之气是相同的。并指出原穴是三焦之气所流行和留止的处所，原，是人生命的本原，十二经的根本。

［原文］ 阳中之少阴，肺也[1]；其原出于太渊二。阳中之

太阳，心也；其原出于大①陵[2]二。阴中之少阳，肝也[3]；其原出于太冲二。阴中之太阴，肾也；其原出于太溪二。阴中之至阴，脾也；其原出于太白二。膏[4]之原出于鸠尾一；肓[5]之原出于脖胦[6]一。凡十二原主治五脏六腑之有病者也。

［校勘］

①"大" 《难经》六十六难作："太"。"大""太"二字，古虽通用，若根据其他原穴如太渊、太白、太冲、太溪等均作"太"字，大陵亦当作太陵。但沿用已久，仍从其旧。

［注释］

[1]"阳中之少阴，肺也" 肺居胸中，胸部属阳，肺为阴脏主肃降，系阴脏而居阳位，是阳中之阴，所以肺为少阴。

[2]"大陵" 是手厥阴心包络脉的俞穴，此云"心之原出于大陵"，是由于"少阴无腧……诸邪之在于心者，皆在心之包络。"（见本经卷三第二十六）。所以心之原出于大陵。

[3]"阴中之少阳，肝也" 肝居膈下，膈下属阴，肝为木火之脏，其气主升，系阳脏而居阴位，是阴中之阳，所以肝为少阳。

[4][5]"膏""肓"心下的黄脂为膏，膈上的薄膜为肓。

[6]"脖胦(bó yāng 博央)" 即下气海穴，在脐下一寸半，又名下肓，属任脉。

［语译］ 肺在膈上，是阳部的阴脏，所以叫"阳中之少阴"；其原出于太渊，左右共二穴。心在膈上，是阳部的阳脏，所以叫"阳中之太阳"；其原出于手厥阴经的大陵，左右共二穴。肝在膈下，是阴部的阳脏，所以叫"阴中之少阳"；其原出于太冲，左右共二穴。肾在下部，是阴部的阴脏，所以叫"阴中之太阴"；其原出于太溪，左右共二穴。脾在膈下，是阴部的阴脏，所以叫"阴中之至阴"，其原出于太白，左右共二穴。膏的原穴出于任脉的鸠尾；肓的原穴出于脐下气海。以上十二原穴，脏腑表里之气，皆通于此，所以能主治五脏六腑的疾病。

附　十二原穴表

脏名	原穴	数目	经属	部　　位
肺	太渊	二	手太阴经	掌后横纹头寸口动脉应手处
心	大陵	二	手厥阴经	掌后横纹处两筋间
肝	太冲	二	足厥阴经	足大趾本节后二寸,动脉应手陷中
肾	太溪	二	足少阴经	足内踝后五分陷中
脾	太白	二	足太阴经	足大趾内侧本节后核骨下白肉际陷中
膏	鸠尾	一	任　脉	蔽骨下五分
肓	脖胦	一	任　脉	脐下一寸半

[原文]　胀取三阳,飧泄[1]取三阴(一云滞取三阴)。

[注释]

[1]“飧(sūn 孙)泄”　即完谷不化的泄泻病。

[语译]　腹胀满的病,当取胆、胃、膀胱三阳经的穴;完谷不化的泄泻病,当取肝、脾、肾三阴经的穴。

[原文]　今夫五脏之有病,譬犹刺也,犹污也,犹结也,犹闭也。刺虽久犹可拔也,污虽久犹可雪[1]也,结虽久犹可解也,闭虽久犹可决也。或言久疾之不可取者,非其说也。夫善用针者,取其疾也,犹拔刺也,犹雪污也,犹解结也,犹决闭也,疾虽久犹可毕也。言不可治者,未得其术也。

[注释]

[1]“雪”　洗涤的意思。

[语译]　人的五脏患病,好象异物刺入肌肉,灰尘沾污皮肤,绳子打了结扣,流水闭塞不通一样。但刺虽久还是可以拔除的,污虽久还是可以洗涤的,结虽久还是可以解开的,闭虽久还是可以开通的。有人说病久不可治疗,这是不对的。精通针术的人,治起病来,就好象拔刺、雪污、解结、决闭一样,病虽久,依

然是可以治愈的。说病久不可治疗的，是因为他没有掌握正确的治疗方法。

十二经水第七

[提要] 本篇以十二经脉比拟大地上的十二条水流。并阐述了十二经脉的气血多少，所属脏腑，以及针灸的不同情况。

[原文] 黄帝问曰：经脉十二者，外合于十二经水[1]，而内属于五脏六腑。夫十二经水者，受[2]水而行之；五脏者，合神气魂魄而藏之[3]；六腑者，受谷而行之，受气而扬之[4]；经脉者，受血而营之。合而以治奈何？刺之深浅，灸之壮数，可得闻乎？

岐伯对曰：脏之坚脆，腑之大小，谷之多少，脉之长短，血之清浊，气之多少，十二经中，多血少气，与其少血多气，与其皆多血气①，与其皆少血气，皆有定数②。其治以针灸，各调其经气，固其常有合也。此人之参天地而应阴阳，不可不审察之也。

[校勘]

①"血气" 原作"气血"，据《灵枢》经水篇、《太素》十二水改。

②"定数" 《灵枢》经水篇、《太素》十二水均作"大数"。

[注释]

[1]"十二经水" 指当时我国境内的海水、清水、渭水、湖水、沔水、汝水、江水、淮水、漯水、河水、漳水、济水等十二条大水说的。

[2]"受" 在此为容纳的意思。

[3]"五脏者，合神气魂魄而藏之" 因神气魂魄等都分别藏于五脏，如心合神，肝合魂等，所以说五脏合神气魂魄而藏之。

[4]"六腑者，受谷而行之，受气而扬之" 水谷入胃，经过小肠、大肠进行消化吸收，其糟粕从大肠排出，其精气则输布全身，所以说"六腑者，受谷而行之，受气而扬之。"

[语译]　黄帝问:人体的十二经脉,在外合乎大地上的十二经水,在内连属于五脏六腑。十二经水受水而流行于大地;人的五脏合精、神、魂、魄、营而藏之;六腑受纳水谷,化生精微之气,以布扬于内外;经脉受血而营运于周身。如何把它们结合起来,运用于治疗?以及刺的深浅,灸的壮数,可以讲给我听吗?

岐伯答:五脏的坚固与脆弱,六腑的大小和受纳水谷的多少,经脉的长短与血的清浊,气的多少,十二经中的多血少气或少血多气,血气皆多或血气皆少,都有定数。用针灸治疗时,应根据各个经脉的长短,血之清浊,以及气血多少等特点,适当的运用针刺的深度和艾灸的壮数,以调和其经气。惟有这样,才能符合于各经的具体情况。以上所说的,是人与天地阴阳相应的道理,不可不审察啊!

[按语]　十二经脉有长短,血有清浊,气血有多少等不同情况;十二经水有大小、深浅、广狭、远近的差别,古人就是根据它们在形象与性质的许多相似处,用比类取象的方法,把十二经脉配属十二经水。

十二经脉之气血多少,与病理和治疗有极为密切的关系,特别是用针刺治疗时,一般应根据各经气血多少的特点,确定针刺的深度,留针的时间,灸的壮数,其具体内容,详见后文。

[原文]　足阳明,外合于海水①,内属于胃②。

足太阳,外合于清水③[1],内属于膀胱,而通水道焉[2]。

足少阳,外合于渭水[3],内属于胆。

足太阴,外合于湖水[4],内属于脾。

足厥阴,外合于沔水④[5],内属于肝。

足少阴,外合于汝水[6],内属于肾。

手阳明,外合于江水[7],内属于大肠。

手太阳,外合于淮水[8],内属于小肠。

手少阳,外合于漯水[9],内属于三焦。而水道出焉⑤。

手太阴,外合于河水[10],内属于肺。

手心主，外合于漳水[11]，内属于心包。

手少阴，外合于济水[12]，内属于心。

［校勘］

①“水” 原脱，据正统本、《素问》离合真邪论新校正补。

②“胃” 原作“肾”，据正统本、嘉靖本、《素问》离合真邪论新校正改。

③“清水” 《素问》离合真邪论王注及新校正均作“渎水”。道藏本《素问》作“泾”。

④“沔水” 原作“渑水”，据《太素》十二水、《素问》离合真邪论王注、新校正引本经改。

⑤“而水道出焉” 原在小肠后，疑错简。据《内经》“三焦者，决渎之官，水道出焉”之义，改移此。

［注释］

[1]“清水” 对清水的说法不一，《太素》十二水注：“清水出魏郡内黄县，经清泉县东北，流入河也。” 张介宾认为是大、小清河（在山东省境内）；《辞海》认为是在甘肃省境内，源出清水县。

[2]“而通水道焉” 膀胱为水府，主藏津液，受气化而出，故能通调水道。

[3]“渭水” 《太素》十二水注：“渭水出陇西首阳县，鸟鼠同穴山，东北至华阴入河。”

[4]“湖水” 《太素》十二水注：“湖当为雽，雽陀水出代郡卤城县东，流过郡，九行千三百四十里，为并州川。一解云：湖当为沽，沽水出渔阳郡东南入海，行七百五十里”。《类经》十二经水阴阳刺灸之度注：“湖即五湖，谓彭蠡、洞庭、巢湖、太湖、鉴湖也，五湖皆在东南。”

[5]“沔（miǎn 免）水” 《太素》十二水注：“沔水出武郡番冢山东流入江也”。在陕西省沔县境，其下流即为汉水。

[6]“汝水” 《太素》十二水注：“汝水出汝南郡定陵县高

陵山东南流入淮。"

[7]"江水" 指长江而言。

[8]"淮水" 《太素》十二水注:"淮水出南阳郡平武县桐柏山东南流入海。"

[9]"漯(tà 榻)水" 《太素》十二水注:"漯水出平原郡东北,流入于海。又河内亦有漯水,出王屋山东南,流入河。"《类经》十二经水阴阳刺灸之度注:"漯水源出章丘长白山,入小清河归海,今属山东省济南府。"

[10]"河水" 即黄河。

[11]"漳水" 《太素》十二水注:"漳水,清漳水也,出上党沾县西北少山,东流合浊漳入于海。一解是浊漳,浊漳出于上党长子县西发鸠山,东流入海也。"

[12]"济水" 《太素》十二水注:"济水出河东恒县,至王屋山东北,流入于河。"《类经》十二经水阴阳刺灸之度注:"江源初发王屋山下曰沇水,既见而伏,复出为济,济截河而流,不混其清,故又曰清济。流虽微而独尊,故居四渎之一,今属河南省怀庆府济源县"。

[语译] 从略。

[原文] 凡此五脏六腑十二经水者,皆外有源泉,而内有所禀,此皆内外相贯,如环无端,人经亦然。故天为阳,地为阴,腰以上为天,腰以①下为地。故海②以北者为阴,湖以北者为阴中之阴,漳以南者为阳,河以北至漳者为阳中之阴,漯以南至江者为阳中之阳,此一州③之阴阳也。此人所以与天地相参也。

[校勘]

①"腰以" 原无,据《灵枢》经水篇、《太素》十二水补。

②"海" 《太素》十二水作"清"。

③"一州" 《灵枢》经水篇作"一隅"。

[语译] 以上所说的,不论五脏六腑十二经脉,还是大地上的十二经水,凡是呈现在外面的,都有源泉,在内部的,也各有

所禀受，内外互相贯通，循行不止，如环无端。十二经水是这样，人体的经脉也是这样。从自然界说，天轻清在上为阳，地重浊在下为阴；从人体来说，腰部以上象天为阳，腰部以下象地为阴。根据南方为阳北方为阴的位置，在海水以北的为阴，在湖水以北的为阴中之阴，在漳水以南为阳，河水以北到漳水的部位，为阳中之阴，在漯水以南至江水，为阳中之阳。这是从我国一部分区域的河流区分阴阳的情况。这也是人体经脉所属阴阳与之相应的情况。

[按语] 本文所述十二经水区分阴阳与十二经脉阴阳相应，其实际意义，有待进一步研究。现就其大致情况，综述如下：

(1)海以北为阴　胃经外合于海。与胃经并行的为膀胱、胆二经，这三条经脉都自头下行至足。分布在下肢部位的情况是：胃经在前缘，胆经居中，膀胱经在后缘。若仰卧，则胆和膀胱二经的部位，都在胃经的下方，所以说海以北为阴。

(2)湖水以北为阴中之阴　湖水配合脾经，阴中之阴指人体下肢的内侧。湖水以北指脾经以下的肝、肾二经。足之三阴经，都循行于下肢的内侧，脾经在前缘，肝经居中，肾经在后缘。若仰卧，则肝肾二经的位置，都在脾经的下方，所以湖水以北为阴。

(3)漳以南者为阳　在十二水漳水以南为阳，在人体腰以上为阳。漳水配合心包经，漳以南指心包经以上的肺经；阳指人体的上肢。心包与肺经均循行于上肢，肺经在前，心包经在后，如仰卧，则心包经的上方为肺经，所以说漳以南为阳。

(4)河以北到漳者为阳中之阴　阳中之阴指人体的上肢内侧，漳水配心包经，河水配肺经，肺与心包经都循行于上肢的内侧，如仰卧，则肺的下方就是心包经。所以说河以北到漳以南者，为阳中之阴。

(5)漯以南至江者为阳中之阳　阳中之阳指人体上肢的外侧，漯水配三焦经，江水配大肠经。三焦和大肠经都循行在上肢的外侧，大肠经在外缘，三焦经居中。如仰卧，则三焦经的上方，就是大肠经。所以说漯以南至江者为阳中之阳。

［原文］ 曰：夫经水之应经脉也，其远近之浅深，水血之多少，各不同，合而刺之[1]奈何？

曰：足阳明五脏六腑之海也[2]，其脉大而血多，气盛热壮。刺此者不深弗散①，不留不泻。

［校勘］

①“散” 原作“敢”，据正统本、嘉靖本改。

［注释］

[1]“合而刺之” 是指把十二经水与十二经脉的特点结合起来，用于针刺治疗。

[2]“足阳明五脏六腑之海也” 《太素》十二水注：“胃受水谷，化成血气，为足阳明脉，资润五脏六腑，五脏六腑禀成血气，譬之四海，滋泽无穷，故名为海也。”

［语译］ 问：十二经水应于十二经脉，经水和经脉都有长短、深浅，以及水和血的多少等不同。怎样把它们结合起来，用于针刺治疗呢？

答：足阳明胃经为五脏六腑之海，其经脉最大而又多气多血，阳热最盛，所以针刺阳明实热证的时候，不深刺则邪不得散，不留针则邪不得泻。

［原文］ 足阳明多血多①气，刺深六分，留十呼[1]。

足少阳少血多①气，刺深四分，留五呼。

足太阳多血多①气，刺深五分，留七呼。

足太阴多血少气，刺深三分，留四呼。

足少阴少血多气，刺深二分，留三呼。

足厥阴多血少气，刺深一分，留二②呼。

［校勘］

①“多” 原无，据《素问》血气形志篇新校正引本经补。

②“二” 原作“一”，据《素问》血气形志篇新校正、《太素》

十二水改。

［注释］

［1］“呼” 《类经》十二经水阴阳刺灸之度注：“出气曰呼，入气曰吸，曰十呼七呼之类，则吸在其中矣。盖一呼即一息也。”

［语译］ 从略。

［按语］ 经脉气血之多少，《内经》有三处论及，见血气形志篇、经水篇、九针论。本经有二处论及，本篇及本卷第十六。数皆不一，当以本篇为准。

［原文］ 手之阴阳，其受气之道近，其气之来也疾，其刺深皆无过二分，其①留皆无过一呼，其少长小大肥瘦，以心料②之[1]，命曰法天之常，灸之亦然。灸而过此者，得恶火[2]则骨枯脉涩；刺而过此者，则脱气。

［校勘］

①“其” 原无，据《灵枢》经水篇、《太素》十二水补。

②“料” 《灵枢》经水篇、《太素》十二水皆作“撩”。

［注释］

［1］“以心料之” 是说医生应根据患者少长大小肥瘦的不同体型，酌情处理。

［2］“恶火” 《太素》十二水注：“火无善恶，火壮伤多，故名恶火也。”《类经》十二经水阴阳刺灸之度注“设不知此而灸过其度，非惟无益，反以害之，是恶火也。”意思是说，超过应灸度数的灸火，为恶火。

［语译］ 手三阴三阳经脉，均循行于身体的上部，由于接受脏气之道近，气行迅速，其循行部位的肌肉浅薄，所以不宜深刺；其经脉短，又不宜久留针。因此，在针刺的时候，应该浅刺疾出，刺入的深度，一般不要超过二分，留针的时间，一般不要超过一呼。但人有老幼之分，身体有大小、肥瘦的不同，所以还必须根据具体情况，酌情采用适当的深浅疾徐手法，俟病气去，正气

复,然后出针。这叫顺从自然之理。灸法也是如此,如果不能掌握这些法则,灸的过度,反损害人体,就是“恶火”,会出现骨髓枯槁,血脉凝涩的病变;若刺之过度,会发生脱泄元气的不良后果。

[原文] 曰:夫经脉之大小,血之多少,肤之厚薄,肉之坚脆,及䐃之大小,可以为度量乎?

曰:其可为度①量者,取其中度[1]者也,不甚脱肉而血气不衰者也。若失②度人之痟③[2]瘦而形肉脱者,乌可以度量刺乎!审切、循、扪、按[3],视其寒、温、盛、衰而调之,是谓因适而为之真[4]也。

[校勘]

①“度” 原无,据《灵枢》经水篇、《太素》十二水补。

②“失” 正统本、《灵枢》经水篇均作“夫”。

③“痟” 《太素》十二水作“瘠”。

[注释]

[1]“中度” 指中等人的身度。肌肉不消瘦,也不肥胖,气血不衰弱,高矮适中,合乎一般人的度量标准。

[2]“痟(xiāo 消)” 《周礼》天官曰:“春时有痟首疾。”注:“痟,酸削也。首疾,头痛也。” 据此,当有消削的意思。在此当作消瘦解,《太素》作“瘠”可证。原校:“渴病”,“痟”字虽有此义,似与本文不合。

[3]“切、循、扪、按” 《灵枢识》:“切,谓诊寸口;循,谓循尺肤,盖经脉之大小,肤之厚薄,当寸尺度之;如肉之坚脆,䐃之大小,非一一扪按,不能知之。故举此四字,以见其义”。

[4]“因适而为之真” 《类经》十二经水阴阳刺灸之度注:“因其情,适其宜,必出于心,应于手,斯得病治之真诀矣。”

[语译] 问:人身的经脉有大小,血气有多少,皮肤有厚薄,䐃肉有大小,可以度量着针刺吗?答:可作度量标准的,为中等身材,肌肉不很消瘦,气血也不衰弱的人。若系身体消瘦肉脱

的人，那能用一个标准去度量着针刺呢！所以，必须经过详细地切、循、扪、按等方法检查，根据皮肤与经脉的寒、温、盛、衰等具体病情，采取相应的治疗措施，使各得其宜，只有做到了这样，才算是掌握了治病的真诀。

[按语] 本篇说明由于经脉本身的长度、气血多少、循行部位、各有其不同特点，所以在治疗时，就应采取不同的措施。并阐述了针刺足三阴三阳和手三阴三阳经的不同情况，反复告诉医者，要根据病人的不同情况，灵活运用，但不能超过常度，所以强调针与灸，都要适可而止，不能过度，否则会造成骨枯脉涩或脱气等不良后果。这些都是临床上必须掌握的原则。

四海第八

[提要] 本篇论述了髓海、血海、气海、水谷之海与人体生、败、利、害的关系，以及四海所主的腧穴，发病情况和调治方法等。

[原文] 人有四海。十二经水[1]者，皆注于海。有髓海，有血海，有气海，有水谷之海。胃者为水谷之海，其腧上在气街，下至三里。冲脉者为十二经之海[2]，其腧上在大杼，下出巨虚上下廉。膻中者，为气之海，其腧上在柱骨之上下[3]，前在人迎。脑者为髓之海[4]，其腧上在其盖[5]，下在风府。凡此四海者，得顺者生，得逆者败；知调者利，不知调者害。

[注释]

[1]“十二经水” 在此指十二经脉。

[2]“冲脉者为十二经之海” 《类经》人之四海注：“血海者，言受纳诸经之灌注，精血于此而畜藏也……冲脉为精血所聚之经，故主渗灌溪谷。”

[3]“膻中者……柱骨之上下” 《类经》人之四海注：“膻中，胸中也，肺之所居。诸气者，皆属于肺，是为真气，亦曰宗气。

宗气积于胸中,出于喉咙,以贯心脉,而行呼吸,故膻中为之气海。柱骨,项后天柱骨也。忧恚无言论曰:'颃颡者,分气之所泄也。'故气海运行之输,一在颃颡之后,即柱骨之上下,谓督脉之哑门、大椎也。一在颃颡之前,谓足阳明之人迎也。"

[4]"脑者为髓之海" 《太素》四海合注:"胃流津液,渗入骨空,变而为髓,头中最多,故为海也。"

[5]"盖" 即脑盖骨。在这里即指督脉的百会穴。

[语译] 人身有四海。十二经脉,都灌注于海。四海为髓海、血海、气海,水谷之海。胃主受纳水谷以养身体,故胃为水谷之海。胃气运行的腧穴,上在气街,下在膝下三里。冲脉受纳十二经所灌注的精血而主渗灌溪谷,所以称为血海。冲脉起于胞中,出于气街,其脉后行的上循背里,下行的循足阳明而出于足,所以冲脉运行的腧穴,上在足太阳经的大杼穴,下在足阳明经的巨虚上廉和下廉。膻中即胸中,大气积于胸中,出于喉咙而为呼吸,所以为气海;其气运行的腧穴,上在天柱骨上下(督脉的哑门、大椎二穴),前在足阳明经的人迎穴。诸髓皆属于脑,所以脑为髓海;脑的腧穴,上在脑盖骨之百会穴,下在督脉之风府穴。四海在人体中升降出入运行不息,所以四海运行正常,人体就能生存,反之就要衰败;能知调养就有利,不知调养的就有害。

[原文] 曰:四海之逆顺奈何?

曰:气海有余,则气满,胸中悗[1],急息面赤;不足则气少不足以言。血海有余,则常想其身大,怫①[2]然不知其所病;不足则常想其身小,狭然[3]不知其所病。水谷之海有余,则腹胀满;不足则饥,不受谷食。髓海有余,则轻劲多力,自过其度[4];不足则脑转耳鸣,胫胻痠,眩冒[5]目无所见,懈怠安卧。

曰:调之奈何?

曰:审守其腧,而调其虚实,无犯其害。顺者得复,逆者必败。

[校勘]

①“佛” 此下原有“郁也” 二字，据《灵枢》海论、《太素》四海合删。

[注释]

[1]“悗(mèn 闷)” 烦闷的意思。

[2]“佛(fú 扶)” 作郁解，郁闷不舒的意思。

[3]“狭然” 狭窄不广的意思。

[4]“自过其度” 《类经》人之四海注：“自有过人之度而无病也。”

[5]“眩冒” 《素问》玉机真藏论王注：“眩谓目眩，视如转也，冒谓冒闷也。”

[语译] 问：四海的顺逆，是怎样的呢？

答：气海有余，是邪气实，有气满胸中，烦闷不安，呼吸急促而面色赤等症；气海不足，是正气虚，自觉气少，音低声微，语言无力。血海有余，常自觉身大，郁闷不舒，但又说不出有何病；血海不足，常自觉身小，心胸狭隘，也是说不出有何病。水谷之海有余，就饮食阻滞，腹中胀满；水谷之海不足，就消化不良，饥而不能进食。髓海有余，就身体轻健，异常有力；髓海不足，其精必衰，就自觉头旋转，耳鸣，眩晕冒闷，视物不清，胫骨痠软，身体懈怠无力，常欲安静卧床休息。

问：这些病怎样调治呢？

答：要审察四海的有余和不足，取其气所过的腧穴，用虚则补之实则泻之的方法，去调治它的虚实，勿犯虚虚实实的禁忌。能这样顺着病情的虚实进行治疗，就可以恢复健康，否则就必然失败。

气息周身五十营四时日分漏刻第九

[提要] 本篇论述了呼吸和营卫的运行周次，及其与周天

二十八宿的运转,四时昼夜消长等各方面的应合情况,其主要内容有:

一、营气与卫气在一日一夜中的运行情况,与周天二十八宿运转的应合,并用漏水下百刻的时间分配,阐明营卫的具体活动。

二、虚实病变的不同刺法以及应注意的事项。

[原文] 黄帝问曰:五十营[1]奈何?

岐伯对曰:周天二十八宿[2],宿三十六分,人气行一周,千八分①[3]。人经络上下左右前后二十八脉[4],周身十六丈二尺,以应二十八宿,漏水下百刻[5],以分昼夜。故人一呼脉再动,气行三寸,一吸脉亦再动,气行三寸,呼吸定息[6]气行六寸。十息气②行六尺,日行二分[7]。二百七十息,气行十六丈二尺,气行交通于中,一周于身,下水二刻,日行二十分有奇[8]。五百四十息,气行再周于身,下水四刻,日行四十分有奇。二千七百息,气行十周于身,下水二十刻,日行五宿二③十分有奇。一万三千五百息,气行五十营于身,水下百刻,日行二十八宿,漏水皆尽,脉已终矣(王冰曰:此略而言之也,细言之,则常以一千周加一分,又十分分之六,乃奇分尽也)。所谓交通者,并行一数[9]也。故五十营备得尽天地之寿矣,气凡行八百一十丈也。一日一夜五十营,以营五脏之精。不应数者,谓之狂生[10]。所谓五十营者,五脏皆受气也(此段旧在经脉根结之末,今移在此)。

[校勘]

①"分" 此下《灵枢》五十营篇有"日行二十八宿"。

②"气" 原作"脉",据《灵枢》五十营篇、《太素》营五十周改。

③"二" 此下原有"百"字,据《灵枢》五十营篇、《太素》营五十周删。

[注释]

[1]"五十营" 即营气运行于周身,每天为五十周次。

[2]“周天二十八宿” “周天”，绕天一周的意思。“二十八宿”，古代天文学的星座名称。分周天之星于四方，每方各有七宿，计有东方苍龙七宿为角、亢、氐、房、心、尾、箕；北方玄武七宿为斗、牛、女、虚、危、室、壁；西方白虎七宿为奎、娄、胃、昴、毕、觜、参；南方朱雀七宿为井、鬼、柳、星、张、翼、轸。合为二十八宿。

[3]“人气行一周，千八分” “人气行一周”，在此是指人身经脉之气一日一夜运行于周身五十周次而言。“千八分”，是指日行二十八宿的度数而言。

[4]“二十八脉” 即手足三阴三阳，左右共二十四脉，加任脉，督脉各一，阴跷、阳跷各一，合为二十八脉。

[5]“漏水下百刻” “漏”，古代计时之器，以铜壶盛水，底穿一孔，壶中立箭，上刻度数。壶中以水渐减，箭上所刻，亦以次显露，即可知时。其法总以百刻，分为昼夜，冬至昼漏四十刻，夜漏六十刻，夏至则反之，春秋二分，昼夜各五十刻。“漏水下百刻”即一昼夜十二个时辰的时间。也就是现在所谓的二十四小时。每刻分为六十分，百刻即等于六千分，若用二十四小时去分，每小时得四刻零十分，合计共得一百刻。

[6]“定息” 《类经》呼吸至数注：“谓一息既尽而换息未起之际也。”一呼一吸为一息。

[7]“日行二分” 《类经》一万三千五百息五十营气脉之数注：“其日行之数，当以每日千八分之数为实，以一万三千五百息为法除之，则每十息日行止七厘四毫六丝六忽不尽。此云日行二分者传久之误也”。《灵枢》守山阁本注云：“此处必有脱误，然《甲乙》、《素问》八正神明论注引此文，并与今同，则误已久矣。”《医学纲目》卷一阴阳云：“日行二分之上，当有二十七息气行一丈六尺二寸十二字。”此处如按张介宾计算之十息为日行七厘四毫六丝六忽有奇，则二十七息即为日行二分有奇（当为二分一毫六丝），与下文之二百七十息，日行二十分有奇（当

为二十分一厘六毫)相吻合,故《纲目》之说当从。

[8]"奇(jī 鸡)" 余数也。

[9]"并行一数" 《类经》一万三千五百息五十营气脉之数注:"谓并二十八脉,通行一周之数也。"

[10]"狂生" 狂,作妄解。是说生理机能已失常,生命也无保证。

[语译] 黄帝问:五十营的运行情况是怎样的呢?

岐伯答:周天有二十八宿,每宿的距离,平均为三十六分,因此共为一千零八分。人身的脉气在一日一夜运行全身五十周次,正符合于太阳行尽二十八宿一千零八分长度的时间。人身的经络,上下前后左右共有二十八脉,环绕全身一周,为十六丈二尺,脉气运行于二十八脉,以应太阳环行周天二十八宿。可用太阳环行二十八宿的度数,结合漏水下百刻的一昼夜时间,来计算脉气在经脉中的运行速度。人一呼气,脉搏跳动两次、脉气行三寸,一吸气脉搏也是跳动两次,脉气也行三寸,一呼一吸为一息,脉气共行六寸。十息脉气行六尺,太阳行二分(应为七厘四毫六丝六忽不尽)。二百七十息,脉气行十六丈二尺,这时脉气已运行二十八脉一周,为漏水下两刻的时间,太阳运行二十分有奇(应为二十分一厘六毫)。五百四十息,脉气行周身两周次,漏水下四刻,太阳运行四十分有奇(应为四十分三厘二毫)。二千七百息,脉气行周身十周次,漏水下二十刻,太阳运行五宿二十一分六厘。一万三千五百息,脉气行身五十周次,漏水下百刻,太阳已行遍二十八宿,这时已是一昼夜时间,漏水已尽百刻,脉气已行完二十八脉的五十周次。上面所说的交通,是指气在二十八脉通行一周的总数。人的脉气如果能经常保持日夜运行五十周,就可以健康无病,活到一定的寿数。脉气在一昼夜运行五十周的长度,总共是八百一十丈。脉气在一日一夜运行五十周,以营运五脏的精气。若太过或不及而不能应此数,就违反了生理的正常活动规律,这样人的生命就不会久存。所说的"五十营”，是说在这个时间内，五脏都能正常的受到精气的濡养。

［按语］　本节说明在一昼夜的时间内，人身脉气行遍周身的周数、呼吸次数、脉长度数等，但文中一些数字，前后不符，可能因年久传抄错讹，现据后世注家之说，作了一些纠正。

一万三千五百息，与实际情况也不符，按每分钟16息计算，每小时为九百六十息，则一昼夜合计为二万三千零四十息，所以此等文字，只可作参考。

［原文］　曰：卫气之行，出入之会何如？

曰：岁有十二月，日有十二辰，子午为经，卯酉为纬[1]；天①一面七宿，周天四七二十八宿，房昴为纬，张虚为经[2]；是故房至毕为阳，昴至心为阴[3]。阳主昼，阴主夜。故卫气之行，一日一夜五十周于身，昼日行于阳二十五周②，夜行于阴亦二十五周，周于五脏(一本作岁)。

是故平旦阴气尽，阳气出于目，目张则气行③于头，循于项，下足太阳，循背下至小指端。其散者[4]，别于目锐眦④，下手太阳，下至手小指⑤外侧。其散者，别于目锐眦，下足少阳，注小指次指之间。以上⑥循手少阳之分侧[5]，下至小指之间[6]。别者⑦至耳前，合于颔脉[7]，注足阳明，下行至跗上，入足五指之间⑧。其散者，从耳⑨，下手阳明入大指次指⑩之间，入掌中[8]。其至于足也⑪，入足心，出内踝下行阴分[9]，复合于目，故为一周。

［校勘］

①“天”　此下《灵枢》卫气行篇、《太素》卫五十周均有“周二十八宿而”六字。

②“二十五周”　《素问》生气通天论注引《灵枢》“周”作“度”。本经营卫三焦论及《灵枢》营卫生会篇“周”亦作“度”。据此则“周”“度”之义同。但“二十五周”之“周”与本经营卫三焦论之“行于阴阳各二十五度为一周”之“周”不同。

③“行”　《灵枢》卫气行篇、《太素》卫五十周均作“上行”。

④“别于目锐眦”　原作“分于目别”。原校：“一云别于目

锐眦”,《灵枢》卫气行篇、《太素》卫五十周与原校同,据改,并删原校。

⑤“指” 此下《太素》卫五十周有“之端”二字。

⑥“以上” 《医学纲目》阴阳脏腑部曰:“以上二字衍文也,其下当有其散者三字。”可参。

⑦“别者” 此下原有“以上”二字,据《太素》卫五十周、《医学纲目》注删。

⑧“入足五指之间” 《灵枢》卫气行篇、《太素》卫五十周均作“入五指之间”。钱熙祚曰:“经文无称五指之例,以经脉篇校之,当作中指。”《类经》卫气运行之次注:“五指当作中指,谓厉兑穴也。”今从此说。

⑨“耳” 此下《灵枢》卫气行篇、《太素》卫五十周均有“下”字。

⑩“次指” 原脱,据正统本补。

⑪“其至于足也” 原作“直至于足”,据《灵枢》卫气行篇、《太素》卫五十周改。

[注释]

[1]“子午为经,卯酉为纬” 子居北方,午居南方,卯居东方,酉居西方。子午是南北直线,叫经,卯酉是东西横线,叫纬。

[2]“房昴为纬,张虚为经” 二十八宿中的房宿居东,昴宿居西,为东西横线,叫纬,张宿居南,虚宿居北,为南北直线,叫经。

[3]“房至毕为阳,昴至心为阴” 根据二十八宿的张虚为经,房昴为纬,与十二辰(即十二支)的子午为经,卯酉为纬的配合情况,则虚在子中,张在午中,房在卯中,昴在酉中。从房宿至毕宿,其位在卯、辰、巳、午、未、申六辰,即为由日出到日落的整个白天时间,所以说房至毕为阳;从昴宿至心宿,其位在酉、戌、亥、子、丑、寅六辰,即为由日落以后至日出以前的整个夜晚时间,所以说昴至心为阴。

[4]"其散者" 散，是散行的意思。因为卫气的运行，有的线路不循经脉依次相传，而是散行于阳经。

[5]"分侧" 指循行的部分。

[6]"小指之间" 指手小指次指的外侧端。

[7]"颔(hán 汉)脉" 即颊车下的动脉处，属足阳明经。

[8]"入掌中" 《太素》卫五十周注："入掌中者，手阳明脉不入掌中，而言入者，手阳明脉气虽不至掌中，卫之悍气循手阳明络至掌中三刻时也。"

[9]"下行阴分" 《类经》卫行运行之次注："此自阳明入足心出内踝者，由足少阴肾经以下行阴分也，少阴之别为跷脉，跷脉属于目内眦，故复合于目，交于足太阳之睛明穴。"

[语译] 问：卫气的运行，是怎样出阳入阴，出阴入阳和阴阳相会的呢？

答：一年有十二个月，一天有十二个时辰，子午分居南北为经，卯酉分居东西为纬。周天有二十八个星宿，分布在东、西、南、北四方，每一方各有七个星宿，周天四七共二十八宿，房在卯中，昴在酉中，分居东西为纬，虚在子中，张在午中，分居南北为经。从房至毕共十四宿，位居卯、辰、巳、午、未、申六个方位，这六个方位、从东到南再向西，为白天的六个时辰，属阳，主昼；从昴至心十四宿，位居酉、戌、亥、子、丑、寅六个方位，这六个方位，从西到北再向东，为夜间的六个时辰，属阴，主夜。卫气的运行，白天行于阳分二十五周次，夜晚行于阴分二十五周次，一日一夜，行于全身五十周次，而周行于五脏。

所以在平旦时，卫气行阴已尽，阳气上出于目，人即清醒目张，两目张开以后，卫气从睛明穴循足太阳上行头部，循行于项下，又循足太阳经从背部下行至足小趾之端。其散行的，从目锐眦分别下手太阳，至手小指外侧之端的少泽穴。又有散行的，从目锐眦分别下循足少阳经，注入足小趾之间的窍阴穴。又散行的沿手少阳循行部分下至手小指次指外侧端的关冲穴。从少阳别行的，到耳前颊车，下合于颔脉，注于足阳明，下行至足背，入中趾的厉兑穴。又散行的，从耳下向下循手阳明入手大指次指之间的商阳穴，并络于掌中。卫气下至足部的，入足心，出内踝，入足少阴肾经，由足少阴肾经行于阴分，循少阴之别跷脉，上行复合于目，交会于足太阳经的睛明穴。这是卫气昼日行于阳分一周的顺序。自足手六阳开始，终于足少阴肾经，复合于目，算作一周。

[原文] 是故日行一舍[1]，人气行于身一周，与十分身之八[2]；日行二舍，人气行于身三周，与十分身之六；日行三舍，人气行于身五周，与十分身之四；日行四舍，人气行于身七周，与十分身之二；日行五舍，人气行于身九周；日行六舍，人气行于身十周，与十分身之八；日行七舍，人气行于身十二周①，与十分身之六；日行十四舍，人气二十五周于身，有奇分，与十分身之二②[3]。阳尽于阴，阴受气矣[4]。

[校勘]

①“周” 此下原有“在身”二字，据上下文义删。

②“二” 原作“四”，据《太素》卫五十周杨注改。

[注释]

[1]“舍” 《类经》卫气运行之次注：“舍即宿也。按：太史公律书及天官等书，俱以二十八宿作二十八舍。曰舍者，为七政之所舍也。”

[2]“人气行于身一周，与十分身之八” “人气”，在此指卫气。太阳一昼夜行遍周天二十八宿，人的卫气一昼夜行遍全身五十周次；日行一舍，卫气行全身1.8周弱，所以说人气行于身一周又十分之八。

[3]“日行十四舍……与十分身之二” “有奇分”，为有余数。因日行十四舍，为二十八宿的半数，人气亦应为五十周的半数，二十五周。但由于日行一舍，是按人气行1.8周计算，日行十四舍，即为25.2周，所以说人气二十五周于身，并有十分之二

的余数。

[4]“阳尽于阴，阴受气矣” 意思是说，至此白天已尽夜晚开始，阴分开始受气。

[语译] 卫气运行是有规律的，所以当日行一宿的时间，卫气运行于人身一又十分之八周；日行二宿的时间，卫气行于身三又十分之六周；日行三宿的时间，卫气行于身五又十分之四周；日行四宿的时间，卫气行于身七又十分之二周；日行五宿的时间，卫气行于身九周；日行六宿的时间，卫气行于身十又十分之八周；日行七宿的时间，卫气行于身十二又十分之六周；日行十四宿的时间；卫气行于身二十五又十分之二周。此时卫气白天行于阳分已毕，即转入夜间，阴分开始承受其气。

[原文] 其始入于阴，常从足少阴注于肾，肾注于心，心注于肺，肺注于肝，肝注于脾，脾复注于肾，为一周[1]。是故夜行一舍，人气行于阴脏①一周与十分脏之八[2]，亦如阳之行二十五周而复会于目。阴阳一日一夜，合有②奇分十分身之二③与十分脏之二③。是故人之所以卧起之时有早晏[3]者，以奇分不尽故也。

[校勘]

①“阴脏” 原作“身”，原校：“一作阴脏”。《灵枢》卫气行篇、《太素》卫五十周与原校同，据改，并删原校。

②“合有” 原作“舍于”，据《灵枢》卫气行篇、《太素》卫五十周改。

③“二” 原作“四”，原校云：“一作二，上文十分脏之八，此言十分脏之四，疑有误”。《太素》卫五十周“四”均作“二”。据改，并删原校。

[注释]

[1]“其始入于阴……为一周” 本段说明卫气行于阴分，是根据五行相克的规律，注入于所克之脏循序前行的，如按水克火，火克金，金克木，木克土的顺序，为肾注于心，心注于肺，肺注

于肝,肝注于脾,脾复注于肾,为一周。

[2]"人气行于阴脏一周与十分脏之八" "阴脏"即阴经与五脏。夜行一舍,人气行于阴脏一周与十分脏之八的计算方法,与日行一舍,行身一周与十分身之八同。

[3]"晏" 晚的意思。

[语译] 卫气开始进入阴分的时候,常先从足少阴经注入肾脏,此后依次传注所克之脏,由肾传注于心,心传注于肺,肺传注于肝,肝传注于脾,脾又传注于肾,这是卫气行阴脏一周的顺序。因为昼夜的时刻周次均相同,所以夜行一个星宿的时间,卫气行于阴脏一又十分之八周,与卫气行阳二十五周后,上会于目一样,也在行阴脏二十五周以后又会于目内眦的睛明穴。卫气行阳二十五周的余数为十分身之二,行阴二十五周的余数也是十分脏之二,两者的余数相同。所以人的睡眠和起床时间有早有晚,就是因为余数不尽的缘故。

[原文] 曰:卫气之在身也,上下往来无已,其候气而刺之奈何?

曰:分有多少,日有长短[1],春秋冬夏,各有分理[2]。然后常以平旦为纪[3],夜尽为始。是故一日一夜漏水百刻。二十五刻者,半日之度也,常如是无已,日入而止,随日之长短,各以为纪。谨候气之所在而刺之,是谓逢时[4]。病在于阳分,必先候其气之加在于阳分而刺之;病在于阴分,必先候其气之加在于阴分而刺之。谨候其时,病可与期;失时反候,百病不除。

[注释]

[1]"分有多少,日有长短" 意思是说四季中阳分和阴分所占的时间有多有少,所以四季中白天和夜晚的时间也就有短有长。

[2]"春秋冬夏,各有分理" 指春夏秋冬四季中,昼夜时间的长短,随着季节的划分,各有一定的规律。

[3]"平旦为纪" 平旦为日出时,因为这是阴阳交会的时

间,所以候气要以此时为准。

[4]"逢时" 即掌握病气在阴在阳的时机而进行针刺。

[语译] 问:卫气在身体上运行,或上或下,或阳或阴,往来不止,怎样候气进行针刺呢?

答:一年中的春夏秋冬四季,阴分和阳分所占的时间,有多有少,白天和夜晚的时间,也有短有长,如春分秋分时昼夜的时间相等,冬至时昼短夜长,夏至时昼长夜短。说明春夏秋冬四季的昼夜消长,各有一定的规律。明白了这个规律以后,然后以平旦时分为候气的准则,因为平旦是阴尽阳气开始的时间,可由此划分阴阳的界限。一日一夜,漏水下百刻,二十五刻为半日的度数,经常是这样的循环不已,以日入为阳尽阴气开始。总之不论昼夜的长短,应根据日出日入来划分昼夜的界限,由此得知卫气的在阳在阴,施行刺治,这就叫"逢时"。病在阳分的(三阳),必须等到卫气行至阳分时刺之,病在阴分的(三阴),必须等到卫气行至阴分时刺之。能这样掌握气至的时刻进行针刺补泻,就可很快的治好疾病,如果失时反候,就百病不除。

[原文] 水下一刻,人气在太阳[1];水下二刻,人气在少阳;水下三刻,人气在阳明;水下四刻,人气在阴分[2];水下五刻,人气在太阳;水下六刻,人气在少阳;水下七刻,人气在阳明;水下八刻,人气在阴分;水下九刻,人气在太阳;水下十刻,人气在少阳;水下十一刻,人气在阳明;水下十二刻,人气在阴分;水下十三刻,人气在太阳;水下十四刻,人气在少阳;水下十五刻,人气在阳明;水下十六刻,人气在阴分;水下十七刻,人气在太阳;水下十八刻,人气在少阳;水下十九刻,人气在阳明;水下二十刻,人气在阴分;水下二十一刻,人气在太阳;水下二十二刻,人气在少阳;水下二十三刻,人气在阳明;水下二十四刻,人气在阴分;水下二十五刻,人气在太阳。此少①半日之度也。

［校勘］

①“少”　《灵枢》卫气行篇、《太素》卫五十周均无。

［注释］

［1］“水下一刻，人气在太阳”　人气即卫气，漏水下一刻的时间，卫气循行在手足太阳两经。以下少阳、阳明均同。《类经》卫气运行之次注：“太阳、少阳、阳明，俱兼手足两经为言。”

［2］“人气在阴分”　阴分是指足少阴经。《类经》卫气运行之次注：“阴分则单以足少阴经为言。”

［语译］　从略。

［原文］　从房至毕一十四舍①，水下五十刻，半日之度也。从昴至心亦十四舍②，水下五十刻，终日之度也③。日行一舍者，水下三刻，与七④分刻之四[1]。《大要》[2]常以日加之于宿上[3]也，则知人气在太阳。是故日行一宿，人气在三阳与阴分，常如是无已。与天地同纪，纷纷盼盼[4]，终而复始，一日一夜，水行百刻而尽矣。故曰，刺实者刺其来，刺虚者刺其去[5]，此言气之存亡之时，以候虚实而刺之也。

［校勘］

①“舍”　原作“度”，据《灵枢》卫气行篇、《太素》卫五十周改。

②“舍”　原作“度”，据以上文义改。

③“半日之度也……终日之度也”　《灵枢》卫气行篇、《太素》卫五十周均无此二十二字。

④“七”　原作“十”，原校：“《素问》作七”。《灵枢》卫气行篇、《素问》八正神明论王注与原校同，据改，并删原校。

［注释］

［1］“日行一舍者，水下三刻，与七分刻之四”　漏水下百刻则日行二十八舍，计每行一舍应为3.5714刻，如化成分数，即三又七分之四刻。

［2］“《大要》”　古经名，今已佚。

[3]“常以日加之于宿上” 《类经》卫气运行之次注:“以日行之数,加于宿度之上。”

[4]“纷纷盼盼(pā pā 趴趴)” “盼”,乱貌。《太素》卫五十周注:“纷纷盼盼,无有穷期也。”《灵枢注证发微》注:“纷纷然,盼盼然,气虽似乱而有章。”

[5]“刺实者刺其来,刺虚者刺其去” 《类经》卫气运行之次注:“邪盛者为实,气衰者为虚。刺实者刺其来,谓迎其气至而夺之,刺虚者刺其去,谓随其气去而补之也。”

[语译] 太阳运行于二十八宿之间,从房至毕十四舍,则漏水下五十刻,这是半天(太阳运行于二十八宿的半数)的度数。从昴至心,也是十四舍,漏水亦下五十刻,两者相加,是一昼夜的度数。太阳每循行一舍,漏水下三又七分之四刻。《大要》常以太阳运转于第一个星宿之上时,就知道人身的卫气已开始行在太阳经。所以太阳每运转一宿,卫气即已行完三阳经,和足少阴经,经常这样的循环不息,与天地的运行是同一规律的。这样循环无穷,终而复始,一日一夜,漏水下百刻,循行周身五十周次。所以说:刺邪气实的病,刺其来,是用迎其气而夺之的泻法;刺正气虚的病,刺其去,是用随其气而补之的补法。所谓来与去,是说当在人气来或人气去的时候,根据病的虚实,采用或补或泻的手法。

[按语] 本篇详述了卫气在人身日夜运行五十周次的循行规律与日行二十八宿的分度及漏水下百刻的时间等方面的应合情况。

营与卫在一日一夜内,虽均循行五十周次,但循行的路线不同。卫行脉外,平旦从目开始行于阳,昼行于三阳,由少阴复入于目,是为一周,连续二十五周;夜间是根据脏气五行相克的规律,从少阴传注诸阴脏,也是二十五周次。昼夜循环不已,以维持正常的生理活动。至于营卫的实质问题,有待今后进一步研究,逐步探明其物质基础和运动规律。

文中所谓“平旦阴尽，阳气出于目，目张则气上行于头，”说明卫气行于阳则人觉醒，行于阴时，则人即睡眠。据此可知，人的寤寐，与卫气的活动，关系密切。且当人醒后，卫气行于阳在外，对体表的卫护功能亦较强；若睡后，卫气行于阴在内，则体表之卫护功能亦较差。故在同样情况下，睡后常易感寒，就是与卫气的卫护功能有关。这是就一般的生活规律和卫气的运行情况而言，若生活规律改变时，卫气则自有相应的适应能力，以维持机体的生理功能。

由于卫气的运行有在阴在阳的不同，所以用针刺治疗时，必须注意其气之所在，才能准确地运用刺实刺虚的原则，所以文中指出“谨候其气，病可与期，失时反候，百病不除。” 就是这个道理。

营气第十

［提要］ 本篇说明了营气循行十二经脉的顺序。

［原文］ 营气之道，内谷为宝[1]。谷入于胃，气传之肺，流溢于中，布散于外。精专者[2]行于经隧[3]，常营无已，终而复始，是谓天地之纪。

［注释］

［1］“内谷为宝” 内与纳同，受纳的意思。营气来源于水谷中的精气，人能纳谷，则营气充实，不能纳谷，则营气衰，所以说内谷为宝。

［2］“精专者” 精专，即精纯的意思。水谷所化生的精气，有清浊之分，清者为营，行于经脉之中，故其性精专。

［3］“经隧” 隧，即隧道。经脉深伏于内，乃气血循行的道路，所以名为经隧。

［语译］ 营气的生成，主要来源于水谷所化生的精气，因此，胃能受纳水谷，营气就有了来源。水谷入胃以后，所化生的

精微之气，先上注于肺，再流溢于中，以营养五脏六腑，输布于外，以灌溉四肢百骸。其精纯的部分，运行在经脉之中，经常的运转不已，终而复始，这是合乎自然规律的。

[原文] 故气从太阴出，循臂内上廉；注手阳明上行至面；注足阳明下行至跗[1]上，注大指间；与太阴合，上行抵脾，从脾注心中；循手少阴出腋下臂，注小指之端；合手太阳，上行乘腋，出䪼[2]（一作项）内，注目内眦；上巅[3]下项，合足太阳，循脊下尻，下行注小指之端；循足心，注足少阴，上行注肾，从肾注心，外散于胸中；循心主脉出腋下臂，入（一作出）两筋之间，入掌中，出手①中指之端，还注小指次指之端；合手少阳上行注膻中，散于三焦，从三焦注胆出胁[4]；注足少阳下行至跗上。复从跗注大指间；合足厥阴上行至肝，从肝上注肺②，上循喉咙，入颃颡[5]之窍，究于畜门[6]（一作关）；其支别者，上额循颠下项中，循脊入骶[7]，是督脉也；络阴器，上过毛中，入脐中，上循腹里，入缺盆，下注肺中，复出太阴。此营气之行，逆顺[8]之常也。

[校勘]

①“手”　《灵枢》营气篇、《太素》卷十二首篇均无。

②“肺”　原作“鬲”，据《灵枢》营气篇、《太素》卷十二首篇改。

[注释]

[1]“跗（fū 夫）”　即足背。

[2]“䪼（zhuō 拙）”　《释骨》：“目下曰䪼”。即目眶骨之下部。

[3]“巅”　即巅顶。

[4]“胁”　自腋下至肋骨尽处，统称为胁。

[5]“颃颡（gāng sǎng 冈嗓）”　《灵枢集注》张志聪注：“颃颡，鼻之内窍。”

[6]“究于畜门”　指上行之脉，终止于畜门处。“究”，终止的意思。“畜门”，《灵枢识》：“鼻孔中通于脑之门户。畜，嗅

同，以鼻吸气也”。

[7]“骶（dǐ 底）” 即尾骶骨。

[8]“逆顺” 《灵枢集注》张志聪注：“谓经脉内外之血气，交相逆顺而行也。”

[语译] 营气由胃上注于肺，所以首先从肺开始运行，循臂的内侧上缘，到手拇指的少商穴；又从肺经列缺穴到食指商阳穴，即注入手阳明经，上行至面部的迎香穴；由此上至承泣穴，注入足阳明经，下行至足背上，注足大趾间的隐白穴，与足太阴经合，沿股内侧上行至脾脏；从脾又注入心中，循手少阴经出腋，下行臂的内侧至手小指之端的少冲穴；遂由少泽穴合于手太阳经，沿臂外侧上行越过腋部，出目眶下，注入目内眦的睛明穴；合足太阳经上巅顶下项后，循脊两侧下至臀部，再下行注小趾之端的至阴穴；由此斜下循足心，注足少阴经，沿股阴上行注肾；从肾脏转注心脏，向外布散于胸中；循心主脉，出腋下臂内侧，入两筋之间，至掌中，出手中指之端的中冲穴；又从少府穴处注入小指次指之间（无名指）的关冲穴，合手少阳经沿臂的背侧上行注膻中，散布于三焦；又从三焦注入胆脏，出于胁部，注入足少阳经，沿股胫外侧下行至足背上四趾端的窍阴穴；复从足背注大趾端的大敦穴，合于足厥阴经，沿股内侧上行至肝脏，从肝上注肺，又上循喉咙入于鼻的内窍，终止于通脑的门户。肝的支脉从畜门别出，上额循巅，下行项的中间，循脊中，入骶骨部，是为督脉。其脉又络于阴器，上过毛际，入脐中，上循腹里，此为任脉。上入缺盆，下注肺脏，复出于手太阴经。以上是营气循行的径路，由上而下，由下而上，出阴入阳，出阳入阴，有逆有顺的正常情况。

[按语] 本篇指出“营气之道，内谷为宝”，这是说营气是水谷的精微化生，胃必须能受纳水谷，营气才能正常的营运于周身。营气运行于周身，始于手太阴而终于足厥阴。其运行径路，基本上和十二经脉的循行次序是相同的。它的循行次序是：从手太阴肺开始，顺次流注手阳明、足阳明、足太阴、手少阴、手太

阳、足太阳、足少阴、手厥阴、手少阳、足少阳、足厥阴，又复上行至肝，注肺，深入畜门；它的支别，注入督脉、任脉后，复注手太阴肺，然后又从肺开始循行。这样的周而复始，循环流注，日夜共循行五十周次，濡养五脏六腑四肢百骸。

本篇应与本卷第九、第十两篇合看，对营气的认识，始能比较全面。

营卫三焦第十一

［提要］ 本篇重点论述了营卫的化生、活动及其与三焦的关系，其主要内容有：

一、营卫的化生和活动，及其相互关系。并以老人昼不精夜不瞑为例，说明营卫协调的重要性。

二、通过分析外伤风邪则易汗出的病机，说明卫气的作用。

三、论述了三焦的部位及其不同生理活动。

［原文］ 黄帝问曰：人焉受气？阴阳焉会？何气为营？何气为卫？营安从生？卫安从会？老壮不同气，阴阳异位[1]，愿闻其会[2]。

岐伯对曰：人受气于谷。谷入于胃，气传于肺，五脏六腑，皆以受气。其清者为营，浊者为卫；营行脉中，卫行脉外。营周不休，五十而复大会，阴阳相贯，如环无端。卫气行于阴二十五度，行于阳亦二十五度，分为昼夜。故①至阳而起，至阴而止。故日中而阳陇[3]（一作袭。下同）为重阳，夜半而阴陇[4]为重阴。故太阴主内，太阳主外，各行二十五度，分为昼夜。夜半为阴陇，夜半后而阴衰，平旦阴尽而阳受气；日中为阳陇，日西而阳衰，日入阳尽而阴受气；夜半而大会，万民皆卧，名曰合阴，平旦阴尽而阳受气。如是无已，与天地同纪[5]。

［校勘］

①“故” 此下《灵枢》营卫生会篇有“气”字。

[注释]

[1]“位” 在此指部位而言。

[2]“会” 会合的意思，指营卫阴阳的大会而言。

[3][4]“阳陇” “阴陇”指阴阳盛极的时候。“陇”，有拥起隆盛的意思。

[5]“夜半而大会……与天地同纪”《类经》营卫三焦注：“大会，言营卫阴阳之会也。营卫之行，表里异度，故尝不相值，惟于夜半子时，阴气已极，阳气将生，营气在阴，卫气亦在阴，故万民皆瞑而卧，命曰合阴。合阴者，营卫皆归于脏，而会于天一之中也，平旦阴尽而阳受气，故民皆张目而起，此阴阳消息之道，常如是无已，而与天地同其纪。”

[语译] 黄帝问：人体的气是从那里承受的？阴阳是怎样交会的？什么气是营？什么气是卫？营是怎样生成的？卫气与营气是怎样会合的？老年和壮年的气盛衰不同，阴阳运行的部位也有差异，它们是怎样会合的？

岐伯答：人身的精气主要来源于饮食。饮食入胃，经过消化以后，其中精微，从中焦上注于肺，然后输布于全身，使五脏六腑都得到营养。水谷所化的精微，清者为营气，浊者为卫气。营气行于脉中，卫气行于脉外。营卫之气，周流不休，一日一夜循行五十周次，又行会合。它们的循行，贯串着十二经脉的阴阳表里，终而复始，如环无端。卫气昼行于阳二十五周次，夜行于阴也是二十五周次；行于阳则人起，行于阴则人卧。昼为阳，中午为阳中之阳，称为重阳；夜为阴，半夜为阴中之阴，称为重阴。由于营气的循行，开始于手太阴而复会于手太阴，所以太阴主内；卫气的循行，开始于足太阳而复会于足太阳，所以太阳主外。营气循行十二经，昼夜各二十五周次；卫气昼行于阳，夜行于阴，亦各二十五周次，分为昼夜。半夜是阴气最盛的时候，半夜以后阴气渐衰，至平旦阴气已尽而阳气渐盛；中午是阳气最盛的时候，日西则阳气渐衰，日落则阳气已尽而阴气渐盛。到了半夜，人身营气在阴，卫气也在阴，是营卫、阴阳会合的时候，人人都要入睡，叫做“合阴”；到了平旦时，阴气又尽而阳气渐盛。人体营卫的循行，就这样日日夜夜永无休止，和天地日月的运转一样，是有一定规律的。

［按语］ 卫气和营气都是由水谷的精微所化，其中清者为营，浊者为卫。二者的关系虽较密切，但又有一定的区别，以其循行的情况说，营行于脉中，是按十二经脉的顺序运行，依次往返，昼夜共五十周次。卫气行于脉外，白天行于阳二十五周次，夜间行于阴也是二十五周次。就其作用而言，营有营运于中的意义，卫有卫护于外的意义。在整个运行中，二者时时保持着密切的联系，并有几次较大的会合，即所谓“大会”。文中曾提到“夜半而大会”和“大会于手太阴”。“大会于手太阴”，历来注家均认为是在平旦，夜半大会又称“合阴”。另外《营卫运行考》以为夜半日中皆有大会。但究竟大会几次，尚难肯定，仅提出以作研究参考。其具体循行道路，详见本卷第九、十两篇。

［原文］ 曰：老人不夜瞑[1]，少壮不夜寤[2]者，何气使然？

曰：壮者之气血盛，其肌肉滑，气道利，营卫之行，不失其常，故昼精[3]而夜瞑。老者之气血减，其肌肉枯，气道涩，五藏之气相薄[4]，营气衰少而卫气内伐[5]，故昼不精而夜不得瞑。

［注释］

［1］“瞑（mián 棉）” 通眠，睡眠的意思。

［2］“寤（wù 务）” 醒的意思。

［3］“昼精” 白天精神充足的意思。

［4］“五脏之气相薄” 即五脏之气相迫而不协调。薄，迫也。

［5］“卫气内伐” 《增辑难经本义》周学海注：“营气衰少，则阴虚而神短，故昼不精；卫气内伐，则阳亢而气扰，故夜不寐。伐之言扰也”。

［语译］ 问：老年人夜间不能熟睡，少壮人夜间熟睡不醒，

这是什么原因？

答：少壮人的气血旺盛，肌肉滑润，气道通畅，营卫的运行正常，所以白天精神充足，夜间也能熟睡。老年人的气血衰退，肌肉干枯，气道滞涩，五脏之气相迫而不能协调，营气衰少，卫气内扰，不能按正常规律循行，所以白天精神不足，夜间也不能熟睡。

[按语] 本节指出老年人“昼不精而夜不得瞑”的原因是：气血衰少，五脏之气不能协调。以致营卫的循行失常，所以当卫气昼行于阳的时候，得不到营阴的支持；卫气夜行于阴的时候，营气无力与卫协调。这仅是从老年人生理上的衰退现象，来说明阴阳营卫大会的重要意义，若其他病理性的“昼不精夜不瞑”，又须作具体分析。

[原文] 曰：愿闻营卫之所行，何道从始？

曰：营出于中焦，卫出于上①焦[1]。上焦出于胃上②口，并咽[2]以上，贯膈而布胸中，走腋，循手③太阴之分[3]而行，还注手阳明，上至舌，下注足阳明。常与营俱行于阴阳各二十五度为一周，故日夜五十周而复始，大会于手太阴④。

[校勘]

①“上” 原作“下”，据嘉靖本、《太素》卷十二首篇、《千金》三焦脉论、《外台》三焦脉病论引《删繁》改。

②“上” 原无，据《灵枢》营卫生会篇、《太素》卷十二首篇、《千金》三焦虚实及校语补。

③“手” 原作“足”，据本卷第九、十两篇有关卫气行的路线改。

④“阴” 此下《东医宝鉴》卷三引《灵枢》有“命曰卫气也”五字，正与“卫出上焦”之义和，按文例亦与下文“命曰营气”一致。可参考。

[注释]

[1]“卫出于上焦” 《灵枢集注》张志聪注：“决气篇曰：‘上焦开发，宣五谷味，熏肤充身泽毛，若雾露之溉，是谓气’。

五味篇曰：'辛入于胃，其气走于上焦，上焦者受气而营诸阳者也'。卫者，阳明水谷之悍气，从上焦而出，卫于表阳，故曰卫出上焦。"

[2]"咽" 在此指食道而言。

[3]"分" 指部位而言。

[语译] 问：营卫的运行，是从什么部位开始的？

答：营气出于中焦，卫气出于上焦。上焦出于胃的上口，与食道并行而上，贯穿膈膜，散布胸中，横走于腋下，沿着手太阴经脉下行至手，又沿着手阳明经脉上行至舌，下行交于足阳明经。(卫气)常与营气在白天和夜晚各行二十五周次，昼夜共循行五十周次为一周，周而复始，大会于手太阴。

[原文] 曰：人有热饮食下胃，其气未定[1]，汗则出，或出于面①，或出于背，或出于身半②，其不循卫气之道而出何也？

曰：此外伤于风，内开腠理，毛蒸理泄[2]，卫气走之，固不得循其道。此气慓悍③滑疾，见开而出[3]，故不得从其道，名曰漏泄。

[校勘]

①"汗则出，或出于面" 原作"则汗出于面"，据《灵枢》营卫生会篇、《太素》卷十二首篇、《千金》三焦虚实改。

②"身半" 《外台》三焦脉病论作"身手"。

③"慓悍" 原作"悍慓"，据正统本改。

[注释]

[1]"其气未定" 气，指食气，即饮食物。未定，指食物虽已入胃，尚未化成精微。

[2]"毛蒸理泄" 毛蒸，指皮毛被风热之邪所蒸；理泄，即腠理开泄。

[3]"见开而出" 因卫气慓疾滑利，如腠理不密，即见开而出。

[语译] 问：有的人在热的饮食入胃以后，还未化成精微，

汗就出来了,或出于面,或出于背,或出于身半以上,不循着卫气运行的道路排出体外,这是什么道理?

答:这是由于外伤于风,风性疏泄,则腠理开放,风挟饮食之热,并走皮腠,则热蒸毛窍,使腠理开泄,以致卫气不能按着正常的规律运行。卫为水谷之悍气,其气慓悍滑疾,如果遇到腠理不密,不能固护于外,汗就从毛窍而出,这种现象,叫做“漏泄”。

[按语] 汗亦生于水谷之精微,虽出于阴液,实为阳气的宣发所化。它的排泄,须通过卫气的开阖作用。外感风邪,由于风性疏泄,致腠理不固,卫气的开阖作用失常。热食入胃后,风热挟饮食热气,外走于肌肤,使腠理开泄,因而饮食后,汗从毛窍而出。

风为阳邪,身半以上属阳,伤于风者,上先受之,所以汗出的部位,常在身半以上。

所谓“其气未定汗则出”,主要是说明因热气熏蒸,可使卫行失常引起汗出,从而进一步认识到卫气的重要作用。

[原文] 中焦亦并于胃口①,出上焦之后。此所以受气,泌糟粕,蒸津液,化其精微,上注于肺脉②,乃化而为血,以奉生身,莫贵于此,故独得行于经隧,命曰营气③。

[校勘]

①“胃口” 《灵枢》营卫生会篇作“胃中”。《千金》三焦虚实作“胃中管”。

②“脉” 原无,据《灵枢》营卫生会篇、《太素》卷十二首篇、《素问》咳论王注补。

③“气” 原无,据嘉靖本、《灵枢》营卫生会篇、《太素》卷十二首篇、《千金》三焦虚实补。

[语译] 中焦也是傍近胃口,出于上焦的下面。中焦接受水谷的气味以后,经过泌别糟粕、蒸化津液的活动,把精微部分输送到肺脉,化为血液,以奉养周身——这是身体最宝贵的物质,所以它独能在十二经脉中运行。叫做“营气”。

[原文] 曰：血之与气，异名同类，何也？

曰：营卫者，精气也；血者，神气也。故血之与气，异名同类也。故夺血者无汗，夺汗者无血。故人有两死，而无两生也①[1]。

[校勘]

①"故人有两死，而无两生也" 《千金》三焦虚实引《删繁》作"故人有一死而无两生也。"《外台》中焦热及寒泄痢方引《删繁》、《圣惠方》中焦论均作"人有一死而无再生也"。

[注释]

[1]"故人有两死，而无两生也" 《类经》营卫三焦注："营卫之气，虽分清浊，然皆水谷之精华，故曰营卫者精气也。血由化而赤，莫测其妙，故曰血者神气也，然血化于液，液化于气，是血之与气，本为同类。而血之与汗，亦非两种。但血主营，为阴为里，汗属卫，为阳为表。一表一里，无可并攻，故夺血者，无取其汗，夺汗者，无取其血；若表里俱夺，则不脱于阴，必脱于阳。脱阳亦死，脱阴亦死，故曰人生有两死；然而人之生也，阴阳之气皆不可无，未有孤阳能生者，亦未有孤阴能生者，故曰无两生也。"

[语译] 问：血和气同类而名称不同，是什么道理？

答：营卫是水谷的精气所化；血由水谷精气经心化赤而成。所以血和气同类而名称不同。因此，失血的患者，不可再发汗，汗多的患者，不可再伤血。否则均可由于亡阳亡阴而造成死亡，因为孤阴孤阳都不可能生存。

[原文] 下焦者①，别于回肠[1]，注于膀胱而渗入焉。故水谷者，常并居于胃中，成糟粕而俱下于大肠，而为下焦，渗而俱下②，渗泄③别汁[2]，循下焦而渗入膀胱也。

[校勘]

①"者" 此下《千金》三焦虚实、《外台》下焦热方引《删繁》均有"起胃下管"四字。

②"而为下焦,渗而俱下" 《素问》咳论王注无。

③"渗泄" 《灵枢》营卫生会篇作"济泌"。

[注释]

[1]"别于回肠" 《类经》营卫三焦注:"别回肠者,谓水谷并居于胃中,传化于小肠,当脐上一寸六分处,糟粕由此别行回肠,从后而出,津液由此别渗膀胱,从前而出。"

[2]"渗泄别汁" 《素问》至真要大论王注:"渗泄,小便也。"其义即水分通过渗漉而为小便。"渗",下漉也。"泄",通利也。

[语译] 下焦起于胃下口,食物的渣滓别走于大肠,水分渗注于膀胱。所以水谷同时在胃中,经过腐熟以后,又通过小肠的泌别清浊,其糟粕部分俱下行于大肠,水液由此渗入膀胱。

[原文] 曰:人饮酒,酒亦入胃,谷①未熟而小便独先下者何也?

曰:酒者,熟谷之液也,其气悍以滑(一作清),故后谷而入,先谷而液出也。

故曰上焦如雾[1],中焦如沤[2],下焦如渎[3],此之谓也。

[校勘]

①"谷" 原作"米",据《灵枢》营卫生会篇、《太素》卷十二首篇改。

[注释]

[1]"如雾" 是指上焦之气的宣发,如天之云雾一样。

[2]"如沤" 是指中焦之腐熟水谷,如物在水中沤烂一样。

[3]"如渎" 是指下焦之流通水液,如水流于渠中一样。

[语译] 问:人喝了酒,酒也入于胃中,为什么食物尚未腐熟分化,而酒却先从小便排泄呢?

答:酒是熟谷酿成的液体,其气慓悍滑利,所以虽在食物之后入胃,却在食物腐熟以前排出。

所以说:上焦的作用是升化蒸腾,像天空的云雾;中焦的作用是腐熟水谷,像水之沤物;下焦的作用是分别清浊排泄糟粕,像渠道排水一样,就是这个意思。

[按语] 上焦如雾,是心肺蒸化津液输布气血的作用;中焦如沤,是脾胃消化和吸收饮食物的作用;下焦如渎,则是膀胱肠道排泄糟粕的作用。据此可知三焦的功能活动,实际包括饮食物从腐熟、消化、吸收以至运化精微、排泄糟粕的整个过程。所以《难经》三十一难说:“三焦为水谷之道路,气之所终始。”

阴阳清浊精气津液血脉第十二

[提要] 本篇以论述阴阳清浊的性质、精气津液血脉的作用和病候为重点,其主要内容有:

一、阴阳清浊的不同性质及其对针刺治疗方面的重要意义。

二、精、气、津、液、血、脉等的作用和病候。

[原文] 黄帝问曰:愿闻人气之清浊者,何也?

岐伯对曰:受谷者浊,受气者清。清者注阴,浊者注阳[1]。浊而清者,上出于咽;清而浊者,下行于胃①。清者上行,浊者下行。清浊相干,名曰乱气[2]。

[校勘]

①“下行于胃” 《灵枢》阴阳清浊篇、《太素》营卫气行均作:“则下行”。

[注释]

[1]“受谷者浊……浊者注阳” 《类经》血气阴阳清浊注:“人身之气有二:曰清气,曰浊气。浊气者谷气也,故曰受谷者浊;清气者天气也,故曰受气者清。”“喉主天气,故天之清气,自喉而注阴,阴者五脏也。咽主地气,故谷之浊气,自咽而注阳,阳者六腑也。”

[2]“名曰乱气” 清气应升而不升，浊气应降而不降，清浊互相干扰，则为乱气。

[语译] 黄帝问：愿意听听人气的清浊，是怎样区别的？

岐伯答：人体受纳的水谷之气为浊气，吸收自然界之空气为清气。清气自喉内注于五脏，浊气自咽内注于六腑。清浊之气，通过变化，又可分清浊。所以由浊气中变化出的清气，则上升而出于咽；由清气中变化出的浊气则下降而行于胃。清气常宜上行，浊气常宜下行。升降适度，则气机通顺；如果阴阳清浊升降失调，就叫乱气。

[原文] 曰：夫阴清而阳浊，浊中有清，清中有浊，别之奈何？

曰：气之大别，清者上注于肺，浊者下流于胃。胃之清气上出于口，肺之浊气下注于经，内积于海[1]。

曰：诸阳皆浊，何阳独甚？

曰：手太阳独受阳之浊[2]；手太阴独受阴之清。其清者上走空窍；其浊者，下行诸经。故诸阴皆清，足太阴独受其浊。

曰：治之奈何？

曰：清者其气滑，浊者其气涩，此气之常也。故刺阴者，深而留之；刺阳者，浅而疾取之；清浊相干者，以数调之也。

[注释]

[1]“气之大别……内积于海” 《类经》血气阴阳清浊注：“大别，言大概之分别也。上文以天气谷气分清浊，而此言清中之浊，浊中之清，其所行复有不同也。清者上升，故注于肺，浊者下降，故走于胃。然而浊中有清，故胃之清气上出于口，以通呼吸津液；清中有浊，故肺之浊气下注于诸经，以为血脉营卫；而其积气之所，乃在气海间也。”

[2]“手太阳独受阳之浊” 《太素》营卫气行注：“胃者腐熟水谷，传与小肠，小肠受盛，然后传与大肠，大肠传过，是为小肠受秽浊最多，故小肠经受阳之浊也。”

[语译] 问:既是阴气为清,阳气为浊,而浊气中又有清气,清气中又有浊气,应该怎样去区别呢?

答:清气和浊气的大概区别是:清气上注于肺,浊气下流于胃。胃中浊气,化生出清气,上出于口鼻,以通呼吸津液;肺中清气中之浊者,则输注于经脉之中,以营养血脉营卫。常积于胸中,气海之处。

问:诸阳经皆受浊气,其中那一经较甚呢?

答:手太阳小肠为受盛之官,承受胃中水谷,然后泌别清浊,以其所受秽浊较多,所以在诸阳经中,当以手太阳受阳之浊气独多;手太阴肺经主一身之气,而呼吸之出入必先经过肺,所以在诸阴经中,当以手太阴受阴之清气独多。其中之清者,随经气的流行皆上走于耳目口鼻等空窍;其中之浊者,则流注于经脉之中。诸阴皆清,但因足太阴脾经,主运化水谷,为胃行其津液,所以在阴经中惟有足太阴脾经是受纳浊气的。

问:对于阴阳清浊之气的调治,应当怎样?

答:清的其气滑利,针利于速;浊的其气涩滞,针利于迟,这是一般的规律。所以刺阴应深刺久留针以待气至;刺阳应浅刺疾出针,其气即至;如果是阴阳清浊相干的,要根据具体情况采取相应的针刺方法,加以调治。

[按语] 以上两节主要是论述清浊问题。清与浊乃相对的,就形态而言,清稀者为清,浓稠者为浊;就性能而言,升浮者为清,沉降者为浊;就活动而言,滑利者为清,迟涩者为浊。总的说,上注于肺者为清,下流于胃者为浊,而具体分析则上注于肺者和下流于胃者又有清浊,所以肺之浊气下注于经,胃之清气上出于口。因此,对原文中所说的清浊,应具体分析。

由于清者气滑而感应速,浊者气涩而感应迟,所以针刺时要根据气的清浊滑涩,施用不同的针术。

[原文] 曰:人有精、气、津、液、血、脉,何谓也?

曰:两神[1]相搏,合而成形,常先身生是谓精;上焦开发,宣五谷味，熏肤充身泽毛，若雾露之溉，是谓气；腠理发泄，汗出腠理[2]（一作溱溱），是谓津；谷入气满，淖泽注于骨①[3]，骨属屈伸出泄②，补益脑髓，皮肤润泽，是谓液；中焦受汁③变化而赤，是谓血；壅④遏营气，令无所避，是谓脉也。

［校勘］

①“谷入气满，淖泽注于骨” 《太素》六气、《灵枢略》均作：“谷气满淖，泽注于骨。”

②“出泄” 《灵枢》决气篇作“泄泽”。《太素》六气作：“光泽”。《灵枢略》作“以泽”。

③“受汁” 《灵枢》决气篇作“受气取汁”。《太素》六气、《灵枢略》均作“受血于汁”。

④“壅” 原作“擁”，据《灵枢》决气篇改。

［注释］

［1］“两神” 《太素》六气注：“雄雌二灵之别，故曰两神。”即阴阳两性的意思。

［2］“腠理” 《金匮要略方论》脏腑经络先后病脉证：“腠者，是三焦通会元真之处，为血气所注；理者，是皮肤脏腑之文理也。”此指皮肤下肌腠之纹理。

［3］“淖（nào 闹）泽注于骨” 水谷之精微而为液的，有润泽的作用，输注于骨髓中以养骨。“淖”，润泽的意思。

［语译］ 问：人体有精、气、津、液、血、脉等，指什么说的？

答：男女两性的媾合，则结合形成为新的生命力，在形体尚未形成之前的原始物质，叫做精；由于上焦的开发，将五谷气味化生的精微物质宣发于全身，以温煦皮肤，充养身体，润泽毛发，好似雾露灌溉草木一样，叫做气；在腠理发泄的情况下，外出的汗液叫做津；水谷所化生出的精微物质，其浓稠者输注于骨腔，以润养骨骼，从而使骨骼关节的屈伸运动自如，这种液体上行能补益脑髓，向外能润泽皮肤，叫做液；中焦吸收的水谷精华，其中一部分输送到血脉之中，经心化赤，叫做血；约束着营气，使其不至于离经而妄行的管道，叫做脉。

[原文] 曰：六气者，有余不足，气之多少，脑髓之虚实，血脉之清浊，何以知之？

曰：精脱者耳聋[1]；气脱者目不明[2]；津脱者腠理开，汗大泄；液脱者骨属①屈伸不利，色夭，脑髓消，胻痠，耳数鸣；血脱者，色白，夭然不泽；脉脱者，其脉空虚。此其候也。

曰：六气贵贱何如？

曰：六气者，各有部主[3]也，其贵贱善恶，可为常主，然五谷与胃，为大海也。

[校勘]

①"属" 原作"痹"，据《灵枢》决气篇、《太素》六气改。

[注释]

[1]"精脱者耳聋" 肾主藏精，耳为肾窍，故精脱则耳聋。

[2]"气脱者目不明" 《素问》脉要精微论曰："精明五色者气之华也。"故气之精华上注于目，则目光有神；若气脱则精华不得上注，则目不明。

[3]"部主" 《类经》精气津液血脉脱则为病注："部主谓各部所主也。如肾主精、肺主气、脾主津液、肝主血、心主脉也。"

[语译] 问：对于精、气、津、液、血、脉等六气的有余和不足，如气的多少，脑髓的虚实，血脉的清浊，怎样才可以知道？

答：精脱则耳聋；气脱则目视物不明；津脱则腠理开泄，汗出不止；液脱则骨节屈伸不利，皮肤色泽不鲜明，脑髓消减，胫部痠软无力，两耳时鸣；血脱则皮肤色白，晦暗而无光泽；脉脱则脉管空虚。这就是六气不足所出现的症候。

问：六气的贵贱是怎样呢？

答：六气各受一定脏器所主持，如肾主精，肺主气等，所以六气的衰旺，太过不及等现象也常受所主之藏器的主持，六气适时而正常的，为贵为善，反之则为贱为恶。六气虽有常主，但都是资生于五谷，五谷的精微化生于胃，所以胃为五谷之海，也是六气生化的泉源。

［按语］ 以上两节论述了精、气、津、液、血、脉的作用与病证。精、气、津、液、血、脉都是由水谷的精微物质所化生，通过五脏的生理活动而发挥其作用，而五脏的生理活动又依赖这些物质的滋养。所以五脏有病能影响这些物质的运化和输布，而这些物质发生变异也能影响五脏的正常活动。但这些物质各有不同的形态和功能，对五脏也各有不同的联系，因而发生病变时就各有不同特点和对五脏的不同影响。研究和掌握这些不同特点，对诊断和治疗疾病，具有一定的现实意义。

津液五别第十三

［提要］ 本篇分析了汗、溺、泣、唾、精髓五液的化生及其功用。并指出由于五液运行失常所导致的水胀、精虚等病变的病理与症状。

［原文］ 黄帝问曰：水谷入于口，输于肠胃，其液别为五。天寒衣薄，则为溺与气[1]；天暑衣厚，则为汗；悲哀气并，则为泣；中热胃缓，则为唾；邪气内逆，则气为之闭塞而不行，不行则为水胀。不知其何由生？

岐伯对曰：水谷皆入于口，其味有五，分注其海[2]，津液各走其道。故上焦（一作三焦）出气，以温肌肉充皮肤者，为津；其留而不行者，为液。天暑衣厚则腠理开，故汗出。寒留于分肉之间，聚沫则为痛。天寒则腠理闭，气涩不行，水下流于膀胱，则为溺与气。

［注释］

［1］“溺（niào 尿）与气” 溺同尿，即小便。《类经》五癃津液别注：“腠理闭密则气不外泄，故气化为水，水必就下，故留于膀胱，然水即气也，水聚则气生，气化则水注，故为溺与气。”

［2］“海” 指四海；即气海、血海、髓海、水谷之海。详见本

卷四海。

［语译］ 黄帝问：饮食进入口中，输送到肠胃。经过运化以后，所化生的液体有五种：如天寒衣薄，就化为较多的小便与气；天热衣厚，就化为较多的汗；情绪悲哀，气并于上，就化为泪；中焦有热，胃气弛缓，就化为唾液；若邪气逆于内，阻碍了正气的通行，就因水液存积而发生水胀。这些情况是怎样产生的？

岐伯答：饮食都是由口而入，水谷有五味，五味所化生的精微，分别渗注四海，以濡养全身。水谷化生的津液，各出其所属的窍道。所以上焦宣发，以温煦肌肉、充实皮肤的，叫做津；其留于体内而不外行，渗注脏腑、骨骼、脑髓而起濡养作用的，叫做液。天气炎热，衣服过厚，则腠理开泄，化而为汗。寒邪侵入分肉，致津化为沫，沫得寒则凝聚，使气血不能畅通而发生疼痛。天气寒冷，则腠理闭密，气与津不得外泄，致气滞不行，水下渗膀胱，就化为小便与气。

［原文］ 五脏六腑，心为之主，耳为之听，目为之候[1]，肺为之相[2]，肝为之将[3]，脾为之卫，肾为之主外。

故五脏六腑之津液，尽上渗于目，心悲气并则心系急，急则肺叶举，举则液上溢。夫心系急，肺不能常举，乍上乍下，故咳而泣①出矣。

中热则胃中消谷，消谷则虫上下作矣，肠胃充郭[4]故胃缓，缓则气逆，故唾出矣。

五谷之津液和合而为膏者，内渗入于骨空，补益脑髓，而下流于阴②[5]。阴阳不和，则使液溢而下流于阴。髓液皆减而下，下过度则虚，虚则腰脊痛而胻痠。

阴阳气道不通，四海闭塞，三焦不泻，津液不化，水谷并于肠胃之中，别于回肠，留于下焦，不得渗于膀胱，则下焦胀，水溢则为水胀。此津液五别之顺逆[6]也。

［校勘］

①“泣” 原作“涎”，据《灵枢》五癃津液别篇改。

②“阴” 此下原有“股”字，据《太素》津液删。

［注释］

［1］“候” 伺望也。即观察的意思。

［2］“相” 辅佐也。古人以心比君主，辅佐君主的叫“相”。

［3］“将” 将军。《素问》灵兰秘典论曰：“肝者，将军之官”。

［4］“充郭” 扩大的意思。

［5］“阴” 在此指下部阴窍。

［6］“此津液五别之顺逆” 津液是水谷的精微所化，津液充足，通过三焦的气化作用，则分别为溺、汗、泣、唾、精髓五液，这是顺；如阴阳不和，三焦不泻，津液不化，则水气潴留，泛滥四溢，成为水胀，这是逆。

［语译］ 五脏六腑，都以心为主宰，其它一切器官，都是在心的主导下进行活动。如外部器官，耳听声音，目视万物，内部的脏器，肺朝百脉，主调节一身之气，故为相辅；肝主决断谋虑，故为将军；脾外主肌肉，内主输转津液，以养护脏腑，故为外卫；肾主骨而藏精，骨为形体支柱，津液外濡空窍，故为主外。

目是宗脉所聚，所以五脏六腑的津液都上聚于目，人若悲哀时，则气聚结于心，致心系紧张，心系紧张，则肺叶随之上举，肺叶举，则气与水液随而向上流溢。但心系不能经常紧张，肺叶也不能经常上举，呈现时上时下的状态，当其上举时，就会发生咳嗽和流泪现象。

中焦有热，则食物消化较快，胃部容易空虚，胃空虚则蛔虫为了求食，上下活动于胃肠之间。胃与肠在消化过程中，是胃满则肠虚，肠满则胃虚，所以当肠部充满时，胃必弛缓，胃弛缓则气上逆，津液随气上逆，因而唾出涎沫。

五谷所化生的津液，其混合成为膏脂者，向内渗灌于骨腔之中，上以补益脑髓，向下流注于阴窍以为精。假若阴阳不相协调，则气不摄精，精液必下溢而出于阴窍，髓液也随之下流而逐渐减少，下流过度，则真阴必亏损，真阴亏虚则发生腰脊疼痛和胻部痠软无力等现象。

假若阴阳气道不通，则四海必受到影响而闭塞，因而三焦的决渎失职，津液不化，致水谷并聚于胃肠之中，谷虽能别于回肠而下入大肠，水却独留于下焦，不得渗入膀胱，水无出路，必泛滥四溢成为水胀。以上是津液分别行于五道的逆顺情况。

[**按语**]　津液乃水谷的精微所化，具有温煦肌肉，充养皮肤、濡养脏腑、骨髓等作用。而它之能发挥这些作用，必须通过机体的生理活动，这就是所谓“三焦出气，以温肌肉充皮肤”的意义。正因为它是随着机体的生理活动而发挥作用，所以在机体不同活动时，也就有不同表现，这就是天暑衣厚则汗多，天寒衣薄则溺多，悲哀则为泪，胃缓则为唾。当生理机能发生障碍，津液得不到输布运化而停蓄积聚时，就不能发挥其营养作用而成为致病因素的痰饮或水饮等，这就是所谓“气道不通，四海闭塞、三焦不泻，津液不化”而形成水胀的原因所在。张介宾说：“治此者，当以气化为主”，后人也说“气水无二治”，意思就是用调整或增强人体的某些生理机能，恢复其运化功能以达到治愈津液停聚的病变。这在理论上或实践上，都是符合客观实际的。

奇邪血络第十四

[**提要**]　本篇论述了奇邪留滞络脉的病变及以刺血络为主的治法，指出刺血络的诊断标准及刺络时引起的不同变化，并说明针入肉著的原因。

[**原文**]　黄帝问曰：愿闻①奇邪[1]而不在经者，何也？

岐伯对曰：血络[2]是也。

[**校勘**]

①“闻”　此下原有“其”字，据《太素》量络刺删。

[注释]

[1]“奇邪” 《类经》血络之刺其应有异注：“奇邪即缪刺论所谓奇病也，在络不在经，行无常处，故曰奇邪。”

[2]“血络” 是泛指体表皮肤间的微细络脉。

[语译] 黄帝问：奇邪不在经脉，是在哪里？

岐伯答：是在血络之中。

[原文] 曰：刺血络而仆者，何也？血出而射者，何也？血出黑而浊者，何也①？血出清而半为汁者，何也？发针而肿者，何也？血出若多若少而面色苍苍然[1]者，何也？发针而面色不变，而烦闷者，何也？血出多而不动摇者，何也？愿闻其故。

曰：脉气盛②而血虚者，刺之则脱气，脱气则仆；血气俱盛而阳③气多者，其血滑，刺之则射；阳气[2]积蓄久留不泻者，其血黑以浊，故不能射；新饮而液渗于络，而未和合于血，故血出而汁别焉；其不新饮者，身中有水，久则为肿；阴气积于阳，其气因于络，故刺之血未出而气先行，故肿；阴阳之气，其新相得而未和合，因而泻之，则阴阳俱脱，表里相离[3]，故脱色而苍苍然也；刺之血出多，色④不变而烦闷者，刺络而虚经，虚经之属于阴者，阴气脱，故烦闷；阴阳相得而合为痹者，此为内溢于经，而外注于络，如是者⑤阴阳皆有余，虽多出血弗能虚也。

[校勘]

①“何也” 原无，据《灵枢》血络论、《太素》量络刺补。

②“盛” 原作“甚”，据正统本、《灵枢》血络论、《太素》量络刺改。

③“阳” 原作“阴”，《太素》量络刺注：“阳气多者其血滑，刺之血射，此为阴气多者，阴气多为涩，故阴字错也。”据改。

④“血出多，色” 原无，据《灵枢》血络论补。

⑤“者” 原无，据《灵枢》血络论、《太素》量络刺补。

[注释]

[1]“面色苍苍然” 是面色发青的意思。苍，即青色。

[2]“阳气” 此处的阳气，应作热气或阳邪解。因热气蓄积，则必灼烁阴血，致阴血日枯，故血黑而稠。

[3]“阴阳之气……表里相离” 《类经》血络之刺其应有异注：“新相得而未和合者，言血气初调，营卫甫定也，当此之时，根本未固，而妄施以泻，则阴阳表里，俱致脱离。”

[语译] 问：刺血络时，有的病人昏倒仆地，是什么原因？有的血出喷射，是什么原因？有的血色黑而浓稠，是什么原因？有的血清淡一半为液汁，是什么原因？有的出针后针孔肿胀，是什么原因？有的出血或多或少，而面色发青，是什么原因？有的出针后面色不变，但心中烦闷，是什么原因？有的出血虽多，但对身体毫无影响，是什么原因？愿听听其中的缘故。

答：脉中气盛而血虚少的，刺之则气血俱出，气随血脱，气血俱夺，因而昏倒仆地；气血俱盛而阳气偏多的，其血滑利，刺之则血即喷射而出；热气积蓄于内，久留而不去，必熏灼阴血，所以其血必色黑而浓稠，刺之血不射出；刚饮过水，水液从胃渗入络脉，还没经过变化而与血液和合一起，所以刺出的血，含有较多的水汁；如果不是刚才饮过水，刺出的血中，也混有水汁的，是其体内素有水气，日久即成为水肿；阴气积聚于肌表间的阳络，其气循络脉而出，所以刺络时气出而血留，因而局部红肿；阴阳逆乱之后，正在恢复，尚未协调和合时，营卫未定，根本不固，此时若用泻血法，就会使阴阳气血俱脱，表里分离，因而面色发青；刺络出血多，面色不变，但心中烦闷的，这是因为出血多则经脉必虚，经属阴而主脏，经虚则脏虚而阴脱，阴脱故烦闷；阴阳气血平素和调的人，因表里受邪合而成痹的，邪气滞留于里，内而溢于经脉，外而注于络脉，内外经络之邪均有余，这样的病人，刺之虽然出血多，但所泄者，均为邪气，故不能出现虚象。

[原文] 曰：相[1]之奈何？

曰：血脉盛坚横以赤[2]，上下无常处，小者如针，大者如箸[3]。刺而泻之万全，故无失数，失数而返，各如其度[4]。

[注释]

[1]“相” 作省视解,即观察的意思。

[2]“血脉盛坚横以赤” 直行者为经,横行者为络。“坚横以赤”,意思是络脉之血盛满,故络脉坚胀而色赤。

[3]“小者如针,大者如箸(zhù 注)” 是形容络脉坚急盛满,小的像针一样粗,大的像筷子一样粗。箸,筷子。

[4]“失数而返,各如其度” 《类经》血络之刺其应有异注:“若失其数而反其法,则为仆为脱为虚为肿等证,各如刺度以相应也。”

[语译] 问:怎样观察血络呢?

答:络脉血盛的,脉必坚硬胀满色赤,或上或下没有固定的地方,小的像针,大的像筷子。刺之以泻其血,即可万全,不要违背针刺的法则。若违背了这些法则,就会相应地出现或仆或脱或肿等不良后果。

[按语] 奇邪留滞于络脉,以致血液壅滞,故应用刺络泻血法治疗。但由于患者的体质不同和医生的针法不当等原因,在针刺时往往会引起不同的反应。为此文中着重指出“无失其数”。这就是说应根据患者的体质特点和邪气的轻重,采取相应的刺法,才能达到治愈疾病的目的。

[原文] 曰:针入肉著,何也?

曰:热气因于针则热,热则肉著于针,故坚焉。

[语译] 问:针刺入后,被肉紧紧吸著,是什么缘故呢?

答:这是因为针入肌肉以后,针体接触到热气则针热,热则肉缠著针体,因此坚不可拔。

五色第十五

[提要] 本篇论述了五色与疾病的辨证关系,其主要内容有:

一、五色所主病证，以及从色泽变化诊察疾病深浅、轻重、善恶等方法。

二、指出脏腑肢节在面部的分属部位。

[原文] 雷公问曰：闻风者百病之始也，厥逆者①，寒湿之所起也，别之奈何？

黄帝答曰：当候眉间[1]（《太素》作阙中）。薄泽为风，冲浊为痹，在地为厥[2]，此其常也，各以其色言其病也。

[校勘]

①“者” 原无，据《灵枢》五色篇补。

[注释]

[1]“眉间” 即两眉之间，一名阙中，又名印堂，俗名眉心。

[2]“薄泽为风，冲浊为痹，在地为厥” 《类经》色脏部位脉病易难注：“风病在阳，皮毛受之，故色薄而泽；痹病在阴，肉骨受之，故色冲而浊，冲，深也；至于厥逆病起四肢，则病在下而色亦见于地，地者，面之下部也。”这是说眉间色薄而光泽的为风。色深而污浊滞的为痹，色见于面下部（地阁）的，为厥逆。

[语译] 雷公问：听说百病的开始，多发生于风邪，厥逆证是寒湿二邪引起的，怎样去分别呢？

黄帝答：应当观察眉间的色泽。风为阳邪，多中人皮毛，其病在表，所以眉间色薄而光泽的，为受风邪；寒湿为阴邪，多中人骨肉，其病在里，所以眉间色深而浊滞的，为痹证；厥逆证发生在四肢，其病在下，所以色泽的变化，也现于面的下部。这是一般的察色辨证方法，各以不同的色泽，来断定为某种疾病。

[原文] 曰：人有不病卒[1]死，何以知之？

曰：大气[2]入于脏腑者，不病而卒死矣。

[注释]

[1]“卒” 通“猝”，突然的意思。

[2]“大气” 《类经》色脏部位脉病易难注：“大气，大邪之气也。大邪之入者，未有不由元气大虚而后邪得袭之，故致

卒死。”

[语译] 问：有的人平素无病，而突然死亡，这种情况，如何知道呢？

答：这种人平素即元气极虚，又遭受大邪之气的侵袭，邪气深入到脏腑，因而突然死亡。

[原文] 曰：凡病少愈而卒死者，何以知之？

曰：赤色出于两颧[1]，大如拇指者[2]，病虽少愈，必卒死。黑色出于颜(《太素》作庭)，大如拇指，不病，亦必卒死矣。

[注释]

[1]“赤色出于两颧” 《医学纲目》云：“赤色出两颧，即《脉诀》所谓暴病如妆，不久居者是也。”

[2]“大如拇指者” 指赤色成条成块，聚而不散的表现。

[语译] 问：病势稍有好转，而又突然死亡的，这种情况，如何知道呢？

答：凡是两颧出现赤色，大如拇指的，病虽稍有好转，也必突然死亡。额部出现黑色，大如拇指的，虽然没有显著病象，也必突然死亡。

[按语] 此诊暴死之法。赤为心色，黑为肾色。赤色或黑色大如拇指见于面，是心肾二脏的脏气绝于内，而色脱于外，故主暴死。

[原文] 曰：其死有期乎？

曰：察其色以言其时。颜者，首面也。眉间以上者，咽喉也(《太素》眉间以上作阙上)。眉间以中(《太素》亦作阙中)者，肺也。下极者，心也[1]。直下者，肝也[2]。肝左者，胆也[3]。下者，脾也[4]。方上者，胃也[5]。中央者，大肠也[6]。侠傍者①，肾也[7]。当肾者，脐也[8]。面王以上者(王古本作壬字)，小肠也[9]。面王以下者，膀胱字子处也[10]。颧者，肩也。颧后②者，臂也。臂以下者，手也。目内眦上者，膺乳也。侠绳而上者，背也[11]。循牙车以上者，股也[12]。中央者，膝也[13]。膝以下者，胻也。当胻以下者，足也。巨分者，股里也[14]。巨屈者，膝膑也[15]。此五脏六腑支节③之部也。五脏五色之见者，皆出其部也。其部骨陷者[16]，必不免于病也。其部色乘袭者[17]，虽病甚不死也。

[校勘]

①“侠傍者”　《灵枢》五色篇作“挟大肠”。

②“颧后”　原作“后颧”，据《灵枢》五色篇改。

③“节”　原作“局”。原校：“一作节。”《灵枢》五色篇与原校同，据改，并删原校。

[注释]

[1]“下极者，心也”　在眉心之下，即鼻根处，又名山根。心在肺下，故下极应心。

[2]“直下者，肝也”　直下，指下极的下方，即鼻柱。古人认为肝在心下，故直下应肝。

[3]“肝左者，胆也”　胆附于肝的左叶，故肝部的左面是胆的部位，其位在鼻与颧之间。

[4]“下者，脾也”　下者，指鼻柱的下端，为准头，本经谓之面王，又名明堂。准头居面之中央，故属土应脾。

[5]“方上者，胃也”　准头的两旁为方上，即鼻隧。脾与胃为表里，脾居中胃居外，故方上应胃。

[6]“中央者，大肠也”　中央，指鼻隧以外，颊部以内的中央部位，其位正当颧骨的下方，迎香穴的外侧。为大肠之应。

[7]“侠傍者，肾也”　侠傍，指侠大肠之傍在颊上，为肾之应。

[8]“当肾者，脐也”　指肾部的直下方。肾与脐对，故当肾者应脐。

[9]“面王以上者，小肠也”　面王以上，指准头以上的外侧两颧之内的部位，为小肠之应。“面王”，即鼻准头。

[10]“面王以下者，膀胱字子处也”　“字”，孳乳也。即生育的意思。字子处，指子宫而言。面王以下，指鼻下的人中部

位。为膀胱与子宫之应。

[11]“侠绳而上者，背也”《类经》色脏部位脉病易难注：“颊之外曰绳，身之后为背，故背应于挟绳之上。”张氏认为侠绳而上，是指颊部外侧上方，为背之应。

[12]“循牙车以上者，股也” 在此指颊车穴处，在下颌角的前上方。

[13]“中央者，膝也” 中央，指牙床的中央。相当于口角与颊车之中央与上下牙床之间交叉点。

[14]“巨分者，股里也”《类经》色脏部位脉病易难注：“巨分者，口旁大纹处也，股里者，股之内侧也。”

[15]“巨屈者，膝膑也”《类经》色脏部位脉病易难注：“巨屈，颊下曲骨也，膝膑，膝盖骨也，此盖统指膝部而言。”

[16]“其部骨陷者” 是指五脏六腑等在面部所配属的部位，如果出现病色，隐隐有似深陷于骨之象。

[17]“其部色乘袭者” 即按五行相生顺序互相乘袭。如心部见黄，肝部见赤等。

[语译] 问：病人的死亡日期，能预先测知吗？

答：观察面部脏腑所应部位的色泽变化，可以测知死亡的日期。

颜部最高，应头面。眉心以上应咽喉。两眉之间应肺脏。山根应心脏。鼻柱应肝脏。肝部左侧应胆。鼻柱下端准头，应脾脏。准头两侧鼻隧部，应胃府。迎香与颧骨下的中央部，应大肠。靠近大肠的外侧部位应肾。肾部的正下方应脐。准头以上两侧应小肠。准头以下的人中部位应膀胱和子宫。两颧骨部应肩。颧的外侧应臂。臂部的下方应手。眼内角的上方应胸膺和乳。颊的外侧应背。沿颊车以上的部位应股。当两牙车中央的部位应膝。膝以下部位应胫。胫部的下方应足。口角两侧的大纹处应大腿内侧。口角外地仓处应膝膑。以上是五脏六腑和四肢关节在面部分属的部位。五脏五色显现于面部的，都是出现在它相应的部位上。如果在它所应的部位上,出现了病色,且有隐隐深陷入骨的征象时,必然要生病。如果虽出现了病色,但其色是属于相生相助的色,病情严重,也不会死亡。

[原文] 曰:五官具五色,何也?

曰:青黑为痛,黄赤为热,白为寒,是为五官。

曰:以色言病之间甚,奈何?

曰:其色粗以明者[1],为间,沉垩[2](一作夭,下同)者,为甚。其色上行者,病亦甚;其色下行如云彻散者,病方已。五色各有脏部,有外部,有内①部。其色从外部走内部者,其病从外走内;其色从内部走外部者,其病从内走外。病生于内者,先治其阴,后治其阳,反者益甚;病生于外者,先治其阳,后治其阴(《太素》云:"病生于阳者,先治其外,后治其内",与此文异义同),反者益甚。用阳和阴,用阴和阳[3]。审明部分,万举万当。能别左右,是谓大道②。男女异位[4],故曰阴阳。审察泽垩,谓之良工。

[校勘]

①"内" 正统本、京师医局本、四明存存轩本均作"中"。

②"道" 原作"通",据《灵枢》五色篇改。

[注释]

[1]"其色粗以明者" 是形容颜色疏朗光泽。《内经知要》色诊注:"粗者明爽之义"。

[2]"沉垩(è饿)" 是形容颜色晦滞的意思。垩,白土也。

[3]"用阳和阴,用阴和阳" 此指阴阳偏胜的调治方法。因阴盛者阳必衰,当助其阳以和其阴;阳盛者阴必衰,当助其阴以和其阳。

[4]"男女异位" 《内经知要》色诊注:"男女异位者,男子左为逆,右为从,女子右为逆,左为从,故曰阴阳。"

[语译] 问:怎样诊察五色所主的病变呢?

答:青、黑色主痛,黄赤色主热,白色主寒,这是五色主病的一般情况。

问：怎样从病色中辨别病的轻重呢？

答：色疏朗明润的，病轻，色沉滞晦暗的，病重。色向上发展的，病也重；色下行像云消散的，病将愈。五色见于面，分别出现于脏腑所属的部位。鼻居面部的中央，为内部；鼻的两侧，均为外部。病色从外部向内部发展的，是病邪由表传里；病色由内部渐向外扩散的，为病邪从里出表。在治疗时，病生于内的，应先治其内，后治其外；反之就会使病加重。病生于外的，应先治其外，后治其内；反之，也会使病加重。阳盛的阴必衰，当补阴以和阳；阴盛的阳必衰，当补阳以和阴。只要能够审察明确各部所主的病色，根据阴阳盛衰进行治疗，不论什么复杂的疾病，是万举万当的。能辨别阴阳左右升降的道路，就能了解阴阳变化的基本道理。男子属阳，其色以左为逆，右为从；女子属阴，其色右为逆，左为从。这是男女阴阳的区别。总之，能从颜色的润泽或晦暗，诊察出病的吉凶来，就是技术高明的医生。

[按语] 古人以木居左，金居右，木主升，金主降，升者为阳，降者为阴，故以左为阳，右为阴。所谓"能别左右"，意思是要认识阴阳的升降运动。所谓男女异位，乃根据阴阳的不同属性引伸出的理论。因阳主动主升，象征着男性的特点，阴主静主降，象征着女性的特点。但这仅就男女的特性而言，在生理上除生殖方面女子和男子有所不同外，其他应是相同的。所以有关"男女异位"的理论，尚待进一步研究。

[原文] 沉浊为内，浮清①为外，黄赤为风，青黑为痛，白为寒，黄而膏泽者为脓，赤甚者为血，痛甚者为挛，寒甚者为皮不仁。

五色②各见其部，察其浮沉以知浅深，审其泽夭以观成败，察其散抟③以知近远，视色上下以知病处，积神于心以知往今。故相气不微，不知是非。属意勿去，乃知新故。色明不粗，沉夭为甚。不明不泽，其病不甚。其色散，驹驹然[1]未有聚，其病散而气痛，聚未成也。肾乘心，心先病，肾为应，色皆④如是。

[校勘]

①“浮清” 《灵枢》五色篇作“浮泽”。

②“五色” 原无，据《灵枢》五色篇补。

③“抟” 原作“浮”，据《灵枢》五色篇改。

④“皆” 原作“其”，原校：“一作皆”，《灵枢》五色篇与原校同，据改，并删原校。

[注释]

[1]“驹驹然” 《类经》色脏部位脉病易难注：“稚马曰驹。驹驹然者，如驹无定，散而不聚之谓，故其为病尚散。” 此是形容病色散乱不定的意思。

[语译] 面色沉浊晦滞的为病在里，浮泽光润的病在表，色黄赤的为风，色青黑的主痛，色白主寒，色黄如脂膏油润的，是痈已成脓，色赤甚的为血热，痛重的主痉挛，寒重的主皮肤麻木不仁。

五色分别出现于脏腑支节所属的部位。可以通过色的浮或沉，知道病势的浅深；审察颜色的润泽或晦暗，可以知道病的吉凶；察其色是散是聚，可以知道病程的长短；视其色所在部位的上下，可以知道发病的部位；能够聚精会神的去分析，就可以找出既往症和现在症。所以不能细心诊察气色的，就不可能辨明病的情况。惟有意志专一的去观察，才能知道是新病还是旧病。颜色不光泽，反而晦暗沉滞的，为病重。虽不明泽，也不晦暗的，病不严重。色散乱而不结聚的，是病尚未结聚，即便有疼痛症状，也仅是因气滞不通作痛。肾属水、心属火，若肾水的黑色乘于面部心所主的部位上，是心先病，水邪乘而克之，然后肾色才反映出来。不仅心肾如此，这种相克的现象，各脏都是这样。

[原文] 男子色在面王，为少腹痛，下为卵[1]痛，其圜直[2]

为茎痛，高为本，下为首，狐疝㿗[3]阴病之属也。女子色在面王，为膀胱字子处病。散为痛，抟①为聚，方圜左右各如其色形，其随而下至骶为淫[4]，有润如膏状，为暴食不洁。

[**校勘**]

①"抟"　原作"薄"，据《灵枢》五色篇改。

[**注释**]

[1]"卵"　指睾丸。

[2]"圜(yuán 员)直"　《内经知要》色诊注："圜直，指人中水沟穴也。"圜"通"圆"。

[3]"㿗(tuí 推)"　《千金》阴㿗："㿗有四种，有肠㿗、卵胀(《外台》胀作㿗)、气㿗、水㿗。"在此指多种疝病而言。

[4]"其随而下至骶为淫"　指色由面王直下至人中部的，主白淫带浊一类疾病。骶，指尾骶部，在此是泛指前后阴而言。

[**语译**]　男子病色出现于准头的上方两侧，为病在小肠，主少腹痛，并向下牵引到睾丸也痛。病色出现在人中部位的，主阴茎痛，现于人中上半部的主茎根痛，现于人中下半部的主茎头痛。这都是属于狐疝、㿗疝一类的病。

女子病色出现于准头的下方的，主膀胱子宫的病。若色散而不聚的，主痛；色聚而不散的，主积聚。积聚的形状或方或圆或左或右，都与病色的形状一致。若其色向下行的，病亦相应的发生白淫带浊一类的病变。如色油润像膏脂的，多发生因暴食或饮食不洁而引起的病变。

[**按语**]　"色在面王"，不能认为就是准头，因为色见于面王，是主脾胃病，而本文所论是男子为少腹痛，睾丸痛，女子为子宫病，这就不属面王所主的病，所以李念莪认为"面王下宜有下字，面王下为人中，主膀胱子处。"可作参考。

[**原文**]　左为右(一作左)，右为左(一作右)，其色有邪，聚散①而不端，面色所指者也。

色者，青黑赤白黄，皆端满有别乡[1]。别乡赤者，其色亦赤，大如榆荚，在面王，为不月。其色上锐首空上向，下锐下向，在左右如法。

以五色命脏，青为肝，赤为心，白为肺，黄为脾，黑为肾。肝合筋，青当筋；心合脉，赤当脉；脾合肉，黄当肉；肺合皮，白当皮；肾合骨，黑当骨。

[校勘]

①"散"　原作"空满"，据《灵枢》五色篇改。

[注释]

[1]"皆端满有别乡"　《内经知要》色诊注："端者，正色也，满者，充润也。别乡，犹言它乡，即别部位也，如赤者心色，应见于眉目之间，是其本乡，今见于面王，是别乡矣。"

[语译]　色的部位和病的部位是：病色现于左，病在右，病色现于右，病在左。凡面色带有病色，其色或聚或散，偏邪不正的，即为有病的征象。可以根据病色出现的部位，来诊断疾病的所在。

所谓五色，就是青、黑、赤、白、黄。在正常情况下，都是色泽充润，出现于自己所主的部位上，有时也会出现在其它部位上。以赤色为例，赤为心色，应见于眉间，今见于面王，色赤大如榆荚，是心脾俱病，多为女子月经不调一类疾患。如果其色的上端呈尖锐形状，为人体上部空虚，病将向上发展；色的下部尖锐，是人体下部空虚，病将向下发展。左右也是如此。

用五色配合五脏，青色为肝，赤色为心，白色为肺，黄色为脾，黑色为肾。肝合于筋，青色也应于筋；心合于脉，赤色也应于脉；脾合于肉，黄色也应于肉；肺合于皮，白色也应于皮；肾合于骨，黑色也应于骨。

[原文]　夫精明五色者，气之华也，赤欲如帛①裹朱，不欲如赭色也[1]；白欲如白璧之泽（一云鹅羽），不欲如垩（一云盐）也[2]；青欲如苍璧之泽，不欲如蓝也[3]；黄欲如罗裹雄黄，不欲如黄土也[4]；黑欲如重漆色，不欲如炭（《素问》作地苍）也[5]。五

色精微象见，其寿不久也。

［校勘］

①“帛” 原作“白”，据《千金》扁鹊、华佗察色要诀改。

［注释］

［1］“赤欲如帛裹朱，不欲如赭色也” 用帛裹着朱，隐约中露出红润，为色有神。若如赭色之赤紫而晦暗为无色无神。“帛”，即丝织品。“朱”，即朱砂。“赭”，即赭石。

［2］“白欲如白璧之泽，不欲如垩也” 白璧之泽，系白而光明润泽之色。垩为白而枯槁无光之色。

［3］“青欲如苍璧之泽，不欲如蓝也” 苍璧之泽，青而明润之色。蓝，青而沉晦之色。“苍璧”，青色的玉。

［4］“黄欲如罗裹雄黄，不欲如黄土也” 《类经》精明五色注：“罗裹雄黄，光泽而隐；黄土之色，沉滞无神。”

［5］“黑欲如重漆色，不欲如炭也” 重漆，为黑而光彩润泽。炭色黑而枯涩无神。

［语译］ 精明见于目，五色现于面，都是气的精华所表现。故五色的表现，均欲其润泽有神，不欲其晦暗无神。如赤色欲其像帛裹朱一样的隐隐有神，不欲其像赭石色那样的枯暗无光；白色欲其像白玉一样的光明润泽，不欲其像白土那样的晦暗无光；黄色欲像罗裹雄黄一样的隐隐有神，不欲其像黄土那样的晦暗无光；青色欲其像青玉一样的润泽，不欲其像蓝色那样的沉晦；黑色欲其像重漆一样的黑而明润，不欲其像炭那样的枯暗无光。凡是色泽明亮润泽的，为真气充实，凡出现像如赭，如垩、如蓝、如黄土、如炭那样枯槁无神之色的，是内脏精气衰竭的现象。若五色毕露无遗而不含蓄的，则是精微之气已尽外泄，真气已脱的现象，寿命也就不会长久了。

［原文］ 青如草兹①[1]，黑如炱煤②[2]，黄如枳实，赤如衃血[3]，白如枯骨，此五色见而死也。青如翠羽，黑如乌羽，赤如鸡冠，黄如蟹腹，白如豕膏[4]，此五色见而生也。生于心如以

缟[5]裹朱；生于肺，如以缟裹红；生于肝，如以缟裹绀[6]；生于脾，如以缟裹括蒌实；生于肾，如以缟裹紫；此五脏所生之外荣③也。

［校勘］

①“兹” 原作“滋”，据《素问》五脏生成论改。

②“煤” 《素问》五脏生成论无。

③“荣” 原作“营”，据正统本改。

［注释］

［1］“青如草兹” 《素问集注》张志聪注：“兹，蓐席也。草兹者，死草之色，青而带白也。”

［2］“炱（tái 台）煤” 指黑色煤烟。炱，煤烟也。因其色黑，故又训作黑。

［3］“赤如衃（pēi 胚）血” 赤色好似败血凝结之赤黑色。衃，凝血也。

［4］“豕膏” 即猪脂油。

［5］“缟（gǎo 稿）” 白色生绢。

［6］“绀（gān 干）” 青而含赤之色。

［语译］ 凡是面色青如枯草，黑如煤烟，黄如枳实，赤如死血，白如枯骨，这五种枯槁无神的病色出现，为脏气已败，都主死。青如翠羽，黑如乌羽，赤如鸡冠，黄如蟹腹，白如猪脂之色的，这五种明润光彩而有神的面色出现，为脏气充实，都主生。五色是五脏之气反映于外的表现，气生于心的，面色好象素绢裹朱；气生于肺的，面色好象素绢裹红；气生于肝的，面色好象素绢裹绀；气生于脾的，面色好象素绢裹栝蒌实；气生于肾的，面色好象素绢裹紫。这些面色，都是隐约微露而不浮现于外，为五脏之气充实，外荣于面的色象。

［原文］ 凡相五色①，面黄目青，面黄目赤，面黄目白，面黄目黑者，皆不死也；面青目赤（一作青），面赤目白，面青目黑，面黑目白，面赤目青者，皆死也。

[校勘]

①“色” 此下《素问》五脏生成篇有“之奇脉” 三字。

[语译] 诊视五色，可决死生。如面黄目青，面黄目赤，面黄目白，面黄目黑，都不是死证；若面青目赤，面赤目白，面青目黑，面黑目白，面赤目青的，都属死证。

[按语] 察色，是望诊的主要组成部分，这是古人长期医疗实践的经验总结。从本篇原文分析，大致有以下几个方面：

一、从颜色的润、枯分析病情，凡颜色光泽明润而含蓄微露者，是正气尚未受到损耗，病多轻浅易治；反之若晦暗焦枯或暴露无遗，乃正气耗损过甚或元气外越，病多深重难治。原文所说“赤欲如帛裹朱，不欲如赭色也；白欲如白璧之泽，不欲如垩也……”又“生于心，如以缟裹朱；生于肺，如以缟裹红……”，就属这种情况。

二、从不同的颜色分析病情，古人认为“气从脏发，色随气华”，气血的正常与否，面色必然出现相应的变化。如实热病则血行迅疾而表皮充血，故面色多赤。虚寒病则血行虚衰无力而表皮贫血，故面色多白。若血行瘀阻而疼痛的病变，则易出现青黑色。原文所说“青黑为痛，黄赤为热，白为寒”等，就属这种情况。

三、从病色所在部位分析病情，古人认为内脏和肢体，在面部都有相应的部位，从病色出现的部位，就可推知是哪一脏器或肢体发生病变。如原文所说“男子色在面王为少腹痛，下为卵痛”，又“眉间以中者肺也，下极者心也”等，就属这种情况。汉代张仲景所说：“鼻头色青，腹中痛……鼻头色微黑者有水气”，就是这一理论在医疗实践中的具体阐述。

此外，古人又认为凡出现黄色者，病多吉，反之，若无黄色则病多凶。是由于黄色属脾胃，脾胃为后天之本的缘故，这启示医者在治疗疾病时，必须注意维护胃气。

阴阳二十五人形性血气不同第十六

［提要］　本篇主要是根据阴阳五行的理论，将人划分为五人与二十五人的不同类型，指出其在生理形态、气血多少及思想意识等方面的差别，并提出针刺时应当遵循的一些原则。其主要内容有：

一、说明太阴、少阴、太阳、少阳、阴阳和平等五态之人的阴阳多少与思想意识的特点及针刺的原则。

二、论述木火土金水五形之人及二十五人在肤色形态、思想意识等方面的特点；形色相得与不相得及人之大忌的具体情况；对二十五人的针刺原则及造成脉气不同感应的原因。

三、指出手足六阳经经脉上部下部气血多少的外候。

［原文］　黄帝问曰：人有阴阳，何谓阴人？何谓阳人？

少师对曰：天地之间，不离于五，人亦应之，非徒一阴一阳而已。盖有太阴之人、少阴之人、太阳之人、少阳之人、阴阳和平之人。凡此五人者，其态不同，其筋骨血气亦不同也。

［语译］　黄帝问：人体有属阴属阳两种类型，什么是属阴的人？什么是属阳的人？

少师答：天地之间，不离于五行之数，人体也是和它相应的，不仅是一阴一阳而已。就一般情况来说，有太阴之人、少阴之人、太阳之人、少阳之人、阴阳和平之人五种类型。这五种类型的人，其形态及筋骨气血都不相同。

［原文］　太阴之人，贪而不仁，下济①[1]湛湛[2]，好内[3]而恶出，心抑[4]而不发，不务于时，动而后人②，此太阴之人也。

［校勘］

①“济”　嘉靖本、《灵枢》通天篇均作“齐”。

②“后人”　《灵枢》通天篇作“后之”。

[注释]

[1]“下济” 即谦下济人的意思。

[2]“湛湛(zhàn zhàn 战战)” 水澄貌。在此作深藏而不露的意思。

[3]“好内” 即贪得的意思。“内”同“纳”。

[4]“心抑” 即心情多抑制而不外露。

[语译] 太阴之人,贪得而不仁,表面上能谦下济人,而真意则深藏不露,好得恶失,心情多抑制而不发泄,不合于时务,动作常随人后,以观成败,这属于太阴类型的人。

[原文] 少阴之人,少贪而贼心,见人有亡,常若有得,好伤好害,见人有荣,乃反愠怒,心嫉而无恩,此少阴之人也。

[语译] 少阴之人,贪小利而有贼心,别人受到损害时,他沾沾自喜,好伤害别人,别人有了荣誉时,他反而愤怒,心怀嫉妒,待人毫无恩情,这属于少阴类型的人。

[原文] 太阳之人,居处于于[1],好言大事,无能而虚说,志发于四野[2],举措[3]不顾是非,为事如常,自用[4],事虽败而无改(一作悔),此太阳之人也。

[注释]

[1]“于于” 自得自足之貌。

[2]“志发于四野” 好高骛远的意思。

[3]“举措” 即处置事务的意思。

[4]“为事如常,自用” 是说作事很平常而好自用。

[语译] 太阳之人,举止行动,颇自得自足,好夸夸其谈,才能不大而言过其实,好高鹜远,处理事务不顾是非,做事能力平常却很自信,虽遭失败,亦不知悔改,这属于太阳类型的人。

[原文] 少阳之人,諟谛[1]好自贵,有小小官则高自宣,好为外交,而不内附,此少阳之人也。

[注释]

[1]“諟(shì 是)谛《dì 帝)” 审而又审。“諟”、“谛”,都

是审的意思。

[语译] 少阳之人，貌似审慎而妄自尊大，有了小小地位便高傲吹嘘，喜欢在外边作交际工作，不能安心于室内，这属于少阳类型的人。

[原文] 阴阳和平之人，居处安静，无为惧惧[1]，无为欣欣[2]，婉然从物[3]，或与不争，与时变化，尊而谦让，卑而不谄，是谓至治。

[注释]

[1]“惧惧” 无所畏惧的意思。

[2]“欣欣” 喜也。

[3]“婉（wǎn 宛）然从物” 是能适应事物的意思。婉，顺也。

[语译] 阴阳和平之人，举止行动都很安静，为事无所畏惧，亦无过分的欢喜，能适应客观事物，与人共事而无争夺之心，能顺从时势的变化，地位高时而能谦让，地位低时而不谄谀，这就是所谓至善之治。

[原文] 古之善用针灸者，视人五态乃治之，盛者泻之，虚者补之。

太阴之人，多阴而无阳，其阴血浊，其卫气涩[1]，阴阳不和，缓筋而厚皮，不之疾泻，不能移之。

[注释]

[1]“其阴血浊，其卫气涩” 《灵枢集注》赵庭霞注：“多阴无阳，故其阴血浓浊，阳气者，通会于腠理，无阳故卫气所行之涩滞也。”

[语译] 古时之善用针灸治病的医生，都是先观察五种类型的体态，然后根据不同情况，分别施治。气血盛的就用泻法，气血虚的就用补法。

太阴类型的人，阴气多阳气少，他的阴血浓浊，卫气滞涩，阴阳不能协调，因而其筋脉缓纵，皮肤较厚，若不用针疾泻其阴，是不能改变其病情的。

[原文] 少阴之人，多阴而少阳[1]，小胃而大肠，六腑不调，其阳明脉小而太阳脉大[2]。必审而调之，其血易脱，其气易败。

[注释]

[1]“多阴而少阳” 《类经》人有阴阳治分五态注：“此其多阴少阳者，以阳明为五脏六腑之海，小肠为传送之府，胃小则藏贮少而气必微，小肠大则传送速而气不畜，阳气既少而又不畜则多阴少阳矣。”

[2]“其阳明脉小而太阳脉大” 《灵枢注证发微》注：“胃小故阳明之脉小，肠大故手太阳小肠之脉大。”

[语译] 少阴类型的人，阴气多而阳气少，胃小而肠大，因而六腑的功能不能协调，其阳明脉偏小而太阳脉偏大。由于其阳气少不能摄护阴血，阴血容易脱失，阳气容易伤败，所以必须审慎地进行调治。

[原文] 太阳之人，多阳而无阴。必谨调之，无脱其阴而泻其阳；阳重脱者，易狂[1]；阴阳皆脱者，暴死不知人。

[注释]

[1]“易狂” 与“狂易”义同，“易”为“痬”之假借字。“痬”，《广雅》释诂谓为痴病。据此，“易狂”即痴狂病。《素问》生气通天论曰：“阳气者，精则养神。”故阳重脱时，则不能养神，使神乱而发狂。

[语译] 太阳类型的人，阳气多而阴气少。必须谨慎地进行调治，不能再使阴气脱失，只能泻其阳气。但不宜泻阳太过，若阳气再脱者，易造成狂乱；阴阳俱脱的，往往突然死亡，或不省人事。

[原文] 少阳之人，多阳而少阴，经小而络大[1]，血在中而气在外，实阴而虚阳，独泻其络脉则强[2]，气脱而疾，中气重不足，病不起矣。

［注释］

［1］“经小而络大” 《类经》人有阴阳治分五态注：“经脉深而属阴，络脉浅而属阳，故少阳之人，多阳而络大，少阴而经小也。”

［2］“强” 不病而死曰强。《左传》文十年传：“三君皆将强死。”注：谓被杀也。

［语译］ 少阳类型的人，阳气多而阴气少，经脉小而络脉大，阴血在内而阳气居外，以其阳多阴少，所以当实其阴经泻其阳络。若独泻阳络太过，往往气绝而亡；若气脱而快的，在内之气亦虚，病也不易痊愈。

［原文］ 阴阳和平之人，其阴阳之气和，血脉调。宜谨审其阴阳，视其邪正，安[1]其容仪，审其有余，察其不足，盛者泻之，虚者补之，不盛不虚，以经取之。

此所以调阴阳，别五态之人也。

［注释］

［1］“安” 同案，考察的意思。

［语译］ 阴阳和平类型的人，其阴阳之气协和平衡，血脉调匀。宜谨慎诊察其阴阳及邪正两方面的情况，考察其容貌和仪表的变化，然后审别其有余不足，邪气盛的用泻法，正气虚的用补法，不盛不虚的，从本经取治。

这就是调治阴阳和分别五种类型之人的准则。

［原文］ 太阴之人，其状黮黮然[1]黑色，念然下意[2]，临临然[3]长大，腘①然未偻[4]。

［校勘］

①“腘” 《灵枢》通天篇作“腘”。

［注释］

［1］“黮黮(dàn dàn 旦旦)然” 黑貌。

［2］“念然下意” 即意念不扬的意思。

［3］“临临然” 即俯身下视的样子。

[4]“长大,䐃然未偻” 据下文土形之人所谓“大腹好股胫,小手足,多肉。”之义,则此文乃指其人身高大,多肉,体不屈曲的意思。“偻”,屈曲也。

[语译] 太阴类型的人,其形象是:皮肤色黑,意念不扬,好俯身下临,身高大多肉而不屈曲。

[原文] 少阴之人,其状清然[1]窃然[2],固以阴贼,立而躁险,行而似伏[3]。

[注释]

[1]“清然” 《灵枢注证发微》注:“清然者,言貌似清也”。

[2]“窃然” 《灵枢注证发微》注:“窃然者,消沮闭藏之貌”。

[3]“立而躁险,行而似伏” 《类经》人有阴阳治分五态注:“阴险之性,时多躁暴也;出没无常,行而似伏。

[语译] 少阴类型的人,其形状是:貌似清高而实有盗窃之意,包藏阴险之贼心,居心险恶,行动诡秘,似欲伏匿。

[原文] 太阳之人,其状轩轩[1]储储[2],反身折䐃[3]。

[注释]

[1]“轩轩” 扬扬自得貌。

[2]“储储” 《灵枢注证发微》注:“储储者,挺然之意”。

[3]“反身折䐃” 《类经》人有阴阳治分五态注:“言仰腰挺腹其䐃似折也,是皆妄自尊大之状。”“折”,屈的意思。

[语译] 太阳类型的人,其形象是:扬扬得意,骄傲自满,反身屈䐃,妄自尊大。

[原文] 少阳之人,其状立则好仰,行则好摇其两臂,两臂肘皆出于背。

[语译] 少阳类型的人,其形象是:立时好仰头,行时好摆动两臂,其两肘两臂常反挽于背。

[原文] 阴阳和平之人,其状逶逶然[1],随随然[2],颙颙然[3],衮衮然[4],豆豆然[5],众人皆曰君子。

[注释]

[1]“逶逶然” “逶”通“委”。“逶逶然”,是美的意思。

[2]“随随然” “随”,从也,顺也。“随随然”,随顺而不急遽的意思。

[3]“颙颙(yóng yóng 庸庸)然” 温雅恭敬的意思。

[4]“衮衮然” 继续繁多的意思。

[5]“豆豆然” 不乱貌。

[语译] 阴阳和平类型的人,其形象是:雍容稳重,随顺常情,温雅恭敬,两目美好,事务繁多而不倦,举止井然而不乱。大家都称赞他是君子。

[原文] 黄帝问曰:余闻阴阳之人于少师,少师曰:天地之间,不离于五,故五五二十五人[1]之形,血气之所生,别而以候,从外知内何如?

岐伯对曰:先立五形,金木水火土,别其五色,异其五声,而二十五人具也。

木形之人,比于上角[2]苍色,小头长面,大肩平背直身,小手足好,有材,好劳心,少力多忧,劳于事,奈春夏,不奈秋冬[3],感而成病,主足厥阴,佗佗然[4]。

[注释]

[1]“五五二十五人” 根据人的体质的不同,划分成五个类型,分属于木、火、土、金、水五行,每一行中又分为五型,五五相乘,即为二十五人之数。

[2]“比于上角” “比”即比属、类比的意思。五行与五音相配是:木为角、火为徵、土为宫、金为商、水为羽。故木形之人比于角。再根据阴阳消长的道理,五音中的每一音,亦分五等,五五相乘亦得二十五之数,故二十五人即分属于二十五音次,每一音中所分的五个音次,又有全偏之分,“上”为全,其余四个音次为偏。下四行皆同。

[3]“奈春夏,不奈秋冬” 比象木类,春生夏长,秋冬凋落,

故奈春夏不奈秋冬。奈通耐。

[4]“佗佗然” 平易的意思，又美的意思。

[语译] 黄帝问：我曾听过少师讲述阴阳之人的事。少师说，在天地之间，离不开五行之数，所以有五五二十五种类型人的形态，其血气生长的情况不同，如何分别诊察，从外表以测知内脏呢？

岐伯答：先确立五种形态，按金木水火土五行分类，分别出五色的不同及五声的差异，二十五人的形象就具备了。

木形之人，比类于上角，肤色青，头小面长，肩大背平身直，手足小，富有才华，好用心机，力量小，多忧虑，作事勤劳。对时令的适应是能耐受春夏，不能耐受秋冬，秋冬感邪而生病，主在足厥阴肝经。其人表现为雍容自得。

[原文] 大角[1]（一曰左角）之人，比于左足少阳，少阳之上遗遗然[2]。

右角（一曰少角）之人，比于右足少阳，少阳之下，随随然。

钛角[3]（音太，一曰右角）之人，比于右足少阳，少阳之上①鸠鸠然[4]（一曰推推然）。

判角[5]之人，比于左足少阳，少阳之下括括然②[6]。

[校勘]

①“上” 原作“下”，据《灵枢》阴阳二十五人篇改。

②“括括然” 《灵枢》阴阳二十五人篇作“栝栝然”。

[注释]

[1]“大角” 《类经》阴阳二十五人：“禀五形之偏者各四，曰左之上下，右之上下。而此言木形之左上者，是谓大角之人也。其形之见于外者，属于左足少阳之经。”

[2]“遗遗然” 《灵枢注证发微》注：“遗遗者，如有所遗失然，行之不骤而驯也。”《类经》阴阳二十五人注：“遗遗，柔退貌。”《灵枢集注》张志聪注：“遗遗，谦下之态。”“遗遗”各家说法不一，似俱难从。“遗遗”与“唯唯”相同，《诗经》齐风蔽笱：

“蔽笱在梁，其鱼唯唯。”《韩诗外传》：“诗曰：蔽笱在梁，其鱼遗遗。”可证。“唯唯”，鱼随行貌。“遗遗然”，随行的意思，与下文“随随然”义同。

[3]“钛(dì 帝)角” 即右角。钛，铁钳也，古刑具，在颈曰钳，在足曰钛。

[4]“鸠鸠然” 义不详，按“鸠”有安的意思，《国语》晋语：“可以鉴而鸠赵宗也。”姑从此意。

[5]“判角” 《类经》阴阳二十五人注：“判，半也，在大角之下者，是谓判角之人，而属左足少阳之下，即言其左之下也。”

[6]“括括然” “括”“栝”古混用。《类经》阴阳二十五人注：“方正貌”。《灵枢集注》张志聪注：“正直之态。”

[语译] 木形大角一类的人，比类于左足少阳，应在少阳之上，其人表现为随顺。

木形右角一类的人，比类于右足少阳，应在少阳之下，其人表现为随和。

木形钛角一类的人，比类于右足少阳，应在少阳之上，其人表现为安然。

木形判角一类的人，比类于左足少阳，应在少阳之下，其人表现为方正。

[原文] 火形之人，比于上徵，赤色广朋[1]，锐面小头，好肩背髀腹，小手足，行安地，疾心①，行摇，肩背肉满，有气[2]，轻财少②信，多虑，见事明了，好颜③，急心，不寿暴死，奈春夏，不奈秋冬，感而生病，主手少阴，窍窍然[3]（一曰核核然）。

[校勘]

①“疾心” 《千金》心脏脉论无“心”字，“疾”字联下句读。

②“少” 原作“必”，据正统本、嘉靖本、京师本改。

③“好颜” 《千金》心脏脉论作“好顾。”

[注释]

[1]“朋(yǐn 引)” 即脊肉。

[2]“气” 忾也，愤恨的意思。

[3]“窍窍然” 《灵枢识》：“简案：疑是覈覈误，字形相似。”《淮南子》俶真训曰：“窍领天地。”注：“窍，通也。”姑从其义。“窍窍然”，通明畅达的意思。

[语译] 火形之人，比类于上徵，肤色赤，脊肉较宽，面尖瘦，头小，肩、背、髀、腹，发育匀称，手足小，步履稳重，心机快速，行时身好摆动，肩背肌肉丰满，好愤恨，轻于财而少信用，多思虑，见事明了，面色好，心情急躁，往往短寿而猝死。对时令的适应是能耐春夏，不能耐秋冬，秋冬感邪而生病，主在手少阴心经。其人表现为通明畅达。

[原文] 太徵①之人，比于左手太阳，太阳之上，肌肌然[1]。

少徵之人，比于右手太阳，太阳之下，慆慆然[2]。

右徵之人，比于右手太阳，太阳之上，鲛鲛然[3]（一曰熊熊然）。

判徵②之人，比于左手太阳，太阳之下，支支然[4]，熙熙然③[5]。

[校勘]

①“太徵” 《灵枢》阴阳二十五人篇作“质徵”，校云：“一曰质之人，一曰太徵”。《灵枢》五音五味篇亦作“质徵”。

②“判徵” 《灵枢》阴阳二十五人篇作“质判”，校曰：“一曰质徵”。

③“熙熙然” 《灵枢》阴阳二十五人篇作，“颐颐然”。

[注释]

[1]“肌肌然” 《类经》阴阳二十五人注：“肤浅貌。”

[2]“慆慆（tāo tāo 滔滔）然” 《类经》阴阳二十五人注：“慆慆不反貌，又多疑也。”

[3]“鲛鲛然” 《灵枢注证发微》注：“鲛鲛，踊跃之义也。”

[4]“支支然” 《类经》阴阳二十五人注：“支支，枝离貌。”

[5]“熙熙然” 和盛的意思。

[语译] 火形太徵一类的人，比类于左手太阳，应在太阳之上，其人表现为轻浮。

火形少徵一类的人，比类于右手太阳，应在太阳之下，其人表现为多疑。

火形右徵一类的人，比类于右手太阳，应在太阳之上，其人表现为活跃。

火形判徵一类的人，比类于左手太阳，应在太阳之下，其人表现为时而支离，时而和盛。

[原文] 土形之人，比于上宫，黄色，大头圆面，美肩背，大腹，好股胫，小手足，多肉，上下相称，行安地，举足浮①，安心②，好利人，不喜权势，善附人[1]，奈秋冬，不奈春夏，春夏感而生病，主足太阴，敦敦然[2]。

[校勘]

①“浮” 《千金》脾脏脉论无。

②“安心” 《千金》脾脏脉论作“心平”。

[注释]

[1]“善附人” 即善于附合于人。

[2]“敦敦然” 即敦厚重实。

[语译] 土形之人，比类于上宫，肤色黄，头大面圆，肩背匀称，腹大，股胫发育良好，手足小，肌肉丰满，上下生长相称，步履稳重，举足轻浮，心情安逸，好做利人之事，不喜欢权势，善于附合别人。对时令的适应是能耐秋冬，不能耐春夏，春夏感邪而生病，主在足太阴脾经。其人表现为敦厚重实。

[原文] 太宫之人，比于左足阳明，阳明之上婉婉然[1]。

加宫之人，比于左足阳明，阳明之下，炫炫然[2]（一曰坎坎然）。

少宫之人，比于右足阳明，阳明之上，枢枢然[3]。

左宫之人，比于右足阳明，阳明之下，兀兀然[4]（一曰众之人，一曰阳明之上）。

［注释］

［1］“婉婉然” 和顺的意思。

［2］“炫炫(héhé 禾禾)然” 旺盛的意思。

［3］“枢枢然” 圆转貌。

［4］“兀兀然” 劳苦健作的意思。

［语译］ 土形太宫一类的人，比类于左足阳明，应在阳明之上，其人表现为神态和顺。

土形加宫一类的人，比类于左足阳明，应在阳明之下，其人表现为神、气旺盛。

土形少宫一类的人，比类于右足阳明，应在阳明之上，其人表现为圆滑。

土形左宫一类的人，比类于右足阳明，应在阳明之下，其人表现为劳苦健作。

［原文］ 金形之人，比于上商白色，小头方面，小肩背小腹小手足，如骨发踵外[1]，骨轻身(一曰发动轻身)，清廉①，急心，静悍[2]，善为吏奈秋冬，不奈春夏，春夏感而生病，主手太阴，敦敦然②[3]。

［校勘］

①“清廉” 《千金》肺脏脉论作“清瘦”。

②“敦敦然” 与“土形之人”重。《千金》肺脏脉论作“廉廉然”。又与下文“太商之人”重。疑有误。

［注释］

［1］“骨发踵外” 指足跟外肌肉坚硬如骨。

［2］“静悍” 《类经》阴阳二十五人注：“静悍，金性静，动则悍也”。

［3］“敦敦然” 《类经》阴阳二十五人注：“敦敦，坚实貌。手足太阴皆曰敦敦，而义稍不同，金坚土重也。”此文与土形之人重，姑从张注。

［语译］ 金形之人，比类于上商，肤色白，头小面方，肩背

小，腹小，手足小，足跟外肌肉坚如骨，骨健身轻，身廉洁，心急，体静而强悍，善为官吏。对时令的适应是能耐秋冬，不能耐春夏，春夏感邪而生病，主在手太阴肺经。其人表现为敦敦坚实。

[原文] 太商之人，比于左手阳明，阳明之上，廉廉然[1]。

右商之人，比于左手阳明，阳明之下，脱脱然[2]。

左商之人，比于右手阳明，阳明之上，监监然[3]。

少商之人，比于右手阳明，阳明之下，严严然[4]。

[注释]

[1]"廉廉然" 廉洁的意思。

[2]"脱脱(tuì tuì 退退)然" 舒缓的意思。

[3]"监监然" 此指能明察是非的意思。

[4]"严严然" 威严庄重的意思。

[语译] 金形太商之人，比类于左手阳明，应在阳明之上，其人表现为廉洁。

金形右商之人，比类于左手阳明，应在阳明之下，其人表现为神态舒缓。

金形左商之人，比类于右手阳明，应在阳明之上，其人表现为明察。

金形少商之人，比类于右手阳明，应在阳明之下，其人表现为神态威严。

[原文] 水形之人，比于上羽黑色，大头面不平(一云曲面)，广颐；小肩，大腹，小手足(小一作大)，发行摇身，下尻长背[1]，延延然[2]，不敬畏，善欺绐人[3]，殆戮死①[4]，奈秋冬，不奈春夏，春夏感而生病，主足少阴，污污然[5]。

[校勘]

①"善欺绐人，殆戮死" 《灵枢》阴阳二十五人篇无"殆"字。《千金》肾脏脉论作"善欺殆人戮死。"

[注释]

[1]"下尻长背" 即屁股较低下，脊背较长。

[2]“延延然” 长也。

[3]“善欺绐(dài 带)人” 即喜欢欺骗别人。

[4]“戮死” 《灵枢集注》张志聪注:“戮死者,多因戮力劳伤而死,盖水质柔弱而不宜过劳也。”

[5]“污污然” 即秽恶不洁的意思。

[语译] 水形之人,比类于上羽,肤色黑,头大,面不平,颐宽,肩小,腹大,手足小,行动时好摆动身体,尻偏下,背较长,身形延延而长,不敬不畏,好欺骗人,常因劳力致死。对时令的适应是能耐秋冬,不能耐春夏,春夏感邪而生病,主在足少阴肾经。其人表现为污秽不洁。

[原文] 大羽之人,比于右足太阳,太阳之上,颊颊然[1]。

少羽之人,比于左足太阳,太阳之下,纡纡然[2]。

众之为人[3],比于右足太阳,太阳之下,洁洁然[4]。

桎①[5]之为人,比于左足太阳,太阳之上,安安然[6]。

[校勘]

①“桎” 正统本作“窒”。

[注释]

[1]“颊颊然” 《灵枢注证发微》注:“颊颊然者,其盈满如肉颊也。”《类经》阴阳二十五人注:“颊颊,得色貌。”今从后注。

[2]“纡纡(yū yū 迂迂)然” 屈曲也,《灵枢集注》张志聪注:“纡纡,纡洄之态,如水之洄旋也。”

[3]“众之为人” 《灵枢集注》倪仲宣注:“不曰左羽右羽,而曰众之为人,桎之为人,此即以众桎而为左右也。”

[4]“洁洁然” 清净貌。

[5]“桎(zhì 至)” 碍也。

[6]“安安然” 安定貌。

[语译] 水形大羽一类的人,比类于右足太阳,应在太阳之上,其人表现为自得。

水形少羽一类的人,比类于左足太阳,应在太阳之下,其人表现为纡屈。

水形众一类的人，比类于右足太阳，应在太阳之下，其人表现为清净。

水形桎一类的人，比类于左足太阳，应在太阳之上，其人表现为安定。

[原文] 曰：得其形，不得其色[1]，何如？

曰：形胜色，色胜形者[2]，至其胜时年加[3]，害①则病行，失则忧矣[4]，形色相得，富贵大乐。

[校勘]

①“害” 正统本、《灵枢》阴阳二十五人篇均作“感”。惟正统本与上文“加”字互易。

[注释]

[1]“得其形，不得其色” 如木形之人，肤色苍，即为“形色相得”；反之即为“形色不相得”。

[2]“形胜色，色胜形者” 如木形之人而见黄色，即为形胜色。如木形之人而见白色，即为色胜形。

[3]“至其胜时年加” 《灵枢注证发微》注：“至其形色相胜之时，值有年忌相加，则感之而病行。”

[4]“失则忧矣” 是说病后再有疏失，就很可忧了。

[语译] 问：五种类型的人，虽具有其形态而不得应见之色的，将怎样呢？

答：若发生形胜于色或色胜形等形色不相称的情形，遇到形色相胜之时，值有年忌相加，感邪之后则生病，若再有疏忽，即有性命之忧；形色相得的则富贵安乐。

[原文] 曰：其形色相胜之时年加，可知乎？

曰：凡人之大忌，常加九岁，七岁①、十六岁、二十五岁、三十四岁、四十三岁、五十二岁、六十一岁，皆人之忌[1]，不可不自安也，感则病，失则忧矣。

[校勘]

①"九岁,七岁"　原作"七岁,九岁",《灵枢》阴阳二十五人篇无"九岁"二字。据此则自七岁始,每次增九岁,故"九岁"应连于上文"常加"之后,即为每次所增之数,故改。

[注释]

[1]"凡人之大忌……皆人之忌"　《类经》阴阳二十五人注:"此言年忌,始于七岁,以至六十一岁,皆递加九年者,盖以七为阳之少,九为阳之老,阳数极于九,而极必变。故自七岁以后,凡遇九年,皆为年忌。"

[语译]　问:所谓形色相胜之时年加的情况,可以得知吗?

答:凡是人之大忌,是从七岁开始,每次增加九年,即七岁、十六岁、二十五岁、三十四岁、四十三岁、五十二岁、六十一岁等,都是人之大忌,此时不可不注意防护,若有感受,就要生病,如再有疏失,就有性命之忧。

[原文]　曰:脉之上下,血气之候,以知形气奈何?

曰:足阳明之上,血气盛,则须美长;血多气少,则须短;气多血少,则须少;血气俱少,则无须,两吻多画[1](须字一本俱作髯字)。

[注释]

[1]"画"　即画纹的意思。

[语译]　问:经脉之应于上下,从血气的外候,以测知形气盛衰的情况,是怎样的呢?

答:足阳明的上部,血气盛的则须美好而长;血多气少的则须短;气多血少的则须少;血气俱少的则无须,两口角多纹理。

[原文]　足阳明之下,血气盛则下毛美长至胸[1];血多气少则下毛美短至脐,行则善高举足,足大指少肉,足善寒;血少气多则肉善瘃[2];血气皆少则无毛,有则稀而枯瘁,善痿厥足痹。

[注释]

[1]"下毛美长至胸"　是说下体所生之毛盛而长,由下部直生至胸部。

[2]“瘃(zhú 竹)” 肌肤受冻而形成的肿块,即所谓冻疮。

[语译] 足阳明的下部,血气盛的则下体之毛美好而长,直达胸部;血多气少的则下体之毛美好而短,只到脐部,行走时喜高抬其足,足大趾肌肉少;血少气多的则易生冻疮;血气皆少的则下体无毛,有也稀少而枯萎,易患痿、厥、足痹等病。

[原文] 足少阳之上,血气盛则通须[1]美长;血多气少则通须美短;血少气多则少须;血气皆少则无须,感于寒湿则善痹、骨痛、爪枯。

[注释]

[1]“通须” 即所谓连鬓胡也。

[语译] 足少阳的上部,血气盛的则连鬓须美好而长;血多气少的则连鬓须美好而短;血少气多的则须少;血气皆少的则无须,感受寒湿之邪则易患痹、骨痛、爪甲干枯等病。

[原文] 足少阳之下,血气盛则胫毛美长,外踝肥[1];血多气少则胫毛美短,外踝皮坚而厚;血少气多则胻毛少,外踝皮薄而软;血气皆少则无毛,外踝瘦而无肉。

[注释]

[1]“外踝肥” 《类经》阴阳二十五人注:“足少阳之脉,行于下体者,出膝外廉,下外辅骨外踝之前,故其形见者,皆在足之外侧。”

[语译] 足少阳的下部,血气盛的则胫毛美好而长,足外踝肥大;血多气少的则胫毛美好而短,足外踝的皮肤坚实而厚;血少气多的则胫毛少,足外踝皮肤薄而软;血气皆少的则胫部无毛,足外踝瘦而无肉。

[原文] 足太阳之上,血气盛则美眉,眉有毫毛[1];血多气少则恶眉[2],面多小理;血少气盛则面多肉,血气和则美色。

[注释]

[1]“眉有毫毛” 毫毛,眉中之长毛。

[2]“恶眉” 《灵枢集注》张志聪注:“恶眉者,无华彩而枯

瘁也。” 即眉毛干枯而不清秀。

[语译] 足太阳的上部，血气盛则眉毛美好，眉间并有长毛；血多气少的则眉毛干枯而不清秀，面部多有小的纹理；血少气盛的则面部多肉；血气调和的则面容色美。

[原文] 足太阳①之下，血气盛则跟肉满，踵坚；气少血多则瘦，跟空[1]；血气皆少则善转筋，踵下痛。

[校勘]

①“阳” 原作“阴”，据正统本改。

[注释]

[1]“跟空” 指脚跟瘦而无肉言。

[语译] 足太阳的下部，血气盛的则足跟肌肉丰满而坚实；气少血多的则足跟瘦削而不坚；血气皆少的则易患转筋、足跟下痛等病。

[原文] 手阳明之上，气血盛则上髭[1]美；血少气多则髭恶；血气皆少则①无髭。

[校勘]

①“则” 此下原有“善转筋” 三字，据《灵枢》阴阳二十五人删。

[注释]

[1]“髭” 唇上之胡。

[语译] 手阳明的上部，气血盛的则上髭美好；血少气多的则上髭干枯；血气皆少的则无上髭。

[原文] 手阳明之下，血气盛则腋下毛美，手鱼肉以温[1]；气血皆少则手瘦以寒。

[注释]

[1]“手鱼肉以温” 手鱼部位多肉而温。手鱼，大指本节后明显的肌肉隆起，状如鱼腹。

[语译] 手阳明的下部，血气盛的则腋下毛美好，手上鱼部多肉而温；气血皆少的则手鱼部肌瘦而寒。

［原文］　手少阳之上，血气盛则眉美以长，耳色美[1]；血气皆少则耳焦恶色。

［注释］

［1］“眉美以长，耳色美”《类经》阴阳二十五人注：“手少阳三焦之脉，行于上体者，出耳前后至目锐眦，故其血气之盛衰，皆见于眉耳之间。”

［语译］　手少阳的上部，血气盛则眉毛美好而长，耳色红润美好；血气皆少则耳干焦，色晦暗。

［原文］　手少阳之下，血气盛则手拳多肉以温[1]；血气皆少则瘦以寒，气少血多则瘦以多脉。

［注释］

［1］“手拳多肉以温”　《类经》阴阳二十五人注：“手少阳之脉行于下体者，起名指端，循手腕出臂外上肘，故其形见若此。”

［语译］　手少阳的下部，血气盛则手拳肌肉丰满而温；血气皆少则手拳瘦削而寒；气少血多则手拳瘦削，且许多脉络显露于外。

［原文］　手太阳之上，血气盛则多髯，面多肉以平[1]；血气皆少则面瘦黑①色。

［校勘］

①“黑”　《灵枢》阴阳二十五人篇作“恶”。

［注释］

［1］“多髯，面多肉以平”　《类经》阴阳二十五人注：“手太阳小肠之脉，行于上体者，循颊上颇斜络于颧，故其血气之盛衰，皆形见于须面之间也。”“髯”，颊部之须。

［语译］　手太阳的上部，血气盛则髯多，面部肌肉丰满而平；血气皆少则面瘦而色黑。

［原文］　手太阳之下，血气盛则掌肉充满[1]；血气皆少则掌瘦以寒。

［注释］

［1］"掌肉充满"　《类经》阴阳二十五人注："手太阳之脉，行于下体者，循手外侧上腕，故其形见者如此。"

［语译］　手太阳的下部，血气盛的则掌部肌肉丰满；血气皆少则掌瘦而寒。

［原文］　黄赤者多热气，青白者少热气，黑色者多血少气[1]。美眉者太阳多血，通髯极须者少阳多血，美须者阳明多血，此其应①然也。夫人之常数，太阳常多血少气，少阳常多气少血，阳明常多血多气，少②阴常多气少血，厥③阴常多血少气，太阴常多气少血④，此天之常数也。

［校勘］

①"应"　原作"时"，据正统本改。

②"少"　原作"厥"，据《素问》血气形志篇新校正改。

③"厥"　原作"少"，据《素问》血气形志篇新校正改。

④"多气少血"　原作"多血少气"，据《素问》血气形志篇新校正改。

［注释］

［1］"黄赤者……多血少气"　《灵枢集注》张志聪注："青黄赤白黑，五音五行之色也。赤主夏而黄主长夏，故黄赤者多热气，热气者，阳气也。青主春而白主秋，故青白者少热气也。黑主冬令之水而阳气深藏，故多血而少气也"。

［语译］　凡色见黄、赤的，身多热气，色见青、白的，身少热气，色见黑的，为多血少气。眉毛美好的，为太阳多血，须髯连鬓多而长的，为少阳多血，须美好的，为阳明多血，这就是气血多少与外候相应的情况。人体气血多少的一般规律是：太阳常多血少气，少阳常多气少血，阳明常多血多气，少阴常多气少血，厥阴常多血少气，太阴常多气少血，这就是人体自然的一般规律。

［原文］　曰：二十五人者，刺之有约[1]乎？

曰：美眉者，足太阳之脉血气多；恶眉者，血气少；其肥而泽者，血气有余；肥而不泽者，气有余血不足；瘦而无泽者，血气俱不足。审察其形气有余不足而调之，可以知顺逆矣[2]。

[注释]

[1]“约” 约法的意思。

[2]“可以知顺逆矣” 《灵枢注证发微》注：“审察其形气之有余不足，而盛则泻之，虚则补之。可以知当补而补、当泻而泻之为顺，反此则为逆矣。”

[语译] 问：对二十五种类型的人，进行针刺治疗，有一定的法则吗？

答：眉毛美好的，是足太阳之脉血气多；眉恶的，是血气少；其人肌肉丰满而皮肤润泽的，是血气有余；肌肉丰满而皮肤不润泽的，是气有余血不足；体瘦而皮肤不润泽的，是血气俱不足。根据外候，细心考察其形气的有余或不足，然后进行调治，就可以知道顺和逆的区别了。

[原文] 曰：刺其阴阳奈何？

曰：按其寸口人迎以调阴阳[1]，切[2]循其经络之凝泣[3]结而不通者，此于身皆①为痛痹，甚则不行，故凝泣。凝泣者，致气以温之[4]，血和乃止。其结络者[5]，脉结血不行，决之乃行。故曰：气有余于上者，导而下之；气不足于上者，推而往之；其稽留不至者，因而迎之[6]。必明于经隧，乃能持之。寒与热争者，导而行之[7]；其宛陈血不结者，即而取②之[8]。必先明知二十五人，别血气之所在，左右上下，则刺约毕矣。

[校勘]

①“皆” 原作“背”，据《灵枢》阴阳二十五人篇改。

②“取” 《灵枢》阴阳二十五人篇作“予”。

[注释]

[1]“按其寸口人迎以调阴阳” 寸口在手腕后，属于手太阴经脉；人迎在颈结喉旁，属于足阳明经脉。二者都是切诊的主要部位。

[2]“切” 指切脉。

[3]“泣” 同“涩”。

[4]“致气以温之” 《类经》阴阳二十五人注“血脉凝涩，气不至也，故当留针以补而致其气以温之。致，使之至也。”

[5]“结络者” 指络脉有郁血结聚的意思。

[6]“因而迎之” 是指气迟滞不至的，当接引之，使其必来。

[7]“寒与热争者，导而行之” 即寒热不和者，应导之以和其寒热。

[8]“其宛陈血不结者，即而取之” 是说气郁而血未结的，不可刺血，当调其气。宛，通郁，积也。

[语译] 问：针刺三阴三阳是怎样的呢？

答：应切按其寸口与人迎脉，以知阴阳之盛衰，然后进行调治。以手循按其经络，如有凝涩结滞不通的，其身各部都可以发生痛痹，甚则行动不便，所以为气血凝涩之病。气血凝涩的，应用留针的补法，使其气至以温通气血，至气血调和时为止。其络脉结滞的，乃是脉道闭塞血不通畅所致，当用泻血法，决而通之，气血乃行。所以说，凡属气有余而亢盛于上部的，当从下部取穴，导气下行；气不足而虚于上部的，当从上部取穴，进针后应推循经脉，助气往上；其气迟滞不至的，当因其势以迎之，引气早至。必须明确经脉的情况，才能把握住针刺的方法。若寒热交争的，应予以引导之，使其调和；若气郁滞而血未结聚的，就其病情取而治之。总之，必须首先明了阴阳二十五种类型的人的特点，分别其气血多少所在的部位，诊察左右上下的外候，则对于针刺的原则就算完备了。

[原文] 曰：或神动而气先针行，或气与针相逢，或针已出，气独行，或数刺之乃知，或发针而气逆，或数刺病益甚，凡此六者，各不同形，愿闻其方？

曰：重阳之①人，其神易动，其气易往也，矫矫蒿蒿②[1]（一本作熇熇高高)，言语善疾，举足喜高，心肺之脏气有余[2]，阳气滑盛而扬，故神动而气先行。重阳之人而神不先行者③，此人颇有阴者也，多阳者多喜，多阴者多怒，数怒者易解[3]，故曰颇有阴，其阴阳之离合难[4]，故其神不能先行。阴阳和调者，血气淖泽滑利，故针入而气出，疾而相逢也。其阴多而阳少，阴气沉而阳气浮，沉④者内藏，故针已出，气乃随其后，故独行也。其多阴而少阳者，其气沉而气往难，故数刺之乃知。其气逆与其数刺病益甚者，非阴阳之气⑤、浮沉之势也，此皆粗之所败，工之所失，其形气无过也。

［校勘］

①“之”　此下原有“盛”字，据《灵枢》行针篇、《太素》量气刺删。

②“矫矫蒿蒿”　《太素》量气刺作“熇熇蒿蒿”

③“重阳之人而神不先行者”　原脱，据正统本补。

④“沉”　原无，据《太素》量气刺补。

⑤“气”　此下原有“也”字，据《灵枢》行针篇、《太素》量气刺删。

［注释］

[1]“矫矫蒿蒿”　气势壮勇的样子。《尔雅》释训：“番番、矫矫，勇也。”注云：“皆壮勇之貌。”“蒿”，气蒸出貌。原校作“高高”，似有高昂的意思。

[2]“心肺之脏气有余”　心藏神，肺藏气，阳气能养神化气，使精神旺盛肺气充足，所以重阳之人表现心肺之脏气有余。

[3]“数怒者易解”　《灵枢集注》仇汝霖注：“言其人易怒而易解者，重阳之人颇有阴也，盖多阴者多怒，此阳中之阴，故易怒而易解也。”

[4]“阴阳之离合难”　《灵枢注证发微》注：“盖以阳中有阴则阳为阴滞，初虽针入而与阳合，又因阴滞而复相离，其神气不能易动，而先针以行也。”

[语译] 问:针刺时,有的精神易动,针才刺入而气已先至便有所感应,有的脉气与针同时而至,有的已经出针,而脉气的感应不止,有的须经多次针刺,才有感觉,有的出针后,脉气逆行出现不良反应,有的经多次针刺,病情愈益加重,上述六种反应,各不相同,愿听听这是什么道理。

答:重阳之人,精神易动,脉气易至,常表现为气势壮勇的样子,说话很快,走路时喜高抬其足,其心肺的脏气有余,阳气滑利旺盛,容易宣发,所以其精神易动,脉气先行。重阳之人而神不先动气不先行,是由于他颇有阴气在内,阳气多的人多欢喜,阴气多的人多恼怒,屡次易于发怒而又易于缓解,就是因为这是阳中之阴,所以说他颇有阴,这种人的阴阳不易协调,所以精神不能先有所感动。阴阳协调的人,血和气通畅流利,所以针刺之后,脉气即至,很快的就有了感应。其阴气多而阳气少者,由于阴气性本深沉,阳气性本轻浮,今阴多阳少,阴沉之气偏胜,脉气内藏,气至较迟,所以出针之后,气尚独行而仍有感觉。其阴气多而阳气少者,阴气沉滞于内,而脉气往来困难,所以需要多次针刺才能有所感觉。其针刺后而气逆有不良反应的及屡经针刺病情反而加重的,并不是由于阴阳气的多少或脉气浮沉之势所造成,这都是技术较差,医生的错误和过失,与病人的形质和脉气没有什么关系。

[按语] 本篇内容,主要是用阴阳五行的理论,说明人体可分为不同的类型;各种类型具有一定的特征,并根据不同的类型进行针刺。

由于人体阴阳之气,存在着或多或少的差异,所以分为太阴之人、少阴之人、太阳之人、少阳之人,这四种人,其阴阳之气各有所偏;而阴阳和平之人,则阴阳之气较为平衡协调。在针刺时,必须根据其阴阳多少,运用不同的原则和手法,以调和其阴阳,这是有其一定的道理的。

五形之人,是以木火土金水五行来分型的,并根据五行得气之全与偏，每形之中又分为五型，共有二十五种类型。文中对二十五人的肤色、形态、思想等特点，都作了具体的说明。

人的体质，在阴阳多少，气血盛衰，形态肤色，思想意识等方面，确实存在着一定的差异，古人认识到这种差异，对人体疾病的发生，时令的适应等，有着密切的关系，这是值得我们注意的。但必须指出，古人认为思想意识方面的差异，是由生理上的差异所决定的，这是不符合科学的。至于“胜时年加”、“人之大忌”等，似难找到科学的根据。有待研究。

所论从体表外候以测知经脉上下气血多少，值得进一步加以研究。

文中对不同针刺感应的论述，是很有道理的，所以临床时，必须认真诊察病人的情况，根据不同特点和生理上的差异，采用恰当的针刺方法，才能收到较好的疗效，并能避免不必要的过失。

卷之二

十二经脉络脉支别第一上

［提要］　本篇分上下两篇，重点论述了十二经脉、十五络脉、十二经别的循行径路和发病情况，其主要内容有：

一、十二经脉的循行径路和发病情况。

二、手、足少阴，手、足太阴，足厥阴之脉气绝，及五阴俱绝的症状和预后。

三、太阳、少阳、阳明脉绝，及六阳俱绝的症状和预后。

四、足太阴脉、足阳明脉、足少阴脉常动不休的道理。

五、经脉与络脉的区别，及十五络脉的循行、穴名、发病情况、诊法、刺法。

六、十二经脉分属的皮部之络脉诊色法，及外邪由络及内的规律、病理、症状与诊法。

七、十二经别的循行情况。

［原文］　雷公问曰：禁脉①之言，凡刺之理，经脉为始，愿闻其道。

黄帝答曰：经脉者，所以决死生，处百病，调虚实，不可不通也。

［校勘］

①“禁脉”　《铜人》卷一作“禁服”。

［语译］　雷公问：禁脉篇曾说：凡用针刺治病，当从经脉开始，愿闻其中的道理。

黄帝答：经脉是运行气血，通调阴阳，内通脏腑，外络支节而循行全身的，可以决断生死，处理百病，调治虚实，是不可不通晓的啊。

[原文] 肺手太阴之脉，起于中焦[1]，下络大肠[2]，还循胃口[3]，上膈[4]属肺；从肺系[5]横出腋下，下循臑[6]内，行少阴、心主之前[7]，下肘中，循臂内廉①上骨[8]下廉[9]，入寸口，上鱼，循鱼际[10]，出大指之端。其支者，从腕后直出次指内廉出其端[11]。

是动则病[12]肺胀满，膨膨②[13]而喘咳，缺盆[14]中痛，甚则交两手而瞀[15]，是谓臂③厥。是主肺所生病者[12]，咳，上气，喘喝，烦心，胸满，臑臂内前廉痛，厥④，掌中热。气盛有余则肩背痛，风寒⑤，汗出中风⑥，小便数而欠[16]；气虚则肩背痛，寒，少气不足以息，溺色变⑦（一云卒遗矢无度）。为此诸病。凡十二经之病，盛则泻之，虚则补之，热则疾之，寒则留之，陷下则灸之，不盛不虚，以经取之。盛者则寸口[17]，大三倍于人迎[17]，虚者则寸口反小于人迎也。

[校勘]

①“廉” 原无，据《黄帝内经明堂》卷一补。

②“膨” 此下原有“然”字，据《素问》至真要大论新校正删。

③“臂” 原作“擘”，据正统本、《灵枢》经脉篇、《太素》卷八首篇改。

④“厥” 《脉经》卷六、《铜人》卷二、《十四经》、《普济方》均无。

⑤“风寒” 《脉经》卷六、《千金》肺脏、《铜人》均无“寒”字。《难经》杨注引无“风寒”二字。

⑥“中风” 《脉经》卷六无。

⑦“溺色变” 《千金》卷十七作“尿色变卒遗矢无度”《脉经》卷六。《铜人》卷二、《十四经》均作“卒遗矢无度”。

[注释]

[1]“起于中焦” 《类经》十二经脉注:“中焦当胃中脘,在脐上四寸之分。”凡经脉之开始曰“起”。

[2]“下络大肠” 《类经》十二经脉注:“络,联络也。当任脉水分穴之分,肺脉络于大肠,以肺与大肠为表里也。按:十二经相通,各有表里,凡在本经者皆曰属,以此通彼者皆曰络,故在手太阴则曰属肺络大肠,在手阳明则曰属大肠络肺,彼此互更,皆以本经为主也。下文十二经皆放此。”

[3]“还循胃口” 《十四经》注:“还,复也,循,巡也……胃口,胃上下口也。胃上口,在脐上五寸上脘穴;下口在脐上一寸下脘穴之分也。”

[4]“膈” 《十四经》注:“膈者,隔也。凡人心下有膈膜与脊胁周回相著,所以遮隔浊气,不使上熏于心肺也。”

[5]“肺系” 即肺管。

[6]“臑(nào 闹)” 即肩部以下肘部以上的部位。

[7]“行少阴、心主之前” 《类经》十二经脉注:“少阴,心经也;心主,手厥阴经也。手之三阴,太阴在前,厥阴在中,少阴在后也。”

[8]“臂内廉上骨” 《类经》十二经脉注:“掌后高骨也”。在此即指桡骨茎突。

[9]“廉” 即边缘的意思。

[10]“上鱼,循鱼际” 《十四经》注:“曰鱼,谓掌骨之前,大指本节之后,其肥肉隆起处,统谓之鱼。”“鱼际”:鱼的边缘叫鱼际,也是穴名。

[11]“其支者,从腕后直出次指内廉出其端” 《类经》十二经脉注:“支者,如木之有枝,此以正经之外而复有旁通之络也。臂掌之交曰腕,此本经别络,从腕后上侧列缺穴直出次指之端,交商阳穴而接乎手阳明经也。”

[12]“是动则病” 是主×所生病者:《难经》二十二难曰:

“经言是动者，气也；所生病者，血也。”《灵枢集注》张志聪注：“夫是动者；病因于外；所生者，病因于内。”《难经经释》曰：“是动诸病，乃本经之病，所生之病，则以类推而旁及他经者。”对“是动病”“所生病”的理解，众说不一。现多理解为：“是动病”是指经脉本身发生病变而出现的病证；“所生病”是指脏腑发生病变而出现的病证。

[13]“膨膨” 气不宣畅而胀大的意思。

[14]“缺盆” 即锁骨上窝。

[15]“瞀(mào 冒)” 视物不清叫瞀，心中烦乱也叫瞀。

[16]“小便数而欠” 在此指小便次数多而量少。欠，在此为少的意思。

[17]“寸口”“人迎” “寸口”，指手太阴气口脉，主阴。“人迎”，指足阳明人迎脉，主阳。

[语译] 肺手太阴的经脉，起于中焦，向下联络大肠，返回来循胃的上口，向上穿过膈膜，入属肺脏；再由肺管横出至腋下，沿上臂内侧向下，从手少阴与手厥阴二经的前方，下达肘中，顺着前臂内侧经掌后高骨的下缘，至寸口，前行上至鱼，循鱼际，出拇指尖端。它的支脉，从腕后直走食指内侧的尖端，与手阳明经脉相接。

本经如发生变动，就会出现肺部膨膨而胀满喘咳，缺盆中痛，甚至两手交叉于胸部，而觉心中烦乱，叫做臂厥。本经所主的肺脏发生病变，就会出现咳嗽，气上逆，喘息气粗而急，心烦不安，胸中胀满，臑臂部的内侧前缘作痛，厥冷，或掌心发热。若邪气有余的，就会出现肩背疼痛，如感冒风寒的，则为自汗出的中风症，小便次数多而尿量少；正气不足的，就会出现肩背疼痛，恶寒，少气而不足以息，小便的颜色也发生变化。凡十二经的病症，治疗时，属实的用泻法，属虚的用补法，属热的用速刺法，属寒的用留针法，阳气不足而脉陷下的用灸法，不实不虚的，从本经取治。邪气盛的，则寸口脉比人迎脉大三倍；正气虚的，则寸口脉反小于人迎脉。

［**原文**］ 大肠手阳明之脉，起于大指次指之端[1]外侧①，循指上廉，出合谷②两骨之间[2]，上入两筋之中，循臂上廉，入肘外廉，上循臑外前③廉上肩，出髃骨[3]之前廉，上出柱骨[4]之会上[5]；下入缺盆，络肺，下鬲，属大肠。其支者，从缺盆直上至颈④，贯颊，下入齿中⑤，还出侠口，交人中，左之右，右之左，上侠鼻孔[6]。

是动则病齿痛，䪼⑥肿。是主津⑦所生病[7]者，目黄，口干，鼽衄[8]，喉痹[9]。肩前臑痛⑧，大指次指痛不用。气盛有余，则当脉所过者热肿，虚则寒栗不复[10]。为此诸病，盛者，则人迎大三倍于寸口；虚者，则人迎反小于寸口也。

［**校勘**］

①“外侧” 《灵枢》经脉篇、《太素》卷八首篇均无，疑衍。

②“谷” 原作“骨”，据《灵枢》经脉篇、《太素》卷八首篇改。

③“前” 原无，据《灵枢》经脉篇、《太素》卷八首篇补。

④“直上至颈” 《灵枢》经脉篇、《太素》卷八首篇均作“上颈”。

⑤“下入齿中” 《灵枢》经脉篇、《太素》卷八首篇均作“入下齿中”。《脉经》卷六、《千金》大肠腑均作“下入齿缝”。《三因方》作“下入齿缝中”。

⑥“䪼” 原作“颊”。据《素问》至真要大论新校正、《太素》卷八首篇、《脉经》卷六改。

⑦“津” 此下原有“液”字，据《脉经》卷六、《太素》卷八首篇、《千金》大肠腑、《铜人》卷一删。

⑧“痛” 此下原有“者”字，据《灵枢》经脉篇、《太素》卷八首篇、《千金》大肠腑、《铜人》卷一删。

［**注释**］

[1]“大指次指之端” 《类经》十二经脉注：“大指次指，即

食指之端也，穴名商阳。”

[2]“合谷两骨之间” 《类经》十二经脉注：“合谷，穴名。两骨，即大指次指后歧骨间也，俗名虎口。”两骨，指第一掌骨与第二掌骨。

[3]“髃骨” 即肩胛骨上部与锁骨、肱骨相连接（当肩髃穴）处。《类经》十二经脉注：“肩端骨罅为髃骨。”

[4]“柱骨” 即天柱骨。《类经图翼》周身骨部名目：“肩骨上际，颈骨之根也。”

[5]“会上” 《类经》十二经脉注：“六阳皆会于督脉之大椎，是谓会上。”

[6]“还出侠口，交人中……上侠鼻孔” 《十四经》注：“口唇上，鼻柱下，为人中。既入齿缝复出夹两口吻，相交于人中之分，左脉之右，右脉之左，上挟鼻孔，循禾髎，迎香而终，以交于足阳明也。”侠与挟通，并行于两侧叫侠。交，是交叉的意思。

[7]“是主津所生病” 《类经》十二经病注：“大肠与肺为表里，肺主气，而津液由于气化，故凡大肠之或泻或秘，皆津液所生之病，而主在大肠也。”

[8]“鼽（qiú 求）衄（nǜ 女去声）” 鼻流清涕叫鼽，鼻出血叫衄。

[9]“喉痹” 喉中肿痛闭塞不通的意思。《证治准绳》云：“凡经云喉痹者，谓喉中呼吸不通，言语不出，而天气闭塞也。云咽痛、云嗌痛者，谓咽喉不能纳唾与食而地气闭塞也。云喉痹咽嗌痛者，谓咽喉俱病，天地之气并闭塞也。盖病喉痹者，必兼咽嗌痛；病咽嗌痛者，未必兼喉痹也。”

[10]“寒栗不复” 寒栗，是发寒战，不复，是不能恢复正常的意思，在此指难得温暖的意思。《太素》卷八首篇注：“阳虚阴并，故寒栗也；不复，不得复于平和也。”

[语译] 大肠手阳明的经脉，起于食指端，沿着食指上缘，通过第一、二掌骨的中间，上入腕部的两筋中间，沿前臂上方，至

肘外侧，向上沿着臑外前缘上至肩，出肩峰前缘，上出于天柱骨与诸阳经相会于大椎穴，再向前下入缺盆，联络肺脏，向下穿过膈膜，入属大肠本府。它的支脉，从缺盆上颈贯穿颊部，入于下齿龈，再回出绕至上唇，在人中处交叉，左脉向右，右脉向左，再挟鼻孔两侧上行，与足阳明经相接。

本经如发生变动，就会出现下齿痛，面颊部肿。本经所主津发生病变，就会出现眼睛发黄，口中发干，鼻流清涕或出血，喉痹，肩前及臑部作痛，食指痛而活动失灵。邪气有余的，在本经循行的部位上，发热而肿；正气不足的，就出现恶寒战栗，难于恢复温暖。这些病，邪气盛的，则人迎脉比寸口脉大三倍；正气虚的，则人迎脉反小于寸口。

［**原文**］ 胃足阳明之脉，起于鼻交頞中[1]，傍约太阳①之脉[2]。下循鼻外，入上②齿中，还出侠口环唇，下交承浆[3]，却循颐后下廉，出大迎[4]，循颊车，上耳前，过客主人，循发际至额颅[5]。其支者，从大迎前下人迎，循喉咙，入缺盆，下鬲，属胃络脾。其直③者，从缺盆下乳内廉，下侠脐，入气街[6]中。其支④者，起胃下口，循腹里⑤，下至气街中而合；以下髀关⑥，抵伏兔[7]，入膝膑[8]中，下循胻外廉，下足跗，入中指内间。其支者，下膝三寸而别[9]，以下入中指外间。其支者，别跗上入大指间，出其端[10]。

是动则病凄凄⑦[11]然振寒，善伸[12]数欠[12]，颜黑；病至[13]则恶人与火，闻木音则惕然[14]惊，心动，欲⑧独闭户塞牖而处；甚则欲上高而歌，弃衣而走，贲响腹胀[15]，是为骭⑨[16]厥。是主血所生病者[17]，狂疟⑩[18]，温淫[19]汗出，鼽衄，口㖞[20]，唇胗⑪[21]，颈肿，喉痹，大腹水肿⑫，膝膑肿痛，循膺乳、气街、股、伏兔、胻外廉、足跗上皆痛，中指不用。气盛则身以前皆热；其有余于胃，则消谷善饥，溺色黄⑬；气不足则身以前皆寒栗，胃中寒则胀满。为此诸病，盛者，人迎大三倍于寸口；虚者，人迎反小于寸口也。

[校勘]

①"太阳"　原作"大肠",据嘉靖本、《灵枢》经脉篇、《千金》胃腑、《铜人》卷二改。

②"入上"　原作"上入",据《灵枢》经脉篇、《脉经》卷六、《太素》卷八首篇、《千金》胃腑、《铜人》卷二改。

③"直"　此下《素问》五脏生成篇王注有"行"字。

④"支"　此下《素问》五脏生成篇王注有"别"字。

⑤"起胃下口,循腹里"　原作"起于胃口,下循腹里",据《脉经》卷六、《千金》胃腑、《铜人》卷二改。

⑥"髀关"　《太素》卷八首篇及《素问》五脏生成篇刺腰痛论、痿论、厥论等注均无"关"字。

⑦"凄凄"　《素问》至真要大论新校正、《灵枢》经脉篇、《太素》卷八及《圣济总录》均作"洒洒"。

⑧"动,欲"　原作"欲动",据《脉经》卷六、《千金》胃腑改。

⑨"骭"　原作"臂",原校:"一作骭"。正统本、《灵枢》经脉篇、《脉经》卷六、《千金》胃腑与原校同。据改,并删原校。

⑩"狂疟"　原作"狂瘈",原校:"一作疟。"《灵枢》经脉篇、《太素》卷八首篇、《脉经》卷六、《千金》胃腑与原校同。据改,并删原校。

⑪"胗"　原作"紧",据《灵枢》经脉篇、《太素》卷八首篇改。

⑫"大腹水肿"　《太素》卷八首篇作"腹外肿"。

⑬"黄"　《太素》卷八首篇作"变"。

[注释]

[1]"起于鼻交頞中"　頞,《十四经》注:"鼻山根为頞。足阳明起于鼻两旁迎香穴,由是而上,左右相交于頞中。"頞,即鼻根部。

[2]"傍约太阳之脉"　是指足阳明经脉从頞中起向左右循行,与手足太阳之脉会合于睛明穴后,才循行鼻外之承泣、四白、

巨髎等穴而下行。"傍",左右的意思。"约",会的意思。

[3]"侠口环唇,下交承浆" 《十四经》注:"循地仓,挟两口吻,环绕唇下,左右相交于承浆之分也。"

[4]"却循颐后下廉,出大迎" 《类经》十二经脉注:"腮下为颔,颔下为颐,由地仓以下大迎也。"

[5]"额颅" 《十四经》注:"发际前为额颅。"

[6]"气街" 又名"气冲",指少腹下方股部上方交界处的鼠蹊部(腹股沟部)的气冲穴处。

[7]"伏兔" 《人镜经》:"髀之前,膝上起肉为伏兔。"以其肌肉隆起,如伏兔之状,故名。

[8]"膑" 指膑骨,即膝盖骨。

[9]"下膝三寸而别" 《十四经》注:"此支自膝下三寸循三里穴之外别行而下。"

[10]"别跗上入大指间,出其端" 《十四经》注:"此支自跗上冲阳穴别行入大指间,斜出足厥阴行间穴之外,循大指下出其端,以交于足太阴。"

[11]"凄凄(qī qī 欺欺)" 寒凉貌。

[12]"伸""欠" 即伸腰,呵欠,休倦的表现。《仪礼》士相见礼:"君子欠伸"注:"志倦则欠,体倦则伸"。

[13]"至" 《太素》卷八首篇注:"至,甚也。"

[14]"惕然" 惊惧的样子。

[15]"贲响腹胀" 《太素》卷八首篇注:"谓阳气贲聚虚满为腹胀也。"《类经》十二经病注:"贲响,肠胃雷鸣也。"

[16]"骭(gàn 干)" 即胫骨。

[17]"是主血所生病者" 《类经》十二经病注:"中焦受谷,变化而赤为血,故阳明为多气多血之经,而主血所生病者。"

[18]"狂疟" 《类经》十二经病注:"阳明热胜则狂,风胜则疟。"

[19]"温淫" 是温热过胜的意思。淫,过也。

[20]“口㖞(wāi 歪)” “㖞”,歪也。即口歪斜。

[21]“唇胗(zhěn 疹)” 嘴唇疮疡。

[语译] 胃足阳明的经脉,起于鼻两侧的迎香穴,上行,左右相交于鼻颎中,与旁侧之足太阳经脉交会,向下循着鼻的外侧,入上齿中,复出环绕口唇,交于唇下承浆穴,退转沿颐后下缘出大迎穴,循颊车,上行耳前,通过足少阳胆的客主人穴(即上关穴),沿发际至额颅。其分出的支脉,从大迎前下走人迎,循喉咙入缺盆,向下穿过膈膜,入属胃腑联络脾脏。其直行的经脉,从缺盆下行于乳的内侧,再向下挟脐而入于气街中。又一支脉,从胃的下口,向下循腹内,至气街与前脉会合;再由气街下行至髀关,过伏兔,下至膝膑中,循胫骨外侧至足背,入足中趾内侧与次趾之间。又一支脉,从膝下三寸处,别走中趾外侧。又一支脉,从足背上入足大趾,出大趾尖端,与足太阴经脉相接。

本经如发生变动,就会出现战栗发冷,好伸腰,打呵欠,额部暗黑等症状;病甚的时候,厌恶见人和火光,听到木的声音,就惕然发惊,心跳不安,常欲关闭门窗,独居屋中;甚则登高歌唱,脱衣乱跑,腹胀肠鸣,这就是骭厥。本经所主血发生病变,就会出现狂病,疟疾,发热、汗出,鼻流清涕或出血,口歪斜,唇生疮疡,颈肿,喉痹,腹内停水而肿大,膝髌肿痛,沿胸膺乳部、气街、伏兔、胫外缘、足背等处都痛,足的中趾也不能屈伸。邪气有余的实症,肢体的前部都发热;若气盛而胃热太过,就会出现消谷善饥,小便色黄;正气不足的虚症,肢体的前部都发凉;若气虚而胃中寒,就会出现胀满。这些病,邪气盛的,则人迎脉比寸口脉大三倍;正气虚的,人迎脉反小于寸口。

[原文] 脾足太阴之脉,起于大指之端,循指内侧白肉际,过核骨[1]后,上内踝[2]前廉,上踹[3]内,循胻骨[4]后,交出厥阴之前[5],上循膝股内前廉,入腹,属脾络胃①;上鬲侠咽,连舌本[6],散舌下。其支者,复从胃别上鬲,注心中[7]。

是动则病舌本强,食则呕,胃脘痛,腹胀善噫[8],得后与气②[9]，则快然如③衰，身体皆重。是主脾所生④病者，舌本痛，体不能动摇，食不下，烦心，心下急⑤，寒疟⑥，溏，瘕，泄[10]，水闭[11]，黄疸，不能食⑦，唇青⑧，强立⑨，股膝内肿痛⑩，厥，足大指不用。为此诸病，盛者，则寸口大三倍于人迎；虚者，则寸口反小于人迎也。

[校勘]

①“胃” 此下《素问》刺热篇王注：有“其直行者”四字。

②“得后与气” 《太素》卷八首篇作“得后出余气”。

③“如” 原作“而”，据《素问》至真要大论新校正、《太素》卷八首篇改。

④“生” 原脱，据正统本、嘉靖本、京师本补。

⑤“急” 此下《灵枢》经脉篇、《脉经》卷六、《太素》卷八首篇、《铜人》卷二均有“痛”字。

⑥“寒疟” 《灵枢》经脉篇、《太素》卷八首篇、《脉经》卷六、《铜人》卷二均无此二字。

⑦“不能食” 《灵枢》经脉篇、《太素》卷八首篇、《千金》脾脏、《铜人》卷二均作“不能卧”。《脉经》卷六作“好卧不能食肉”。

⑧“唇青” 《灵枢》经脉篇、《太素》卷八首篇、《铜人》卷二《十四经》均无此二字。《千金》脾脏作“而烦”。

⑨“强立” 《太素》卷八首篇、《圣济总录》一九一卷均作“强欠”。

⑩“肿痛” 《灵枢》经脉篇、《太素》卷八首篇均作“肿”。《脉经》卷六作“痛”。

[注释]

[1]“核骨” 即跖骨小头。《医学纲目》：“在足大指本节后约二寸，内踝骨前约三寸，如枣核横于足内侧赤白肉际者是也。”

[2]“踝(huái 怀)” 足跟前两旁之骨隆起为踝，胫骨之下

端，在内侧为内踝；在外侧为外踝。手腕处外突之骨（尺骨小头桡骨茎突）亦称踝。

[3]"腨（zhuān 专）" 即小腿肚。

[4]"胻（héng 横）骨" 即胫骨。"胻"同"骱"。

[5]"交出厥阴之前" 《十四经》注："由三阴交上腨内循胻骨后之漏谷上行二寸交出足厥阴经之前，至地机、阴陵泉。"

[6]"舌本" 《人镜经》："舌根为舌本。"

[7]"其支者，复从胃别上鬲，注心中" 《十四经》注："此支由腹哀别行，再从胃部中脘穴之外上膈，注于膻中之里心之分，以交于手少阴。"

[8]"噫" 即嗳气。

[9]"得后与气" 得后，即解大便。气，指矢气，即放屁。

[10]"溏，瘕，泄，" 《太素》卷八首篇注："溏，食消利也。瘕，食不消，瘕而为积病也。泄，食不消飧泄也。"《类经》十二经病注："脾寒则为溏泻，脾滞则为癥瘕，脾病不能制水，则为泄。"

[11]"水闭" 《太素》卷八首篇注："脾所生病，不营膀胱，故小便不利也。"

[语译] 脾足太阴的经脉，起于足大趾尖端，沿大趾内侧赤白肉分界处，经过足大趾后的核骨，上行于足内踝的前缘，再上行于腿肚的内侧，沿胻骨的后方，交出足厥阴肝经的前面，上行循膝和股内侧的前缘，进入腹内，入属脾脏，联络胃腑；从胃向上穿过膈膜，挟咽上连舌根，散行舌下。它的支脉，又从胃别出向上行，穿过膈膜，注于心中，与手少阴经相接。

本经如发生变动，就会出现舌根强硬，食后即呕，胃脘疼痛，腹胀，嗳气，若得大便或放屁则腹内觉得松快，身体沉重。本经所主脾脏发生病变，就会出现舌根疼痛，身体不能动摇，食不下，心烦不安，心下拘急，发寒疟，大便溏泻，或癥瘕，或飧泄，小便不通，全身及面目发黄而成黄疸，食欲减退，口唇发青，勉强站立则股膝内侧肿痛，厥冷，足大趾不能运动。这些病，邪气盛的，寸口脉比人迎脉大三倍;正气虚的,寸口脉反小于人迎脉。

[原文] 心手①少阴之脉,起于心中[1],出属心系[2],下鬲络小肠。其支者,从心系,上侠咽,系目系[3](一本作循胸出胁),其直者,复从心系却上肺,下②出腋下,下循臑内后廉。行③太阴,心主之后,下肘中④内廉,循臂内后廉,抵掌后兑骨[4]之端,入掌内后廉⑤,循小指之⑥内出其端。

是动则病嗌[5]干心痛,渴而欲饮,是为臂厥。是主心所生病者:目黄,胁满⑦痛,臑臂内后廉痛,厥,掌中热痛。为此诸病,盛者,则寸口大再倍于人迎;虚者,则寸口反小于人迎也。

[校勘]

①“手” 原无,据《灵枢》经脉篇、《太素》卷八首篇、《千金》心脏、《铜人》卷二补。

②“下” 原作“上”,据《灵枢》经脉篇改。

③“行” 原作“循”,据《灵枢》经脉篇、《太素》卷八首篇、《千金》心脏、《素问》脏气法时论王注、《铜人》卷二改。

④“中” 《灵枢》经脉篇、《脉经》卷六、《太素》卷八首篇,《千金》心脏、《铜人》卷二均无,疑衍。

⑤“内后廉” 《灵枢》经脉篇、《铜人》卷二同。《千金》心脏作“后内廉”。《太素》卷八首篇、《十四经》均作“内廉”。

⑥“之” 原无,据《灵枢》经脉篇、《太素》卷八首篇、《千金》心脏、《铜人》卷二补。

⑦“满” 《灵枢》经脉篇、《太素》卷八首篇、《铜人》卷二、《十四经》均无。

[注释]

[1]“起于心中” 十二经脉,惟手少阴经出于其所属之脏,其他各经均起于他处而入于其所属之脏或腑,这是手少阴经的特点。

[2]“心系” 是心与脾、肺、肝、肾联系的脉络。

[3]“目系” 指眼球内连于脑的脉络。

[4]“兑骨” “兑”同“锐”。《太素》卷八首篇注:“其小指掌后尖骨,谓之兑骨也。”此处指豌豆骨。

[5]“嗌(yì 意)” 咽也。

[语译] 心手少阴的经脉,起于心中,出后联属于心系,向下穿过膈膜,联络小肠。它的支脉,从心系上行挟咽,联系到目系。其直行的脉,从心系上行肺部,横行出腋窝下,向下沿着上臂的内侧后缘,行于手太阴和手厥阴两经的后方,到肘的内侧,循前臂的内侧后缘,直达掌后的锐骨端,入掌内后侧,沿小指内侧而达指的尖端,与手太阳小肠经相接。

本经如发生变动,就会出现咽干,心痛,渴欲饮水,这是臂厥。本经所主心脏发生病变,就会出现眼睛发黄,胁部胀痛,臑臂内侧后缘疼痛,厥冷,掌心热痛。这些病,邪气盛的,寸口脉比人迎脉大两倍;正气虚的,寸口脉反小于人迎脉。

[原文] 小肠手太阳之脉,起于小指之端,循手外侧[1],上腕,出踝中,直上循臂骨①[2]下廉,出肘内侧两骨[3]之间,上循臑外后廉,出肩解[4],绕肩胛,交肩上[5],入缺盆②,下络心,循咽③,下鬲,抵胃,属小肠。其支④者,从缺盆循颈上颊,至目锐眦[6],却入耳中。其支⑤者,别颊上颇抵鼻,至目内眦,斜络于颧⑥。

是动则病嗌痛,颔[7]肿,不可以顾[8],肩似拔,臑似折。是主液所生病者[9],耳聋,目黄,颊肿,颈、颔、肩、臑、肘、臂外后廉痛。为此诸病,盛者,则人迎大再倍于寸口;虚者,则人迎反小于寸口也。

[校勘]

①“骨” 《太素》卷八首篇作“下骨”。

②“盆” 此下原有“向腋”二字,据《灵枢》经脉篇、《太素》卷八首篇、《铜人》卷一删。

③“咽” 此下《素问》刺热篇王注:有“直行者”三字。

④“支” 此下《素问》五脏生成篇及刺热篇王注:均有“别”字。

⑤“支” 正统本作“直”。

⑥“斜络于颧” 《太素》卷八首篇、《十四经》均无此四字。

[注释]

[1]“手外侧” 《太素》卷八首篇注：“人之垂手，大指著身之侧，名手内侧，小指之后，名手外侧。”

[2]“臂骨” 此处是指尺骨。

[3]“两骨” 此处是指尺骨鹰咀与肱骨内上髁。

[4]“肩解” 即肩关节后骨缝。《太素》卷八首篇注：“肩臂二骨相接之处，名为肩解。”

[5]“交肩上” 《类经》十二经脉注：“肩上，秉风，曲垣等穴也。左右交于两肩之上，会于督脉之大椎。”

[6]“目锐眦” 《太素》卷八首篇注：“目眦有三：目之内角为内眦，外角为兑眦，崖上为上眦。

[7]“颌（hàn 汉）” 《医宗金鉴》：“颏下结喉上两侧肉之软处。”

[8]“顾” 即回头看。

[9]“是主液所生病者” 《类经》十二经病注：“小肠主泌别清浊，病则水谷不分，而流衍无制，是主液所生病也。”

[语译] 小肠手太阳的经脉，起于小指端的外侧，循手外侧上至腕部，过锐骨，直上沿前臂骨的下缘，出肘后内侧两骨中间，上循上臂外侧后缘，出肩后骨缝，绕行肩胛，左右交于肩上而会于大椎，下入缺盆，下行联络心脏，再沿食道向下穿过膈膜至胃，下行属小肠本腑。有一支脉从缺盆沿颈上颊，至眼外角，回转入耳中。又一支脉，从颊上行至眼眶下面，抵鼻到眼内角，与足太经脉相接，并斜络于颧。

本经如发生变动，就会出现咽痛，颌肿，不能回头视物，肩痛如拔，上臂疼痛如折。本经所主液发生病变，就会出现耳聋，眼黄，颊肿，颈、颌、肩、上臂、肘、前臂的外侧后缘等部发生疼痛。这些病，邪气盛的人迎脉比寸口脉大两倍；正气虚的人迎脉反小于寸口脉。

[原文] 膀胱足太阳之脉，起于目内眦，上额交巅[1]。其支①者，从巅至耳上角[2]。其直②者，从巅入络脑，还出别下项[3]，循肩髆③[4]内，挟脊抵腰中，入循膂，络肾，属膀胱。其支者，从腰中下会于后阴④，贯臀入腘中。其支⑤者，从髆③内左右别下贯胂⑥，过髀枢[5]，循髀外后廉，下合腘中[6]，以下贯腨⑦内，出外踝之后，循京骨[7]，至小指⑧外侧。

是动则病冲头痛，目似脱，项似拔，脊痛⑨腰似折，髀⑩不可以回⑪。腘如结，腨如裂，是谓踝厥。是主筋所生病者[8]：痔疟，狂，颠疾，头囟、项、颈间痛⑫，目黄，泪出，鼽衄，项、背、腰、尻、腘、腨、脚皆痛，小指不用。为此诸病，盛者，则人迎大再倍于寸口；虚者，则人迎反小于寸口也。

[校勘]

①"支" 此下《素问》五脏生成篇王注有"别"字。

②"直" 此下《素问》五脏生成篇王注有"行"字。

③"髆" 原作"膊"，据《灵枢》经脉篇改。

④"会于后阴" 《太素》卷八首篇、《素问》厥论篇王注、《十四经》均无此四字。《灵枢》经脉篇、《圣济总录》、《活人书》均作"挟脊"。《脉经》卷六、《千金》膀胱腑、《铜人》卷二均作"会于后阴下"。

⑤"支" 正统本作"直"。

⑥"贯胂" 原作"贯胛，挟脊内"。原校："一作髋"。《太素》卷八首篇、《素问》三部九候论新校正引本经及厥论王注、《千金》膀胱腑"胛"均作"胂"，并无"挟脊内"三字。疑"挟脊内（当作肉）"为"胂"字粘注，误为正文。今删改，并删原校。

⑦"腨" 原作"踹"，原注："足跟也，"于义不合，据《脉经》卷六、《太素》卷八首篇、《千金》膀胱腑、《素问》厥论篇王注、《圣济总录》、《十四经》改，并删原注，下同。

⑧"指" 此下《素问》厥论篇王注有"之端"二字。《三因

方》、《铜人》卷二、《读素问钞》、《十四经》、《东医宝鉴》“指”后均有“端”字。当以有“之端”二字者为是。

⑨“痛” 原无,《素问》至真要大论新校正引本经无,据《灵枢》经脉篇、《脉经》卷六、《千金》膀胱腑、《太素》卷八首篇、《铜人》卷二、《十四经》补。

⑩“髀” 原无,据《素问》至真要大论新校正引本经、《灵枢》经脉篇、《脉经》卷六、《千金》膀胱腑、《太素》卷八首篇、《铜人》、《十四经》补。

⑪“回” 原作“曲”,据《素问》至真要大论新校正引本经、《太素》卷八首篇、《千金》膀胱腑改。

⑫“头囟项颈间痛” 《素问》至真要大论新校正引本经作“头项囟顶脑户中痛”。

[注释]

[1]“交巅” 《十四经》注:“自通天斜行,左右相交于巅上之百会也。”巅,顶也。

[2]“其支者,从巅至耳上角” 《十四经》注:“支别者,从巅之百会抵耳上角,过率谷、浮白、窍阴穴,所以散养于经脉也。率谷、浮白、窍阴三穴,见足少阳经,足太阳少阳之会也。”

[3]“其直者,从巅入络脑,还出别下项” 《十四经》注:“脑,头髓也,颈上为脑,脑后为项。此直行者,由通天穴后循络却、玉枕入络脑,复出下项抵天柱也。”

[4]“肩髆(bó 搏)” 即肩胛骨。

[5]“髀枢” 《太素》卷八首篇注:“谓髀骨尻骨相抵相入转动处也。”《类经图翼》:“楗骨之下,髀之上,曰髀枢,当环跳穴。”即髋关节。

[6]“下合腘中” 《十四经》注:“承扶之外一寸五分间而下,与前之入腘中者相合。”

[7]“京骨” 《类经》十二经脉注:“小指本节后大骨曰京骨”。即足第五跖骨后端隆起处。

[8]"是主筋所生病者" 太阳属水,水亏则筋失所养,所以主筋所生病。《类经》十二经病注:"周身筋脉,惟足太阳为多为巨,其下者结于踵,结于腨,结于腘,结于臀;其上者,挟腰脊,络肩项,上头,为目上纲,下结于頄。故凡为挛,为弛,为反张,戴眼之类,皆足太阳之水亏,而主筋所生病者。"

[语译] 膀胱足太阳的经脉,起于内眼角,上行额部,交于巅顶上。其支脉,从巅顶到耳上角。其直行的脉,从巅顶入内络脑,复从脑出下行项后,沿肩胛骨内侧,挟脊椎的两旁直达腰部,并沿膂肉深部,联络于肾脏,而入属膀胱本腑。从腰部分出的支脉,下会于后阴,穿过臀部,直入腘窝中。又一支脉,从左右肩胛内挟脊贯胂下行,经过髀枢,沿髀外侧后缘,向下行与前一支脉会合于膝腘窝中,由此再向下通过腿肚,出外踝骨后方,沿小趾本节后的京骨,到小趾尖端外侧,与足少阴经脉相接。

本经如发生变动,就会出现气上冲而头痛,眼睛像要脱出,颈项好像拔直一样的感觉,脊部疼痛,腰痛像折断一样,髋关节不能曲屈,膝腘窝像被物结扎,腿肚疼痛如撕裂一样,这叫踝厥。本经所主筋发生病变,就会出现痔疮,疟疾,癫狂,头、囟、顶、颈项间疼痛,眼睛发黄,流泪,鼻流清涕或出血,项、背、腰、尻、腘、腨、脚等部疼痛,足小趾不能运动。这些病,邪气盛的,则人迎脉比寸口脉大两倍;正气虚的,则人迎脉反小于寸口脉。

[原文] 肾足少阴之脉,起于小指之下,斜趣[1]足心,出然骨①[2]之下,循内踝之后,别入跟中,以上腨内,出腘中内廉,上股内后廉,贯脊属肾[3],络膀胱。其直者,从肾上贯肝膈,入肺中,循喉咙,侠舌本(一本云:从横骨中挟脐,循腹里上行而入肺)。其支者,从肺出络心,注胸中[4]。

是动则病饥不欲②食,面黑如炭色③,咳唾则有血,喝喝[5](一作喉鸣)而喘,坐而欲起,目𥆨𥆨[6]无所见,心如悬④,若饥状⑤,是为骨厥⑥。是主肾所生⑦病者,口热舌干,咽肿上气,嗌干及痛，烦心，心痛，黄疸，肠澼[7]，脊股内后廉痛，痿厥，嗜卧，足下热而痛。灸则强食生肉⑧[8]，缓带[9]，被发[10]，大杖[11]重履而步⑨[12]。为此诸病，盛者，则寸口大再倍于人迎；虚者，则寸口反小于人迎也。

［校勘］

①“然骨” 原作“然谷”，据《素问》阴阳离合论王注、《脉经》卷六、《太素》卷八首篇、《千金》肾脏、《铜人》卷一改。

②“欲” 《素问》至真要大论新校正引本经作“用”。

③“面黑如炭色” 《灵枢》经脉篇作“面如漆柴”。《太素》卷八首篇、《十四经》作“面黑如地色。”

④“心如悬” 《素问》至真要大论新校正作“心悬如”。

⑤“若饥状” 《太素》卷八首篇“若”作“病”字，《千金》肾脏“若”下有“病”字，《灵枢》经脉篇、《脉经》卷六、《千金》肾脏、《太素》卷八首篇、《铜人》卷一、《十四经》“状”下均有“气不足则善恐，心惕惕如人将捕之”十四字。

⑥“厥” 《脉经》卷六校注：“一作痿”。

⑦“生” 原无，据《灵枢》经脉篇、《太素》卷八首篇、《铜人》卷一补。

⑧“生肉” 《太素》卷八首篇作“生食”，《脉经》卷六作“生害”，校注：“一作肉”。《千金》肾脏作“生灾”。

⑨“而步” 自“灸则”至“而步”十六字，正统本无。此段文字，与文例甚不合，疑为后人所增，误混正文，但古经皆载此文，或其误已久，今仍从其旧。

［注释］

[1]“斜趣” 即斜行。趣同趋。

[2]“然骨” 即舟骨粗隆。《太素》卷八首篇注：“然骨在内踝下近前起骨是也。”

[3]“贯脊属肾” 《十四经》注：“由阴谷上股内后廉，贯脊会于脊之长强穴，还出于前，循横骨、大赫、气穴、四满、中注、肓

俞之所，脐之左右属肾。”

[4]“其支者，从肺出络心，注胸中”《十四经》注：“两乳间为胸中，支者自神脏别出绕心，注胸之膻中，以交于手厥阴也。”

[5]“喝喝” 形容喘声嘶嗄。

[6]“肮肮(huāng huāng 荒荒)” 目不明也。

[7]“肠澼” 即痢疾。《太素》卷八首篇注：“肾主下焦，少阴为病，下焦大肠不和，故为肠澼也。”

[8]“强食生肉”《太素》卷八首篇注：“自火化以降，并食熟肉，生肉令人热中，人多不欲食之。肾有虚风冷病，故强令人生食豕肉，温肾补虚，脚腰轻健。人有患脚风气，食生猪肉得愈者众，故灸肾病须食助之。”《灵枢集注》经脉篇张志聪注：“生，当作牲……强食牲肉，以助肾气上升，而与火土之相合也。”今姑从前注。

[9]“缓带”《太素》卷八首篇注：“带若急则肾气不适，故须缓带，令腰肾通畅，火气宣行。”

[10]“被发”《太素》卷八首篇注：“足太阳脉从顶下腰至脚，今灸肾病，须开顶被发，阳气上通，火气宣流。”

[11]“大杖”《太素》卷八首篇注：“足太阳脉循于肩膊下络于肾，今疗肾病，可策大杖而行，牵引肩膊火气流通。”

[12]“重履而步”《太素》卷八首篇注：“燃磁石，疗肾气，重履引腰脚，故为履重者，可用磁石分著履中，上弛其带令重，履之而行，以为轻者，可渐加之令重，用助火气，若得病愈，宜渐去之，此为古之疗肾要法。”

[语译] 肾足少阴的经脉，起于足小趾下，斜行足心，出内踝前大骨下陷中，沿着内踝骨的后面别入于足跟，由此上经腿肚内后侧，出腘膝窝内侧，上行股内侧后缘，贯脊而入属于肾脏，下行联络膀胱。其直行的脉，从肾上行，通过肝和膈膜，入于肺中，再沿喉咙上行挟于舌根。其支脉，从肺出来，联络心脏，再注于

胸中，与手厥阴经脉相接。

本经如发生变动，就会出现饥不欲食，面黑如炭色，咳唾带血，喘息有声，坐下就想起来，视物不清，心似悬空，若饥饿之状，这是骨厥。本经所主肾脏发生病变，就会出现口热，舌干，咽肿，气上逆，咽干而疼痛，心中烦躁，心痛，黄疸，痢疾，脊背和股内侧后缘作痛，痿厥，嗜卧，足心热痛。治肾病用灸法时，应强食生肉，还要宽缓腰带，披散头发，大杖重履，缓步而行，以使火气通流，阳气上通，肾气得温。这些病，邪气盛的寸口脉比人迎脉大二倍；正气虚的寸口脉反小于人迎脉。

[原文] 心主[1]手厥阴①之脉，起于胸中，出属心包络②，下鬲，历络三焦[2]。其支者，循胸出胁，下腋三寸，上抵腋下[3]，下③循臑内，行太阴、少阴之间，入肘中，下循④臂，行两筋之间，入掌中⑤，循中指出其端[4]。其支者，别掌中，循小指次指出其端[5]。

是动则病手热，肘挛⑥，腋肿，甚则胸胁支满⑦，心澹澹⑧[6]大动，面赤目黄，喜笑不休。是主脉（一作心包络）所生病者，烦心，心痛，掌中热。为此诸病，盛者则寸口大一倍于人迎；虚者则⑨寸口反小于人迎也。

[校勘]

①"厥阴"　此下《灵枢》经脉篇有"心包络"三字。《太素》卷八首篇有"心包"二字。

②"络"　《脉经》卷六、《太素》卷八首篇、《千金》心脏、《素问》脏气法时论王注、《铜人》卷二、《圣济总录》、《十四经》均无。

③"下"　原无据《太素》卷八首篇、《素问》脏气法时论王注、《铜人》卷二、《三因方》补。

④"循"　《灵枢》经脉篇、《脉经》卷六、《太素》卷八首篇、《千金》心脏、《铜人》卷二、《十四经》均无。

⑤"入掌中"　原无，据《灵枢》经脉篇、《脉经》卷六、《千

金》心脏、《铜人》卷二、《十四经》补。

⑥“手热，肘挛” 原作“手心热，臂肘挛急，”据《太素》卷八首篇及《素问》至真要大论王注、新校正引本经删改。

⑦“胸胁支满” 《太素》卷八首篇作“胸中满”。

⑧“心澹澹” 原作“心中憺憺”，据《素问》至真要大论新校正、《太素》卷八首篇删改。

⑨“则” 此下原有“人迎反大”四字，据正统本，《灵枢》经脉篇、《太素》卷八首篇、《千金》心脏、《铜人》卷二删。

［注释］

［1］“心主” 《类经》持针纵舍少阴无俞注：“然心为君主之官，而包络亦心所主，故称心主。”

［2］“历络三焦” 《类经》十二经脉注：“包络为心主之外卫，三焦为脏腑之外卫，故为表里而相络。诸经皆无历字，独此有之，盖指上中下而言，上即膻中，中即中脘，下即脐下，故任脉之阴交穴为三焦募也。”历，经过的意思。

［3］“循胸出胁，下腋三寸，上抵腋下” 《十四经》注：“自属心包上循胸出胁下腋三寸天池穴上行抵腋下。”

［4］“循中指出其端” 指中指顶，即中冲穴处。

［5］“其支者，别掌中，循小指次指出其端” 《十四经》注：“支别者，自掌中劳宫穴别行循小指次指出其端而交于手少阳也。”小指次指即无名指。

［6］“心澹澹（dàn dàn 旦旦）” 是形容心跳不安的意思。

［语译］ 心主手厥阴的经脉，起于胸中，出属心包络，向下穿过膈膜，从胸至腹历络上中下三焦。它的支脉从胸横出走胁，当腋缝下三寸处上行到腋窝，再下行沿上臂内侧行于手太阴和手少阴两经的中间，入肘中，下行前臂两筋中间，进入掌中，沿中指直达指尖。又一支脉从掌中沿无名指直达指尖，与手少阳经脉相接。

本经如发生变动，就会出现手发热，肘拘挛，腋下肿，甚则胸胁支撑胀满，心跳不安，面赤，目黄，喜笑不止。本经所主脉发生病变，就会出现心烦，心痛，掌心发热。这些病，邪气盛的，则寸口脉比人迎大一倍；正气虚的，则寸口脉反小于人迎脉。

［**原文**］　三焦手少阳之脉，起于小指次指之端，上出两指之间，循手表腕①[1]，出臂外两骨之间，上贯肘，循臑外，上肩，而交出足少阳之后，入缺盆，布膻中，散络心包，下鬲，遍②属三焦。其支③者，从膻中，上出缺盆，上项侠④耳后，直上出耳上角，以屈下颊⑤，至䪼。其支者，从耳后，入耳中，出走耳前，过客主人前，交颊，至目兑眦[2]。

是动则病耳聋，浑浑焞焞[3]，嗌肿喉痹。是主气所生病者[4]，汗出，目兑眦痛，颊肿⑥、耳后、肩、臑、肘、臂外皆痛，小指次指不⑦用。为此诸病，盛者，则人迎大一倍于寸口；虚者，则人迎反小于寸口也。

［**校勘**］

①“腕”　《太素》卷八首篇、《素问》缪刺论王注均无。

②“遍”　原作“偏”，《灵枢》经脉篇作“循”。《圣济总录》作“遍”。《脉经》卷六、《太素》卷八首篇、《千金》膀胱腑、《三因方》、《十四经》、《读素问钞》均作“偏”。“偏”即“遍”，据改。

③“支”　正统本作“直”。

④“侠”　《灵枢》经脉篇、《太素》卷八均作“系”。

⑤“颊”　原作“额”。原校：“一作颊”。《灵枢》经脉篇、《太素》卷八首篇、《铜人》卷二、《十四经》均与原校同，据改，并删原校。

⑥“肿”　据《脉经》卷六、《千金》膀胱腑补。《灵枢》经脉篇、《太素》卷八首篇、《十四经》均作“痛”。疑此处有脱字。

⑦“不”　此下原有“为”字，据《灵枢》经脉篇、《脉经》卷六、《太素》卷八首篇、《千金》膀胱腑、《铜人》卷二、《十四经》删。

［**注释**］

[1]"手表腕" 指手腕背侧。

[2]"其支者,从耳后……至目兑眦" 《类经》十二经脉注:"此支从耳后翳风入耳中,过手太阳之听宫,出走耳前之耳门,过足少阳之客主人,交颊循和髎,上丝竹空,至目锐眦,会于瞳子髎穴。手少阳经止于此,而接乎足少阳经也。"

[3]"浑浑焞焞(tūn tūn 吞吞)" 《太素》卷八首篇注:"耳聋声也。"《类经》十二经病注:"不明貌"。此指耳的听觉不灵。

[4]"是主气所生病者" 《太素》卷八首篇注:"气谓三焦气液。"《类经》十二经病注:"三焦为水渎之府,水病必由乎气也。"

[语译] 三焦手少阳的经脉,起于无名指的尖端,上行沿无名指的外侧上出小指、无名指中间,循手腕的背侧,上走前臂背侧的桡骨与尺骨中间,穿过肘,沿上臂外侧上肩,交出足少阳经之后,经过缺盆向下,分布于膻中,散络于心包络,向下穿过膈膜,从胸至腹,遍属于上中下三焦。它的支脉从膻中上行出缺盆,上项,挟行耳后,直上至耳上角,由此屈折而下行于至颊部,与眼眶下部。又一支脉,从耳后,入耳中,再走出耳前,经过客主人前,与前脉相交于颊部,再至眼外角,与足少阳经相接。

本经如发生变动,就会出现耳聋,咽肿喉痹。本经所主气发生病变,就会出现汗出,眼外角痛,颊肿、耳后、肩、臑、肘、臂外侧等部都痛,无名指不能运动。这些病,邪气盛的,则人迎脉比寸口脉大一倍;正气虚的,则人迎脉反小于寸口脉。

[原文] 胆足少阳之脉,起于目兑眦,上抵头角[1],下耳后,循颈行手少阳之前[2],至肩上,却交出手少阳之后,入缺盆。其支①者,从耳后,入耳中,出走耳前,至目兑眦后。其支者,别目②兑眦,下大迎③,合手少阳④于颇(一本云别目兑眦,上迎手少阳于颇),下加颊车,下颈,合缺盆,以下胸中,贯膈络肝属胆;循胁里,出气街,绕毛际[3],横入髀厌[4]中。其直者,从缺盆下腋,循胸中,过季胁,下合髀厌中,以下循髀阳[5],出膝外廉,下⑤外辅

骨[6]之前，直下抵绝骨之端[7]，下出外踝之前，循足跗上，出⑥小指次指之端。其支者，别跗上，入大指之间，循大指岐骨⑦[8]内出其端，还贯入爪甲，出三毛。

是动则病口苦⑧，善太息[9]，心胁痛，不能反侧⑨，甚则面微尘⑩[10]，体无膏泽，足外反热，是为阳厥[11]。是主骨所生病者[12]，头面颔痛⑪，目兑眦痛，缺盆中肿痛，腋下肿⑫，马刀挟瘿[13]。汗出振寒，疟，胸⑬、胁、肋、髀、膝外至胻、绝骨、外踝前及诸节皆痛，小指次指不用。为此诸病，盛者，则人迎大一⑭倍于寸口；虚者，人迎反小于寸口也。

［校勘］

①“支” 此下《素问》五脏生成篇、诊要经终论、厥论篇王注均有“别”字。

②“目” 原无，据《太素》卷八首篇、《素问》厥论篇王注、《十四经》补。

③“大迎” 《素问》五脏生成篇王注作“颧”。

④“阳” 此下原有“抵”字，据《脉经》卷六、《千金》卷十一、《太素》卷八、《素问》厥论篇王注、《铜人》卷一删。

⑤“下” 此下《素问》厥论篇王注有“入”字。

⑥“出” 原作“入”，据《素问》阴阳离合论王注引《灵枢》经文、《脉经》卷六、《铜人》卷一改。

⑦“骨” 《脉经》卷六，《太素》卷八首篇均无。

⑧“口苦” 《素问》至真要大论新校正引本经作“喜呕，呕有苦”。

⑨“反侧” 《灵枢》经脉篇、《十四经》均作“转侧”。

⑩“面微尘” 《素问》至真要大论新校正引本经、《太素》卷八首篇均无“微”字、《灵枢》经脉篇作“面微有尘”、《十四经》作“面有微尘”。

⑪“头面颔痛” 《灵枢》经脉篇作“头痛颔痛”。《脉经》卷六、《铜人》卷一均作“头痛角颔痛”。《太素》卷八首篇作“头角

颇痛”。《十四经》作“头角颔痛”。

⑫“肿” 此下原有“痛”字，据《灵枢》经脉篇、《脉经》卷六、《太素》卷八首篇、《素问》至真要大论新校正引本经、《铜人》卷一、《十四经》删。

⑬“胸” 此下原有“中”字，据《灵枢》经脉篇、《太素》卷八首篇、《铜人》卷一、《十四经》删。

⑭“二” 原无，据《灵枢》经脉篇、《太素》卷八首篇、《脉经》卷六、《铜人》卷一补。

［注释］

［1］“头角” 即额角。

［2］“下耳后，循颈行手少阳之前” 《太素》卷八首篇注：“足少阳脉从耳后下颈向前至缺盆，屈迴向肩，至肩屈向后，复迴向颈，至颈始入缺盆。是则手少阳上肩，向入缺盆肩上，自然交足少阳也。足少阳从颈前下至缺盆向肩，即是行手少阳前也。”

［3］“毛际” 在此指阴毛之边际。

［4］“髀厌” 《太素》卷八首篇注：“股外髀枢名曰髀厌也”。

［5］“髀阳” 即大腿的外侧。

［6］“辅骨” 即腓骨。《铜人》注：“辅骨谓辅佐胻骨之骨，在胻之外。”

［7］“绝骨之端” 《类经》十二经脉注：“外踝上骨际曰绝骨，绝骨之端，阳辅穴也。”此处腓骨较凹陷，若从外踝向上推按，至此似绝，故称绝骨。

［8］“岐骨” “岐”通“歧”。《人镜经》：“（大趾）本节后为岐骨。”指第一、二跖骨间。

［9］“太息” 大声长叹叫太息。《类经》口问十二邪刺注：“太息者，息长而大，即叹息也。”

［10］“面微尘” 是形容面色灰暗，像颜面部蒙着灰尘。

[11]“阳厥” 《类经》十二经病注:“本经循髀阳,出膝外廉,下出外踝之前,故足外反热;木病从火,故为阳厥。”

[12]“是主骨所生病者” 《太素》卷八首篇注:“水以主骨,骨生足少阳,故足少阳痛病还主骨也。”《类经》十二经病注:“胆味苦,苦走骨,故胆主骨所生病。”此处文义不详,姑录两注,以供参考。

[13]“马刀挟瘿” 即瘰疬。生于颈旁,结核连续如贯珠者,名“挟瘿”(“瘿”古作“婴”、“缨”,为系帽子的带,指颈部而言);生于腋下者、名“马刀”(一云:疮形长似蚌者,名“马刀”)。两处病变常相关联,为颈腋部淋巴结核。

[语译] 胆足少阳的经脉,起于眼外角,上行额角,下至耳后,沿颈走于手少阳经的前面,至肩上,又交叉到手少阳经的后面,入缺盆。有一支脉,从耳后入耳中,出于耳前,至眼外角的后方。又一支脉,从眼外角下至大迎,与手少阳经会合到眼眶下,过颊车,下颈,与前脉合于缺盆,然后下行至胸中,向下穿过膈膜联络肝脏,会属于胆腑;复沿胁里,下行出于气街,绕过阴毛的边际,横入髀枢中。其直行的脉,从缺盆下腋,沿着胸中过季胁,与前一支脉在髀枢中会合,再向下沿大腿的外侧,向下行出膝外侧,下行于腓骨的前方,直下至外踝上方的腓骨凹陷处,下出于外踝前下方,循足背,出足第四趾的尖端。又一支脉,从足背入大趾之间,沿大趾次趾的骨缝内,至大趾尖端,再回走穿过爪甲,出甲后的丛毛处,与足厥阴经相接。

本经如发生变动,就会出现口苦,喜长声叹气,胸胁部作痛,身体不能转动,病甚则面色似微有灰尘,肌肤不润泽,足外侧发热,这叫做阳厥。本经所主骨发生病变,就会出现头、面、下颌痛,眼外角痛,缺盆中肿痛,腋下肿,马刀挟瘿,汗出振寒,疟疾,胸、胁、肋、髀与膝外侧直到胫骨、绝骨、外踝前及诸骨节都痛,足第四趾不能运动。这些病,邪气盛的,则人迎脉比寸口脉大一倍;正气虚的,则人迎脉反小于寸口脉。

［原文］ 肝足厥阴之脉，起于大指丛毛[1]之际，上循足跗上廉，去内踝一寸，上①踝八寸，交出太阴之后[2]，上腘内廉，循股阴[3]，入毛中，环阴器[4]，抵少腹，侠胃属肝络胆②，上贯膈，布胁肋，循喉咙之后，上入颃颡，连目系，上出额，与督脉会于巅③[5]。其支者，从目系，下颊里，环唇内[6]。其支者，复从肝，别贯膈，上注肺中④[7]。

是动则病腰痛，不可以俯仰，丈夫㿉疝，妇人少腹肿⑤[8]，甚则嗌干，面尘，脱色。是主肝所生病者，胸满呕逆，洞泄⑥[9]，狐疝，遗溺⑦，癃闭[10]。为此诸病，盛者，则寸口大一倍于人迎；虚者，则寸口反小于人迎也。

［校勘］

①“上” 原作“外”，据正统本及《灵枢》经脉篇、《脉经》卷六、《千金》肝脏、《太素》卷八首篇、《铜人》卷一、《十四经》改。

②“胆” 此下正统本有“其直者从肝”五字。

③“巅” 此下原校云：“一云：其支者，从小腹与太阴、少阳结于腰髁，夹脊下第三第四骨孔中。”《素问》刺腰痛论王注、《千金》肝脏与原校同。这一支脉，似是足厥阴脉自少腹分出与足太阴、足少阳经脉结于腰髁而下入中髎下髎的一支经脉，恐古经脱简已久，故皆未列入正文。今删原校。

④“中” 《灵枢》经脉篇、《太素》卷八首篇均无。

⑤“肿” 此下《太素》卷八首篇有“腰痛”二字。

⑥“洞泄” 《灵枢》经脉篇、《太素》卷八首篇均作“飧泄”。

⑦“溺” 原作“精”，据《灵枢》经脉篇、《脉经》卷六、《太素》卷八首篇、《千金》肝脏、《铜人》卷一改。

［注释］

[1]“丛毛” 即三毛。

[2]“交出太阴之后” 《铜人》卷一注：“足厥阴行足太阴之前，上踝八寸而厥阴复出太阴之后也。”

[3]“股阴” 即大腿的内侧。

[4]“环阴器” 《太素》卷八首篇注：“循阴器一周名环也。”

[5]“上出额，与督脉会于巅” 《太素》卷八首篇注：“督脉出两目上颠，故与厥阴相会也。”《十四经》注：“连目系，上出额，行临泣之里，与督脉相会于巅顶之百会也。”

[6]“从目系，下颊里，环唇内” 《十四经》注：“前此连目系上出额，此支从目系，下行任脉之外，本经之里，下颊里，交环于口唇之内。”

[7]“上注肺中” 《太素》卷八首篇注：“肺脉手太阴从中焦起，以次四脏六腑之脉，皆相接而起，唯足厥阴脉还迴从肝注于肺中，不接手太阴脉何也？但脉之所生，禀于血气，血气所生，起中焦仓廪，故手太阴脉从于中焦，受血气已，注诸经脉，中焦乃是手太阴受血气处，非是脉次相接之处，故脉环周至足厥阴，注入脉中，与手太阴脉相接而行，不入中焦也。”

[8]“少腹肿” 《类经》十二经病注：“妇人少腹肿即疝病也。”

[9]“洞泄” 《病源》：“洞泄者，痢无度也。”

[10]“癃闭” “癃”是小便不畅，点滴而出；“闭”是小便不通，点滴不出。一般统称为“癃闭”。

[语译] 肝足厥阴的经脉，起于足大趾丛毛的边缘，沿着足背上至内踝前一寸处，向上至内踝上八寸处，交出于足太阴经脉的后面，上腘窝内缘，沿股内侧上行，入阴毛中，环绕阴器，至少腹，挟胃上行入属肝脏，联络于胆腑，再向上穿过膈膜，散布于胁肋，从喉咙后面，经颃颡向上相连于目系，再上出额部，与督脉会于头顶中央。又一支脉，从目系下至颊里，环行唇内。又一支脉，从肝脏出来穿过膈膜，注于肺中，与手太阴肺经相接。

本经如发生变动，就会出现腰痛不能俯仰，男子则病㿗疝，妇女则患少腹肿，病甚则咽喉发干，面上如有灰尘，颜色不润泽。本经所主肝脏发生病变，就会出现胸中满闷，呕吐气逆，洞泄，狐疝,小便失禁或淋漓不通。这些病,邪气盛的,则寸口脉比人迎脉大一倍;正气虚的,则寸口脉反小于人迎脉。

[原文] 足少阴气绝,则骨枯。少阴者,冬①脉也[1],伏行而濡②[2]骨髓者也;故骨不濡(一作软)则肉不能著[3]骨也;骨肉不相亲[4],则肉濡而却[5];肉濡而却,故齿长而垢③,发无润泽;无润泽者骨先死。戊笃己死,土胜水也。

[校勘]

①"冬" 《太平圣惠方》骨极方论作"肾"。

②"濡" 《难经》二十四难作"温"。

③"垢" 《难经》二十四难作"枯"。

[注释]

[1]"少阴者,冬脉也" 《类经》阴阳气绝死期注:"足少阴者,肾也;肾属水,故为冬脉。"

[2]"濡" 渍也。在此为湿润的意思。

[3]"著" 附着的意思。

[4]"亲" 亲者,属也。亲近联属的意思。

[5]"肉濡而却" 指肌肉软弱萎缩。"濡"通"软",柔软的意思。"却"萎缩的意思。

[语译] 足少阴主骨,若是足少阴之气竭绝,骨就干枯。肾属水,应于冬,所以足少阴肾脉称为冬脉。它是伏行深部以濡养骨髓的,所以骨不得肾气濡养,肉就无所附着;骨肉不相联属,肌肉就软弱萎缩;肌肉萎缩,则齿龈亦萎缩,故齿长而多垢,头发枯槁而不润泽,这是骨气将要衰竭的征象。肾属水,戊己属土,土能胜水,所以肾病的危笃和死亡时期,多在长夏和四季土旺之时,或在戊己日。

[按语] 《素问》六节脏象论说:"肾者主蛰,封藏之本,精之处也,其华在发,其充在骨,为阴中之少阴,通于冬气。"这是说肾主藏精,主骨而生髓,精充则髓满,髓满则骨得其养,故肾"其充在骨"。精足则血亦足,发为血之余,齿为骨之余,骨、发、

齿同肾有极为密切的关系。因此，足少阴肾气绝，则出现骨肉不相亲，齿长而垢，毛发不泽等症状。

［原文］ 手少阴气绝，则脉不通①；脉不通，则血不流；血不流，则发②色不泽。故面色如黧[1]（一作漆柴）者，血先死。壬笃癸死，水胜火也。

《灵枢》③云：少阴终者，面黑齿长而垢，腹胀闭，上、下不通而终矣[2]。

［校勘］

①“通” 此下《脉经》卷三第二、《千金》心脏有“少阴者心脉也，心者脉之合也”十二字。

②“发” 《灵枢》经脉篇作“髦”。

③“灵枢” 正统本作“九卷”。本经他处皆曰“九卷”，惟此处曰“灵枢”。

［注释］

[1]“面色如黧（lí 梨）” 形容面容憔悴，黄黑而滞，晦暗无泽之象。黧，黑色，或云黑而黄。

[2]“少阴终者……上、下不通而终矣” 《类经》十二经终注：“手少阴气绝则血败，足少阴气绝则色如炲，故面黑也。肾主骨，肾败则骨败，故齿根不固长而垢也。手少阴之脉，下膈络小肠，足少阴之脉络膀胱，贯肝膈，故为腹胀闭。上下不通，则心肾隔绝，此少阴之终也。”

［语译］ 手少阴心主脉、若手少阴之气竭绝，则脉道不通；脉道不通，则血不流行；血不流行，则头发因失去濡养而色不润泽。所以面色黑而黄的，就是血脉将要衰竭的征象。心属火，壬癸属水，水能胜火，所以心病的危笃和死亡时期，多在冬季，或在壬癸日。

《灵枢》说：少阴经脉气绝而死的，多面色憔悴黑黄，齿龈萎缩，齿长而多垢，腹部胀满，气机闭塞，上下不通而死亡。

［按语］ 《素问》六节脏象论说：“心者，生之本，神之变也，

其华在面，其充在血脉，为阳中之太阳，通于夏气。”所以手少阴心气绝，则脉不通，血不行，发不泽（发为血之余），面色黑黄。

［原文］ 足太阴气绝，则脉不营其口唇。口唇者，肌肉之本也。脉弗营，则肌肉濡①；肌肉濡，则人中满②[1]（一作舌痿），人中满，则唇反。唇反者，肉先死。甲笃乙死，木胜土也。

［校勘］

①“濡” 《灵枢》经脉篇作“软”，《难经》二十四难作“不滑泽”。下同。

②“人中满” 《难经》二十四难作“肉满”。下同。《灵枢》经脉篇作“舌萎人中满”。

［注释］

[1]“人中满” 指人中部位肿满。

［语译］ 足太阴脾主肌肉，其荣在口唇。口唇是肌肉之本。若足太阴脾经之气竭绝，则经脉不能输布精微，致肌肉松软，人中部肿满，口唇外翻，这是肌肉将要衰竭的征象。脾属土，甲乙属木，木能胜土，所以脾病的危笃和死亡时期，多在春季，或在甲乙日。

［按语］ 《素问》六节脏象论说：“脾、胃……其华在唇四白，其充在肌，其味甘，其色黄，此至阴之类，通于土气。”所以足太阴气绝，则肌肉松软，人中肿满，其唇外翻。

［原文］ 手太阴气绝，则皮毛焦。太阴者①，行气温于皮毛者也。气弗营，则皮毛焦；皮毛焦，则津液去；津液去则皮节伤②；皮节伤，则皮③枯毛折。毛折者，气④先死。丙笃丁死，火胜金也。

《九卷》云：腹胀闭不得息，善噫，噫则呕⑤，呕则逆，逆则面赤；不逆上下不通，上下不通则面黑皮毛焦而终矣[1]。

［校勘］

①“者” 此下《难经》二十四难有“肺也”二字。

②“伤” 原作“著”，据《难经》二十四难、《脉经》卷三、《千

金》肺脏改,下同。

③“皮” 原作“爪”,据《难经》二十四难,《脉经》卷三校注、《千金》肺脏改。

④“气” 原作“毛”,据《脉经》卷三,《千金》肺脏改。

⑤“噫则呕” 原作“善呕”,据《素问》诊要经终论新校正改。

[注释]

[1]“腹胀闭不得息……皮毛焦而终矣” 《类经》十二经终注:“足太阴脉入腹属脾,故为腹胀闭;手太阴脉上鬲属肺而主呼吸,故为不得息。胀闭则升降难,不得息则气道滞,故为噫为呕;呕则气逆于上,故为面赤;不逆则否塞于中,故为上下不通。脾气败则无以制水,故黑色见于面;肺气败则治节不行,故皮毛焦而终矣。”

[语译] 手太阴肺主皮毛,皮毛赖肺行气布津以温养。若手太阴肺气竭绝,则肺气不能运行津液润泽皮毛,皮毛就会枯焦;皮毛枯焦,是津液耗损所致,津液耗损则皮肤和肌肉损伤,伤则毫毛损折。这是肺气将要衰竭的征象。肺属金,丙丁属火,火能胜金,所以肺病危笃和死亡的时期,多在盛夏,或在丙丁日。

《九卷》说:太阴经脉气绝。则腹胀闭塞,呼吸不利,时常嗳气和呕吐,呕吐则气上逆,气上逆则面赤;如果气不上逆则为上下不通,上下不通则面色发黑,皮毛枯焦而死。

[按语] 《素问》六节脏象论说:“肺者气之本,魄之处也,其华在毛,其充在皮,为阳中之太阴,通于秋气。”这是说肺主气,外合于皮毛,肺气竭绝,即不能输布津液润养皮毛,因而皮毛焦枯,故皮毛焦枯是肺气将要衰竭的征象。

[原文] 足厥阴气绝,则筋缩①。厥阴者,肝脉也;肝者,筋之合也;筋者,聚于阴器,而脉络于舌本。故脉弗营,则筋缩急;筋缩急,则引卵与舌,故唇青,舌卷,卵缩,则筋先死。庚笃辛死,金胜木也。

《九卷》云：中热嗌干，喜溺，烦心②，甚则舌卷，卵上缩而终矣[1]。

［校勘］

①“缩” 原作“弛”，《灵枢》经脉篇作“绝”。《脉经》卷三、《千金》肝脏均作“缩，引卵与舌”。作“缩”，始与下文文义相合，据改。

②“喜溺、烦心” 《素问》诊要经终论作“善溺、心烦”。

［注释］

［1］“中热嗌干……卵上缩而终矣” 《类经》十二经终注：“手厥阴心主之脉，起于胸中，出属心包络，下鬲历络三焦。足厥阴肝脉，循喉咙之后，上入颃颡，其下者循股阴，入毛中，过阴器，故为中热嗌干，善溺，心烦等病。又舌者心之官也，肝者筋之合也，筋者聚于阴器，而脉络于舌本，故甚则舌卷卵缩，而厥阴之气终矣。”

［语译］ 足厥阴肝主筋，若是足厥阴之气竭绝，筋就缩急拘挛。足厥阴是肝脉，肝合于筋，筋会聚于阴器，肝脉络于舌本，所以肝脉不能营运以养筋，筋就急缩而牵引到睾丸和舌根，出现唇口发青，舌卷，睾丸上缩等症状。这是筋气将要衰竭的征象。肝属木，庚辛属金，金能胜木，所以肝病危笃和死亡时期，多在秋季，或在庚辛日。

《九卷》说：厥阴经脉气绝，则胸中发热，咽干，小便频数，心烦，严重的则舌卷，睾丸上缩而死。

［按语］ 《素问》六节藏象论说：“肝者，罢极之本，魂之居也，其华在爪，其充在筋，以生血气，其味酸，其色苍，此为阴中之少阳，通于春气。”这是说肝主筋，肝脉环阴器，络舌本，环唇内，前阴又是宗筋所聚之处，所以足厥阴肝的脉气竭绝，即不能濡润于筋，因而出现筋急，唇青，舌卷，囊缩等症状。

［原文］ 五阴气①俱绝，则目系转[1]；转则目运[2]，运为志先死。故志先死，则远一日半而死矣。

[校勘]

①"气" 原无,据《灵枢》经脉篇补。

[注释]

[1]"转" 转动的意思。

[2]"目运" 即眩晕而视物不清。"运"通"晕"。

[语译] 五脏的精气皆上注于目。若五脏的精气竭绝,就出现目系转动;目系转动则两目眩晕,这是五脏所藏的神志已经衰竭的征象,不超过一天半就要死亡。

[原文] 太阳脉绝①,其终[1]也,戴眼[2],反②折[3],瘛疭[4],其色白,绝汗[5]乃出,则终矣。

[校勘]

①"太阳脉绝" 《素问》诊要经终论、《灵枢》终始篇均作"太阳之脉"。

②"反" 原作"及",据正统本及《素问》诊要经终论、《灵枢》终始篇改。

[注释]

[1]"终" 尽的意思,此处作死亡解。

[2]"戴眼" 目睛上视而不能转动。

[3]"反折" 即角弓反张。

[4]"瘛疭(qì zòng 契粽)" 筋急引缩为"瘛",筋缓纵弛为"疭"。手足时缩时伸,抽动不止者,称为"瘛疭"。与"抽搐"义同,俗名"抽风"。

[5]"绝汗" 《素问》诊要经终论王注:"绝汗,谓汗暴出如珠而不流,旋复干也。"

[语译] 太阳经脉气绝时,病人两目上视眼睛不转,腰背反张,手足抽掣,面色发白,绝汗出就要死亡。

[按语] 手太阳经脉的支别,上頔至目内眦,接足太阳经;足太阳经脉起于目内眦,上额交巅入络脑,还出别下项,循肩髆内夹脊抵腰中,下至足小趾外侧。足太阳主表,又主筋所生病,

所以有戴眼，反折，瘛疭，面色白，出绝汗等症，这都是太阳经脉气绝的征象。

［原文］ 少阳脉绝，其终也①，耳聋，百节尽纵[1]，目瞏②[2]系绝。系绝一日半③死，其死也，色青白④乃死。

［校勘］

①“少阳脉绝，其终也” 《素问》诊要经终论、《灵枢》终始篇均作“少阳终者”。

②“瞏” 原作“橐”，原校：“一作瞏，一本无此字”，《素问》诊要经终论与原校同，据改，并删原校。

③“一日半” 原作“一半日”，据《素问》诊要经终论、《灵枢》终始篇改。

④“色青白” 原作“目白”。原校：“一作色青白”。《灵枢》终始篇与原校同，据改，并删原校。

［注释］

[1]“百节尽纵” 即全身诸关节都弛缓。《素问》诊要经终论王注：“少阳主骨，故气终则百节纵缓。”《类经》十二经终注：“胆者，筋其应，少阳气绝，故百节皆纵也。”“纵”缓也。

[2]“瞏(qióng 琼)” 目直视如惊。

［语译］ 少阳经脉气绝时，病人耳聋，遍体骨节松懈，两目直视如惊，此为目系绝，目系绝一日半就要死亡，死时面色由青而白。

［按语］ 手足少阳经脉均入耳中，至于目锐眦，故经气绝则耳聋，目瞏系绝。少阳主骨所生病，胆又应筋，故有百节皆纵症状。面色青白，是木受金刑之色，故为死候。

［原文］ 阳明脉绝，其绝也①，口目动作[1]，善惊妄言[2]，色黄，其上下经盛[3]而不仁②，则终矣。

［校勘］

①“阳明脉绝，其绝也” 《灵枢》终始篇、《素问》诊要经终论均作“阳明终者”。

②“仁” 原作“行”,原校:“一作不仁”。《素问》诊要经终论与原校同,据改,并删原校。

[注释]

[1]“口目动作” 《类经》十二经终注:“手足阳明之脉,皆挟口入目,故为口目动作,而牵引歪斜也。”

[2]“善惊妄言” 《素问》诊要经终论王注:“胃病则恶人与火,闻木音则惕然而惊,又骂詈而不避亲疏,故善惊妄言也。”

[3]“上下经盛” 《素问》诊要经终论王注:“上谓手脉,下谓足脉也。经盛谓面目颈颔足跗腕胫皆躁盛而动也。”

[语译] 阳明经脉气绝时,病人口眼牵动歪斜,时时发惊,胡言乱语,面色发黄,当手足阳明经脉都出现脉动躁盛及皮肉麻木不仁时,就要死亡。

[原文] 六阳[1]俱①绝,则阴阳相离;阴阳相离则腠理发泄,绝汗乃出,大如贯珠,转出不流,则气先死矣。故旦占夕死,夕占旦死[2]。

此十二经之败也。

[校勘]

①“俱” 《灵枢》经脉篇作“气”字,《难经》二十四难“俱”前有“气”字。

[注释]

[1]“六阳” 太阳、阳明、少阳各分手足二经,故为六阳。

[2]“旦占夕死,夕占旦死” 《类经》阴阳气绝死期注:“汗本阴精,固于阳气,阳气绝则阴阳相离而腠理不闭,脱汗乃出,其死在顷刻间也。”

[语译] 六阳脉气都已竭绝,则阴阳两相分离;阴阳相离,则阳气失去固护作用,致腠理不闭,精气外泄而绝汗乃出,停滞于皮肤,如缀珠而不流,这是元气外脱的死证,凡是出现这种情况的,必然朝发夕死,夕发朝死。

以上就是十二经脉气绝的症状。

十二经脉络脉支别第一下

［原文］　黄帝问曰：经脉十二，而手太阴之脉独动不休，何也？

岐伯对曰：足阳明胃脉也。胃者，五脏六腑之海，其清气上注于肺，肺气从太阴而行之。其行也，以息往来，故人一呼脉再动①，一吸脉亦再动，呼吸不已，故动而不止。

［校勘］

①“人一呼脉再动”　原作：“人脉一呼再动”，据《灵枢》动输篇、《太素》脉行同异改。

［语译］　黄帝问：十二经脉中，惟独手太阴经脉跳动不止，这是为什么呢？

岐伯答：足阳明是胃脉。胃是滋养五脏六腑的资源，胃所化生的水谷精微，其清气上注于肺，肺气自手太阴经脉开始循行于十二经脉。经脉的循行是按着人的呼吸进行的，正常的情况是，人一呼脉搏跳动两次，一吸也是跳动两次，人的呼吸不止，所以脉搏的跳动也不停止。

［按语］　本节指出手太阴脉跳动不止，是与足阳明胃有密切的关系。胃为水谷之海，受纳水谷，化生精微，其清气上注于肺中，而与肺所受纳的空气相合，成为宗气。故其气运行，开始于手太阴，然后依次运行于十二经脉，周而复始，如环无端，昼夜不止，所以呼吸不停，脉搏也就跳动不止。

［原文］　曰：气口[1]何以独为五脏主？

曰：胃者，水谷之海，六腑之大源也[2]。五味入于口，藏于胃，以养五脏气。气口亦太阴也，是以五脏六腑之气味皆出于胃，变见于气口[3]。故五气[4]入于鼻，藏于心肺，心①肺有病而鼻为之不利也（《九卷》言其动，《素问》论其气。此言其为五脏之所主，相发明也）。

[校勘]

①“心” 原无，据正统本及《素问》五脏别论、《太素》人迎脉口诊补。

[注释]

[1]“气口” 《类经》气口独为五脏主注：“气口之义，其名有三：手太阴肺经脉也，肺主诸气，气之盛衰见于此，故曰气口；肺朝百脉，脉之大会聚于此，故曰脉口；脉出太渊，其长一寸九分，故曰寸口。是名虽三而实则一耳。”

[2]“胃者，水谷之海，六腑之大源也” 胃为水谷之海，主受纳水谷。人之饮食，均先入于胃，所以胃好象是汇聚水谷的大海。胃主化生水谷精微，以养脏腑百骸，所以胃又是脏腑营养的源泉。

[3]“变见于气口” “见”同现，《素问》五脏别论王注：“谷入于胃，气传与肺，精专者，循肺气行于气口，故云变见于气口也。”

[4]“五气” 指风、寒、暑、湿、燥天之五气。

[语译] 问：为什么诊察气口脉，就可以知道五脏气的变化呢？

答：胃是水谷之海，为六腑的源泉。凡是饮食五味入口，都先停留于胃，经过腐熟消化，化生精微以后，通过脾的转输，上归于肺，肺朝百脉，而散布于全身，以养五脏之气，外则行于手太阴经脉的气口，气口亦属手太阴，所以五脏六腑的气味，都是来源于胃，而外现于气口，故诊察气口，就可以知道五脏六腑的虚实变化。自然界的风、寒、暑、湿、燥五气入于鼻，也贮藏于心肺，鼻为肺窍，所以心肺有病，鼻往往也不通利。

[原文] 曰：气之过于寸口也，上出焉息？下入焉伏①[1]？何道从还？不知其极[2]也。

曰：气之离于脏也，卒然如弓弩之发，如水之下岸②[3]，上于鱼以反衰，其余气，衰散以逆上，故其行微也。

[校勘]

①“上出焉息？下入焉伏” “下入”原作“下出”，据嘉靖本改。《灵枢》动输篇作“上十焉息，下八焉伏”。《太素》脉行同异“出”、“入”二字皆无。

②“水之下岸” 原作“水岸之下”，据《灵枢》动输篇改。

[注释]

[1]“上出焉息？下入焉伏？” 息，生也。《类经》三经独动注：“上下言进退之势也……言脉之进也其气盛，何所来而生也……言脉之退也其气衰，何所去而伏也。”

[2]“极” 穷尽、彻底的意思。

[3]“水之下岸” 是形容脉气流行的急疾，如水之由山崖泻下。

[语译] 问：行经寸口的脉气，上自何处发生？下入何处潜伏？又是从何路而回的？我还不尽了解。

答：手太阴之脉气离内脏外出之时，其势急疾如离弦之箭，决岸之水，所以寸口常动。上行至鱼时，则如强弩之末，波余之水，其势已衰，所以其行若伏。其衰微的余气，散行逆流而回，所以其行迹幽微不可见。

[原文] 曰：足阳明因何而动？

曰：胃气上注于肺①，其悍气上冲头者，循咽②上走空窍，循眼系入络脑，出颔[1]，下客主人，循牙车，合阳明，并下人迎，此胃气别③走于阳明者也[2]，故阴阳上下，其动也若一[3]。故阳病而阳脉小者为逆，阴病而阴脉大者为逆。阴阳俱静④，与其俱动，若引绳，相倾者病[4]。

[校勘]

①“肺” 原作“胃”，据嘉靖本及《灵枢》动输篇、《太素》脉行同异改。

②“咽” 原作“喉”，据《灵枢》动输篇、《太素》脉行同异改。

③“别” 原无，据《灵枢》动输篇、《太素》脉行同异补。

④“静” 原作“盛”，据《灵枢》动输篇、《太素》脉行同异改。

[注释]

[1]“颔” 在此指“颔厌穴”处，其部位在曲周颞颥上廉。《类经》三经独动注：“此当在脑之下，鬓之前，客主人之上，其即鬓骨之上。”

[2]“此胃气别走于阳明者也” 《太素》脉行同异注：“胃者，水谷之海，五脏六腑皆悉禀之，别起一道之气合于阳明，故阳明得在经脉中长动，在结喉两箱名曰人迎，五脏六腑脉气并出其中，所以别走与余不同。”

[3]“故阴阳上下，其动也若一” 《太素》脉行同异注：“阴谓寸口，手太阴也；阳谓人迎，足阳明也。上谓人迎，下谓寸口，有其二义：人迎是阳，所以居上也，寸口是阴，所以居下也；又人迎在颈，所以为上，寸口在手，所以为下。人迎寸口之动，上下相应俱来，譬之引绳，故若一也。”

[4]“若引绳，相倾者病” “倾”，偏倾之意。此言若人迎与寸口之脉动静不一，而有所偏，即是病脉。

[语译] 问：足阳明脉为什么能动呢？

答：胃气上注到肺，其悍气上行到头，循着咽喉向上走入七窍，再循眼系入内络脑，从脑出于颔部，下行至客主人，循颊车而合于阳明本经，并下至人迎，这是胃气内发而别走阳明的动脉。所以手太阴脉下出寸口，足阳明脉上出人迎，都是借着胃气的输注，它们的搏动是一致的。因此，阳病时邪盛于外，人迎脉当大，若反小者为逆；阴病时气衰于内，寸口脉当小，若反大者为逆。阴脉和阳脉的大小动静，匀平协调，静则俱静，动则俱动，像引绳那样，是有胃气的平脉，若动静不等，有偏倾的，就是病脉。

[原文] 曰：足少阴因何而动？

曰：冲脉者，十二经脉之海也，与少阴之①络起于肾下，出于气街，循阴股内廉，斜入腘中，循胻骨内廉，并少阴之经，下入内踝之后，入[②]足下。其别者，斜入踝内，出属跗上，入大指之间，以[③]注诸络，以温足跗[④]。此脉之常动者也。

［校勘］

①“之” 此下《灵枢》动输篇、《太素》脉行同异均有“大”字。

②“入” 原无，据《灵枢》动输篇、《太素》脉行同异补。

③“以” 《灵枢》动输篇、《太素》脉行同异均无。

④“跗” 《灵枢》动输篇、《太素》脉行同异均作“胫”。

［语译］ 问：足少阴脉为什么能动呢？

答：冲脉是十二经脉的大海，与少阴的络脉都起源于肾下，出于胃经的气街，循大腿内侧后沿向下斜行入于腘中，复循胫骨内侧，与少阴经脉并行，下入内踝的后面，再下行入于足下。它的支别，斜入踝内而浮出于足背之上，从足背上入于大趾之间，灌注各个络脉，以温养足跗。这就是足少阴脉所以能常动的道理。

［按语］ 以上三节指出十二经脉中有三处之脉常搏动不休。一是手太阴的气口（见于手腕部）；一是足阳明的人迎（见于颈部）；一是足少阴的太溪（见于足内踝后）。前两者的搏动，与胃气和肺气有关，后者与冲脉有关。并指出，肺主气，胃为水谷之海，冲脉为血海，五脏六腑皆受其养，所以脉气的搏动虽分为三处，但仍是有机的统一整体，而其动也若一。若五脏六腑出现病变，也皆可从三处之脉的搏动反映出来。

［原文］ 曰：卫气[①]之行也，上下相贯，如环无端。今有卒遇邪气及逢大寒，手足不随[②]，其脉阴阳之道，相腧之会，行相失也，气何由还？

曰：夫四末，阴阳之会，此气之大络也[1]，四冲[③][2]者，气之径[④]也。故络绝则径通，四末解则气从合，相输如环。

黄帝曰：善！此所谓如环无端，莫知其纪，终而复始，此之谓也。

[校勘]

①“卫气” 《灵枢》动输篇、《太素》脉行同异均作“营卫”。

②“不随” 《灵枢》动输篇、《太素》脉行同异均作“懈惰”。义同。

③“冲” 《灵枢》动输篇、《太素》脉行同异均作“街”。

④“径” 原作“经”。原校:“经,一作径”正统本、《灵枢》动输篇、《太素》脉行同异与原校同,据改,下同,并删原校。

[注释]

[1]“四末,阴阳之会,此气之大络也” 四肢的末端是十二经脉开始或终止的部位,也是血气运行顺接联络之处,所以说四末是阴阳交会的地方,血气运行联络的大络。

[2]“四冲” 指头、胸、腹、胫等四处脉气通行的道路。当四末的大络受邪而阻绝时,气即通过四冲而达四末,以保持气血的循行。

[语译] 问:卫气的运行,是上下贯通,如环无端的。若突然感受邪气,或触犯严寒之气,使手足运动失灵,其脉气运行于阴阳表里的道路,和相互输注交会之处,也因此而散乱,在这样情况下,它的运行是怎样往还呢?

答:四肢的末端,是三阴三阳交会的地方,也是卫气运行顺接和联络的大络,四冲,是周身上下之气所通行的冲要径路。当四末的大络受到邪气的影响而被阻绝时,则四冲的径路通,气血仍可往还于四末,邪气解除后,卫气又复会合于四肢的大络,输注往还,如环无端。

黄帝说:好!所谓“如环无端,莫知其纪,终而复始”的道理,就是这样啊!

[原文] 十二经脉伏行于分肉之间,深而不见。其常见者,足太阴脉,过于外①踝之上[1],无所隐。故诸脉之浮而常见者,皆络脉也。六经络,手阳明少阳②之大络起五指间[2],上合

肘中[3]。饮酒者，卫气先行皮肤，先充络脉，络脉先盛，则卫气以平，营气乃满，而经脉大盛也[4]。脉之卒然动者，皆邪气居之。留于本末[5]，不动则热[6]，不坚则陷且空，不与众同，是以知其何脉之动也③。

［校勘］

①“外” 《太素》经络别异作“内”。

②“阳” 原作“阴”，据《灵枢》经脉篇、《太素》经络别异改。

③“动也” 《太素》经络别异作“病也”。

［注释］

[1]“足太阴脉，过于外踝之上” 《类经》经络之辨刺诊之法注：“足太阴，当作手太阴。经脉深而直行，故手足十二经脉，皆伏行分肉之间，不可得见，其有见者，惟手太阴一经，过于手外踝之上，因其骨露皮浅，故不能隐。下文云经脉者，常不可见也，其虚实也，以气口知之，正谓此耳。”按：本文指出十二经脉均深伏于分肉之间，隐而不现，而云足太阴外现于外踝之上，疑有误，《类经》之说，似可从。

[2]“起五指间” 《太素》经络别异注：“六阳络中，手阳明络，肺府之络也；手少阳络，三焦之络也。手阳明大肠之经，起大指次指之间，即大指次指及中指内间，手阳明络起也；手少阳经起小指次指间，即小指次指及中指外间，手少阳脉起也。故二脉络起五指间也。”

[3]“上合肘中” 《类经》经络之辨刺诊之法注：“其上行者，总合于肘中内廉厥阴曲泽之次。”此处指手阳明、少阳之络脉，在肘中内侧手厥阴经之曲泽穴附近汇合。

[4]“饮酒者……而经脉大盛也” 《类经》经络之辨刺诊之法注：“卫气者，水谷之悍气也。其气慓疾滑利，不入于经。酒亦水谷之悍气，其慓疾之性亦然。故饮酒者必随卫气先达皮肤先充络脉，络脉先盛，则卫气已平，而后营气满，经脉乃

盛矣。”

[5]“脉之卒然动者……留于本末”《太素》经络别异注：“十二经脉有卒然动者，皆是营卫之气将邪气入此脉中，故此脉动也，本末即是此经本末也。络脉将邪入于卫气，卫气将邪入于此脉本末之中，留而不出，故为动也。”

[6]“不动则热”《太素》经络别异注：“若邪在脉中盛而不动，则当邪居处，蒸而热也。”

[语译] 十二经脉都是隐伏在分肉之间循行，其部位较深，从体表上不容易看到，能看到的，只有足太阴脉通过足外踝部位，该处骨露皮薄无所隐蔽，所以明显易见。其他凡浮露在外能够看到的，都是络脉。手六经的络脉，以阳明、少阳两络为最大，都起于五指中间。二络上行，至肘中内侧手厥阴经曲泽穴的附近汇合。酒是熟谷之液，其性慓悍，与卫气相似。饮酒后酒随卫气外达皮肤，先充实了络脉，络脉盛满，卫气以平，因而营气盛满，经脉大盛。十二经脉中的任何一个经脉，突然搏动异常的，都是有邪气留在脉中所致。若邪气留在脉中，聚而不动，则郁而化热，脉必坚硬；脉不坚硬，即是寒邪盛，则多见脉陷下而虚空，出现与其他脉不同的情况，因此，可以知道某一脉中留有邪气。

[按语] 本节说明了以下几个问题：①由于经脉多伏行于分肉之间，故除足太阴循行于足外踝外，皆不浮现于外，凡浮现于外的，都是络脉。②手六经的络脉，以阳明、少阳两络为最大。两者皆起于手指之间，并上会合于肘中内侧。③由于酒气慓悍，故随卫气外达先充于络脉，然后充经脉，与气血先充经脉不同。④经脉突然出现异常搏动的，都是有邪气侵入脉中。上述四个问题是示人如何诊视络脉的正常与异常，在正常情况下，浮现于外的脉都是络脉；如出现异常现象时，不是因饮酒，就是因邪入脉中。饮酒者可在络脉充满后注入经脉，而经脉大盛，络脉转趋正常；但邪在脉中的，则脉或坚急或陷空，与饮酒者是有所区别的。

[原文]　雷公问曰:何以知经脉之与络脉异也?

黄帝答曰:经脉者,常不可见也。其虚实也,以气口知之。脉之见者,皆络脉也。诸络脉,皆不能经大节之间,必行绝道而①出入,复合于皮中,其会皆见于外[1]。故诸刺络脉者,必刺其结上,甚血者,虽无血结,急取之以泻其邪而出其血,留之发为痹也[2]。

[校勘]

①"道而"　《太素》经络别异作"而道"。

[注释]

[1]"诸络脉……其会皆见于外"　《类经》经络之辨刺诊之法注:"凡经脉所行,必由溪谷大节之间,络脉所行,乃不经大节,而于经脉不到之处,出入联络,以为流通之用。然络有大小,大者曰大络,小者曰孙络,大络犹木之干,行有出入;孙络犹木之枝,散于肤腠。故其会皆见于外。"

[2]"故诸刺络脉者……留之发为痹也"　《类经》经络之辨刺诊之法注:"凡刺络脉者,必刺其结上,此以血之所聚,其结粗突倍常,是为结上,即当刺处也。若血聚已甚,虽无结络,亦必急取之,以去其邪血,否则发为痹痛之病,今西北之俗,但遇风寒痛痹等疾,即以绳带紧束上臂,令手肘青筋胀突,乃用磁锋于肘中曲泽穴次,合络结上,砭取其血,谓之放寒,即此节之遗法,勿谓其无所据也。"

[语译]　雷公问:怎样就可以知道经脉与络脉的不同呢?

黄帝答:经脉行于分肉深部,是看不见的。它的虚实,可从气口诊察清楚。凡是显露在外的脉,都是络脉。各络脉,都不能经过大关节处,而是行在经脉不到处,出入与经脉联络,起着贯穿流通的作用。同时,大络和孙络,都是行于皮中,散在肌肤,它们的会合都显露在外。因此,凡刺各络脉时,必须在粗而高起的结络上,刺之出血。若邪血聚结已甚,虽无结络,也当急刺络脉以泄邪血,否则邪血留结不去,就会发生痹痛之病。

［原文］ 凡诊[1]络脉，脉色青则寒且痛[2]；赤则有热[3]；胃中有寒，则手鱼际①之络多青；胃中有热，则鱼际①之络赤[4]；其鱼②黑者，久留痹也；其有赤有青有黑者，寒热③也；其青而小短者，少气也。凡刺寒热者，皆多血络，必间日而一④取之，血尽乃止，调其虚实。其小而短者，少气，甚者泻之则闷，闷甚则仆不能言，闷则急坐之也。

［校勘］

①“际” 《太素》经络别异无此字。

②“鱼” 原作“暴”，据《太素》经络别异改。

③“热” 此下《灵枢》经脉篇有“气”字。

④“一” 原无，据《灵枢》经脉篇、《太素》经络别异补。

［注释］

[1]“诊” 视也，指诊视络脉的颜色而察病。

[2]“脉色青则寒且痛” 有寒则气血凝滞而不通，凝滞则脉色青，不通则痛。所以络脉色青的则寒而且痛。

[3]“赤则有热” 邪热在血，则气血之行急疾而充于络脉，所以络脉色赤主有热。

[4]“胃中有寒……则鱼际之络赤” 《太素》经络别异注：“色之候者，青赤二色候胃中也，皆候鱼络。胃者，手阳明脉与太阴合；太阴之脉循胃口至鱼，故候太阴之络，知胃寒热。”

［语译］ 在诊视络脉时，凡络脉色青的，是属于寒而且痛；色赤的是有热；胃中有寒，则手上鱼际部位的络脉，多现青色；胃中有热，则鱼际部位的络脉多现赤色；鱼际色黑的，是邪留日久的痹痛；时赤时黑时青的，是寒热错杂的病变；色青而小短的，青是阴寒太胜，其小短是阳气不足，主少气。在治疗时，凡系邪气侵袭皮毛未入于经而发寒热的，是病在血络，必须隔日一刺，去其瘀血，泻其邪气，瘀净邪去后，再察其虚实以调治之。若络脉小而短的，是气虚，气虚甚的不可再泻其血，泻之则其气更虚，会引起昏闷，甚至眩晕仆倒不能言语。当发现昏闷的时候，应该急

速扶其坐而屈之，使气恢复，即可苏醒过来。

［按语］　本节所谓“泻之则闷，闷甚则仆，不能言”，是说体质素虚元气亏损的患者，以针泻之，其气更虚，而发生昏闷，不省人事的晕针现象。临床上遇到晕针患者，应该立即停针，使他安卧，或扶之静坐，给予温开水或白糖水饮之，一般很快就会苏醒。必要时也可采取其它措施以急救。

［原文］　手太阴之别[1]，名曰列缺，起于腕上分间，并太阴之经直入掌中，散入于鱼际。其病实则手兑骨①掌热，虚则欠𫉂[2]，小便遗数。取之去腕一寸半②，别走阳明[3]。

［校勘］

①“骨”　《灵枢》经脉篇、《太素》十五络脉均无。

②“半”　原无，据本经卷三第二十四、《太素》十五络脉补。

［注释］

[1]“别”　与“络”同义。《灵枢注证发微》注：“夫不曰络而曰别者，以此穴由本经而别走邻经也。”

[2]“欠𫉂（qū 祛）”　《类经》十五别络病刺注：“欠𫉂，张口伸腰也，虚因肺气不足，故为欠𫉂。”

[3]“取之去腕一寸半，别走阳明。”　《类经》十五别络病刺注：“此太阴之络，别走阳明，而阳明之络曰偏历，亦入太阴，以其相为表里，故互为注络以相通也，他经皆然。”

［语译］　手太阴经的络脉，名叫列缺，起于腕后上侧分肉之间，去腕一寸半处。别出走于手阳明经，其与本经并行的脉，直入手掌中散布在鱼际处。若邪气实，则腕后高骨及手掌发热；肺气虚则呵欠伸腰，小便不禁或频数。治疗时，应取其别列缺穴，虚则补之，实则泻之。

［原文］　手少阴之别，名曰通里，去①腕一寸②，别而上行，循经入于心③中，系舌本，属目系。实则支鬲，虚则不能言。取之腕后一寸，别走太阳。

［校勘］

①“去” 原作“在”，据《灵枢》经脉篇、《太素》十五络脉改。

②“寸” 此下原有“半”字，据正统本、《灵枢》经脉篇、《太素》十五络脉及本经卷三第二十五改。

③“心” 《千金》心脏作“咽”。

[语译] 手少阴经的络脉，名叫通里，在腕后内侧一寸处，别出走于手太阳经，循本经上行的脉入于心中，再上行联系舌本，属于目系。若邪气实，则心膈间支撑不舒，心气虚则不能言。治疗时，应取其别通里穴，虚则补之，实则泻之。

[原文] 手心主之别，名曰内关，去腕二寸，出于两筋之间，循经以上，系于心包，络心系。实则心痛，虚则为烦心①。取之两筋间。

[校勘]

①“烦心” 《灵枢》经脉篇作“头强”。

[语译] 心主手厥阴经的络脉，名叫内关，在腕后内侧二寸处，出两筋中间，别出走于手少阳经，其循本经上行的脉，系于心包，络于心系。若邪气实，就会出现心痛；正气虚就心烦不宁。治疗时，应取其别内关穴，虚则补之，实则泻之。

[按语] “烦心”《灵枢》经脉篇作“头强”。心主手厥阴心包络所生病，实则心痛，虚则烦心，用内关治疗，是临床常用而有效的方法。至于头强亦用内关，在临床虽是少用，而其疗效，也是比较显著的，如属虚性头痛连及颈项，治以内关为主，或配天柱、大杼或配风池，即属此例。这因为内关通于阴维脉，能补阴气，降逆火。故作“烦心”或“头强”，根据临床体会，于理皆通。又杨上善云：“检《明堂经》两筋间下，有别走少阳之言，此经无者，当是脱也。”按文例亦当如是，故从其说。

[原文] 手太阳之别，名曰支正，上腕五寸，内注少阴；其别者，上走肘，络肩髃。实则节①弛肘废[1]，虚则生肬[2]，小者如指痂疥[3]。取之所别。

［校勘］

①“节”　原作“筋”，据《灵枢》经脉篇、《太素》十五络脉改。

［注释］

［1］“节弛肘废”　《灵枢集注》张志聪注：“手太阳小肠主液，实则津液留滞，不能淖泽于骨，是以节弛肘废”。

［2］“肬（yóu 由）”　是皮肤上的赘生物。

［3］“小者如指痂疥”　《灵枢识》：“此谓肬之多生，如指间痂疥之状”。

［语译］　手太阳经的络脉，名叫支正，从腕上外侧五寸处别出，向内灌注入手少阴经；其别而上行的，过肘络于肩髃穴处。若邪气实，则骨节弛缓，肘不能活动；正气虚则血气不行，脉络阻滞，皮上生肬，所生之肬小而多，像手指间患痂疥一样。治疗时，应取其别支正穴，虚则补之，实则泻之。

［原文］　手阳明①之别，名曰偏历，去腕三寸，别走太阴；其别者上循臂，乘肩髃②，上曲颊偏齿；其别者入耳，会于宗脉[1]。实则龋[2]齿耳聋，虚则齿寒痹③鬲[3]。取之所别。

［校勘］

①“明”　原作“名”，据正统本、《灵枢》经脉篇、《太素》十五络脉改。

②“髃”　原作“髑”，据正统本、《灵枢》经脉篇、《太素》十五络脉改。

③“痹”　《太素》十五络脉作“痺”。

［注释］

［1］“会于宗脉”　《灵枢》口问篇云：“耳者，宗脉之所聚也。”此指本经别出的脉入耳，与结聚于耳中的宗脉会合。

［2］“龋（qǔ 取）”　即龋齿，俗称“虫牙”。

［3］“痹鬲”　指膈间闭塞不通。

［语译］　手阳明经的络脉，名叫偏历，在腕侧上三寸处，别

出走入手太阴经；其别而上行的，循臂上肩髃，过颈上曲颊，偏入下齿中；其别出的脉入耳，与结聚于耳中的经脉相会合。若邪气实，则龋齿，耳聋；正气虚则齿寒，膈间闭塞不通。治疗时，应取其别偏历穴，虚则补之，实则泻之。

[原文] 手少阳之别，名曰外关，去腕二寸，外绕臂，注胸中，合心主。实则肘挛，虚则不收。取之所别。

[语译] 手少阳经的络脉，名叫外关，在腕后二寸两骨中间，上行绕臂外侧，注入胸中，会合于手心主之脉。若邪气实，则肘部拘挛；正气虚，则肘部弛缓。治疗时，应取其别外关穴，虚则补之，实则泻之。

[原文] 足太阳之别，名曰飞扬，去踝七寸，别走少阴。实则窒鼻(一云鼽窒)，头背痛，虚则鼽衄。取之所别。

[语译] 足太阳经的络脉，名叫飞阳，在足外踝上七寸处，别出走入足少阴经。若邪气实，则为鼻塞不通，头和背痛；正气虚，则为鼻流清涕或出血。治疗时，应取其别飞阳穴，虚则补之，实则泻之。

[原文] 足少阳之别，名曰光明，去踝上五寸，别走厥阴，并经下络足跗。实则厥，虚则痿躄[1]，坐不能起。取之所别。

[注释]

[1]“实则厥，虚则痿躄”《太素》十五络脉注：“少阳之络，腰以上实，多生厥逆病也；腰以下脉虚则痿躄，跛不能行也。”此处所说的厥，当系热厥，是因阴虚阳实，络脉阻闭，阴阳在四末不相顺接所致。“痿躄”，见本经卷十第四。

[语译] 足少阳经的络脉，名叫光明，在足外踝上五寸处，别出走入足厥阴经，其与本经并行的脉下络足跗。若邪气实，则发生热厥病，正气虚，则痿躄不能行走。治疗时，应取其别光明穴，虚则补之，实则泻之。

[原文] 足阳明之别，名曰丰隆，去踝八寸，别走太阴；其别者，循胫骨外廉上络头项，合诸经之气，下络喉嗌。其病气逆，

则喉痹卒①喑[1]，实则颠狂，虚则足不收，胫枯。取之所别。

［校勘］

①“卒” 原作“瘁”，《灵枢》经脉篇同。据《太素》十五络脉改。

［注释］

［1］“卒喑” 即突然失音。“卒”，突然。“喑”，说话时发不出声音。

［语译］ 足阳明经的络脉，名叫丰隆，在足外踝上八寸处，别出走入足太阴经；其别出而上行的脉，沿着胫骨外缘向上络于头项，会合诸经的脉气，向下络于喉咽。若邪气上逆，则为喉痹和突然失音，邪气实，则神志失常而发颠狂；正气虚，则足弛缓无力，胫部枯槁不润。治疗时，应取其别丰隆穴，虚则补之，实则泻之。

［原文］ 足太阴之别，名曰公孙，去本节后一寸，别走阳明；其别者，入络肠胃。厥气上逆则霍乱[1]，实则肠①中切痛，虚则鼓胀。取之所别。

［校勘］

①“肠” 《脉经》卷六、《太素》十五络脉均作“腹”。

［注释］

［1］“厥气上逆则霍乱” 《类经》十五别络病刺注：“厥气者，脾气失调而或寒或热，皆为厥气，逆而上行，则为霍乱。本经入腹属脾络胃，故其所病如此。”霍乱，见本经卷十一第四。

［语译］ 足太阴经的络脉，名叫公孙，在足大趾本节后一寸处，别行交于足阳明经；其别而上行的脉，入腹络于肠胃，若厥气上逆，则发生霍乱；邪气实则肠中切痛；正气虚，则腹胀如鼓。治疗时，应取其别公孙穴，虚则补之，实则泻之。

［原文］ 足少阴之别，名曰大钟，当踝后绕跟，别走太阳；其别者，并经上走于心包，下外①贯腰脊，其病气逆则烦闷，实则癃闭，虚则腰痛。取之所别。

［校勘］

①“外”　《灵枢》经脉篇同。《脉经》卷六、《太素》十五络脉、《千金》肾脏均无，疑衍。

［语译］　足少阴经的络脉，名叫大钟，在足内踝的后面，环绕足跟，交于足太阳经；其别出而上行的脉，与本经并行走入心包，向下贯入腰脊。若邪气上逆，则心烦闷乱，邪气实，则小便点滴不爽或不通；正气虚，则腰痛。治疗时，应取其别大钟穴，虚则补之，实则泻之。

［原文］　足厥阴之别，名曰蠡沟，去内踝上①五寸，别走少阳。其别者，循经②上睾，结于茎。其病气逆，则睾肿卒疝，实则挺长热③[1]，虚则暴痒。取之所别。

［校勘］

①“上”　《灵枢》经脉篇、《太素》十五络脉、《圣济总录》均无。

②“循经”　《脉经》卷六同。《灵枢》经脉篇作“经胫”，《太素》十五络脉作“循胫”。

③“热”　《灵枢》经脉篇无。

［注释］

[1]“挺长热”　《太素》十五络脉注：“此络上囊聚于阴茎也。挺长，阴挺出长也。”《灵枢集注》张志聪注：“挺，即阴茎也。”

［语译］　足厥阴经的络脉，名叫蠡沟，在足内踝上五寸处，别出交入足少阳经。其别而上行的脉，循本经所行径路上至阴囊，络结于阴茎。若邪气上逆，就会发生阴囊肿大和突然发生疝痛；邪气实，则阴茎挺长而热，正气虚则阴部奇痒。治疗时，应取其别蠡沟穴，虚则补之，实则泻之。

［原文］　任脉之别，名曰尾翳[1]，下鸠尾，散于腹。实则腹皮痛，虚则搔痒。取之所别。

［注释］

［1］“尾翳” 《太素》十五络脉注：“尾则鸠尾，一名尾翳，是心之蔽骨。”本经卷三第十九云：“鸠尾一名尾翳，任脉之别。”此穴在胸骨剑突下五分处。《东医宝鉴》“尾翳”作“会阴”。《类经》十五别络病刺注：“尾翳误也，任脉之络名屏翳，即会阴穴，在大便前小便后，两阴之间任督冲三脉所起之处。”以上二说似不可从。本经奇经八脉曰：“任脉起于中极之下，以上毛际，循腹里。”后世注家认为任督二脉，都起于胞宫，出于会阴，督由会阴行于背，任由会阴行于前，是一源二歧。结合本节所云：“下鸠尾，散于腹”，说明会阴是任脉出处，而尾翳则是任脉下行散腹的别络。再以本络脉虚实所见之证候论之，腹皮痛和搔痒二证，亦无刺会阴者，故仍应以“尾翳”为是。

［语译］ 任脉的别络，名叫尾翳，由此别出下行，散于腹部。若邪气实，则腹皮痛，正气虚，则皮肤发痒。治疗时，应取其别尾翳穴，虚则补之，实则泻之。

［原文］ 督脉之别，名曰长强，侠脊上项散头上；下当肩胛左右，别走太阳，入贯膂。实则脊强，虚则头重高摇之，挟脊之有过者①（《九墟》无此九字）。取之所别。

［校勘］

①“高摇之，挟脊之有过者” 原校：“《九墟》无此九字。”《灵枢》有此九字。惟《东医宝鉴》引《灵枢》及《十四经》、《圣济总录》均无。

［语译］ 督脉的别络，名叫长强，在尾骶骨下端与肛门之间，其脉挟脊上行至项，散行头上；又下行于肩胛两旁走入太阳经，入贯膂肉。若邪气实，则脊强，不可俯仰；正气虚，则头重而颤动摇摆，此属挟脊左右经脉发生的病。治疗时，应取其别长强穴，虚则补之，实则泻之。

［原文］ 脾之大络，名曰大包，出渊腋下三寸，布胸胁。实则一身尽痛，虚则百节①皆纵。此脉若罗络之血者［1］，皆取之②。

［校勘］

①“节” 原作“脉”，据《灵枢》经脉篇、《太素》十五络脉改。

②“之” 此下《灵枢》经脉篇有“脾之大络脉也”六字，《太素》十五络脉有“所别”二字。

［注释］

［1］“罗络之血者” 《灵枢注证发微》注：“此脉若罗纹之络，其络中必有血。”

［语译］ 脾之大络脉，名叫大包，从渊腋下三寸别出而散布在胸胁。脾主灌溉四旁，营养全身，邪气实，则大络瘀滞不通而全身疼痛；正气虚，则谷气不足而百节弛纵无力。如果此脉出现有像网罗样的络脉，为有瘀血，应尽刺之以去其血。

［按语］ 前节言足太阴经别络为公孙，而此节又言脾之大络为大包，前者是太阴与阳明相互灌注的络，后者则是脾经灌溉四旁的大络，二络是有分别的。

［原文］ 凡此十五络[1]者，实则必见，虚则必下，视之不见，求之上下，人经不同，络脉异所别也[2]。

［注释］

［1］“十五络” 《灵枢注证发微》注：“此篇以督之长强，任之尾翳，为十五络，《难经》以阳跷、阴跷之络为十五络。殊不知督脉所以统诸阳，任脉所以统诸阴，还以《灵枢》为的也。”《类经》十五别络病刺注：“本篇足太阴之别，名曰公孙，而复有脾之大络，名曰大包；足阳明之别，名曰丰隆，而平人气象论复有胃之大络，名曰虚里。然则诸经之络惟一，而脾胃之络各二，盖以脾胃为脏腑之本，而十二经皆以受气者也。”

［2］“实则必见……络脉异所别也” 《太素》十五络脉注：“盛则血满脉中，故必见，虚则脉中少血，故必下；脉下难见，故上下求之。人之禀气得身，百体不可一者，岂有经络而得同乎，故须上下求之，方得见也。”

［语译］ 以上所说的十五别络，在邪气实时，就明显易见；

在正气虚时,脉就陷下。脉陷下而视之不见时,可在络脉的上下寻求,因为人的体质不同,所以络脉的分布也必有差别。

[按语] 以上十九节,首先叙述了经脉和络脉的区别,以及循行径路和发病症状,并指出“刺结上”、“刺络脉”、“刺络穴”等治疗方法。所谓“刺络脉者必刺其结上”,是泻其潴留聚结的瘀血,为“菀陈则除之”的方法;所谓“甚血者,虽无血结,急取之以泻其邪,而出其血”,是泻其络脉出血以去邪热的方法;所谓“取之所别”,是刺络脉的络穴以调阴阳而通气血的方法。这是根据不同疾病,指出针刺络脉的原则。

[原文] 黄帝问曰:皮有分部[1],脉有经纪,愿闻其道。

岐伯对曰:欲知皮部以经脉为纪者[2],诸经皆然。阳明之阳,名曰害蜚[3]。十二经上下同法[4],视其部中有浮络者,皆阳明之络也。其色多青则痛,多黑则痹,黄赤则热,多白则寒,五色皆见,则寒热也[5]。络盛则入客于经[6]。阳主外,阴主内。

[注释]

[1]“皮有分部” 指人体皮肤上有十二经脉分属的部位。《素问注证发微》注:“人身之皮,分为各部,如背之中行为督脉,督脉两旁四行属足太阳经,胁后背旁属足少阳经,胁属足厥阴经是也。”

[2]“经脉为纪者” 指皮的分部,是以经络为纲纪。纪,记也。

[3]“害蜚” 《素问》皮部论王注:“蜚,生化也,害,杀气也,杀气行则生化弭,故曰害蜚。”《素问注证发微》注:“阳明而曰害蜚者,阳气自盛,万物阳极,则有归阴之义,故曰害蜚,物之飞者,尤为属阳也。”《吴注素问》注:“害,与阖同。所谓阳明为阖是也。蜚,蠢动也,盖阳明者面也,面者,午也,五月阳气蠢动,而一阴气上,与阳始争,是阖其阳也。”《类经》阴阳内外病生有纪注:“蜚,古飞字,蜚者,飞扬也,言阳盛而浮也,凡盛极者必损,故阳之盛也,在阳明,阳之损也亦在阳明,是以阳明之阳,名

曰害蜚。"《素问直解》注:"阳明之阳,行身之前而主阖,阖则不开,有害于飞,故名曰害蜚。蜚,犹开也。"《素问识》:"害、盍、阖,古通用,《尔雅》释宫:阖,谓之扉。《说文》阖,门扉也。一曰闭也。蜚,音扉。害蜚,即是阖扉。"按以上各家对害蜚的说法,颇不一致,并且不易理解,姑并录之,以供参考。

[4]"十二经上下同法" "上"指手经,"下"指足经,"同法"指十二经络脉病的诊法与阳明经脉的诊法相同。

[5]"五色皆见,则寒热也" 《太素》经脉皮部注:"青、赤、黄等为阳色也,白、黑二种,为阴色也,今二色俱见,当知所病有寒热也。"

[6]"络盛则入客于经" 《太素》经脉皮部注:"盛,大小络盛也,大小络中痛、痹、热、寒、寒热五邪,盛者则循络入经也。"

[语译] 黄帝问:人身皮肤有十二经分属的部位,脉络的分布有纵有横,愿听听这些道理。

岐伯答:要想知道皮肤的分属部位,应以经脉循行的径路为纲纪,各经都是这样。阳明经的阳叫做"害蜚",十二经脉诊察络脉的方法,都与手足阳明经脉的诊法相同。凡是在阳明经脉循行部位中浮现的络脉,都属于阳明经的络脉。这些络脉多青色的,则病痛;多黑色的,则病痹;黄赤色的,病属热;多白色的病属寒;若五色兼见,属于寒热错杂的病。一般的说,凡是络脉的邪气盛,就会内传于经脉,因为络脉在外属阳,经脉在内属阴,外邪的侵入,往往是由络传经,由表传里的。

[原文] 少阳之阳,名曰枢杼①[1](一作持)。视其部中有浮络者,皆少阳之络也。络盛则入客于经。故在阳者主内,在阴者主出②,以渗于内也[2]。诸经皆然。

[校勘]

①"杼" 《素问》皮部论作"持"、《太素》经脉皮部作"特"。

②"出" 原作"外",据《素问》皮部论、《太素》经脉皮部改。

［注释］

［1］“枢杼” 《吴注素问》注：“枢，枢轴也。所谓少阳为枢，是也。持，把持也。盖少阳居于表里之间，犹持枢轴也。”“枢”《说文》“户枢也。”即门臼，俗称门转心。“枢杼”主运转门户，以司开合而分内外。在此是比喻少阳之阳，主动转出入之机，如同户枢一样。

［2］“在阳者主内，在阴者主出，以渗于内也” 《太素》经脉皮部注：“少阳络盛则入于经，故主内也；经盛外溢故主出也。诸阴阳络主内出者，例以此知也。”《素问直解》注：“络为阳主外，络盛客经，则阳气内入，故在阳者主内；经为阴主内，阳气内入，则阴气外出，故在阴者主出；出而复入，以渗于内。”

［语译］ 少阳经的阳，叫做“枢杼”。观察少阳经脉循行部位中有浮现的络脉，都属于少阳的络脉。如果在络的邪气盛，就会内传于本经。所以邪在阳分（络），主传入内（经），邪在阴分（经），主出于外或渗入于内。各经的内外出入，都是这样。

［原文］ 太阳之阳，名曰关枢[1]。视其部中有浮络者，皆太阳之络也。络盛则入客于经。

［注释］

［1］“关枢” 《吴注素问》注：“关，固卫也。少阳为枢，转布阳气，太阳则约束而固卫其转布之阳，故曰关枢。”太阳主一身之表，具有固卫作用，故名关枢。

［语译］ 太阳经的阳，叫做“关枢”。观察太阳经脉循行部位中，有浮现的络脉，都属于太阳经的络脉。若络脉的邪气盛，就会传入于本经。

［原文］ 少阴之阴，名曰枢檽①[1]。视其部中有浮络者，皆少阴之络也。络盛则入客于经，其入于经也，从阳部注于经[2]，其出者，从阴部内注于骨[3]。

［校勘］

①“檽” 原作“儒”，据正统本、《素问》皮部论新校正引本

经、《太素》经脉皮部改。

[注释]

[1]“枢槁” 此云少阴之阴,介于太阴、厥阴之间,具有运转阴阳的作用,所以喻作“枢槁”。与“少阴为枢”之义同。

[2]“从阳部注于经” 《太素》经脉皮部注:“从阳络部注于阳经也。”

[3]“其出者,从阴部内注于骨” 《类经》阴阳内外病生有纪注:“谓出于经而入于骨,即前少阳经云:在阴者主出以渗于内之义。”

[语译] 少阴经的阴,叫做“枢槁”。观察少阴经脉循行部位中,有浮现的络脉,都属于少阴经的络脉。如果络脉的邪气盛就会内传其经,邪气传于其经,是先从络脉(阳部)而注入于经脉(阴部),然后从经脉(阴部)出而向内注入于骨。

[原文] 心主之阴,名曰害肩[1]。视其部中有浮络者,皆心主之络也。络盛则入客于经。

[注释]

[1]“害肩” 《素问》皮部论王注:“心主脉入腋下,气不和则妨害肩腋之动运。”《素问注证发微》注:“肩者重也,万物从阴而沉,而此阴气实有以杀之,故曰害肩。”《吴注素问》注:“厥阴脉上抵腋下,故曰害肩。害,阖同,盖言阖聚阴气于肩腋之分,所谓厥阴为阖是也。”《类经》阴阳内外病生有纪注:“肩,任也,载也。阳主乎运,阴主乎载,阴盛之极,其气必伤,是阴之盛也在厥阴,阴之伤也,亦在厥阴,故曰害肩。然则阳明曰害蜚,此曰害肩者,即阴极阳极之义。”《素问直解》注:“心主之阴,起于胸中而主阖,阖则不能外任,故曰害肩。肩,犹任也。”《素问识》:“盖肩,楄同,枅也:《说文》:“枅,屋栌也……”《集韵》:“枅,或作楄。阖楄者,谓阖扉上容枢之枅与。”众说不一,未知确解。

[语译] 心主手厥阴经的阴,叫做“害肩”。观察厥阴经脉循行部位中,有浮现的络脉,都属于厥阴经的络脉。如果络脉的

邪气盛,就会内传于本经。

[原文] 太阴之阴,名曰关蛰①[1]。视其部中有浮络者,皆太阴之络也。络盛则入客于经。

[校勘]

①"蛰" 正统本、《素问》皮部论新校正引本经均作"执"。《太素》经脉皮部作"枢"。

[注释]

[1]"关蛰" 《素问》皮部论王注:"关闭蛰类使顺行藏。"《类经》阴阳内外病生有纪注:"关者固于外,蛰者伏于中。阴主藏而太阴卫之,故曰关蛰。"《素问识》:"《甲乙经》蛰作执。盖蛰,是槷之讹,槷,闑同。"《释文》:"槷,门橛也,"《周礼》考工记郑注:"闑,古文作槷,乃门中橛也。关槷者,取义于门中之橛,左右之扉所合处欤。"

[语译] 太阴经的阴,叫做"关蛰"。观察太阴经脉循行部位中,有浮现的络脉,都属于太阴经的络脉。如果络脉的邪气盛就会内传本经。

[按语] 以上六节所谓"害蜚"、"枢杼"、"关枢"、"枢檽"、"害肩"、"关蛰"等,是古人以取类比象的方法,以门扉的开合枢转,比拟人气的开合枢转来说明阴阳在生理上的功能。另外,文中所叙述的"阴阳"、"内外"、"出内"等,系说明病邪的传变规律,对于诊断和治疗,具有一定意义。

[原文] 凡此十二经络脉者,皮之部也。是故百病之始生也,必先客于皮毛,邪中之,则腠理开,开则入客于络脉,留而不去,传入于经,留而不去,传入于腑,廪[1]于肠胃,邪之始入于皮也,淅然起毫毛,开腠理;其入于络也,则络脉盛,色变[2];其入客于经也则盛,虚乃陷下。其留于筋骨之间,寒多则筋挛骨痛;热多则筋弛骨消,肉烁[3]䐃①破[4],毛直而败[5]也。

[校勘]

①"䐃" 原作"腘"。据正统本、《素问》皮部论、《太素》经

脉皮部改。

[注释]

[1]"廪" 《素问》皮部论王注:"积也,聚也。"

[2]"络脉盛,色变" 《素问》皮部论王注:"盛谓盛满,变谓易其常也。"即上文所云五色为病。

[3]"肉烁(shuò 朔)" 指肌肉因热盛而消瘦。烁,消也。

[4]"䐃破" 《吴注素问》注:"䐃者,肩、肘、髀厌皮肉也。䐃破者,人热盛则反侧多而皮破也。"

[5]"毛直而败" 《类经》阴阳内外病生有纪注:"液不足而皮毛枯槁也。"

[语译] 以上十二经的络脉,都分属于皮肤各部。因此,百病的发生,必先从皮毛开始。病邪中于皮毛,则腠理开,腠理开则病邪侵入络脉,留而不去,就内传入经脉,若再留而不去,就传入于腑,聚积于肠胃。当病邪开始侵入皮毛之时,使人恶寒,毫毛直竖,腠理开泄;病邪侵入络脉,使络脉盛满,色变异常;病邪侵入经脉,则经脉邪盛,这是由于经气虚而致病邪陷入的。若病邪留在筋骨之间,寒气盛则血脉凝涩,而筋挛骨痛;热气盛则阴液耗损而筋骨痿弱无力,皮肉破坏,毛发枯槁。

[原文] 曰:十二部,其生病何如?

曰:皮者,脉之部也。邪客于皮,则腠理开,开则邪入客于络脉,络脉满则注于经脉,经脉满则入舍于腑脏。故皮有分部,不愈而生大病也。

[语译] 问:皮之十二部,发生病变是怎样呢?

答:皮是十二经的络脉部署部位。邪气侵入皮肤,则腠理开泄,腠理开泄,则邪气侵入络脉,络脉之邪盛满则传注入于经脉,经脉之邪盛满则又内传于腑脏。所以皮上十二经分属部位发生了病变,如果不能及时治愈,邪气便会内传而生大病。

[按语] 以上两节说明外邪侵袭人体,先从皮毛开始,进而由络入经,内传脏腑,这是外感病的一般发展规律。所谓"虚

乃陷下”，是强调了“邪之所凑，其气必虚”的道理，就是说人的皮肤，虽为邪气侵入之处，而疾病的形成，都是肌体的抵抗力不足所致。

［原文］ 曰：夫络脉之见，其五色各异，其故何也？

曰：经有常色，而络无常变。

［语译］ 问：络脉显露于外，五色各不相同，这是什么缘故？

答：经脉的颜色经常不变，而络脉则没有常色，多随四时之气变化。

［原文］ 曰：经之常色何如？

曰：心赤，肺白，肝青，脾黄，肾黑，皆以应其经脉之色也。

［语译］ 问：经脉的常色怎样？

答：心主赤，肺主白，肝主青，脾主黄，肾主黑，都与其所属经脉的主色相应。

［原文］ 曰：其络之阴阳，亦应其经乎？

曰：阴络之色应其经，阳络之色变无常[1]，随四时而行。寒多则凝泣，凝泣则青黑；热多则淖泽①，淖泽则黄赤；此其常色者，谓之无病。五色俱见，谓之寒热。

［校勘］

①“泽” 原作“潩”，原注：“音潩”。正统本、《素问》经络论、《太素》经脉皮部均作“泽”，据改，并删原注。

［注释］

［1］“阴络之色应其经，阳络之色变无常” 《类经》经有常色络无常变注：“此言络有阴阳，而色与经应，亦有同异也。脉度篇曰：经脉为里，支而横者为络，络之别者为孙。故合经络而言，则经在里为阴，络在外为阳。若单以络脉为言，则又有大络、孙络在内在外之别，深而在内者是为阴络，阴络近经，色则应之，故分五行以配五脏而色有常也；浅而在外者，是为阳络，阳络浮显，色不应经，故随四时之气以为进退，而变无常也。”

[语译] 问:阴络与阳络,亦与其经脉的主色相应吗?

答:阴络的色与其经脉相应,阳络的色,不与其经脉相应,是随着四时的气候转移而变化无常。如寒气多则血气滞涩,色显青黑;热气多则血气润泽滑利,色显黄赤。只要色应四时,就是无病正常的色。假如五色同时现露,那就是阴阳变乱,寒热交错的病了。

[原文] 曰:余闻人之合于天道①也,内有五脏,以应五音、五色、五味、五时、五位[1];外有六腑,以合六律[2],主持阴阳②诸经[3],而合之十二月、十二辰、十二节[4]、十二时[5]、十二经水、十二经脉。此五脏六腑所以应天道也。夫十二经脉者,人之所以生,病之所以成,人之所以治,病之所以起,学之所以始,工[6]之所止,粗[6]之所易,上③之所难也,其离合出入[7]奈何?

曰:此粗之所过[8],上之所悉[9]也,请悉言之:

[校勘]

①"道" 原作"地",据《灵枢》经别篇、《太素》经脉正别改。

②"主持阴阳" 《灵枢》经别篇作"建阴阳。"《太素》经脉正别作"建主阳。"

③"上" 《太素》经脉正别作"工"。

[注释]

[1]"五位" 指东、南、西、北、中。

[2]"六律" 我国古代音乐的律制,用三分损益法截竹为管,分为十二个不同的长度,以所发音之高下清浊作为音调的准则。其音自低至高,依次名为黄钟、大吕、太簇、夹钟、姑洗、仲吕、蕤宾、林钟、夷则、南吕、无射、应钟,称为十二律。其奇数为阳,称为律,偶数为阴,称为吕,故又称六律六吕,又简称律吕。

[3]"主持阴阳诸经" 即主持六阴六阳,以应十二经的意思。

[4]"十二辰、十二节" "十二辰":即子、丑、寅、卯、辰、

巳、午、未、申、酉、戌、亥十二地支。“十二节”：即立春、惊蛰、清明、立夏、芒种、小暑、立秋、白露、寒露、立冬、大雪、小寒等十二节气。

[5]“十二时” 指一昼夜分为十二时辰。《左传》杜预注：“分夜半、鸡鸣、平旦、日出、食时、隅中、日中、日昳、晡时、日入、黄昏、人定十二时。汉，太初改朔以后，十二时则以十二支为纪。夜半为子时，鸡鸣为丑时，平旦为寅时……日中为午时……余类推。”

[6]“工” “粗”工，是指知识渊博的医生；粗，是指知识浅陋的医生。

[7]“离合出入” 《太素》经脉正别注：“经脉之别，曰离与出，复还本经，曰合与入也。”《类经》十二经离合注：“十二经脉，已具前经脉篇，但其上下离合，内外出入之道，犹有未备，故此复明其详。然经脉篇以首尾循环言，故上下起止有别，此以离合言，故但从四末始，虽此略彼详，然义有不同，所当参阅”。

[8]“过” 《类经》十二经离合注：“过犹经过。谓忽略不察也。”

[9]“悉” 明析的意思。

[语译] 问：我听说人与自然界事物是相应的，内有五脏以应五音、五色、五味、五时、五位；外有六腑以应六律。六律有六阴六阳以应人体阴阳十二经，以应时令的十二月、十二辰、十二节、十二时，以及地之十二经水，人之十二经脉。这是五脏六腑和自然界一切事物相应的情况。十二经脉，是人体运行气血的径路。人的生存，疾病的发生，以及人体的健康和疾病的痊愈，莫不与经脉的作用有关。这些理论，初学者必须从此学起，就是知识渊博的人，也要进一步去研究它。因此，医者必须首先学好这个理论，然后才能掌握治疗疾病的技术。但经络学说，理论非常深奥，粗率的医生只学点皮毛，谓其寻常易懂；高明的医生知其应变无穷，觉得

很难学精。请你谈谈经脉在人体上循行，是怎样离合与出入的？

答：对经脉的离合与出入，粗率的医生往往忽略过去，高明的医生却认识的很清楚。请让我详细谈谈。

［原文］ 足太阳之正，别[1]入于腘中，其一道下尻五寸，别入于肛，属于膀胱，散之肾，循膂，当心入散；直者，从膂上出于项，复属于太阳。此为一经也。

［注释］

［1］“正，别” 《太素》经脉正别注：“十二大经，复有正别，正谓六阳大经别行还合腑经；别谓六阴大经别行合于腑经，不还本经，故名为别。”又：“足三阳大经从头至足，其正别则从足向头，其别皆从足指大经终处，别而上行，并至其出处而论属合也。足三阴大经，从足至胸，其正别则从足上行向头，亦至其出处而言属合。”这里所说的“正”，“别”，是指从正经别出而行的另一脉道，也属正经，它与前文所说某经之“别”，贯通阴阳相互灌注的别络不同。以下各节其意均同。

［语译］ 足太阳经脉别出而行的正经，入于腘窝中，其一道上行至尻下五寸处，别行入于肛门，内行腹中属于膀胱本腑，散行至肾脏，循膂肉之里上行当心脏的部位入内而散；其直行的，从膂肉上出于项，复属于太阳本经，内外同为一经。

［原文］ 足少阴之正，至腘中，别走太阳而合，上至肾，当十四椎，出属带脉；直者，系舌本，复出于项，合于太阳。此为一合（《九墟》云：或以诸阴之别者，皆为正也）。

［语译］ 足少阴经脉别出而行的正经，至膝腘窝中，别出一脉与足太阳相合上行至肾，当十四椎处，出而联属带脉；其直行的，从肾上行系于舌根，又出于颈项合并于足太阳经脉。这是阴阳表里的第一合。

［原文］ 足少阳①之正②，绕髀入于毛际，合于厥阴，别者入季胁之间，循胸里，属胆，散之肝上③贯心，以上侠咽，出颐[1]

颔中，散于面，系目系，合少阳于外眦。

［校勘］

①“阳”　原作“阴”，据正统本、《灵枢》经别篇、《太素》经脉正别改。

②“正”　此下原有“或以诸经别者为正”八字。原校：“一本云：绕髀入于毛际，合于厥阴”。《灵枢》经别篇、《太素》经脉正别与原校同，据删改，并删原校。

③“肝上”　原作“上肝”，据正统本改。

［注释］

［1］“颐”　《类经图翼》：“颔中为颐。”《医宗金鉴》：“颐，口角后腮下。”

［语译］　足少阳经脉别出而行的正经，上行绕髀，至阴毛处与足厥阴经脉相合；别出一脉入季胁间，沿胸里属胆本腑，散行至肝脏，上贯入心脏，上行挟咽两旁，出于颐颔中，散布于面，系于目系，与足少阳本经合于外眼角处。

［原文］　足厥阴之正，别跗①上，上至毛际，合于少阳，与别俱行。此为二合。

［校勘］

①“跗”　正统本作“膝”。

［语译］　足厥阴经脉别出而行的正经，自足背别行，上至阴毛处，与足少阳别行的正经相合上行。这是阴阳表里的第二合。

［原文］　足阳明之正，上至髀，入于腹里，属于胃，散之脾，上通于心，上循咽，出于口，上頞顺，还系目系①，合于阳明。

［校勘］

①“系”　原无，据《灵枢》经别篇、《太素》经脉正别补。

［语译］　足阳明经脉别出而行的正经，上行至髀，深入腹里，属于胃腑，散行至脾脏，上通于心，循咽出于口，上行鼻柱的上部及眼眶的下方，联系目系相合于足阳明本经。

［原文］ 足太阴之正①，则别②上至髀，合于阳明，与别俱行，上络③于咽，贯舌本④。此为三合。

［校勘］

①"正"《太素》经脉正别作"别"。

②"则别"《灵枢》经别篇、《太素》经脉正别均无，疑衍。

③"络"原作"终"，据正统本、《太素》经脉正别改。《灵枢》经别篇作"结"。

④"本"《灵枢》经别篇作"中"。

［语译］ 足太阴经脉别出而行的正经，上至髀与足阳明别行的正经相合上行，上络咽，贯入舌本。这是阴阳表里的第三合。

［原文］ 手太阳之正，指地[1]，别入于肩解，入腋走心，系小肠。

［注释］

[1]"指地" 见下"手少阳之正"按语。

［语译］ 手太阳经脉别出而行的正经，指地，别入于肩后胛缝处，别行入腋下，走入心脏，下行系于小肠本腑。

［原文］ 手少阴之正①，别入②于渊腋两筋之间，属于心③，上走喉咙，出于面，合目内眦。此为四合。

［校勘］

①"正"《太素》经脉正别作"别"。

②"入"原作"下"，据《灵枢》经别篇、《太素》经脉正别改。

③"属于心"原作"属心主"，据《灵枢》经别篇、《太素》经脉正别改。

［语译］ 手少阴经脉别出而行的正经，走入腋下三寸，足少阳经渊腋穴处两筋中间，入属于心本脏，与手太阳经入腋走心的别行经脉相合，上行于喉咙，出于面部，与手太阳的支脉合于目内眦。这是阴阳表里的第四合。

[原文] 手少阳之正，指天，别于巅，入于缺盆，下走三焦，散于胸中。

[语译] 手少阳经脉别出而行的正经，指天，别于巅顶，进入缺盆，下走三焦本腑，散行于胸中。

[按语] “手太阳之正，指地”，“手少阳之正，指天”，其文费解，历代注家众说不一，今录于后，以供参考。《太素》经脉正别注：“地，下也。手太阳正从手至肩，下行走心，系小肠，为指地也。小肠即太阳也。手之六经，惟此一经下行，余并上行向头也。”“天，上也。手少阳之正，提□上颠，为指天也。下走三焦，即手少阳上散胸中也”。《类经》十二经离合注：“指地者，地属阴，居天之内，手太阳内行之脉，别于肩解，入腋走心，系于小肠，皆自上而下，自外而内，故曰指地。”“指天者，天属阳，运于地之外，手少阳之正，上别巅，入缺盆，下走三焦，散于胸中，包罗脏腑之外，故曰指天。”《灵枢集注》张志聪注：“少阳，初阳也，从阳而生，自下而上，故曰指天。曰指地者，谓手合于足也；曰指天者，谓足合于手也。盖分手足二经，则为六合，谓阴阳之气，只三合矣”。又《灵枢》经脉篇中，手少阳经脉未见至巅之文，此云“别于巅”，不详，待考。

[原文] 手心主之正，别下渊腋三寸[1]。入胸中，别属三焦，出循喉咙，出耳后，合少阳完骨[2]之下。此为五合。

[注释]

[1]“别下渊腋三寸” 《灵枢注证发微》注：“别于腋下之天池穴。”

[2]“完骨” 《释骨》：“玉枕骨下高以长，在耳后曰完骨。”今谓乳突骨。

[语译] 手心主厥阴经脉别出而行的正经，别于腋下之天池穴处，入于胸中，别走联属三焦，出而上行，沿喉咙，出于耳后，在完骨的下方与手少阳经脉相合。这是阴阳表里的第五合。

［原文］ 手阳明之正，从手循膺乳[①]，别于肩髃，入柱骨，下走大肠，属于肺，上循喉咙，出缺盆，合于阳明。

［校勘］

①“从手循膺乳” 正统本无此五字。

［语译］ 手阳明经脉别出而行的正经，从手上行，循胸前膺乳之间，其内行者，别于肩髃穴处，行入于天柱骨，经过缺盆向下走入大肠本腑，又上行联属于肺脏，再向上沿喉咙，出于缺盆，相合于手阳明本经。

［原文］ 手太阴之正，别入渊腋少阴之前，入走肺，散之大肠[①]，上出缺盆，循喉咙，复合阳明。此为六合。

［校勘］

①“大肠” 原作“太阳”，据正统本、《太素》经脉正别改。

［语译］ 手太阴经脉别出而行的正经，别出入于渊腋，行手少阴经的前方，入走于肺本脏，散行至大肠，再上行出缺盆，循喉咙相合于手阳明经。这是阴阳表里的第六合。

［按语］ 十二经离合，是十二经脉分出别道而行的，仍属于正经范围。它的作用虽和十二经脉都是全身气血运行的径路，但它的循行方向，不同于十二经脉的循行径路，而是按十二经脉的表里关系，分为六个离合，阴经与阳经，互相配合，并行出入，都是从正经的四肢部分别出，深入内脏而后到了头颈。阳经别出，行过相表里的脏器后，仍合于本经；阴经别出，则只行过所属的本脏后，仍合于表里相应的阳经。生理上，它辅佐十二经脉对于内脏和体表的联系，体现了手足三阴三阳在表里关系上的离合出入和相互灌注，同十二正经、十五络脉、奇经八脉等，构成了运行气血的循环体系。

奇经八脉第二

［提要］ 本篇论述了奇经八脉的循行路线及其生理、病

理。其主要内容有：

一、手足三阴三阳经脉循行的逆顺，及少阴之脉独下行的原因。

二、奇经八脉的循行路线、生理功能及发病的症候。

[原文] 黄帝问曰：脉行之逆顺[1]奈何？

岐伯对曰：手之三阴，从脏走手；手之三阳，从手走头；足之三阳，从头①走足；足之三阴，从足走腹。

[校勘]

①“头” 原作“项”，据正统本、《灵枢》逆顺肥瘦篇、《太素》冲脉改。

[注释]

[1]“脉行之逆顺” 经脉从身走向四肢为顺，从四肢上行至身为逆。

[语译] 黄帝问：经脉循行的逆顺情况是怎样呢？

岐伯答：手三阴经脉，是从内脏走到手；手三阳经脉，是从手走到头；足三阳经脉，是从头走到足；足三阴经脉，是从足走到胸腹。

[按语] 本节概括的指出十二经脉的循行方向，以便于正确的运用针刺手法。现将十二经脉循行方向附表说明。

十二经脉起止表

阴阳	手　足	经　名	起点与终点
三阴经	手之三阴从脏走手	手太阴肺经	从脏出中府穴，止于手大指端之少商穴
		手少阴心经	从脏出极泉穴，止于手小指端之少冲穴
		手厥阴心主经	从脏出天池穴，止于手中指端之中冲穴

续表

阴阳	手　足	经　名	起点与终点
三阴经	足之三阴从足走腹	足太阴脾经	从足大趾端之隐白穴，走腹，上止于大包穴
		足少阴肾经	从足心之涌泉穴，走腹，上止于俞府穴
		足厥阴肝经	从足大趾端之大敦穴，走腹，上止于期门穴
三阳经	手之三阳从手走头	手太阳小肠经	从小手指端之少泽穴，止于头之听宫穴
		手阳明大肠经	从手次指端之商阳穴，止于头之迎香穴
		手少阳三焦经	从无名指端之关冲穴，止于头之丝竹空穴
	足之三阳从头走足	足太阳膀胱经	从头之睛明穴，止于足小趾端之至阴穴
		足阳明胃经	从头之承泣穴，止于足次趾端之厉兑穴
		足少阳胆经	从头之瞳子髎穴，止于足四趾端之窍阴穴

[原文]　曰：少阴之脉独下行何也？

曰：冲脉者，五脏六腑之海也，五脏六腑皆禀焉。其上者出于颃颡，渗诸阳，灌诸阴①。其下者注少阴之大络[1]，出于气冲②，循阴股内廉，斜入腘中，伏行骭③骨内，下至内踝之后属而别；其下者，并④于少阴之经，渗三阴；其前者，伏行出跗属⑤[2]，下循跗入大指间，渗诸络而温肌肉。故别络结则跗上不动，不动则厥，厥则寒矣。

［校勘］

①“阴”　《灵枢》逆顺肥瘦篇、《太素》冲脉均作“精”。

②“气冲”　本卷第四、《灵枢》逆顺肥瘦篇、《太素》冲脉均作“气街”。

③“胻”　原作“髀”，据本卷第一下改。

④“并”　原作“至”，据本卷第一下、《灵枢》逆顺肥瘦篇、《太素》冲脉改。

⑤“跗属”　原作“属跗”，据《灵枢》逆顺肥瘦篇、《太素》冲脉改。

［注释］

[1]“少阴之大络”　《灵枢注证发微》注：“肾经之大络曰大钟。”

[2]“跗属”　指胫骨与足背相接处。《太素》冲脉注：“胫骨与跗骨相连之处，曰属也。”

［语译］　问：少阴之脉独下行，是什么原因？

答：冲脉为五脏六腑之海，五脏六腑都禀其血而受其养。冲脉的循行路线，向上出于颃颡，能渗灌诸阳经脉和诸阴经脉。其下行的脉注于少阴之大络，从气冲而出，循阴股的内侧，斜行入于腘中，伏行于胫骨之内，下至内踝之后而分为二支，一支向下行，并于少阴之经，渗入肝、脾、肾三阴经；一支向前行，从内踝伏行出跗属，下沿着足背入足大趾间，渗灌诸络脉以温养肌肉。因此，冲脉的别络郁结不通，足背的脉便不搏动，脉不动就厥逆足冷。

［按语］　本节与本卷第一下“足少阴因何而动”一节的文同而义异，彼言少阴脉动的原因，此言冲脉循行、功能和发生病变的具体症候。

［原文］　曰：何以明之？

曰：以言道之，切而验之，其非必动，然后可以明逆顺之行也[1]。

[注释]

[1]“以言道之……然后可以明逆顺之行也” 《类经》肥瘦婴壮逆顺之刺注:“何以明者,恐人因厥而疑畏也,故先导以言,次切其脉,其有素所必动,而今则非者,如冲阳、太溪、太冲等脉,当动不动,乃可知其不动者为逆,动者为顺,而其厥逆微甚,可以明矣。”

[语译] 问:怎样就可以诊断清楚呢?

答:先用语言进行开导,以消除病人的顾虑,然后用手按其跗上之脉,如果其脉不动,是冲脉受邪,为逆;如果其脉仍然跳动,说明冲脉未受邪,为顺。并可从其脉之动与不动中,得知厥逆足寒是否为冲脉受邪所致。

[原文] 冲脉、任脉者,皆起于胞中[1],上循脊里[2],为经络之海。其浮而外者,循腹上(一作右)行,会于咽喉,别而络唇口。血气盛则充肤热肉,血独盛则渗灌①皮肤,生毫毛。妇人有余于气,不足于血,以其月水下②,数脱血[3],任冲并伤故也。任冲之③脉,不营其④唇,故髭须不生焉。

[校勘]

①“渗灌” 《灵枢》五音五味篇、《太素》任脉均作“澹渗”,义同。

②“月水下” 《灵枢》五音五味篇、《太素》任脉均无。

③“之” 此下原有“交”字,据《灵枢》五音五味篇、《太素》任脉删。

④“其” 此下《灵枢》五音五味篇、《太素》任脉均有“口”字。

[注释]

[1]“胞中” 《太素》任脉注:“此经任脉起于胞中,纪络于唇口,皇甫谧录《素问经》任脉起于中极之下……但中极之下,即是胞中,亦是胞门子户,是则任脉起处同也。……胞门与子户相近,任冲二脉,起于中也。”

[2]“脊里” 指脊柱之内。

[3]“数脱血” 指妇女因月经来潮而时常脱血。

[语译] 冲脉和任脉，都起于胞中，向上循行于脊柱之内，为经络之海。其浮行在外的，沿着腹部上行，会于咽喉，分别络绕唇口的周围。二脉的血气皆盛，则充盈皮肤，温煦肌肉；若血独盛，则渗灌到皮肤而生长毫毛。妇人气常有余而血常不足，这是因为月经按时来潮，时常失血，以致冲任损伤，任冲的血脉不能营运到唇，所以不生胡须。

[原文] 任脉者，起于中极之下，以上①毛际，循腹里，上关元，至咽喉，上颐，循面入目②。

[校勘]

①“下，以上” 原作“上，以下”，据《素问》骨空论、《难经》二十八难、《太素》冲脉注、《圣济总录》改。

②“上颐，循面入目” 原作“上颐循目入面”，据《素问》骨空论改。正统本及《难经》二十八难、《素问》新校正引本经均无此六字。

[语译] 任脉起于中极穴的下面，上行到毛际曲骨穴处入腹，循腹里上行，经过关元等穴，到达咽喉，再上颐循面而入于目。

[原文] 冲脉[1]者，起于气冲[2]，并少阴①之经[3]，侠脐上行，至胸中而散（其言冲脉与《九卷》异）。

[校勘]

①“少阴” 《难经》二十八难、《素问》骨空论新校正引本经及正统本均作“阳明”。

[注释]

[1]“冲脉” 《难经》二十八难杨玄操注：“冲者，通也。言此脉下至于足，上至于头，通受十二经之气血，故曰冲焉。”

[2]“起于气冲” 《奇经八脉考》：“冲脉起于会阴，侠脐而行，直冲于上，为诸脉之冲要，故曰十二经脉之海。”

[3]“并少阴之经” 《难经》二十八难虞庶注:“《素问》曰:‘并足少阴之经’,《难经》却言‘并足阳明之经’,况少阴之经,侠脐左右各五分,阳明之经,侠脐左右各二寸,气冲又是阳明脉气所发,如此推之,则冲脉自气冲起,在阳明、少阴二经之内,侠脐上行,其理明矣,大体督脉、任脉、冲脉,此三脉皆自会阴穴会合而起,一脉分为三岐,行于阴阳部分不同,故名各异也。”《类经》任冲督脉为病注:“冲脉,起于气街,并足少阴之经会于横骨、大赫等十一穴,侠脐上行,至胸中而散,此言冲脉之前行者也。然少阴之脉,上股内后廉,贯脊属肾,冲脉亦入脊内,为伏冲之脉,然则冲脉之后行者,当亦并少阴无疑也。痿论曰:冲脉者,经脉之海也,主渗灌溪谷,与阳明合于宗筋,阴阳总宗筋之会,会于气街而阳明为之长……五音五味篇曰:冲脉任脉皆起于胞中,上循背里,为经络之海,其浮而外者,循腹右上行,会于咽喉,别而络口唇。逆顺肥瘦篇曰:冲脉者五脏六腑之海也,其下者,注少阴之大络,出于气街。又云:其下者并于少阴之经,渗三阴。动输篇曰:冲脉者,十二经之海也,与少阴之大络,起于肾下,出于气街,并足少阴之经入足下……海论曰:冲脉者,为十二经之海,其输上在于大杼,下出于巨虚之上下廉,按:此诸篇之义,则冲脉之下行者,虽会于阳明之气街,而实并于足少阴之经。且其上自头,下自足,后自背,前自腹,内自溪谷,外自肌肉,阴阳表里无所不涉……故凡十二经之气血,此皆受之以荣养周身,所以为五脏六腑之海也。”按:关于冲脉并少阴或并阳明的问题,今多从本经,然诸书记载不一,选录于此,以供参考。

[语译] 冲脉起于气冲穴,与足少阴经相并,侠脐上行,到胸中而散行。

[原文] 任脉为病,男子内结七疝[1],女子带下瘕聚[2]。

[注释]

[1]“七疝” 《难经汇注笺正》云:“疝之有七,隋唐以前,谓有厥疝、癥疝、寒疝、气疝、盘疝、胕疝、狼疝之名。元以后,则

曰寒疝、筋疝、水疝、气疝、血疝、癞疝、狐疝。要之，疝以气言，皆气滞不行为病”。

[2]“带下瘕聚” 带下，指赤白带下。瘕，指癥瘕。聚，指积聚。

[语译] 任脉发生病变，在男子则腹内结为七疝，在女子则有带下和积聚病。

[原文] 冲脉为病，逆气里急。

[语译] 冲脉发生病变，则气逆上冲，腹里拘急疼痛。

[原文] 督脉为病，脊强反折[1]（亦与《九卷》互相发也）。

[注释]

[1]“脊强反折” 督脉循行于脊里，故病则脊强直而反张。

[语译] 督脉发生病变，则脊背强直，甚则角弓反张。

[原文] 曰：人有伤于阴，阴气绝而不起，阴不为用[1]，髭须不去，宦者[2]独去，何也？

曰：宦者，去其宗筋[3]，伤其冲脉，血泻不复，皮①肤内结，唇口不营，故无髭须。天②宦[4]者，其任冲之脉不盛，宗筋不成，有气无血，口唇不营，故髭须不生。（督脉者，经缺不具，见于营气曰：上额循巅下项中，循脊入骶，是督脉也。）

[校勘]

①“皮” 《太素》任脉作“肉”。

②“天” 原作“夫”，据《灵枢》五音五味篇、《太素》任脉改。

[注释]

[1]“阴气绝而不起，阴不为用” 指阳痿不举。

[2]“宦者” 亦云宦人，指过去王朝宫中的阉官。是割去阴茎、睾丸的人。

[3]“宗筋” 《太素》任脉注“人有去其阴茎，仍有髭须，去其阴核须必去者，则知阴核并茎为宗筋也。”

[4]“天宦” 《灵枢集注》张志聪注：“天宦者，谓之天阉。

不生前阴，即有而小缩，不挺不长，不能与阴交而生子，此先天所生之不足也。”

［语译］ 问：有的人伤损了阴器，阴器遂痿而不举，但胡须仍然照常生长，而宦者却不生胡须，怎样理解呢？

答：宦者割去了宗筋，因而伤其冲脉，血气损伤过多，不能恢复，皮肤内结滞不通，血气即不能营运充盈到唇口，所以不生胡须。天宦，是生理上的缺陷，先天的禀赋不足，任冲二脉气血不旺盛，宗筋也不成长，虽有形气，而血不能充盈口唇，所以也不生胡须。

［原文］ 《素问》曰：督脉者，起于少腹以下骨中央[1]，女子入系廷孔[2]，其孔，溺孔之端[3]也。其络循阴器，合纂间，绕纂后[4]，别绕臀，至少阴，与巨阳中络者，合少阴上股内后廉，贯脊属肾；与太阳起于目内眦，上额交巅上，入络脑，还出别下项，循肩髆内，侠脊抵腰中，入循膂，络肾。其男子循茎下至纂，与女子等。其小腹直上者，贯脐中中①央，上贯心，入喉，上颐环唇，上系两目之下中央②[5]。此生病，从小腹③上冲心而痛，不得前后，为冲疝，其女子不孕，癃痔遗溺嗌干。督脉生病，治督脉。

［校勘］

①“中中” 《素问》骨空论、《太素》督脉、《圣济总录》均作“中”。

②“之下中央” 原作“之中”，据《素问》骨空论、《太素》督脉补。

③“上贯心……从小腹” 正统本无此二十三字。

［注释］

[1]“起于少腹以下骨中央” 《素问》骨空论王注：“起，非初起，亦犹任脉冲脉起于胞中也，其实乃起于肾下，至于少腹，则下行于腰横骨围之中央也。”“少阴以下骨中央”当会阴穴处。

[2]“廷孔” 《素问》骨空论王注：“系廷孔者，谓窈漏，近所谓前阴穴也，以其阴廷系属于中，故名之。”

[3]“其孔,溺孔之端” 《素问》骨空论王注:“孔,则窈漏也,窈漏之中,其上有溺孔焉。端,谓阴廷在此溺孔之上端也,而督脉自骨围中央,则至于是。”

[4]“其络循阴器,合篡间,绕篡后” “篡间”,指前后二阴之间,即会阴部。《类经》任冲督脉为病注:“督脉别络自溺孔之端,循阴器分行向后,复合于篡间,乃又自篡间分而为二,绕行于篡之后。”

[5]“其小腹直上者……系两目之下中央” 《素问》骨空论王注:“自其少腹直上,至两目之下中央,并任脉之行,而云是督脉所系,由此言之,则任脉、冲脉、督脉、名异而同体也。”《类经》任冲督脉为病注:“此自少腹直上者,皆任脉之道,而本节列为督脉。五音五味篇曰:任脉冲脉,皆起于胞中,上循背里为经络之海,然则前亦督也,后亦任也。”

[语译] 《素问》说:督脉起于少腹下横骨的中央,女子则内系廷孔,廷孔在尿道口的上端。从此分出一支络脉,循着阴器分行向后会合在会阴处,又分行于会阴的后面,绕行臀部,到少阴经处与太阳经的中络相合于少阴之脉,经股内后廉上贯脊柱,连属于肾脏;又一别络与足太阳经起于目内眦,上行至额交于巅顶,内入络脑,复出分别下行循项下至肩髆以内,侠脊到腰中,内入循膂络于肾。男子的督脉,循阴茎下至会阴,与女子相同。其从少腹直上的,贯入脐中央,再上行贯心入喉,到颐,环绕唇口,分二道上行系于两目之下中央。督脉前行的,发生病变,则气从少腹上冲心而痛,不能大小便,这叫冲疝,在女子则不孕,或发生小便不利,痔疾,遗溺,咽干等症。凡是督脉生病,应以治督脉为主。

[原文] 《难经》曰:督脉者,起于下极之俞[1],并①于脊里,上至风府,入属于脑,上巅循额,至鼻柱,阳脉之海也②(《九卷》言营气之行于督脉,故从上下。《难经》言其脉之所起,故从下上。所以互相发也。《素问》言督脉似谓在冲,多闻阙疑,故并载以贻后之长者

云)。

[校勘]

①"并"　正统本作"平"。

②"上巅循额,至鼻柱,阳脉之海也"　《难经》二十八难无此十二字。

[注释]

[1]"下极之俞"　虞庶云:"督脉流行,起自会阴穴。"《奇经八脉考》:"任脉起于会阴,循腹而行于身之前;冲脉起于会阴,夹脐而行,直冲于上;督脉起于会阴,循背而行于身之后。"冲、任、督三脉,一源而三歧,下极之俞,即会阴穴。

[语译]　《难经》说:督脉的循行,起于下极的会阴穴,入于脊柱之内,上行至风府,深入联属于脑,上行到头顶,循额中到鼻柱准头,为阳脉之海。

[原文]　曰:跷脉[1]安起安止,何气营也?

曰:跷脉者,少阴之别,起于然骨之后[2],上内踝之上,直上循阴股,入阴[3],上循胸里入缺盆,上循①人迎之前,上入烦②,属目内眦③,合于太阳、阳跷而上行。气相并相还,则为濡(一作深)目[4],气不营则目不合也[5]。

[校勘]

①"循"　《灵枢》脉度、《太素》阴阳乔脉均作"出"。

②"烦"　原作"鼽"原校:"《灵枢》作烦字"。正统本、《灵枢》脉度篇、《太素》阴阳乔脉与原校同,据改。并删原校。

③"眦"　原作"皆",据正统本、《灵枢》脉度篇、《太素》阴阳乔脉改。

[注释]

[1]"跷脉"　《难经》二十八难杨玄操注:"跷,捷疾也。言此脉是人行走之机要,动足之所由,故曰跷脉焉。"

[2]"然骨之后"　指足内踝下一寸照海穴处,此穴为阴跷脉之所生。

[3]“入阴” 《太素》阴阳乔脉注:“入阴者,阴乔脉入阴器也。”

[4]“濡目” 指阴跷脉能濡润眼睛而言。

[5]“气不营则目不合也” 《类经》跷脉分男女注:“若跷气不荣,则目不能合,故寒热病篇曰:阴跷、阳跷,阴阳相交,阳入阴,阴出阳,交于目锐眦,阳气盛则瞋目,阴气盛则瞑目,此所以目之瞑与不瞑,皆跷脉为之主也。”

[语译] 问:跷脉是从哪里起到哪里止,那一经的经气使之运行呢?

答:跷脉是足少阴经的别络,起于然骨后的照海穴,上行至内踝上的交信穴,直向上行,循着股的内侧入于前阴,再上行循胸里入缺盆,上循人迎穴的前方,入于眼下颧部,向上联属目内眦,会合足太阳、阳跷等脉而向上循行。阴跷与阳跷二气相交,并行往还,能濡润眼目,使之开合。如果阴阳二气偏盛,不能相并运行,则目失去濡润而开合失常。

[按语] 本节指出阴跷脉的起止与循行路线,并指出阴跷阳跷二脉交相往还于目内眦,起到濡润眼目的作用,故目之开合与此二脉有密切关系。

[原文] 曰:气独行五脏,不行六腑,何也?

曰:气之不得无行也,如水之流,如日月之行不休,故阴脉营其脏,阳脉营其腑,如环之无端,莫知其纪,终而复始。其流溢之气,内溉脏腑,外濡腠理[1]。

[注释]

[1]“如水之流……外濡腠理” 《类经》跷脉分男女注:“如水之流,如日月之行,皆言不得无行也。阴荣其脏,指阴跷也;阳荣其腑,指阳跷也。言无分脏腑,跷脉皆所必至也。流者,流于内,溢者,溢于外。故曰‘流溢之气,内溉脏腑,外濡腠理’,谓其不独在脏也。按:此跷脉之义,阴出阳则交于足太阳;阳入阴则交于足少阴。阳盛则目张,阴盛则目瞑,似皆随卫气为言

者，故阴脉荣其脏，阳脉荣其腑也”。

［语译］ 问：阴跷脉，其气独行五脏，而不行于六腑，是什么道理呢？

答：阴阳二气的运行是没有停息的，像水的流行，日月的运转一样，永不休止。所以阴脉营运脏气后注于阳脉，阳脉营运腑气后注于阴脉，阴出阳入，相互贯注，如环无端，终而复始，莫知其纪。故二跷的脉气，是流于内则灌溉脏腑，溢于外则濡润腠理。

［原文］ 曰：跷脉有阴阳，何者当其数[1]？

曰：男子数其阳，女子数其阴①。当数者为经，不当数者为络也[2]。

［校勘］

①“其阴” 此下原有“其阴”二字。原校：“一本无此二字”。正统本、《灵枢》脉度篇、《太素》阴阳跷脉与原校同，据删，并删原校。

［注释］

[1]“当其数” 《医学纲目》：“当数，谓当脉度一十六丈二尺之数也。男子以阳跷当其数，女子以阴跷当其数。”

[2]“当数者为经，不当数者为络也” 《太素》阴阳跷脉注：“男子以阳跷为经，以阴跷为络；女子以阴跷为经，阳跷为络也。”

［语译］ 问：跷脉有阴跷、阳跷，计算经脉的总长度时，哪个脉在数呢？

答：在计算经脉长度时，男子阳跷脉在数，女子阴跷脉在数。在数的为经，不在数的为络。

［按语］ 手三阳经脉的长度，左右二脉共计三丈；手三阴经脉的长度，左右二脉共计二丈一尺；足三阴经脉的长度，左右二脉共计三丈九尺；足三阳经脉的长度，左右二脉共计四丈八尺；任脉、督脉共长九尺。合计十四丈七尺。男子加阳跷左右二

脉一丈五尺,正当十六丈二尺之数;女子则加阴跷左右二脉一丈五尺亦正当十六丈二尺之数。

[原文] 《难经》曰:阳跷脉者起于跟中,循外踝上行,入风池[1]。阴跷脉者,亦起于跟中,循内踝上行,入喉咙①,交贯冲脉。此所以互相发明也②。

[校勘]

①"入喉咙" 《难经》二十八难作"至咽喉"。

②"此所以互相发明也" 正统本无,疑后人粘注,故不译。

[注释]

[1]"阳跷脉者……入风池" 《难经》二十八难丁德用注:"阳跷脉起于跟中,循外踝者,中冲穴也,上入风池穴者。"《奇经八脉考》:"阳跷者,足太阳之别脉。其脉起于跟中,出于外踝下足太阳申脉穴,当踝后绕根,以仆参为本,以外踝上三寸,以附阳为郄,直上循股外廉循胁后髀,上会手太阳、阳维于臑腧,上行肩髆外廉,会手阳明于巨骨,会手阳明、少阳于肩髃,上人迎夹口吻,会手足阳明、任脉于地仓,同足阳明上而行巨窌,复会任脉于承泣,至目内眦,与手足太阳、足阳明、阴跷五脉会于睛明穴。从睛明上行入发际,下耳后,入风池而终。"按:关于阳跷脉循行路线,《内经》与本经俱不载,知古经脱简已久,今惟以《难经》此文为据。

[语译] 《难经》说:"阳跷脉起于足跟,循着外踝上行,到达项上的风池穴。阴跷脉也起于足跟,循着内踝上行,到喉咙处与冲脉交接贯通。"

[原文] 又曰:阳维、阴维者,维络于身。溢畜不能环流溉灌①也[1]。故阳维起于诸阳会,阴维起于诸阴交也。

[校勘]

①"灌" 此下正统本、《难经》二十八难均有"诸经者"三字。

[注释]

[1]"溢畜不能环流溉灌也" 义即十二经血气入于奇经后,则充满蓄积于八脉之内,不能循环迴流再灌溉十二经脉。

[语译] 《难经》又说:阳维和阴维二脉,是维系联络一身表里的。它虽可充满蓄积,但不能循环回流灌溉十二经脉。故阳维脉是起于诸阳所会的地方,阴维脉是起于诸阴所交的地方。

[原文] 又曰:带脉起于季胁,回身一周[1](自冲脉已下,是谓奇经八脉)。

[注释]

[1]"带脉起于季胁,回身一周" 《奇经八脉考》:"带脉者,起于季胁足厥阴之章门穴,同足少阳循带脉穴,围身一周,如束带然,又与足少阳会于五枢、维道。"

[语译] 《难经》又说:带脉从季胁部的章门穴开始,环绕腰腹部一周,像腰带一样。

[原文] 又曰:阴跷为病,阳缓而阴急;阳跷为病,阴缓而阳急[1]。阳维维于阳,阴维维于阴。阴阳不能相维,则怅然失志,溶溶不能自收持①[2]。带之②为病,腹满腰溶溶如坐水中状③。

此八脉之诊也。(维脉、带脉皆见如此,详《素问》瘘论及见于《九卷》)

[校勘]

①"则怅然失志,溶溶不能自收持" 原无,据《难经》二十九难补。正统本同《难经》,惟"则"前有"少"字,"持"作"指"。

②"带之" 原脱,据正统本补。

③"腹满腰溶溶如坐水中状" 原作"腰腹纵容,如囊水之状。"原校:"一云:腹满腰溶溶如坐水中状。"据正统本参原校改,并删原校。

[注释]

[1]"阴跷为病……阴缓而阳急" 《难经》二十九难吕广注:"阴跷在内踝上,病则其脉从内踝以上急,外踝以上缓也;阳

跷在外踝上,病则其脉从外踝以上急,内踝以上缓也。”丁德用注:“诸阳脉盛,散入阳跷,则阳跷病;诸阴脉盛,散入阴跷,则阴跷病。故阴跷阳跷乃为病耳。”

[2]“阴阳不能相维,则怅然失志,溶溶不能自收持” 《难经》二十九难吕广注:“怅然者,其人惊,惊即维脉缓,故令人身不能收持,惊则失志,善忘恍惚也。”丁德用注:“阳维者(疑下脱阴维二字),是阴阳之纲维也,而主持阴阳之脉。今不能相维者,是阳不能主持诸阳,阴不能主持诸阴,故言怅然失志也,溶溶者,缓慢,所以不能收持也。”

[语译] 《难经》又说:阴跷发生病变,则阳侧弛缓,阴侧拘急;阳跷发生病变,则阴侧弛缓,阳侧拘急。阳维脉维系一身之阳,阴维脉维系一身之阴。如果阴和阳不相维系,则有怅然失意的感觉,以至神志恍惚,全身无力而不能自主。若是带脉发生病变,则诸脉不能约束,以致腹部胀满,腰部宽纵无力而畏寒,好象坐在水中一样。

以上是奇经八脉的病候。

[按语] 奇经八脉是不拘于十二正经的八条经脉,但它对于十二正经的血气有溢蓄调节的作用,当正经的脉充盛后,就可以蓄积于八脉之中,好象沟渠里的水过盛时,可以流入湖泽一样,所以《难经》上说:“比于圣人图设沟渠,沟渠满溢,流于深湖,故圣人不能拘通也;而人脉隆盛,入于八脉,而不环周,故十二经亦不能拘之。”另方面,这八条经脉,既无脏腑相属,又无表里配合,所以叫做“奇经。”

关于奇经八脉的含义及其功能、作用,李时珍曾作了概括的说明,今摘出以备参考。他说:“凡人一身,有经脉络脉……经凡十二……络凡十五……共二十七气,相随上下,如泉之流,如日月之行不得休息。故阴脉营于五脏,阳脉营于六腑,阴阳相贯,如环无端,莫知其纪,终而复始。其流溢之气,入于奇经,转相灌溉,内温脏腑,外濡腠理。奇经凡八脉,不拘制于十二正经,无表里配合，故谓之奇，盖正经犹夫沟渠，奇经犹夫湖泽，正经之脉隆盛，则溢于奇经。故秦越人比之天雨降下，沟渠溢满，雾霈妄行，流于湖泽，此发灵素未发之秘旨也。”

脉度第三

[提要] 本篇说明手足六阴六阳经脉和任脉、督脉、跷脉的长度，同时对经脉、络脉、孙络的区别，和速除瘀血，盛则泻，虚则补的治法，也作了扼要的说明。

[原文] 黄帝问曰：愿闻脉度？

岐伯对曰：手之六阳[1]，从手至头，长五尺，五六合三丈；手之六阴[2]，从手至胸中，长三尺五寸，三六一丈八尺，五六合三尺，凡二丈一尺；足之六阳[3]，从头至足，长八尺，六八合四丈八尺；足之六阴[4]，从足之胸中，长六尺五寸，六六合三丈六尺，五六三尺，凡三丈九尺①；跷脉从足至目，长七尺五寸，二七一丈四尺，二五合一尺，凡一丈五尺[5]；督脉、任脉各长四尺五寸，二四合八尺，二五合一尺，凡九尺。凡都合一十六丈二尺，此气之大经隧也。

[校勘]

①“尺” 此下《难经》二十三难有“人两足”三字。

[注释]

[1]“手之六阳” “六”，是以每条经脉分左右两侧来计算。“手之六阳”，即“手太阳”“手少阳”“手阳明”左右两侧的经脉。

[2]“手之六阴” 即“手太阴”“手少阴”“手厥阴”左右两侧的经脉。

[3]“足之六阳” 即“足太阳”“足少阳”“足阳明”左右两侧的经脉。

[4]“足之六阴” 即“足太阴”“足少阴”“足厥阴”左右两

侧的经脉。

[5]“一丈五尺” 跷脉分阴阳，左右共四条，男子以左右阳跷为数，女子以左右阴跷为数，所以只有一丈五尺，即前篇所谓“当数者为经，不当数者为络”之意。

[语译] 黄帝问曰：愿意听你谈谈脉的长度。

岐伯答：两手的六条阳脉，从手至头，每条脉长五尺，五六是三丈；两手的六条阴脉，从手至胸中，每条脉长三尺五寸，三六一丈八尺，五六三尺，共是二丈一尺；两足的六条阳脉，从头至足，每条脉长八尺，六八合是四丈八尺；两足的六条阴脉，从足至胸中，每条脉长六尺五寸，六六三丈六尺，五六三尺，共是三丈九尺；跷脉从足至目，长七尺五寸，二七一丈四尺，二五合一尺，共是一丈五尺；督脉和任脉，每条脉长四尺五寸，二四合八尺，二五合一尺，共是九尺。以上诸脉总共长十六丈二尺，这是营气循行全身的大隧道。

[原文] 经脉为里，支而横者为络，络之别者为孙络。孙络之盛而有血者，疾诛之[1]。盛者泻之，虚者饮药以补之。

[注释]

[1]“疾诛之” 是用针速刺去瘀血的意思。诛，除也。

[语译] 经脉直行于肌肤深处，隐伏在里，分支而横行的是络脉，从络脉分出散行的细脉是孙络。若孙络中贮留瘀血，应当速刺，除去瘀血。若是邪气盛的，就当用泻法，若是正气虚的，可用药物以补其虚。

[按语] 本篇所计之脉度，是手足六阴、六阳、任、督、跷二十八条脉的总合，共十六丈二尺。但是根据经脉的循行和配合昼夜循环时间上却不符合，所以历来不少医家，对此提出疑问。如《灵枢识》引《医灯续焰》云：“据越人二十三难云：脉数总长十六丈二尺，任、督、二跷在内，其始从中焦注于手太阴，终于足厥阴，厥阴复还注手太阴，所谓如环无端者，不知二跷、任、督从何处接入，岂附行于足少阴、太阳耶，附则不能在循环注接之内，当

俟知者。”故对此说,存疑待考。

十二经标本第四

[提要] 本篇论述十二经脉上下标本穴位所在,同时还介绍了头、胸、腹、胻四气的气街部位与主治。

[原文] 黄帝问曰:五脏者,所以藏精神魂魄也。六腑者,所以受水谷而化物[1]者也。其气内循于五脏,而外络支节。其浮气之不循于经者为卫气,其精气之行于经者为营气。阴阳相随,外内相贯,如环无端,亭亭淳淳[2]乎,孰能穷之。然其分别阴阳,皆有标本[3]虚实所离之处。能别阴阳十二经者,知病之所生;候虚实之所在者,能得病之高下;知六经①之气街[4]者,能知解结纽②于门户[5];能知虚实之坚濡者,知补泻之所在;能知六经标本者,可以无惑于天下也。

岐伯对曰:博哉圣帝之论。臣请悉言之。

[校勘]

①“经” 《灵枢》卫气篇、《太素》经脉标本均作“腑”。

②“纽” 原作“绍”,据正统本改。

[注释]

[1]“受水谷而化物” 指六腑的受纳水谷,转输营养,排出糟粕的作用而言。

[2]“亭亭淳淳” 是形容营卫的运行像水一样长远不息地流动着。“亭亭”,远貌。“淳淳”,流行貌。

[3]“标本” 木之末曰标,木之根曰本。在此指经脉的本末而言。

[4]“气街” 在此指气所通行的径路,不单指足阳明经的气街穴。

[5]“知解结纽于门户” 是说邪气往往循正气出入往来的道路侵入人体,所以能够知道六经之气通行的径路,就可以知道

邪气结聚的所在，进而可以采取恰当解除邪气的方法。可解开的结叫纽。门户，指气血通行的要道。

[语译] 黄帝问：五脏是贮藏精、神、魂、魄的。六腑是受纳水谷而传化精微和排泄糟粕的。水谷的精微之气，内而循行于五脏，外而联络于四肢百节。其浮而在外，不行于经脉之内的气，是卫气，其精专而行于经脉之内的气，是营气。卫气行于脉外为阳，营气行于脉中为阴，阴阳互相依随，内外互相贯通，如环无端，长远不息地流动着，谁能穷尽其理。然而，经脉虽分阴阳，但都有标本虚实和离合的所在。因此，能分别三阴三阳十二经脉的起止径路，就能知道疾病生于何经；能诊察出疾病的虚实所在，便能找出发病部位的在上在下；能知六经之气的通行径路，便知邪气结聚的地方和怎样解除邪气的方法；能够了解病位濡软者属虚，坚硬者属实的诊断方法，便知补虚泻实的所在；能明确六经的本末，对疾病的认识就能毫不疑惑了。

岐伯答：你说的这些理论是很渊博的，我来详细地谈谈这个问题。

[按语] 本节除叙述了脏腑营卫的生理活动外，并着重指出了十二经脉在生理、病理及诊断治疗上的重要作用。因为十二经脉的运行，内而五脏六腑，外而四肢百骸，无所不及。不仅气血必须通过经络的灌注，通达于全身，病邪也能通过经络内传于脏腑，脏腑的病变也能循着经络反映于体表。因此在临症时即可根据邪之所在而调之，循经取穴，或祛邪、或调整经气。所以本卷第一下说："十二经脉者，人之所以生，病之所以成，人之所以治，病之所以起，学之所始，工之所止"。

[原文] 足太阳之本，在跟上五寸中[1]，标在两络命门[2]。命门者，目也。

[注释]

[1]"在跟上五寸中" 指足外踝上三寸处的跗阳穴。

[2]"两络命门" 命门，在此指睛明穴，左右各一，故曰

两络。

[语译]　足太阳膀胱经之本，在足跟上五寸中的跗阳穴，标在两目的睛明穴。

[按语]　所谓“本”犹树之有根；所谓“标”犹树之有梢。这是说明经脉的血气，从本到标，犹树木的生长，从根到梢一样。在治疗上，病在本，就先治本，后治标；病在标，就急治标，缓治本。

[原文]　足少阴之本，在内踝下上三寸中，标在背腧与舌下两脉[1]。

[注释]

[1]“内踝下上三寸中……舌下两脉”　《灵枢注证发微》注：“内踝下上三寸中，即交信穴。其标在于背肾俞穴与舌两脉。据根结篇当是廉泉穴。”

[语译]　足少阴肾经之本，在内踝下上三寸的交信穴，标在背部的肾腧穴与舌下阴维、任脉交会的廉泉穴。

[原文]　足少阳之本，在窍阴之间[1]，标在窗笼之前[2]。窗笼者，耳①也(《千金》云窗笼者，耳前上下脉，以手按之动者是也)。

[校勘]

①“耳”　此下正统本有“前”字。

[注释]

[1]“窍阴之间”　足第四趾端的窍阴穴处。

[2]“窗笼之前”　即听宫穴。

[语译]　足少阳胆经之本，在足第四趾端的窍阴穴处，标在两耳前的听宫穴。

[原文]　足阳明之本在厉兑，标在人迎颊上侠颃颡①。

[校勘]

①“颊上侠颃颡”　原作“人迎上颊颃颡”。原校：“《九卷》云：标在人迎颊上侠颃颡”。据改，并删原校。

[语译]　足阳明胃经之本，在足次趾端的厉兑穴，标在结喉两旁的人迎穴与牙车之间的颃颡处。

[原文]　足厥阴①之本，在行间上五寸所[1]，标在背腧[2]。

[校勘]

①“阴”　原作“阳”，据正统本改。

[注释]

[1]“行间上五寸所”　《灵枢注证发微》注：“疑是中封穴”。

[2]“背腧”　指肝腧穴。

[语译]　足厥阴肝经之本，在行间穴上五寸中封穴处，标在背部的肝腧穴。

[原文]　足太阴之本，在中封前上①四寸之中[1]，标在背腧[2]与舌本。

[校勘]

①“上”　原无，据《灵枢》卫气篇、《太素》经脉标本补。

[注释]

[1]“中封前上四寸之中”　《灵枢注证发微》：“疑是三阴交穴。”

[2]“背腧”　指脾腧穴。

[语译]　足太阴脾经之本，在中封穴前上四寸中的三阴交穴，标在背部的脾腧穴和舌根。

[原文]　手太阳之本，在外踝之后[1]，标在命门之上一寸①[2]（千金云：命门在心一寸）。

[校勘]

①“一寸”　《太素》经脉标本作“三寸”。

[注释]

[1]“外踝之后”　《灵枢注证发微》注：“疑养老穴。”《太素》经脉标本注：“手腕之处，当大指者为内踝，当小指者，为外踝也。”

[2]“命门之上一寸”　《类经》诸经标本气街注：“命门之上一寸，当是睛明穴上一寸，盖睛明为手、足太阳之会也。”

[语译]　手太阳小肠经之本，在手外踝后的养老穴，标在睛明穴上一寸处。

[原文]　手少阳之本，在小指、次指之间上二寸①[1]，标在耳后上角下外眦[2]。

[校勘]

①“二寸”　原作“三寸”，原校：“一作二寸”。《灵枢》卫气篇、《太素》经脉标本与原校同，据改，并删原校。

[注释]

[1]“小指、次指之间上二寸”　指液门穴。

[2]“耳后上角下外眦”　《类经》诸经标本气街注：“耳后上角，当是角孙穴；下外眦，当是丝竹空也。”

[语译]　手少阳三焦经之本，在手小指、次指之间上二寸的液门穴，标在耳后上角的角孙穴和目外眦的丝竹空穴。

[原文]　手阳明之本，在肘骨中[1]，上至别阳[2]，标在颊①下合钳上[3]。

[校勘]

①“颊”　原作“颜”，据《太素》经脉标本改。

[注释]

[1]“肘骨中”　指肘骨中的曲池穴。

[2]“别阳”　《太素》经脉标本注：“背臑，手阳明络，名曰别阳。”

[3]“颊下合钳上”　《太素》经脉标本注：“颊下一寸，人迎后，扶突上，名为钳。钳，颈铁也，当此铁处名为钳上。”

[语译]　手阳明大肠经之本，在肘骨中的曲池，上至别阳处，标在颊车下，人迎后，扶突上颈钳处。

[原文]　手太阴之本，在寸口之中[1]，标在腋下，内动脉是也[2]。

[注释]

[1]"寸口之中" 指太渊穴。

[2]"标在腋下,内动脉是也" 《灵枢》寒热病篇:"腋下动脉,臂太阴也,名曰天府。"

[语译] 手太阴肺经之本,在寸口中的太渊穴,标在腋下内侧动脉处的天府穴。

[原文] 手少阴①之本,在兑骨之端[1],标在背腧[2]。

[校勘]

①"阴" 原作"阳",据正统本改。

[注释]

[1]"兑骨之端" 指神门穴。"兑"同"锐"。

[2]"背腧" 指心腧穴。

[语译] 手少阴心经之本,在锐骨端的神门穴,标在背部的心腧穴。

[原文] 手心主之本,在掌后两筋之间①[1],标在腋下三寸[2]。

[校勘]

①"两筋之间" 此下《灵枢》卫气篇、《太素》经脉标本有"二寸中"三字。

[注释]

[1]"掌后两筋之间" 指内关穴。

[2]"腋下三寸" 指天池穴。

[语译] 手厥阴心主经之本,在掌后去腕二寸两筋间的内关穴,标在腋下三寸天池穴。

[原文] 凡候此者,主下虚则厥,下盛则热①;上虚则眩,上盛则热痛[1]。故实者,绝而止之;虚者,引而起之[2]。

请言气街:胃气有街,腹气有街,头气有街,胻气有街。故气在头者,止②之于脑[3];在胸中者,止之膺与背腧[4];气在腹者,止之于背腧,与冲脉于脐左右之动脉者[5];气在胻者，止之气街，与承山踝上以下[6]。取此者，用毫针，必先按而久存之，应于手乃刺而予之[7]。所刺者，头痛、眩仆、腹痛、中满、暴胀，及有新积痛③可移者，易已也；积不痛者，难已也[8]。

［校勘］

①“热” 此下《太素》经脉标本有“痛”字。

②“止” 原作“上”，原校：“一作止，下同”。正统本、《灵枢》卫气篇、《太素》经脉标本与原校同，据改，并删原校。

③“痛” 原无，据《灵枢》卫气篇、《太素》经脉标本补。

［注释］

[1]“下虚则厥，下盛则热，上虚则眩，上盛则热痛” 《类经》诸经标本气街注：“此诸经之标本，上下各有所候。在下为本，本虚则厥，元阳下衰也；下盛则热，邪热在下也。在上为标，上虚则眩，清阳不升也；上盛则热痛，邪火上炽也。”

[2]“实者，绝而止之；虚者，引而起之” 《灵枢注证发微》注：“故盛者实也，当泻之，所谓绝其邪气而止之者是也；虚者当补之，所谓引其正气而起之者是也。”

[3]“故气在头者，止之于脑” 《太素》经脉标本注：“脑为头气之街，故头有气，止百会也。”《类经》诸经标本气街注：“诸髓者，皆属于脑，乃至高之气所聚，此头之气街也”。

[4]“在胸中者，止之膺与背腧” 《类经》诸经标本气街注：“胸之两旁为膺，气在胸之前者止之膺，谓阳明、少阴经分也。胸之后者在背腧，谓自十一椎膈膜之上，足太阳经诸脏之腧，皆为胸之气街也。”

[5]“气在腹者……与冲脉于脐左右之动脉者” 《类经》诸经标本气街注：“腹之背腧，谓自十一椎膈膜以下，太阳经诸脏之腧，皆是也。其行于前者，则冲脉并少阴之经行于腹，与脐之左右动脉，即肓腧、天枢等穴，皆为腹之气街也。”

[6]“气在胻者……与承山踝上以下” 《类经》诸经标本

气街注:“此云气街,谓足阳明经穴,即气街也。承山,足太阳经穴,以及踝之上下,亦皆足之气街也。”

[7]“必先按而久存之,应于手乃刺而予之” 《太素》经脉标本注:“刺气街法也,皆须按之良久,或手下痛,或手下脉动应手知已,然后予行补写之。”

[8]“新积痛可移者,易已也;积不痛者,难已也” 《类经》诸经标本气街注:“又若以新感之积,知痛而可移者,乃血气所及,无固结之形也,故治之易已;若其不痛,及坚硬如石不动者,其积结已深,此非毫针能治矣。”

[语译] 诊察十二经标本上下所主的疾病,在下的为本,下虚则元阳衰于下而为厥逆,下盛则阳气盛于下而为热;在上者为标,上虚则清阳不升而为眩晕,上盛则阳气盛于上而为热痛,在治疗时,属实的当用泻法,以绝其病根,属虚的当引气而补之,以扶其正气。

再谈一谈气街:气街是气所通行的道路。胸有胸之气街;腹有腹之气街;头有头之气街;胫有胫之气街。所以气在头部的,取治于脑;气在胸部的,在前则取治于胸之两旁,在后则取治于背部膈膜以上的腧穴;气在于腹部的,则取治于背部膈膜以下的腧穴和腹部冲脉并少阴经与脐旁左右的动脉处的腧穴;气在胫部的,则取治于足阳明经的气冲穴,和足太阳经的承山穴,以及足踝上下等处。凡刺以上各部,要用毫针,刺前先用手按其所刺部位,以候气的反应,或按处疼痛,或有动脉应手,然后刺而治之。刺这些部位,可以主治头痛、眩晕、昏仆、腹痛、中满、暴胀以及积聚等症。凡新得的积痛而按之移动的,容易治疗;若其积聚有形而不觉疼痛,是邪气固结已深,即难以速愈。

[按语] 本节除指出针治十二经脉标本上下的病变,应掌握实则泻之,虚则补之的治则外,还介绍了头、胸、腹、胫四街的部位和治疗的具体方法。

经脉根结第五

［提要］ 本篇主要内容有：

一、三阴三阳十二经脉的根结部位和穴名。

二、三阴三阳开、阖、枢的不同功能和开折、阖折、枢折所主的疾病。

三、手足左右十二阳脉的根、流、注、入的穴位，以及刺治的方法。

［原文］ 黄帝曰：天地相感，寒热相移，阴阳之数，孰少孰多？阴道偶而阳道奇[1]。发于春夏，阴气少而阳气多，阴阳不调，何补何泻？发于秋冬，阳气少而阴气多，阴气盛阳气衰，故茎叶枯槁，湿雨下归①[2]，阴阳相离②，何补何泻？奇邪离经，不可胜数[3]，不知根结[4]，五脏六腑，折关败枢，开阖而走[5]，阴阳大失，不可复取。九针之要，在于终始[6]，能知终始，一言而毕，不知终始，针道绝矣。

［校勘］

①“湿雨下归” 《太素》经脉根结作“湿而下溽。”

②“离” 《灵枢》根结篇、《太素》经脉根结均作“移”。

［注释］

[1]“阴道偶而阳道奇” 寓天属阳地属阴之义。单数为奇，双数为偶。

[2]“湿雨下归” 是指秋冬季节，水湿之气下渗，故使植物上部的茎叶，反而枯槁。

[3]“奇邪离经，不可胜数” 《太素》经脉根结注：“风寒暑湿百端奇异，侵经络为病，万类千殊，故不可胜数也。离，历也。”

[4]“根结” 脉气所起为根，所归为结，根有根本的意思，结有终结的意思。

[5]“折关败枢，开阖而走” 三阴三阳均有开阖枢。这里所说的“关”，是指主持开阖枢的功能而言。如果奇邪侵入经络，便会影响“关”的正常活动，使开阖枢的功能失常，则必导致阴阳失去约束而其气耗散。

[6]“终始” 指阴阳、脏腑、气血、经脉运行的始终。

[语译] 黄帝说：自然界四时的气候变化，是寒去热至，热去寒来，阴阳寒热消长的时数，谁多谁少，都有一定的规律，阴道为偶数，阳道为奇数。人受自然气候变化的影响，若发病于春夏，春夏为阴气少而阳气多的季节，这种阴阳不调的病变，治疗时，补什么泻什么要根据阴阳多少而运用补泻。若是发病于秋冬阳气少而阴气多的季节里，这时，阴气旺盛而阳气衰微，草木的茎叶枯槁，水湿下渗而养其根，这种阴阳不调的病变，在治疗时，补什么泻什么也要根据阴阳多少而运用补泻。邪气侵入经脉，传变多端，如果不明确经脉根结，及其与脏腑内外的生理关系，就不能做到正确的治疗，致被邪气扰乱，三阴三阳的开阖枢作用败坏，阴阳相离，精气走失，那就不可治疗了。九针治病的要领在于掌握阴阳气血经脉运行的终始，能掌握这个要领，针道一说就明白，不能掌握这个要领，针道也就无从谈起。

[按语] 本节提示了两个问题：一是根据人与自然相参的道理，说明受自然界气候影响所发生的病变，应根据阴阳多少进行补泻。一是示人用针刺治病必须熟练掌握阴阳气血经脉运行的终始，才能在多变的疾病中，抓住辨证与治疗的关键。

[原文] 太阳根于至阴，结于命门[1]。命门者，目也。

[注释]

[1]“根于至阴，结于命门” 《素问》阴阳离合论王注：“至阴，穴名，在足小指外侧。命门者，藏精光照之所，则两目也。太阳之脉，起于目而下至于足，故根于指端，结于目也”。

[语译] 足太阳膀胱经，根在至阴，结在命门。命门即是两目。

［原文］　阳明根于厉兑，结于颃颡①。颃颡者钳大，钳大者，耳也②[1]。

［校勘］

①“颃颡”　《灵枢》根结篇、《太素》经脉根结均作“颡大。”

②“颃颡者钳大，钳大者，耳也”　《灵枢》根结篇、《太素》经脉根结均作“颡大者，钳耳也。”

［注释］

[1]“结于颃颡。颃颡者钳大，钳大者，耳也”　其义不详，存疑待考。

［语译］　足阳明经根在厉兑，结在颃颡。颃颡在两耳的中间。

［原文］　少阳根于窍阴，结于窗笼。窗笼者，耳也①。

［校勘］

①“窗笼者，耳也”　《灵枢》根结篇、《太素》经脉根结均无此五字。

［语译］　足少阳根在窍阴，结在窗笼，所谓窗笼就是耳。

［原文］　太阳为开①，阳明为阖，少阳为枢[1]。故开折则肉②节渎缓，而暴病起矣；故候暴病者，取之太阳，视有余不足。渎缓者，皮肉缓膲[2]而弱也。阖折则气无所止息[3]，而痿③病起矣；故痿病者，皆取之阳明，视有余不足。无所止息者，真气[4]稽留[5]，邪气居之也。枢折则骨摇[6]而不能安于地；故骨摇者，取之少阳，视有余不足。骨摇者④节缓而不收也⑤，当覈[7]其本。

［校勘］

①“开”　《太素》经脉根结及阴阳合、《素问》阴阳离合论新校正引《九墟》及本经均作“关”，下同。

②“肉”　原作“内”，据正统本《灵枢》根结篇、《太素》经脉根结改。

③“痿”　《素问》阴阳离合论新校正引《九墟》及本经均作“悸”。下同。

④“骨摇者” 原无，据《灵枢》根结篇、《太素》经脉根结补。

⑤“也” 原作“者”，据《灵枢》根结篇、《太素》经脉根结改。

［注释］

［1］“太阳为开，阳明为阖，少阳为枢” 《类经》阴阳离合注：“此总三阳为言也。太阳为开，谓阳气发于外，为三阳之表也；阳明为阖，谓阳气蓄于内，为三阳之里也；少阳为枢，谓阳气在表里之间，可出可入，如枢机也。”

［2］“皮肉缓膲” 《淮南》天文：“膲，肉不满也。”《类经》诸经开阖病刺注：“即消瘦乾枯之谓。”

［3］“无所止息” 《太素》经脉根结注：“能止气不泄，能行气滋息者，真气之要也。”按：杨注指气的正常功能。“气无所止息”即气机不用的意思。

［4］“真气” 本经阴受病发痹篇下曰：“真气者，所受于天，与谷气并而充身者也”。《类经》邪变无穷注：“真气、即元气也。”

［5］“稽留” 滞留不行的意思。

［6］“骨摇” 少阳主筋，又主骨所生病，少阳枢病，则筋骨不得滋养，所以骨节纵弛无力，而动摇不安。

［7］“覈” 古“核”字。在此作考核讲。

［语译］ 太阳为开，阳明为阖，少阳为枢。如果太阳失掉“开”的机能，皮肉就会“渍缓”，易受外邪侵袭而突发急病；因此，诊察急病，当取治于太阳，根据虚实予以补泻。所谓“渍缓”，就是皮肉消瘦干枯而松缓。阳明主润宗筋，束骨而利机关，如果阳明“阖”的功能失常，则气无所止息而肢节失养。容易发生痿病。所以痿病当取治于阳明，根据虚实而予以补泻。所谓“无所止息”，是真气阻滞不行，邪气居留不去的意思。少阳主表里之间，如果少阳枢转内外的功能失常，就容易发生骨摇

病站立不稳。所以骨摇病当取治于少阳，根据虚实而予以补泻。所谓“骨摇”，就是骨节弛缓而动摇不安。以上这些病，应根据三阳的开阖枢，考察其致病的根源，从而予以适当的治疗。

［原文］　太阴根于隐白，结于太仓[1]。

［注释］

[1]“太仓”　即中脘穴。

［语译］　足太阴脾经，根在隐白穴，上行结在中脘穴。

［原文］　厥阴根于大敦，结于玉英[1]，络①于膻中[2]。

［校勘］

①“络”　《太素》经脉根结作“终”。

［注释］

[1]“玉英”　即玉堂穴。

[2]“根于大敦……络于膻中”　《太素》经脉根结注：“厥阴先出大敦为根，行至行间上五寸所为本，行至玉英、膻中为结，至肝输为标，有此不同也”。

［语译］　足厥阴肝经，根在大敦穴，结在玉英，络于膻中。

［原文］　少阴根于涌泉，结于廉泉。

［语译］　足少阴肾经，根在涌泉穴，结在廉泉穴。

［原文］　太阴为开①，厥阴为阖，少阴为枢[1]。故开折则仓廪无所输，膈洞[2]；膈洞②者，取之太阴，视有余不足。故开折者，则气不足而生病。阖折③则气弛而善悲；善悲者，取之厥阴，视有余不足。枢折则脉有所结而不通；不通者，取之少阴，视有余不足，有结者，皆取之。

［校勘］

①“开”　《太素》经脉根结及阴阳合、《素问》阴阳离合论新校正引《九墟》及本经均作“关”，下同。

②“膈洞”　《太素》经脉根结、《素问》阴阳离合论新校正引《九墟》及本经均无此二字。

③“折”　原脱，据正统本、《灵枢》根结篇、《素问》阴阳离

合论新校正引《九墟》及本经补。

［注释］

［1］“太阴为开，厥阴为阖，少阴为枢” 《类经》阴阳离合注：“此总三阴为言，亦有内外之分也。太阴为开，居阴分之表也；厥阴为阖，居阴分之里也；少阴为枢，居阴分之中也。开者主出，阖者主入，枢者主出入，亦与三阳之义同。”

［2］“膈洞” 《太素》经脉根结注：“太阴主水谷以资身肉，太阴脉气关折，则水谷无由得行，故曰仓无输也。以无所输，膈气虚弱，洞泄无禁，故气不足而生病也。”

［语译］ 太阴为开，厥阴为阖，少阴为枢。如果太阴主“开”的功能失常，脾失健运，谷气就不能输转，因而发生膈气虚弱，洞泻不禁的病，在治疗上应取治于太阴，根据虚实而予以补泻。所以太阴主“开”的功能失常，则为气不足而发生病变。厥阴主“阖”的功能失常，则肝气弛缓，而时常悲哀，在治疗上应取治于厥阴，根据虚实而予以补泻。少阴主“枢”的功能失常，则肾的络脉结滞而下焦不通，在治疗上应取治于少阴，根据虚实而予以补泻。如果脉有结络瘀滞，都应该针刺出血。

［原文］ 足太阳根于至阴，流于京骨，注于昆仑，入于天柱、飞扬[1]。

［注释］

［1］“天柱、飞扬” 《太素》经脉根结注：“天柱……足太阳之正经也；飞扬……足太阳之大络也。”

［语译］ 足太阳膀胱经，根起于至阴，流于京骨，注于昆仑，上入于项部的天柱穴，下络于踹部的飞阳穴。

［原文］ 足少阳根于窍阴①，流于丘墟，注于阳辅，入于天冲②、光明。

［校勘］

①“阴” 原作“阳”，据正统本、《灵枢》根结篇、《太素》经脉根结改。

②“天冲” 原作“天容”,原校:“疑误”。本经卷三第十二谓此穴是手太阳脉气所发,马莳、张介宾均认为当作天冲。天冲为足少阳脉气所发。今从张、马改,并删原校。

［语译］ 足少阳胆经,根起于窍阴,流于丘墟,注于阳辅,上入于头部的天冲穴,下络于足胫部的光明穴。

［原文］ 足阳明根于厉兑,流于冲阳,注于下陵[1],入于人迎、丰隆。

［注释］

［1］“下陵” 即三里穴。

［语译］ 足阳明胃经,根起于厉兑,流于冲阳,注于足三里,上入于颈部的人迎穴,下络于胫部的丰隆穴。

［原文］ 手太阳根于少泽,流于阳①谷,注于小海②,入于天窗(疑误)、支正。

［校勘］

①“阳” 原作“暘”,据《灵枢》根结篇、《太素》经脉根结改。

②“小海” 原作“少海”,因“小海”为手太阳脉气所发,故改。

［语译］ 手太阳小肠经,根起于少泽,流于阳谷,注于小海,上入于颈部的天窗穴,下络于前臂的支正穴。

［原文］ 手少阳根于关冲,流于阳池,注于支沟,入于天牖、外关。

［语译］ 手少阳三焦经,根起于关冲,流于阳池,注于支沟,上入于颈部的天牖穴,下络于腕后的外关穴。

［原文］ 手阳明根于商阳,流于合谷,注于阳溪,入于扶突、偏历。

此所谓十二经络也。络盛者,当取之。

［语译］ 手阳明大肠经,根起于商阳,流于合谷,注于阳溪,上入于颈部的扶突穴,下络于腕后的偏历穴。

以上所述，就是十二经络的根结所在。凡是络脉充盛之处，都可以取而泻之。

[**按语**] 以上六节所说的经脉的根、流、注、入，和十二经脉的五腧穴所说的出、流、注、行、入不同，五腧穴皆在肘膝以下，而本篇所指穴位，包括四肢和颈面部。这一问题，杨上善曾作了对比说明，今录出，以备参考。《太素》经脉根结注："输穴之中，言六阳之脉流井、荥、输、原、经、合，五行次第，至身为极，今此手足六阳，从根至入，流注上行，与本输及《明堂》流注，有所不同。此中根者，皆当彼所出，此中流者，皆当彼所过。唯手太阳流，不在完骨之过，移当彼经阳谷之行，疑其此经异耳。此中注者，皆当彼行，唯足阳明，不当解溪之行，移当彼合下陵，亦谓此经异耳。此中入者，并与彼不同，六阳之脉，皆从手足指端为根，上络行至其别走大络称入。入有两处：一入大络，一道上行至头入诸天柱，唯手、足阳明至颈于前人迎、扶突。流注以所出为井，此为根者，井为出水之处，故根即井也。"

经筋第六

[**提要**] 本篇主要内容有：

一、指出十二经筋起于四肢末端的爪甲，结于关节，上于颈项，终结于头面，不联内脏。

二、指出经筋发病的病机是寒则筋急，热则筋纵，其表现为筋脉牵引、疼痛、转筋以及口眼歪斜，息贲，伏梁等病症。

三、指出在治疗上以知为数，以痛为输，燔针劫刺，药熨，和行水清阴等治法。

[**原文**] 足太阳之筋起于足小指。上结[1]于踝，斜上结于膝。其下者，从足外侧结于踵，上循跟结于腘[2]。其别者[3]，结于腨外，上腘中内廉，与腘中并，上结于臀，上侠脊上项。其支者，别入结于舌本。其直者，结于枕骨，上头下额(一作颜)，结于

鼻。其支者，为目上纲[4]，下结于䪼[5]（《灵枢》作颅字）。其①支者，从腋后外廉，结于肩髃。其支者，入腋下，出缺盆，上结于完骨。其支者，出缺盆，斜上入②于䪼。其病小指支[6]踵跟痛（一作小指支踵痛），腘挛急，脊反折，项筋急，肩不举，腋支缺盆中纽痛[7]，不可左右摇。治在燔针劫刺[8]，以知为数[9]，以痛为输[10]，名曰仲春痹[11]。

[校勘]

①“其” 此下原有“下”字，据正统本、《灵枢》经筋篇删。

②“入” 《灵枢》经筋篇、《太素》经筋均作“出”。

[注释]

[1]“结” 聚的意思。

[2]“从足外侧结于踵，上循跟结于腘” 《类经》十二经筋支别注：“踵即足跟之突出者，跟即踵之硬筋处也，乃仆孙、申脉之分，结于腘委中也。”

[3]“其别者” 《类经》十二经筋结支别注：“此即大筋之旁出者，别为柔软短筋，亦犹木之有枝也。后凡言别者支者，皆放此。”

[4]“目上纲” 纲，指约束目睫主管目之开阖的筋而言。

[5]“䪼” 即颧骨处。

[6]“支” 在此作牵引的意思。

[7]“纽痛” 牵引而痛的意思。

[8]“燔针劫刺” 《类经》十二经筋痹刺注：“燔针，烧针也。”“劫刺”，指疾刺疾出的刺法。

[9]“以知为数” “知”，病愈的意思。“数”，指针刺次数。

[10]“以痛为输” 指在疼痛处取穴，即今之天应穴，阿是穴。

[11]“仲春痹” 《灵枢集注》张志聪注：“在外者皮肤为阳，筋骨为阴，病在阴者名曰痹。痹者，血气留闭而为痛也。”按：此以下系古人根据阴阳盛衰的道理，把手足十二经分主于一

年的十二月，而在四时中，每一时的三个月，又以孟、仲、季为序来命名每一时中的每一月之痹，如春季有孟春痹、仲春痹、季春痹。

[语译] 足太阳经筋，起于足小趾爪甲的外侧，上行结聚于外踝，再斜行向上结聚于膝部。其在下的，沿足的外侧，结聚于足跟，又沿足跟上行结聚于腘内。其从外踝处别出的筋，结聚于腿肚的外侧，上行入于腘中的内侧，与从足跟上行结于腘中的筋相合后，上行于臀部，再由臀部上行挟脊椎骨两旁而上至于项。由此分出的支筋，从项入内而结聚于舌本。其直行的，从项上行结聚于枕骨，再上行至头，从头的前面下行，经额部而结聚于鼻。从鼻分出的支筋绕目上纲，向下结聚于颧部。其支筋，从腋后外缘，结聚于肩髃。从此处分出的支筋，又入于腋下，上行而出于缺盆，又上行结聚于耳后的完骨。从缺盆分出的支筋，斜行向上而出于颧，与前下结于颧的支筋相合。

足太阳经筋发病，足小趾和足跟掣引疼痛，腘膝窝部痉挛拘急。脊背反张，项筋拘急，肩不能举，腋部和缺盆掣引而痛，不能左右摇动。治疗本病，当用燔针劫刺，以病愈为度，以痛处为刺针的腧穴。这种病叫仲春痹。

[原文] 足少阳之筋，起于小指次指之上，结于外踝，上循胻外廉，结于膝外廉。其支者，别起于外辅骨，上走髀，前者结于伏兔①，后者结于尻[1]。其直者，上乘眇、季胁，上走腋前廉系于膺乳，结于缺盆。直者，上出腋贯缺盆，出太阳之前，循耳后，上额角，交巅上，下走颔，上结于頄。其支者，结于目外眦，为外维[2]。其病小指次指支转筋，引膝外转筋，膝不可屈伸，腘筋急，前引髀，后引尻，上乘眇季胁痛，上引缺盆、膺、乳、颈维筋急，从左之右，右目不开[3]，上过右角，并跷脉而行，左络于右，故伤左角，右足不用，命曰维筋相交[4]。治在燔针劫刺，以知为数，以痛为输。名曰孟春痹。

［校勘］

①“兔” 此下《灵枢》经筋篇、《太素》经筋、《千金》肝脏均有“之上”二字。

［注释］

［1］“其支者……结于尻” 《太素》经筋注：“其支者起外辅骨，凡有二支也。故前支上结伏兔，后支上走髀，结于尻前。”

［2］“外维” 此支由颧部向上斜行而结于眼外角，为目之外维，此筋伸缩，目就能左右盼视。《太素》经筋注：“太阳为目上纲，阳明为目下纲，少阳为目外维。”

［3］“从左之右，右目不开” 《太素》经筋注：“此筋本起于足至项上而交之左右目，故左箱有病，引右箱目不得开，右箱有病，引左箱目不得开也。”

［4］“上过右角……命曰维筋相交” 《太素》经筋注：“跷脉至于目眦。故此筋交颠左右下于目眦，与之并行也。筋既交于左右，故伤左额角右足不用，伤右额角，左足不用，以此维筋相交故也。”

［语译］ 足少阳经筋，起于第四趾上，上行结聚于外踝，沿胫骨的外缘，向上结聚于膝部的外缘。其支筋，别起于外辅骨上行至髀，分为两支，前面的结聚于伏兔，后面的结聚于尻部。其直行的，向上通过胁和季胁而至腋部前缘，一出腋前，连系于膺乳，结聚于缺盆；其直行的筋，贯穿缺盆，与前结于缺盆的支筋相合，出行于足太阳经筋的前面，沿耳后上至额角，再上行与太阳经筋交于巅顶，从头顶的侧面下行至腮下，又向上结聚于颧部，从此处分出的支筋，结聚于目外眦，为眼的外维。

足少阳经筋发病，足第四趾掣引转筋，牵引至膝的外侧也转筋，膝关节不能屈伸，腘窝的筋拘急，向前引髀后引尻部，上至胁和季胁都拘急作痛，更向上牵引缺盆、膺、乳、颈等部所维系的筋都感到拘急，左侧之筋伤，则右眼不能睁开，这是因为本经的筋上过额角与跷脉并行，阴跷、阳跷，阴阳相交的缘故，同时跷脉起于跟中，上交于目，从左络右，交于目锐眦，所以左侧额角之伤筋，也可引起右足不能用。这叫做"维筋相交"。在治疗时，当用燔针劫刺，以病愈为度，以痛处为针刺的腧穴。这种病叫孟春痹。

[原文] 足阳明之筋，起于中三指[1]，结于跗上，斜外上加于辅骨，上结于膝外廉，直上结于髀枢，上循胁，属脊。其直者，上循骭，结于膝。其支者，结于外辅骨，合少阳。其直者，上循伏兔，上结于髀，聚于阴器，上腹而布[2]，至缺盆而结，上颈，上侠口，合于鼽，下结于鼻，上合于太阳。太阳为目上纲，阳明为目下纲。其支者，从颊结于耳前。其病足中指支胫转筋，脚跳坚[3]，伏兔转筋，髀前肿，㿗疝，腹筋乃急，引缺盆及颊，卒口僻[4]，急者目不合，热则筋①弛纵缓不胜，目不开。颊筋有寒则急，引颊移口，有热则筋弛纵不胜收，故僻。治之以马膏，膏其急者，以白酒和桂涂其缓者，以桑钩钩之，即以生桑炭②置之坎[5]中，高下与坐等，以膏熨急颊，且饮美酒，啖炙肉，不饮酒者，自强也，为之三拊而已[6]。治在燔针劫刺[7]，以知为数，以痛为输。名曰季春痹。

[校勘]

①"筋" 原作"经"，据《灵枢》经筋篇改。

②"炭" 原作"灰"，据《太素》经筋改。

[注释]

[1]"中三指" 《太素》经筋注："刺疟者，刺足阳明十指间，是知足阳明脉入于中指内间外间，脉气三指俱有，故筋起于中指并中指左右二指，故曰中三指也。有本无三字。"

[2]"布" 分布的意思。

[3]"脚跳坚" 指足部有跳动及强直不舒感。《类经》十二经筋痹刺注："跳者，跳动；坚者，坚强也。"

[4]"卒口僻" 为突然发生口歪斜。僻，歪斜的意思。

[5]"坎" 即坑。

[6]“治之以马膏……为之三拊而已” “为之三拊而已，”即再三拊摩患处的意思。《本草纲目》云：“世多不知此方之妙，窃谓口颊㖞僻，乃风中血脉也，手足阳明之筋，络于口，会太阳之筋，络于目，寒则筋急而僻，热则筋缓而纵。故左中寒，则逼热于右；右中寒，则逼热于左。寒者急而热者缓也。急者，皮肤顽痹，营卫凝滞。治法：急者缓之，缓者急之，故用马膏之甘平柔缓，以摩其急，以润其痹，以通其血脉；用桂酒之辛热急束，以涂其缓，以和其营卫，以通其经络。桑能治风痹，通节窍也。病在上者酒以行之，甘以助之，故饮美酒啖炙肉云。”

[7]“治在燔针劫刺” 《医学纲目》：“治在燔针劫刺之上，当有其病转筋者五字，如足厥阴筋行水清阴气之下所言也。盖燔针但宜施于筋寒转筋之病，其筋热缓纵者，则不宜也。”

[语译] 足阳明经筋，起于足的中三趾间，结聚于足背上，其斜向外行的，至辅骨向上结聚于膝的外侧，再直行向上而结聚于髀枢，又上循胁而联属于脊。其直行的，则从足背上行，沿胫骨而结聚于膝。从此分出的支筋则结聚于外辅骨，与少阳经筋相合。其直行的，沿伏兔上行，结于髀而聚于前阴，复上行至腹部夹脐分布，上至缺盆而结聚，再上行通过颈，挟口两旁至于鼽，复下行结于鼻旁，从鼻旁又上行与太阳经筋相合。太阳细筋散络于目，为目上纲，阳明细筋散络目下，为目下纲。从鼽分出的支筋，通过颊而结聚于耳的前方。

足阳明经筋发病，则从足中趾向上牵引胫部转筋，脚有跳动而强直不舒的感觉，伏兔部转筋，髀前部肿，㿗疝，腹筋拘急，向上牵引缺盆及颊部，突然发生口歪，若筋拘急的，则目不能闭合，若有热的，则筋弛缓无力而目不能开。颊筋有寒，则筋拘急，牵引颊部而口移动，颊筋有热，则筋弛缓无力收缩，所以致成口歪斜。治疗口歪斜的方法，用马脂涂抹在拘急一侧的面颊，以润养其筋，用白酒调桂涂抹于弛缓一侧的面颊，以温经通络，然后用桑钩钩其口以调整之，用桑木炭火放在壁坎中，其位置高下与患者坐式面颊的高度相等，来熏烤拘急一侧的面颊，同时还要令其饮酒吃肉，以助血舒筋，不能喝酒的也要勉强喝，并不时用手按摩患处，就会治愈，这是治疗口僻的方法。其它病症，如转筋、癫疝等，在治疗时，用燔针刺法，以病愈为度，以痛处为针刺的腧穴。这种病叫做季春痹。

[原文]　足太阴之筋，起于大指之端内侧，上结于内踝。其直者，上结[①]于膝内辅骨，上循阴股，结于髀，聚于阴器，上腹结于脐，循腹里，结于肋，散于胸中。其内者，著于脊。其病足大指支内踝痛，转筋[②]，膝[③]内辅骨痛，阴股引髀而痛，阴器纽痛，上引脐与[④]两胁痛[⑤]，膺中脊内痛。治在燔针劫刺，以知为数，以痛为输。名曰仲[⑥]秋痹。

[校勘]

①“结”　原作“络”，据《太素》经筋、《千金》脾脏改。

②“筋”　此下《灵枢》经筋篇、《太素》经筋均有“痛”字。

③“膝”　原无，据《灵枢》经筋篇、《太素》经筋补。

④“上引脐与”　原作“上脐”，据《太素》经筋改。

⑤“痛”　此下《灵枢》经筋篇、《太素》经筋均有“引”字。

⑥“仲”　原作“孟”，据《太素》经筋改。

[语译]　足太阴经筋，起于足大趾端的内侧，上行结于内踝。其直行的上行结于膝内辅骨，沿股内侧上行结于髀，聚结于前阴，又上行至腹而结于脐，再沿腹内上行，结于两胁，散布于胸中。其行于内的，由阴器上行而附著于脊。

足太阴经筋发病，则足大趾掣引内踝痛或转筋，膝内辅骨疼痛，股内侧牵引髀部作痛，阴器有纽转而痛的感觉，并上引脐、两胁、胸膺和脊内部等处都痛。在治疗时，当用燔针劫刺，以病愈为度，以痛处为针刺的腧穴。这种病叫做仲秋痹。

[原文]　足少阴之筋，起于小指之下，入足心，并足太阴之筋[①]，而斜走内踝之下，结于踵[②]，则与太阳[③]之筋合而上，结于内辅之下；并太阴之筋[④]而上循阴股，结于阴器。循膂内侠脊[⑤]

上至项，结于枕骨，与足太阳之筋合。其病足下转筋，及所过而结者皆痛及转筋。病在此者，主痫瘈及痉[1]，病在外者，不能俯；在内者，不能仰。故阳病者腰反折，不能俯；阴病者，不能仰。治在燔针劫刺，以知为数，以痛为输。在内者，熨引饮药，此筋折纽⑥[2]，发数甚者，死不治。名曰孟⑦秋痹。

［校勘］

①"之筋" 原脱，据《灵枢》经筋篇、《太素》经筋补。

②"踵" 《太素》经筋作"踝"。

③"太阳" 《太素》经筋作"足太阴"。

④"筋" 原作"经"，据《灵枢》经筋篇、《太素》经筋、《千金》脾脏改。

⑤"循膂内侠脊" 《灵枢》经筋篇、《太素》经筋均作"循脊内侠膂。"

⑥"纽" 此下原有"纽"字，据《太素》经筋删。

⑦"孟" 原作"仲"，据《太素》经筋改。

［注释］

[1]"痫瘈及痉" 《类经》十二经筋痹刺注："痫，癫痫也。瘈，牵急也。痉，坚强反张，尤甚于瘈者也。足少阴为天一之经，真阴受伤，故为此病。"

[2]"折纽" 张介宾认为系"转筋"。

［语译］ 足少阴的经筋，起于足小趾之下，入于足心，走于内侧与足太阴的经筋相合，斜行上至内踝之下，结聚于足跟，与足太阳的经筋相合而上，结聚于内辅骨之下；在此合并足太阴的经筋循股的内侧上行结于前阴。又沿着膂内挟脊两旁上行至项而结聚于枕骨，与足太阳经筋相合。

足少阴经筋发病，则足下转筋，本经所循行和结聚的部位，都有疼痛和转筋的症状。病在少阴经筋的，主癫痫、瘈疭和项背反张等病变。本经病在外的，不能前俯，病在内的，不能后仰，这是因为背部的筋病在外，为阳病，项背部的筋强急，则腰向后反折，身体不能前俯；腹部的筋病在内，为阴病，腹部的筋急，身体便不能后仰。治疗时，当用燔针劫刺，以病愈为度，以痛处为针刺的腧穴。如果病在胸腹内部，则不宜针刺，当用熨法和导引法，并服汤药，以舒筋养血。此种转筋，如果发作的次数逐渐加多，症状逐渐加重，便是阴精亏损已极，不能养筋，为不治的死症。这种病叫做孟秋痹。

[原文] 足厥阴之筋，起于大指之上，结于内踝之前，上循胫①，上结内辅之下，上循阴股，结于阴器，络诸筋②[1]。其病足大指支内踝之前痛，内辅痛，阴股痛，转筋，阴器不用，伤于内则不起，伤于寒则阴缩入，伤于热则纵挺不收。治在行水清阴气③[2]。其病转筋者，治在燔针劫刺，以知为数，以痛为输。名曰季秋痹。

[校勘]

①“循胫” 原作“冲胻”，据《灵枢》经筋篇、《太素》经筋改。

②“筋” 原作“经”，原校：“一作筋”，《灵枢》经筋篇、《太素》经筋与原校同，据改，并删原校。

③“气” 原作“器”，据《灵枢》经筋篇、《太素》经筋改。

[注释]

[1]“结于阴器，络诸筋” 《太素》经筋注：“足三阴及足阳明筋皆聚阴器，足厥阴屈络诸阴，故阴器名曰宗筋也。”

[2]“治在行水清阴气” 《类经》十二经筋注：“清，理也。此言当以药治之，在通行水脏而调阴气，盖水则肝之母也。”《灵枢集注》张志聪注：“厥阴之木气本于水，故治在行水，以清厥阴之气。”

[语译] 足厥阴经筋，起于足大趾端之上，上行结于内踝之前，再循胫骨向上结于内辅骨之下，又循股内侧上行结于阴器，联络足三阴与足阳明的经筋。

足厥阴经筋发病，则足大趾掣引内踝前疼痛，内辅骨部也痛，股内侧痛，转筋，前阴不能用，若由于内伤阴精而发病，则阳痿不举，若伤于寒邪而发病，则阴器缩入，若伤于热邪而发病，则阴器挺直不缩。在治疗时，应当通行肾水，以调整厥阴之气。若仅是转筋疼痛的，用燔针劫刺，以治愈为度，以痛处为针刺的腧穴。这种病叫做季秋痹。

[原文] 手太阳之筋，起于小指之上，结于腕，上循臂内廉，结于肘内兑骨[1]之后，弹之应小指之上[2]，入结于腋下。其支者，从腋走后廉①，上绕臑外廉，上②肩胛，循颈出足太阳之筋前，结于耳后完骨。其支者，入耳中。直者，出耳上，下结于颔，上属目外眦。其病小指支③肘内兑骨后廉痛，循臂阴，入腋下，腋下痛，腋后廉痛，绕肩胛，引颈而痛，应耳中鸣，痛引颔，目瞑良久[3]乃能视，颈筋急则为筋瘘④，颈肿[4]，寒热在颈者。治在燔针劫刺，以知为数，以痛为输。其为肿者，复而兑之[5]。名曰仲夏痹(原本"复而兑之"下有"本支者，上曲牙，循耳前属目外眦，上颔，结于角，其病当所过者支转筋，治在燔针劫刺，以知为数，以痛为输"一段)。

[校勘]

①"从腋走后廉" 《灵枢》经筋篇、《太素》经筋均作"后走腋后廉。"

②"臑外廉，上" 《灵枢》经筋篇、《太素》经筋、《千金》心脏均无此四字。

③"支" 原作"及"，据《太素》经筋及本书前后文义改。

④"筋瘘" 《灵枢》经筋篇作"筋瘘"。

[注释]

[1]"兑骨" 《太素》经筋注："兑谓肘内箱尖骨，名曰兑骨。"

[2]"弹之应小指之上" 《类经》十二经筋结支别："但于肘尖下两骨罅中，以指捺其筋，则痠麻应于小指之上，是其验也。"

[3]"良久" 时间很长的意思。

[4]“筋瘘,颈肿” 《类经》十二经筋痹刺注:“即鼠瘰之属。”《太素》经筋注:“筋瘘,颈肿者,皆是寒热之气也。”按:以上二说,未知孰是,今并存之。

[5]“复而兑之” 《类经》十二经筋痹刺注:“刺而肿不退者,复刺之,当用锐针,即镵针也。”

[语译] 手太阳的经筋,起于手小指上,结聚于手腕,向上循臂的内侧,结于肘内高骨的后面(如用手指弹此处的筋,即有痠麻感反应到小指上),再上行入内而结于腋下。其支筋,从腋走向后侧,绕臂外侧,上至肩胛,循颈出于足太阳筋之前,结于耳后的完骨。从此分出的支筋,入于耳中。其直行的,出于耳上,下行结于颔,又上行属于目外眦。

手太阳经筋发病,则手小指掣引肘内锐骨的后缘疼痛,沿臂的内侧至腋下及腋下后侧等处都痛,围绕肩胛牵引颈部作痛,耳鸣、痛,并牵引到颔部也痛,痛时则闭目,须经一段时间,始能开目视物。若颈筋拘急,则为筋瘘、颈肿,寒热邪气滞留在颈内之病。治疗时应用燔针劫刺,以病愈为度,以痛处为针刺的腧穴。刺后其肿不消,当用锐针再刺之,这种病叫做仲夏痹。

[原文] 手少阳之筋,起于小指次指之端,结于腕,上循臂,结于肘,上绕臑外廉,上肩走颈,合手太阳。其支者,上当曲颊入系于舌本[1]。其支者,上曲牙[2],循耳前,属目外眦,上乘颔,结于角。其病当所过者即支转筋,舌卷。治在燔针劫刺,以知为数,以痛为输。名曰季夏痹。

[注释]

[1]“上当曲颊入系舌本” “曲颊”,指颊骨所钩著处,其曲如环形,故名。《类经》十二经筋结支别注:“其支者,自颈中当曲颊下,入系舌本。”

[2]“曲牙” 《释骨》:“齿左右势转微曲者,名曰曲牙。”

[语译] 手少阳的经筋,起于无名指之端,上行结于腕,又沿臂上行而结于肘,上绕臑部的外侧上行经肩至颈,与手太阳的

经筋相合。从颈分出的支筋，上当曲颊部，入内系于舌根。从曲颊下分出的支筋，上至曲牙，沿耳前属于目外眦，上到颔厌穴处而结于额角。

手少阳经筋发病，则在本经筋循行和结聚的部位出现牵引转筋和舌卷等症状。治疗时当用燔针劫刺，以病愈为度，以痛处为针刺的腧穴。这种病叫做季夏痹。

[原文] 手阳明之筋，起于大指次指之端，结于腕，上循臂，上结于肘外①，上绕臑，结于髃。其支者，绕肩胛，侠脊。其直者，从肩髃②上颈。其支者，上颊，结于頄。其直者，上出手太阳之前，上左角，络头，下右颔[1]。其病当所过者，支痛及③转筋④，肩不举，颈不可左右视。治在燔针劫刺，以知为数，以痛为输，名曰孟夏痹。

[校勘]

①“外” 原无，据《灵枢》经筋篇、《太素》经筋补。

②“髃” 原作“髀”，据《灵枢》经筋篇、《太素》经筋改。

③“痛及” 原无，原校：“一本下有痛字及字。”《灵枢》经筋篇、《太素》经筋与原校同，据补，并删原校。

④“筋” 此下原有“痛”字，据《灵枢》经筋篇、《太素》经筋删。

[注释]

[1]“上左角，络头，下右颔” 《类经》十二经筋结支别注：“此直者自颈出手太阳天窗、天容之前，行耳前上额左角络头，以下右颔。此举左而言，则右在其中，亦如经脉之左之右，右之左也。故右行者，亦上额右角，交络于头下左颔，以合于太阳、少阳之筋”。

[语译] 手阳明经筋，起于食指的尖端，上行结于腕，沿臂而上结于肘的外侧，向上绕臑结于肩髃。从肩髃分出的支筋绕肩胛，挟脊。其直者，从肩髃上行至颈。从颈分出的支筋，上行至颊而结于颧部。其直者，从颈上行，出于手太阳经筋之前，复

上行至左额角，络头而下行入右颌。

手阳明经筋发病，则本在经筋循行和结聚的部位，掣引疼痛转筋，肩不能举，颈部强直不能左右转动。在治疗时，应用燔针劫刺，以病愈为度，以疼痛处为针刺的腧穴。这种病叫做孟夏痹。

[原文] 手太阴之筋，起于大指之上，循指上行，结于鱼①后[1]，行寸口外侧，上循臂，结肘中，上臑内廉，入腋下，上出缺盆，结肩髃前②，上结缺盆，下结③于胸里，散贯贲[2]，合胁④下，抵季胁。其病当所过者，支转筋痛，其成息贲者⑤，胁急吐血。治在燔针劫刺，以知为数，以痛为输。名曰仲冬痹。

[校勘]

①“鱼” 此下原有“际”字，据《灵枢》经筋篇，《太素》经筋删。

②“肩髃前” 原作“肩前髃”，据《千金》肺脏改。

③“缺盆，下结” 正统本无此四字。

④“胁” 《灵枢》经筋篇、《太素》经筋均作“贲”。

⑤“其成息贲者” 原作“甚成息贲”，据《太素》经筋改。

[注释]

[1]“鱼后” 即鱼际。

[2]“贲” 《太素》经筋注：“贲谓膈也，筋虽不入脏腑，仍散于膈也。”

[语译] 手太阴经筋，起于大指之上，循指上行结于鱼际，从寸口外侧，循臂上行结于肘中，由肘沿臑内侧上行入于腋下，上出缺盆，结于肩髃之前，其从腋上行的筋，结于缺盆，自腋下行的筋，则入胸结于胸里，散布于膈，与手厥阴之筋合于胁下，下行至季肋处。

手太阴经筋发病，则在本经筋所循行和结聚的部位，出现掣引转筋和疼痛，成为息贲病的，则胁部拘急，吐血。治疗时，应用燔针劫刺，以病愈为度，以痛处为针刺的腧穴。这种病叫做仲冬痹。

[**原文**]　手心主之筋，起于中指，与太阴之筋①并行，结于肘内廉。上臂阴，结腋下，下散前后挟胁。其支者，入腋散胸中，结于贲②[1]。其病当所过者，支转筋痛③，及胸痛息贲。治在燔针劫刺，以知为数，以痛为输。名曰孟冬痹。

[**校勘**]

①"筋"　原作"经"，据《灵枢》经筋篇、《太素》经筋改。

②"贲"　原作"臂"，据《太素》经筋改。

③"痛"　此下原有"手心主前"，据《灵枢》经筋篇、《太素》经筋删。

[**注释**]

[1]"结于贲"　《类经》十二经筋结支别注："盖此支并太阴之筋入散胸中。"

[**语译**]　手心主经筋，起于中指之端，循指上行通过掌后与手太阴经筋并行，结于肘的内侧。上行沿臂的内侧结于腋下，从腋下前后布散挟于两胁。从胁下分出的支筋，入于腋内，散布于胸中，结于膈。

手心主经筋发病，则在本经筋所循行和结聚的部位，出现掣引转筋疼痛，胸痛和息贲。治疗时，应用燔针劫刺，以病愈为度，以痛处为针刺的腧穴，这种病叫做孟冬痹。

[**原文**]　手少阴之筋，起于小指之内侧，结于兑骨上，结肘内廉，上入腋，交太阴，挟①乳里，结于胸中，循贲②下系于脐。其病内急，心承伏梁，下为肘纲[1]。其病当所过者，支转筋痛。治在燔针劫刺，以知为数，以痛为输。其成伏梁吐脓血者，死不治[2]。名曰季冬痹③。

凡经筋之病，寒则反折筋急，热则筋从缓不收，阴痿不用，阳急则反折，阴急则俯不伸[3]。焠刺[4]者，刺寒急也，热则筋纵不收，无用燔针劫刺。

足之阳明，手之太阳，筋急则口目为之僻，目眦急，不能卒视，治此皆如上方也。

[校勘]

①“挟” 《太素》经筋作“伏”，义长。

②“贲” 原作“臂”，据《太素》经筋改。

③“名曰季冬痹” 原在下段“无用燔针劫刺”句下，今据前后文例及《类经》十二经筋痹刺注移此。

[注释]

[1]“心承伏梁，下为肘纲” 《太素》经筋注：“心之积名曰伏梁，起脐上如臂，上至心下，其筋循隔下齐，在此痛下，故曰承也。人肘屈伸，以此为纲维，故曰肘纲也。”

[2]“其成伏梁吐脓血者，死不治” 《类经》十二经筋痹刺注：“若伏梁已成，而唾见血脓者，病剧脏伤，故死不治。”

[3]“阳急则反折，阴急则俯不伸” 《太素》经筋注：“人背为阳，腹为阴，故在阳之筋急者，反折也，在阴之筋急，则俯而不伸也。”

[4]“焠刺” 即火刺法。

[语译] 手少阴经筋，起于小指的内侧，循指上行结于掌后锐骨，又上行结于肘的内侧，向上行入于腋内，交手太阴经筋，挟乳的内侧而结于胸中，循膈向下系于脐。

手少阴经筋发病，则为胸内拘急，心下坚积而成伏梁，肘屈伸不利。在本经经筋所经过或结聚的部位，有掣引转筋和疼痛。治疗时应用燔针劫刺，以病愈为度，以痛处为针刺的腧穴。假如已成伏梁兼吐脓血的，为脏器已伤的不治死症。这种病叫季冬痹。

凡是经筋发病，属寒的，则筋拘急而腰背反张；属热的则筋弛纵不收。或阴痿不举。背部筋拘急则脊背向后反张，腹部筋拘急则身弯俯向前而不能伸。所谓焠刺法，是用于治因寒而筋急的病，若因热而筋弛不收的病，就不可用燔针劫刺。

足阳明和手太阳之筋拘急，则为口眼歪斜，其目眦亦拘急，不能卒然视物。治疗时,可以采用上方燔针劫刺法,以病愈为度,以痛处为腧穴。

[**按语**] 十二经筋的所行部位,虽与十二经脉大致相同,但作用则异。十二经脉是运行血气,循环灌注,出入脏腑肢体,而十二经筋则是联缀百骸,维络周身。由于“肝主筋,其华在爪”及“诸筋者皆属于节”,所以经筋皆起于四肢指爪之间,而后盛于臂骨辅骨,结于肘腕膝腘,联于肌肉,上于颈项,终于头面。筋有刚柔,手足项背直行而附着于骨之筋都坚硬而大,胸腹头面支别横行之筋都柔软而细;手足三阳行于外侧,其筋多刚,手足三阴行于内侧,其筋多柔。足之三阴及阳明之筋皆聚于阴器,故有“前阴者,宗筋之所聚”之说。

十二经筋病,大体可分寒热两种;其鉴别,寒者筋拘急,热者筋弛缓。其治疗,凡是感受风寒湿三气所发生的疼痛转筋,都可称为筋痹,治用燔针,热则不可用。其他皮肉脉骨等痹,可参照使用。至于治疗经筋病的取穴法,由于邪气入于腠理,侵袭到筋而为筋病,病位多固定不移,因此遂以病之疼痛局部为腧穴,不必专依各经腧穴为治疗,这就是后世所谓之“天应穴”“阿是穴”的最早记载。

古人根据自然气候阴阳消长的道理来比拟人体十二经阴阳盛衰的变化,所以有手足三阴三阳十二经筋应于四季十二月的筋痹病。春夏为阳,一月为阳始生,六月为阳始衰,都属少阳,人体胆与三焦之气应之,故二经发筋病为孟春、季夏之痹;二月为阳渐大,五月为阳正大,都属太阳,人体小肠、膀胱之气应之,故二经发筋病为仲春、仲夏之痹;三月、四月是太少两阳合明,为阳盛之极,都属阳明,人体胃和大肠之气应之,故二经发筋病为季春、孟夏之痹。其在三阴痹之应于秋冬,也是如此从七月为阴始生,十二月为阴始衰而应少阴;八月、十一月为阴正大,而应太阴;九月、十月为太少两阴交尽而应厥阴。

骨度肠度肠胃所受第七

［提要］　本篇主要内容有：

一、说明骨、胸、腹的度数，并指出脉度是根据骨度而决定的。

二、叙述胃、小肠、回肠、广肠的长度、阔度，及容纳水谷的数量。

三、指出人七日不饮不食而死亡的原因。

［原文］　黄帝问曰：脉度言经脉之长短，何以立之？

伯高对曰：先度其骨节之大小，广狭、长短，而脉度定矣。

［语译］　黄帝问：脉度篇上所说的人身经脉的长短，是根据什么标准确定的？

伯高回答说：先度量各个骨节的大小、宽窄和长短，这样脉的长度就可以确定了。

［原文］　曰：人长七尺五寸者，其骨节之大小长短，知各几何？

曰：头（一作颈）之大骨围[1]二尺六寸。胸围[2]四尺五寸。腰围[3]四尺二寸。

［注释］

[1]“头之大骨围”　《太素》骨度注：“自颈项骨以上为头颅骨，以为头大骨也，当其粗处以绳围也。”

[2]“胸围”　《太素》骨度注：“缺盆以下，髑骭以上为胸，当中围也。”

[3]“腰围”　《类经》骨度注：“平脐周围曰腰。”

［语译］　问：身长七尺五寸的人，他的各个骨节的大小长短是多少呢？

答：头之大骨周围长二尺六寸。胸部的周围长四尺五寸。腰部的周围长四尺二寸。

[原文] 发所覆者[1],颅至项一尺二寸。发以下至颐长一尺,君子参(又作三,又作终)折[2]。

[注释]

[1]“发所覆者” 《太素》骨度注:“头颅骨取发所覆之处,前后量也。”《灵枢注证发微》注:“颅,头颅也。颅之皮生发,发所覆者即颅也。”

[2]“君子参折” “君子”:在此指体格端正而匀称的人。《太素》骨度注:“发际以下至颐端量之一尺,一尺面分中分为三……君子三分齐等,与众人不同也。参,三也。”《灵枢注证发微》注:“言君子之面部三停齐等,可以始中终而三折之也。”按:三停,从发际到眉中为一停,从眉中到鼻端为二停,从鼻端到颐端为三停三停部位应该等长。

[语译] 头发所覆盖的部位叫颅,从头颅的前发际到项部的后发际长一尺二寸。从前发际下到颐端长一尺,骨骼端正相称的人,面部上中下三停的部位的长度是相等的。

[按语] 前发际至后发际长一尺二寸。若前发际不明显的,可从眉心量至后发际作一尺五寸计算;后发际不明显的,可从大椎向前量至前发际作一尺五寸计算;如果前后发际都不明显的,即从眉心量至大椎作一尺八寸计算。

[原文] 结喉以下至缺盆中[1]长四寸。缺盆以下①至髑骬长九寸,过则肺大,不满则肺小[2]。髑骬以下至天枢,长八寸,过则胃大,不及则胃小[3]。天枢以下至横骨[4]长六寸半,过则回肠广长,不满则狭短[5]。

[校勘]

①“缺盆以下” 原作“至缺盆下”,据《灵枢》骨度篇、《太素》脉度改。

[注释]

[1]“缺盆中” 《类经图翼》经络注:“此以巨骨上陷中而言,即天突穴处。”

[2]“过则肺大，不满则肺小” 《类经》骨度注：“缺盆之下，鸠尾之上，是为之胸，肺脏所居。故胸大则肺亦大，胸小则肺亦小也。”

[3]“过则胃大，不及则胃小” 《类经》骨度注：“自髑骬之下，脐之上，是为中焦，胃之所居。故上腹长大者胃亦大，上腹短小者胃亦小也。”

[4]“横骨” 即耻骨。

[5]“过则回肠广长，不满则狭短” 《类经》骨度注：“自天枢下至横骨，是为下焦，回肠所居也。故小腹长大者，回肠亦大，小腹短狭者，回肠亦小也。”

［语译］ 从结喉端下至缺盆中（天突穴处）长四寸。从缺盆中下沿胸骨至鸠尾骨的上端长九寸。若超过九寸的，就说明肺脏大；不满九寸的，就是肺脏小。从鸠尾骨上端下至两天枢穴之间（指脐中，即神阙穴处）长八寸。超过八寸的，就是胃大；不满八寸的，就是胃小。从脐中下至横骨长六寸半。超过六寸半的，就是回肠（大肠）粗而且长，不满六寸半的，就是回肠狭窄而短。

［按语］ 脐下至横骨六寸半，现代诸书多沿用五寸为取穴的标准。这是根据脐下部位中之任脉、肾经、脾经三经的穴位距离而改定的。

［原文］ 横骨长六寸半。横骨上廉以下至内辅[1]之上廉，长一尺八寸。内辅之上廉以下至下廉，长三寸半。内辅下廉下①至内踝，长一尺三寸。内踝以下至地长三寸。膝腘[2]以下至跗属，长一尺六寸。跗属以下至地长三寸。故骨围大则太过，小则不及。

［校勘］

①“下” 原无，据《灵枢》骨度篇、《太素》骨度补。

［注释］

[1]“内辅” 即内辅骨，是指股骨下端胫骨上端膝关节内

侧骨之高起处。

[2]“膝腘” 膝，指膝盖，即髌骨，在前；腘，是指腿弯，即腘窝，在后。

[语译] 横骨横长六寸半，从横骨上缘向下到内辅骨的上缘长一尺八寸。从内辅骨的上缘向下到内辅骨的下缘长三寸半。从内辅骨的下缘到内踝骨的尖端长一尺三寸。从内踝向下到地长三寸。从膝腘之间向下沿小腿外侧到跗属长一尺六寸。跗属以下至地长三寸。所以骨围大的则骨大，小的则骨小。

[原文] 角[1]以下至柱骨[2]，长一尺(一作寸)。行腋中不见者[3]，长四寸。腋以下至季胁[4]长一尺二寸。季胁以下至髀枢长六寸[5]。髀枢以下至膝中，长一尺九寸。膝以下至外踝，长一尺六寸。外踝以下至京骨，长三寸。京骨以下至地，长一寸。

[注释]

[1]“角” 《类经》骨度注：“角，头侧大骨，耳上高角也。”按：也叫头角，又名额骨。即前发际在左右两端弯曲下垂所呈的角度。

[2]“柱骨” 《释骨》：“三节植颈项者，通曰柱骨。”按：在此指颈根而言。

[3]“行腋中不见者” 《类经》骨度注：“此自柱骨下通腋中，隐伏不见之处。”按：系指腋窝之正中部位。

[4]“季胁” 在此是指第十一肋，即章门穴处。

[5]“六寸” 现在针灸书，均作九寸计算。

[语译] 人的侧面，从头角下至颈根长一尺，自颈根行至腋窝正中处长四寸。从腋窝下到季胁长一尺二寸。从季胁下至环跳长六寸。从环跳下沿股外侧到膝关节中心长一尺九寸。从膝中到外踝长一尺六寸。从外踝到京骨长三寸。自京骨下至地长一寸。

[原文] 耳后当完骨者，广九寸。耳前当耳门[1]者，广一

尺二寸(一作三寸)。两颧之间,广九寸半(《九墟》作七寸)。两乳之间,广九寸半。两髀之间[2],广六寸半,足长一尺二寸,广四寸半。

[注释]

[1]"耳门" 在此指听宫穴处。

[2]"两髀之间" 《类经图翼》经络注:"横骨两头之处,俗名髀缝。"

[语译] 耳后两完骨之间,宽九寸。耳前两耳门之间,宽一尺二寸。左右两颧之间,宽九寸半。两乳之间,宽九寸半。两髀缝之间,宽六寸半。足的长度一尺二寸,宽度四寸半。

[原文] 肩至肘,长一尺七寸。肘至腕,长一尺二寸半。腕至中指本节[1],长四寸。本节至其末[2],长四寸半。

[注释]

[1]"本节" 指掌指关节而言。跖趾关节,也叫本节。

[2]"末" 在此指指端而言。

[语译] 从肩端至肘尖长一尺七寸。从肘尖至腕关节长一尺二寸半。腕关节至中指本节,长四寸。从本节至中指尖长四寸半。

[原文] 项发以下至脊骨①长三寸半(一作二寸)。脊骨②以下至尾骶二十一节,长三尺。上节长一寸四分分之一③,奇分在下[1],故上七节下至膂骨,九寸八分分之七。

此众人骨之度也,所以立经脉之长短也。是故视其经脉之在于身也,其见浮而坚,其见明而大者多血,细而沉者多气[2],乃经之长短也[3]。

[校勘]

①"脊骨" 《灵枢》骨度篇作"背骨"。《太素》骨度作"膂骨"。

②"脊骨" 《灵枢》骨度篇、《太素》骨度均作"膂骨。"

③"分之一" 原作"分之七奇分之一"。据《灵枢》骨度

篇、《太素》骨度改。此文诸本皆不妥。据下文也云上七节九寸八分七厘,此处乃是一厘,按本书文例,当作“又十分之一”。

[注释]

[1]“奇分在下” 义即其余奇分,在以下六节之内。《类经图翼》:“背部折法,自大椎至尾骶,通折三尺。上七节各长一寸四分一厘,共九寸八分七厘;中七节各长一寸六分一厘,共一尺一寸二分七厘;第十四节与脐平;下七节各一寸二分六厘,共八寸八分二厘;总共二尺九寸九分六厘。不足四厘者,有零未尽也。”

[2]“是故视其经脉之在于身也……细而沉者多气” 《灵枢识》:“此一节与骨度不相涉,疑是他篇错简。”

[3]“乃经之长短也” 《灵枢》骨度篇、《太素》骨度均无,且文义与上文不联属,或系后人粘注,误刊入正文,故不释。

[语译] 背部从项后发际以下到脊骨的大椎穴,长三寸半。从第一椎上缘下至尾骶骨共二十一椎,计长三尺。第一椎长一寸四分一厘,其余数在以下各椎中计算,所以上部的七个椎节,共长九寸八分七厘。

以上所说的,这是平常人的骨度,就根据这个度数确立了十二经脉的长短度数。所以诊察经脉在人身上的虚实情况,表现出经脉浮而坚和明而大的是多血,若细而沉的是多气。

今将骨度对临床取穴有重要价值者,列于下,以供参考:

头部	前发际至后发际	1.2尺	直寸	
	两完骨之间	9寸	横寸	头部横寸按此标准折算
上肢部	肩至肘	1.7尺	直寸	今从前腋纹头至肘横纹作9寸计算
	肘至腕	1.25尺	直寸	手三阳三阴经穴均按此长度折算

续表

胸部	两乳之间	9.5 寸	横寸	今折作 8 寸，胸腹横寸按此折算
	缺盆至髑骬	9 寸	直寸	胸部穴准此折算，或数肋骨定穴
腹部	髑骬至天枢	8 寸	"	腹部穴准此折算
	脐中至曲骨	6.5 寸	"	今折作五寸，下腹部穴准此折算
侧腹胸部	腋下至季胁	1.2 尺	直寸	
	季胁至髀枢	6 寸	"	今作9 寸
下肢内侧部	横骨上廉至内辅上廉	1.8 尺	"	足三阴经穴准此折算
	内辅下廉至内踝	1.3 尺	"	
下肢外侧部	髀枢至膝中	1.9 尺	"	足三阳经穴准此折算
	膝中至外踝	1.6 尺	"	
背脊部	上七椎各长	1.41 寸	"	今取督脉及足太阳经穴皆按
	中七椎各长	1.61 寸	"	数椎法取穴，不拘于分寸
	下七椎各长	1.26 寸	"	

［原文］ 曰：愿闻六腑传谷者，肠胃之大小长短，受谷之多少奈何？

曰：谷之所从出入浅深远近长短之度：唇至齿长九分，口①广二寸半。齿以后至会厌[1]，深三寸半，大容五合。舌重十两，长七寸，广二寸半。咽门[2]重十两，广二寸半，至胃长一尺六寸。胃纡曲屈[3]，伸之长二尺六寸，大[4]一尺五寸，径[5]五寸，大容三(一作二)斗五升。小肠后附脊，左环回周叶(一作叠，下同)

积[6]，其注于回肠者，外附于脐上，回运环反②十六曲，大二寸半，径八分分之少半，长三丈二尺③（一作三尺）。回肠当脐左环回周叶积而下，回运环反十六曲，大四寸，径一寸寸之少半，长二丈一尺。广肠附④脊以受回肠，左环叶积（一作脊）上下，辟大八寸[7]，径二寸寸之大半，长二尺八寸。肠胃所入至所出，长六丈四寸四分，回曲环反三十二曲。

［校勘］

①"口" 原无，据《灵枢》肠胃篇、《太素》肠胃补。

②"反" 原作"及"，据正统本、《灵枢》肠胃篇、《太素》肠胃改。

③"三丈二尺" 《千金》小肠腑作"二丈四尺"，校注引《甲乙》云："长二丈二尺"。

④"附" 原作"胻"，原校："一作傅"，正统本及《太素》肠度均与原校同，傅、附音义同。以上文"小肠附脊"例之，当作"附"，据改，并删原校。

［注释］

[1]"会厌" 《类经》肠胃大小之数注："会厌在咽喉之上，乃所以分水谷司呼吸而不容其相混者也。"

[2]"咽门" 即食道的上口。

[3]"胃纡曲屈" 是形容胃的形状弯曲不直。纡曲，曲折的意思。

[4]"大" 是指其周围数而言。下同。

[5]"径" 是指直径而言，下同。

[6]"叶积" 《类经》肠胃小大之数注："叶积，如叶之积。亦叠积之义。"

[7]"辟大八寸" 《类经》肠胃小大之数注："辟，阔同。以其最广，故云辟大八寸。"

［语译］ 问：我愿听听关于六腑的传化水谷，肠胃的大小长短，受纳水谷的多少，是怎样的？

答：水谷所出所入的深浅远近长短的度数是：从口唇到齿长九分，口阔二寸半。从齿到会厌，深度为三寸半，可容纳食物五合。舌的重量是十两，长七寸，宽二寸半。咽门的重量是十两，宽二寸半，从咽门到胃的长度是一尺六寸。胃的形状弯曲不直，伸直以后长是二尺六寸，周围为一尺五寸，直径为五寸，最多能容纳水谷三斗五升。小肠上连于胃，后附于脊，从左旋环转，回周叠积，其下口注于回肠，外附于脐部的上方，回运环绕十六曲，周围为二寸半，直径为八分又一分的少半，长为三丈二尺。回肠在脐部向左环旋回周叠积而下，回运反复十六曲，周围为四寸，直径为一寸又一寸的少半，长二丈一尺。广肠附于脊，承受回肠传导而来的糟粕，向左环旋叠积，由上而下，周围为八寸，直径为二寸又一寸的大半，长为二尺八寸。

肠胃从水谷所入之处，到所出之处共长六丈零四寸四分，肠回运环转三十二曲。

［**原文**］ 曰：人不食七日而死者，何也？

曰：胃大一尺五寸，径五寸，长二尺六寸，横屈受水谷三斗五升①，其中之谷，常留者二斗，水一斗五升②而满。上焦泄气，出其精微，慓悍滑疾，下焦下溉，泄诸小肠③。小肠大二寸半，径八分分之少半，长三丈二尺，受谷二斗四升④，水六升三合合之大半。回肠大四寸，径一寸寸之⑤少半，长二丈一尺，受谷一斗，水七升半⑥。广肠大八寸，径二寸寸之⑦大半，长二尺八寸，受谷⑧九升三合八分合之一。肠胃之长凡五丈八尺四寸⑨，受水谷九斗二升一合合之大半⑩，此肠胃所受水谷之数也。

平人则不然，胃满则肠虚，肠满则胃虚，更满更虚，故气得上下，五脏安定，血脉和利，精神乃居。故神者，水谷之精气也。故肠胃之中，常留谷二斗四升，水一斗五升⑪。故人一日再至后[1]，后二升半，一日中五升。五七三斗五升，而留水谷尽矣。故平人不饮不食，七日而死者，水谷精气津液皆尽，故七日死矣。

［校勘］

①“受水谷三斗五升” 《太素》肠度作“受三斗”。

②“一斗五升” 《太素》肠度作“一斗”。

③“泄诸小肠” 《灵枢》平人绝谷篇、《太素》肠度均作“诸肠”。

④“受谷二斗四升” 《太素》肠度作“受一斗三合合之大半，谷四升。”《千金》小肠腑校注：《甲乙》云：“受三斗三合合之大半”。

⑤“寸之” 《太素》肠度无。

⑥“受谷一斗，水七升半” 《太素》肠度作“受一斗七升升之半，谷一斗，水七升升之半。”

⑦“寸之” 《太素》肠度无。

⑧“谷” 《太素》肠度无。

⑨“凡五丈八尺四寸” 《太素》肠度作“凡长六丈四寸四分。”

⑩“受水谷九斗二升一合合之大半” 《太素》肠度作“受水谷六斗六升六合八分合之一”。《难经》四十二难作“合受水谷八斗七升六合八分合之一。”

⑪“常留谷二斗四升，水一斗五升” 《太素》肠度作“常留谷二斗四升，水一斗一升”。《灵枢》平人绝谷篇作“常留谷二斗，水一斗五升”。

［注释］

［1］“一日再至后” 是说人一天两次大便的意思。

［语译］ 问：人七天不进饮食就会死亡，是什么原因呢？

答：胃的周围为一尺五寸，直径为五寸，长为二尺六寸，横屈腹中，能受纳水谷三斗五升，其中经常贮留着谷二斗，水液一斗五升，充满于胃中。这些食物，经过消化之后，其精微部分，通过上焦的宣泄作用，从胃中输出，其气慓悍滑利，其糟粕部分，往下焦传导，输泄于小肠中。小肠周围是二寸半，直径为八分又一分的少半，长为三丈二尺，受纳谷二斗四升，水六升三合又一合之大半。回肠周围是四寸，直径为一寸又一寸的少半，长为二丈一尺，受纳谷一斗，水七升半。广肠周围是八寸，直径为二寸又一寸的大半，长为二尺八寸，受谷九升三合又八分合之一。胃肠的长度，总共为五丈八尺四寸，受纳的水谷九斗二升一合又一合之大半，这就是肠胃受纳水谷的总数。

但健康人的肠胃受纳水谷，却不是经常保持这个总数，因为当胃里充满食物的时候，肠中往往早就排出糟粕而空虚，当胃中的食物传导于肠中而肠中充满的时候，胃中却又空虚。正是由于肠胃这样的由满而虚由虚而满的受纳、消化、吸收、排泄，才能使体内之气得以上下流行，五脏得以安定，血脉和调通利，精神经常充沛，所以说人体的神气，主要是水谷化生的精气而成。因此胃肠之中，经常保持贮留的数量是谷二斗四升，水一斗五升。健康人每天要排便两次，每次排便二升半，一天就排便五升，七天就排三斗五升。如果不饮不食，肠胃中所贮留的食物，便逐日减少，到第七天就全部竭尽。所以健康人七天不饮不食而死亡，就是因为得不到水谷精气和津液的补充，而逐渐竭绝的缘故。

卷之三

头直鼻中发际旁行至头维凡七穴第一

[原文] 黄帝问曰：气穴[1]三百六十五，以应一岁，愿闻孙络[2]溪谷[3]，亦各有应乎？

岐伯对曰：孙络溪谷，三百六十五穴会[4]，以应一岁，以溢①奇邪[5]，以通荣卫。肉之大会为谷，肉之小会为溪，肉分之间，溪谷之会，以行荣卫，以舍(《素问》作会)大气[6]也。

[校勘]

①"溢" 原作"洒"。原校："《素问》作溢"。《素问》气穴论与原校同，据改，并删原校。

[注释]

[1]"气穴" 《太素》气穴注："三百六十五穴，十二经脉之气发会之处，故曰气穴也。"《灵枢集注》王芳候云："按《素问》有气府论、气穴论，总属手足三阴三阳之经脉，而分府与穴者，谓府者藏也，压遏血气之藏于内也，穴者窟也，气从此而出入者也。"

[2]"孙络" 《素问》气穴论王注："孙络，小络也，谓络之支别者。"

[3]"溪谷" 《类经》孙络溪谷之应注："肉之会依乎骨，骨之会在乎节，故大节小节之间，即大会小会之所，而溪谷出乎其中，凡分肉之间，溪谷之会，皆所以行荣卫之大气也。……宋均曰：无水曰谷，有水曰溪。故溪谷之在天地，则所以通风水，在人

身,则所以通气血。"

[4]"穴会"　《类经》孙络溪谷之应注:"孙络之云穴会,以络与穴为会也,穴深在内,络浅在外,内外为会,故曰穴会。"

[5]"以溢奇邪"　《类经》孙络溪谷之应注:"溢,注也,满也。奇,异也。邪自皮毛而溢于络者,以左注右,以右注左,其气无常处而不入于经,是为奇邪。"

[6]"大气"在此指经气而言。

[语译]　从略。

[按语]　本节指出孙络溪谷、三百六十五穴会在生理上的作用。气穴是经脉之气所发,计三百六十五处,以应一岁之数,络之别曰孙,与穴为会,故亦应一岁,以溢奇邪而通营卫。肌肉之大会处为谷,小会处为溪,分肉之间,溪谷会合之处,以行营卫,以会大气,故溪谷三百六十五穴会,亦应一岁。由此可知气穴是孙络、溪谷所会之处,以行营卫,以舍大气,以溢奇邪的处所,故为针刺治疗施术的主要部位。

[原文]　神庭,在发际[1],直鼻[2],督脉,足太阳、阳明之会[3]。禁不可刺,令人癫疾,目失精①。灸三壮[4]。

[校勘]

①"令人癫疾,目失精"　正统本无此七字。

[注释]

[1]"发际"　即头发的边际。

[2]"直鼻"　即下与鼻成垂直的意思。

[3]"督脉,足太阳、阳明之会"　神庭穴属督脉。《十四经》:"(足太阳之脉)上额过神庭。""(足阳明之脉)经头维,会于额颅之神庭。"

[4]"灸三壮"　灸时用一个艾炷,叫一壮。《埤雅》:"壮者,言以壮人为法也。"《梦溪笔谈》:"医用艾一灼谓之一壮者,以壮人为法,其言若干壮,壮人当依此法,老幼羸弱,量力减之。"

［语译］ 从略。

［按语］ 神庭穴，在头部正中线入前发际五分取之，本穴古经列为禁刺穴，近代通过临床证实，亦可刺之，刺时当向上沿皮刺二、三分。关于所灸的壮数，诸书记载不一，当根据病情，灵活掌握。以下各穴同。

［原文］ 曲差，一名鼻冲，侠神庭两旁各一寸五分[1]，在发际，足太阳脉气所发，正头取之，刺入三分，灸五壮。

［注释］

[1]“一寸五分” 是以两完骨之间作九寸之数折量为准。

［语译］ 从略。

［按语］ 曲差在神庭（督脉）旁一寸五分，即当神庭与头维（足阳明）之间中 1/3、内 1/3 交接点。向上沿皮刺三分至五分。

［原文］ 本神，在曲差两傍各一寸五分，在发际①，足少阳、阳维之会[1]，刺入三分，灸三壮。

［校勘］

①“在发际” 原校：“一曰直耳上入发际四分”。《外台》卷三十九、《铜人》卷三与原校同。入发际四分可从，曰直耳上则不可从。删原校。

［注释］

[1]“足少阳、阳维之会” 《十四经》：“阳维……与足少阳会于阳白，上于本神。”

［语译］ 从略。

［按语］ 本神在前额入发际四分，当神庭（督脉）与头维（足阳明）之间，中 1/3 与外 1/3 交接点。向上沿皮刺三分至五分。

［原文］ 头维，在额角[1]发际①侠本神两旁，各一寸五分，足少阳、阳明②之会。刺入五分，禁不可灸。

［校勘］

①“发际” 《铜人腧穴针灸图经》（以下简称《铜人》）、《针灸资生经》（以下简称《资生经》）均作“入发际”。

②“明” 原作“维”据《素问》气府论王注、《铜人》卷三改。

［注释］

［1］“额角” 即额部外上角。

［语译］ 从略。

［按语］ 头维在额角，当鬓发际直上入发际五分，本神穴旁一寸五分处，神庭（督脉）旁四寸五分取之。沿皮向下或向上刺入五分至一寸。两头维穴之间的距离，相当于耳后两乳突（完骨）间的横度。

头直鼻中入发际一寸循督脉却行至风府凡八穴第二

［原文］ 上星一穴①，在颅[1]上，直鼻中央，入发际一寸陷者中，可容豆[2]，督脉气所发。刺入三分，留六呼[3]，灸三壮。

［校勘］

①“一穴” 正统本无。

［注释］

［1］“颅” 即头盖骨处。

［2］“可容豆” 指孔穴处稍凹陷，可容纳豆大之物。

［3］“呼” 指呼吸而言，古人以呼吸的次数，作为留针的时间。下同。

［语译］ 从略。

［按语］ 上星在头正中线，入前发际一寸，百会（督脉）前四寸取之。向上沿皮刺三分至四分。

［原文］ 囟会，在上星后一寸，骨间[1]陷者中，督脉气所发。刺入四分，灸五壮。

［注释］

［1］“骨间” 指额骨与顶骨接合处。

［语译］ 从略。

[按语] 囟会在头正中线,百会(督脉)前三寸取之。向后沿皮刺三分。小儿囟门未合者,禁刺。

[原文] 前顶,在囟会后一寸五分,骨间[1]陷者中,督脉气所发。刺入四分,灸五壮。

[注释]

[1]"骨间" 指左右顶骨接合部。

[语译] 从略。

[按语] 前顶在头正中线,百会(督脉)前一寸五分,囟会后一寸五分,即百会与囟会之间取之。向后沿皮刺三分至四分。

[原文] 百会,一名三阳五会,在前顶后一寸五分,顶中央[1]旋毛中[2],陷可容指[3],督脉足太阳之会[4]。刺入三分,灸三壮。

[注释]

[1]"顶中央" 即巅顶中央,矢状缝合处。

[2]"旋毛中" 旋毛生正中者,正当其处是穴,若旋毛不正或双旋毛者,当凭两耳尖直上,再由前发际向上量五寸处是穴。

[3]"陷可容指" 指穴处凹陷可容下手指顶。

[4]"督脉足太阳之会" 《十四经》:"(足太阳)自通天斜行,左右相交于巅上之百会穴"。

[语译] 从略。

[按语] 百会在距后发际上七寸,在前顶后一寸五分,当两耳廓尖连线之正中点取之。沿皮刺三分至五分。

[原文] 后顶,一名交冲,在百会后一寸五分,枕骨[1]上,督脉气所发,刺入四分,灸五壮。

[注释]

[1]"枕骨" 亦名"玉枕骨",位于头顶部的后方,头颅骨的后下方。

[语译] 从略。

[按语] 后顶在头正中线,百会直后一寸五分,强间前一

寸五分取之，向后沿皮刺四分至五分。

[原文] 强间，一名大羽，在后顶后一寸五分，督脉气所发，刺入三分，灸五壮。

[语译] 从略。

[按语] 强间在头正中线，后顶直后一寸五分，脑户前一寸五分，当风府与百会之中点。向后沿皮刺四分至五分。

[原文] 脑户，一名匝[1]风，一名会额①，在枕②骨上，强间后一寸五分，督脉、足太阳之会[2]，此别脑之会。刺入四分③。不可灸[3]，令人瘖④。（《素问》刺禁论云：刺头中脑户入脑立死。王冰注云：灸五壮。又骨空论云：不可妄灸。《铜人经》云：禁不可灸，灸之令人瘖）。

[校勘]

①“会额” 《外台》卷三十九，《资生经》第一均作“合颅”。

②“枕” 原作“跳”，据《千金》卷二十九，《外台》卷三十九、《素问》骨空论王注改。

③“刺入四分” 原脱，据正统本补。

④“令人瘖” 正统本无。

[注释]

[1]“匝（zā 杂）” 周也。

[2]“督脉、足太阳之会” 《十四经》：“脑户，督脉穴，足太阳、督脉之会。”

[3]“不可灸” 本穴古医书籍皆列为禁灸。近代文献云可灸一至三壮，艾条灸 5～10 分钟。

[语译] 从略。

[按语] 脑户在头正中线，强间后一寸五分，风府前一寸五分，当枕骨粗隆上缘取之。此穴古人因《素问》有：“刺脑户入脑立死”的记载，故多主张禁刺。《素问》所云，是指刺深入脑者而言，据《明堂》等所载，可沿皮刺三分左右，但切忌深刺。

[原文] 风府，一名舌本，在项①上入发际一寸，大筋内宛

宛②[1]中，疾言其肉立起，言休其肉立下[2]，督脉、阳维之会[3]。禁不可灸[4]，灸之令人瘖③。刺入四分，留三呼。

[校勘]

①“项” 原作“顶”，据正统本、《千金》卷二十九、《外台》卷三十九改。

②“宛宛” 原作“穴穴”，据《千金》卷二十九，《外台》卷三十九、《素问》气府论王注改。

③“灸之令人瘖” 正统本无。

[注释]

[1]“宛宛” 凹陷的意思。

[2]“疾言其肉立起，言休其肉立下” 即谈话过急时其肉立起，不言则其肉立下。

[3]“督脉、阳维之会” 《十四经》：“阳维……其与督脉会，则在风府。”

[4]“禁不可灸” 风府诸书皆列为禁灸穴，而《千金》治“鬲痫”、“马痫”有灸风府之法，又东垣治项疽，亦曾用灸法，近亦有云灸三至五壮者，但一般多列为禁灸穴。

[语译] 从略。

[按语] 风府在头项正中线，枕骨粗隆直下，两侧斜方肌之间凹陷中。直刺三分至五分，不可太深。此穴深部近延髓，深刺时要绝对注意安全。

头直侠督脉各一寸五分却行至玉枕凡十穴第三

[原文] 五处，在督脉傍去上星一寸五分①，足太阳脉气所发。刺入三分，留七呼②。灸三壮③。

[校勘]

①“一寸五分” 《西方子灸经》作“一寸”。

②“留七呼” 原无，据《素问》刺热篇及水热穴论王注，《铜人》卷三补。

③“灸三壮” 原校：“《素问》水热穴注云：灸三壮。”《外台》卷三十九、《铜人》卷三均作“灸三壮”。据改，并删原校。

［语译］ 从略。

［按语］ 五处在曲差直后五分处，即入发际一寸上星穴外侧一寸五分处取之。沿皮刺三分至五分，可灸3~5壮。

［原文］ 承光，在五处后二寸[①]，足太阳脉气所发。刺入三分，禁不可灸[②]。

［校勘］

①“二寸” 《素问》刺热篇王注作“一寸”。《千金》卷二十九亦作“一寸”，注云：“一本言一寸半”。《铜人》卷三、《资生经》第一均作“一寸五分”。今多按一寸五分取之。

②“禁不可灸” 《素问》刺热篇王注：“灸三壮”。

［语译］ 从略。

［按语］ 承光在督脉傍一寸五分，五处后一寸五分取之。沿皮刺三至五分。

［原文］ 通天，一名天臼[①]，在承光后一寸五分，足太阳脉气所发。刺入三分，留七呼，灸三壮。

［校勘］

①“天臼” 《外台》卷三十九作“天白”。

［语译］ 从略。

［按语］ 通天在督脉旁一寸五分，承光后一寸五分取之。沿皮刺三分至五分。

［原文］ 络却，一名强阳，一名脑盖，在通天后一寸五分[①]，足太阳脉气所发。刺入三分，留五呼，灸三壮。

［校勘］

①“一寸五分” 原作“一寸三分”，据《素问》水热穴篇王注、《千金》卷二十九，《外台》卷三十九改。

[语译] 从略。

[按语] 络却在督脉旁一寸五分，通天后一寸五分取之。沿皮刺三至五分。

[原文] 玉枕，在络却后七分①，侠脑户傍一寸三分，起肉枕骨[1]②，入发际三寸，足太阳脉气所发。刺入三分③，留三呼，灸三壮。

[校勘]

①“七分” 《千金》卷二十九、《外台》卷三十九、《资生经》引《明堂》均作“七分半”。《铜人》卷三、《圣济总录》、《资生经》、《西方子灸经》、《十四经》均作“一寸五分”。今皆按一寸五分取之。

②“枕骨” 此下《千金》卷二十九有“下”字。

③“三分” 《素问》刺热篇新校正与《资生经》引本经均作“二分”。

[注释]

[1]“起肉枕骨” 指玉枕骨而言。

[语译] 从略。

[按语] 玉枕在脑户（督脉）傍一寸三分，当枕外粗隆上缘之外侧取之。向下沿皮刺三分至五分。

头直目上入发际五分却行至脑空凡十穴第四

[原文] 临泣，当目上眦直①入发际五分陷者中、足太阳、少阳、阳维②之会。刺入三分，留七呼，灸五壮③。

[校勘]

①“当目上眦直” 《素问》气府论王注作“直目上”《外台》卷三十九作“当目上眦直上”。《千金》卷二十九作“在目眦直上”。《铜人》卷三作“在目上直”。

②“阳维” 《外台》卷三十九、《铜人》卷三均无。

③“五壮” 《外台》卷三十九作“三壮”。

［语译］ 从略。

［按语］ 临泣在前头部,令患者直视,瞳子直上,入发际五分,当头维与神庭之间取之。向上沿皮刺三分至五分。

［原文］ 目窗,一名至营,在临泣后一寸,足少阳、阳维之会。刺入三分,灸五壮。

［语译］ 从略。

［按语］ 目窗在头临泣后一寸半,当头临泣与风池之连线上取之。向后沿皮刺三分至五分。

本穴取法不一,如《千金》、《外台》、《铜人》、《资生经》、《圣济总录》、《十四经》均作“一寸”。《针灸大成》、《神应经》均作“一寸半”。本穴现在取法也不一致,《针灸学》、《针灸腧穴图谱》、《中国针灸学概要》、《针灸学简编》均作“一寸五分”,《针灸学讲义》作“一寸”。临床常作一寸五分取之。

［原文］ 正营,在目窗后一寸,足少阳、阳维之会。刺入三分,灸五壮。

［语译］ 从略。

［按语］ 正营在目窗后一寸半,当头临泣与风池之连线上取之。向后沿皮刺三分至五分。

本穴的取法不一,如《千金》、《外台》、《铜人》等均作“一寸”。《针灸大成》作“一寸五分”。本穴现在取法也不一致,《针灸学》、《针灸腧穴图谱》、《中国针灸学概要》、《针灸学简编》均作“一寸五分”,《针灸学讲义》作“一寸”。临床常作一寸五分取之。

［原文］ 承灵,在正营后一寸五分,足少阳、阳维之会。刺入三分,灸五壮。

［语译］ 从略。

［按语］ 承灵在正营后一寸半,当头临泣与风池之连线上

取之。向后沿皮刺三分至五分。

[原文] 脑空，一名颞颥，在承灵后一寸五分，侠玉枕骨下①陷者中，足少阳、阳维之会。刺入四分，灸五壮（《素问》气府论注云：侠枕骨后枕骨上）。

[校勘]

①“侠玉枕骨下” 《资生经》引本经作“玉枕骨中”。《西方子灸经》作“玉枕傍枕骨下”。本穴在枕骨粗隆之外侧稍上，当作玉枕骨上为是。

[语译] 从略。

[按语] 脑空在风池直上与脑户（督脉）相平处，即当枕骨粗隆之外侧取之。向下沿皮刺三分至五分。

头缘耳上却行至完骨凡十二穴第五

[原文] 天冲①，在耳上如前[1]三分②。刺入三分，灸三壮（气府论注云：足太阳、少阳之会）。

[校勘]

①“天冲” 《千金》卷二十九作“天衢”。

②“三分” 此下正统本有“足太阳、少阳之会”七字。

[注释]

[1]“如前” 稍向前的意思。

[语译] 从略。

[按语] 天冲在耳廓后上方，入发际二寸，率谷后约五分处取之。沿皮刺三分至五分。

[原文] 率谷，在耳上入发际一寸五分，足太阳、少阳之会。嚼而取之[1]。刺入四分，灸三壮。

[注释]

[1]“嚼而取之” 《针灸经穴图考》：“新考正：以齿嚼物，则此处自能鼓动，故嚼牙取之”。

［语译］ 从略。

［按语］ 率谷在耳廓尖上方，入发际一寸五分取之。向下沿皮刺三分至五分。

［原文］ 曲鬓，在耳上入发际，曲隅[1]陷者中，鼓颔有空[2]，足太阳少阳之会。刺入三分、灸三壮。

［注释］

［1］“曲隅”《人镜经》：“额角两旁耳上发际为曲隅”。即颧骨弓之后上方处。此处发际有高低，当以尺寸与骨空为准，不必拘于发际。

［2］“鼓颔有空” 即上下牙齿迅速连续叩击若寒栗状时，可摸到有凹陷。“鼓”即“鼓”字。

［语译］ 从略。

［按语］ 曲鬓在耳前上方鬓发内，约当耳廓之最高点前一横指处取之。沿皮刺三分至五分。

［原文］ 浮白，在耳后，入发际一寸，足太阳、少阳之会。刺入三分，灸二壮（气穴注云：灸三壮，刺入三分）。

［语译］ 从略。

［按语］ 浮白在耳后乳突后上方，当天冲与头窍阴弧线的中点。沿皮刺三分至五分。

［原文］ 窍阴，在完骨上[1]，枕骨下，摇动应手[2]，足太阳、少阳之会。刺入四分，灸五壮（气穴注云：灸三壮，刺入三分）。

［注释］

［1］“完骨上” 完骨即颞骨的乳突。完骨上，即在乳突部后上方。

［2］“摇动应手” 即取穴时，使患者摇动头部，以手按之，有活动的感觉。

［语译］ 从略。

［按语］ 窍阴在乳突后上方，当浮白与完骨弧线的中点取之，沿皮刺三分至五分。

[原文] 完骨，在耳后，入发际四分，足太阳、少阳之会。刺入二分，留七呼，灸七壮（气穴注云：刺入三分，灸三壮）。

[语译] 从略。

[按语] 完骨在乳突后下方凹陷中取之。向下斜刺，亦可用直刺。

头自发际中央傍行凡五穴第六

[原文] 瘖门[1]，一名舌横①，一名舌厌，在项②后，发际宛宛中，入系舌本[2]，督脉、阳维之会。仰头取之[3]。刺入四分，不可灸，灸之令人瘖③（气府论注云：去风府一寸）。

[校勘]

①“舌横” 《外台》卷三十九作“横舌”。

②“项” 原脱，据《素问》气府论及气穴论王注、《外台》卷三十九、《千金》卷二十九补。

③“灸之令人瘖” 正统本无。

[注释]

[1]“瘖门” 即哑门。

[2]“入系舌本” 言督脉自哑门内系于舌根。

[3]“仰头取之” 低头时则穴处项部肌肉隆起，仰头时则穴处项部肌肉凹陷，故当仰头取之。

[语译] 从略。

[按语] 哑门在项后正中，风府下五分，入发际凹陷中取之。一般直刺三分至四分。此穴深部接近延髓，深刺时要绝对注意安全。

[原文] 天柱，在侠项后发际，大筋外廉陷者中，足太阳脉气所发。刺入二分，留六呼，灸三壮。

[语译] 从略。

[按语] 天柱在哑门（督脉）傍一寸三分，当项后发际内斜

方肌之外侧取之。直刺五分至一寸。现多不灸。

［原文］ 风池，在颞颥①[1]后发际陷者中，足少阳、阳维之会②。刺入三分，留三呼，灸三壮（气府论注云：在后陷者中，按之引耳，手、足少阳脉之会。刺入四分）。

［校勘］

①“颞颥” 《资生经》引本经作“脑空”。

②“足少阳、阳维之会” 《针灸经穴图考》：“新考正：手、足少阳、阳维、阳跷之会”。

［注释］

［1］“颞颥（niè rú 聂如）” 《类经图翼》：“耳前动处，盖即俗所云两太阳也，一曰鬓角。”一为“脑室”之别名，在此指后者。

［语译］ 从略。

［按语］ 风池在风府外侧，当胸锁乳突肌和斜方肌上端之间的凹陷中取之。针向对侧眼球方向直刺五分至八分。

背自第一椎循督脉下行至脊骶凡十一穴第七

（气府论注云：第六椎下有灵台，十椎下有中枢，十六椎下有阳关。）

［原文］ 大椎，在第一椎上①陷者中，三阳督脉之会②。刺入五分，灸九壮。

［校勘］

①“上” 原无，据《千金》卷二十九、《外台》卷三十九、《铜人》卷四、《素问》气府论王注补。

②“三阳督脉之会” 《铜人》卷四作“手足三阳督脉之会”。

［语译］ 从略。

［按语］ 大椎在第七颈椎棘突与第一胸椎棘突之间，约与肩相平。俯而取之，微向上斜刺八分至一寸。

［原文］　陶道，在①大椎节下间[1]，督脉、足太阳之会。俯而取之[2]。刺入五分，留五呼，灸五壮。

［校勘］

①“在”　此下正统本、《外台》卷三十九、《素问》气府论王注均有“项”字。

［注释］

[1]“大椎节下间”　即第一胸椎的棘突下。

[2]“俯而取之”　即低头取之，因端坐低头，则椎节明显。

［语译］　从略。

［按语］　陶道在第一胸椎棘突下，俯而取之，向上斜刺八分至一寸。

［原文］　身柱，在第三椎节下间，督脉气所发。俯而取之。刺入五分，留五呼，灸五壮①。

［校勘］

①“灸五壮”　原作“灸三壮”，原校：“气府论注云：灸五壮”。正统本、《资生经》引《明堂下经》与原校同。据改，并删原校。

［语译］　从略。

［按语］　身柱在第三胸椎棘突下，俯而取之。向上斜刺八分至一寸。

［原文］　神道，在第五椎节下间，督脉气所发。俯而取之。刺入五分①，留五呼，灸五壮②。

［校勘］

①“刺入五分”　《资生经》引《明堂》同本经。《铜人》卷四、《资生经》、《圣济总录》皆不针，故有列为禁针之穴。

②“灸五壮”　原作“灸三壮”，原校：“气府论注云：灸五壮”。正统本、《资生经》引《明堂下经》与原校同。据改，并删原校。

［语译］　从略。

［按语］　神道在第五胸椎棘突下，俯而取之。向上斜刺三

分至五分。

［原文］ 至阳，在第七椎节下间，督脉气所发。俯而取之。刺入五分，灸三壮。

［语译］ 从略。

［按语］ 至阳在第七胸椎棘突下，约与肩胛骨下角相平，俯而取之，向上斜刺或直刺五分至八分。

［原文］ 筋缩，在第九椎节下间，督脉气所发。俯而取之。刺入五分，灸三壮（气府论注云：灸五壮[①]）。

［校勘］

①“灸五壮” 正统本同。《资生经》引《明堂下经》作“灸七壮”。

［语译］ 从略。

［按语］ 筋缩在第九胸椎棘突下，俯而取之。向上斜刺五分至八分。

［原文］ 脊中[①]，在第十一椎节下间，督脉气所发。俯而取之。刺入五分，禁[②]不可灸，灸则令人痿[③]。

［校勘］

①“脊中” 《西方子灸经》作“脊输”，又曰：“又名神宗脊中”。《资生经》云：“《明堂》作脊俞，一名脊中”。

②“禁” 原脱，据正统本、《素问》气府论王注、《铜人》卷四《圣济总录》补。

③“灸则令人痿” 正统本无。《素问》气府论及水热穴论王注均作“灸令人偻”。《铜人》、《圣济总录》、《资生经》均作“灸则令人腰背伛偻”。

［语译］ 从略。

［按语］ 脊中在第十一胸椎棘突下，俯卧取之。向上斜刺或直刺五分至八分。

［原文］ 悬枢，在第十三椎节下间，督脉气所发。伏而取之[1]。刺入三分，灸三壮。

［注释］

［1］“伏而取之” 即采取伏卧的姿势取穴。

［按语］ 悬枢在第一腰椎棘突下，伏卧取之。直刺五分至八分。

［原文］ 命门，一名属累，在①十四椎节下间，督脉气所发。伏而取之。刺入五分，灸三壮。

［校勘］

①“在” 此下《外台》卷三十九、《素问》气府论王注均有“第”字。

［语译］ 从略。

［按语］ 命门在第二腰椎棘突下，伏卧取之。直刺一寸至一寸二分。

［原文］ 腰俞，一名背解，一名髓空①，一名腰户。在第二十一椎节下间，督脉气所发。刺入三分②（气府论注云：刺入二分，刺热注、水穴注同。热穴注作二寸，缪刺论同），留七呼，灸五壮。

［校勘］

①“空” 此下《外台》卷三十九有“一名腰柱”四字。

②“刺入三分” 《素问》气府论及刺热论新校正、《资生经》引本经均作“二寸”。《圣济总录》、《资生经》均作“八分”。此穴所刺深度，诸说不一，现在针灸诸书主张刺三分至五分。

［语译］ 从略。

［按语］ 腰俞在第四骶椎下，骶管裂孔中，伏卧取之。向上斜刺三分至八分。

［原文］ 长强，一名气之阴郄，督脉别络[1]，在脊骶端[2]，少阴所结①。刺入三分②（气府论注及水穴注云刺入二分），留七呼，灸三壮。

［校勘］

①“少阴所结” 《素问》气府论王注作“少阴二脉所结”。《铜人》卷四、《圣济总录》均作“足少阴、少阳所结合”。《奇经

八脉考》曰："与少阴会"。《十四经》足少阳脉云："由居髎入上髎中髎长强"。足少阴脉云："会于脊之长强穴"。据此当以《铜人》之说为是。王注云二脉，或脱"少阳"二字。

②"三分" 《铜人》与《资生经》引本经均作"二寸"。现在针灸诸书多记载三分至五分。

［注释］

［1］"督脉别络" 《奇经八脉考》曰："督脉别络，自长强走任脉者，由少腹直上"。本经卷二经脉络脉支别第一下曰："督脉之别名曰长强，侠脊上项，散头上，下当肩胛左右，别走太阳，入贯膂"。督脉之正脉贯于脊内，长强谓督脉别络，当指自长强别出挟脊上项之脉而言。

［2］"脊骶端" 即脊椎尾骶骨端。

［语译］ 从略。

［按语］ 长强在尾骶骨尖端与肛门之正中央，伏卧取之。直刺五分至八分。

督脉所发背部诸穴，除上述十一穴外，尚有灵台、中枢、阳关三穴，林亿所见《甲乙》本已不载此三穴，不知皇甫谧原删或系古经脱简，今参《素问》王注抄录于下，以供参考。

灵台在第六椎节下间，督脉气所发。俯而取之，刺入五分，灸三壮。

中枢在第十椎节下间，督脉气所发。俯而取之，刺入五分，灸三壮。

阳关在第十六椎节下间，督脉气所发。坐而取之，刺入五分，灸三壮。

背自第一椎两傍侠脊各一寸五分下至节凡四十二穴第八

［原文］ 凡五脏之腧，出于背者[1]，按其处，应在中而痛

解，乃其腧也。灸之则可，刺之则[①]可。气[②]盛则泻之；虚则补之。以火补之者，无吹其火，须自灭也；以火泻之者，疾吹其火，拊[2]其艾，须其火灭也[3]。

［校勘］

①"则"　此下原有"不"字，据《太素》气穴及以下各条删。

②"气"　原脱，据正统本、《灵枢》背腧篇、《太素》气穴补。

［注释］

［1］"五脏之腧，出于背者"　《类经》五脏背腧注："五脏居于腹中，其脉气俱出于背之足太阳经，是为五脏之腧。"

［2］"拊"　以手著物之意。也作"拍"讲。

［3］"以火补之者……须其火灭也"　《太素》气穴注："言灸补写，火烧其处，正气聚，故曰补也；吹令热入，以攻其病，故曰泻也。"

［语译］　从略。

［按语］　本节主要指出五脏的腧穴和施灸补泻的方法。凡五脏的腧穴，都是出于背部的足太阳经，取穴时，以手按其腧穴部位，如果其中有痠痛放散的感应时，就是腧穴。可以用灸法，也可以用刺法，但刺时应慎重，切勿刺之过深。邪气盛的用泻法，止气虚的用补法。用艾火补时，不要吹其火，可使其慢慢燃烧，以待自灭；用艾火泻时，可迅速吹其火，使其急燃，但也要待其自灭。这在临床应予切实掌握运用。

［原文］　大杼，在项第一椎下，两旁[①]各一寸五分陷者中，足太阳、手太阳[②]之会。刺入三分，留七呼，灸七壮（气穴论注云：督脉别络，手、足太阳三脉之会）。

［校勘］

①"旁"　此下《素问》气府论王注、《铜人》卷四《资生经》第一均有"相去"二字。

②"手太阳"　《外台》卷三十九作"手少阳"。《铜人》引本经作"少阳"。《十四经》云："（足少阳）过大椎、大杼。"又云：

“大杼见足太阳,足太阳、少阳之会。”《针灸聚英》、《针灸大成》均作“督脉别络,手、足太阳、少阳之会。”此穴当从《针灸聚英》之说。

［语译］ 从略。

［按语］ 大杼在第一胸椎棘突下,陶道(督脉)旁一寸五分取之。直刺五分至八分。

［原文］ 风门,一名[1]热府,在第二椎下,两旁各一寸五分,督脉、足太阳之会。刺入五分,留五呼,灸三壮。

［校勘］

①“一名” 原无,据《千金》卷二十九、《外台》卷三十九补。

［语译］ 从略。

［按语］ 风门在第二胸椎棘突下,督脉旁一寸五分取之。直刺五分至八分。

［原文］ 肺俞,在第三椎下,两旁各一寸五分[1]。刺入三分,留七呼[2],灸三壮(气府论注云,五脏腧并足太阳脉之会)。

［校勘］

①“分” 此下《铜人》卷四、《圣济总录》均有“督脉、足太阳之会”七字。

②“呼” 此下《铜人》卷四、《资生经》第一均有“得气即泻”四字。云出自本经。

［语译］ 从略。

［按语］ 肺俞在第三胸椎棘突下,身柱(督脉)旁一寸五分取之。直刺或斜刺五分至八分。

［原文］ 心俞,在第五椎下,两旁各一寸五分。针[1]入三分,留七呼,禁灸[2]。

［校勘］

①“针” 正统本作“刺”。

②“禁灸” 《外台》云:“灸三壮”。《资生经》引《明堂》云:

“灸五壮”。

［语译］ 从略。

［按语］ 心俞在第五胸椎棘突下，神道（督脉）旁开一寸五分取之。直刺或斜刺五分至八分。本经云此穴禁灸，但现在临床上不禁灸，《中国针灸学概要》、《针灸学讲义》均云：“艾炷灸5～15壮，艾条灸5～15分钟。”

［原文］ 膈俞，在第七椎下，两旁各一寸五分。针①入三分，留七呼，灸三壮。

［校勘］

①“针” 正统本作“刺”。

［语译］ 从略。

［按语］ 膈俞在第七胸椎棘突下，至阳（督脉）旁一寸五分取之。直刺或斜刺五分至八分。

［原文］ 肝俞，在第九椎下，两旁各一寸五分。针①入三分，留六呼，灸三壮。

［校勘］

①“针”正统本作“刺”。

［语译］ 从略。

［按语］ 肝俞在第九胸椎棘突下，筋缩（督脉）旁一寸五分取之。直刺或斜刺五分至八分。

［原文］ 胆俞，在第十椎下，两旁各一寸五分，足太阳脉气①所发。正坐取之[1]。刺入五分，灸三壮。（气府论注云：留七呼。痹论云：胆、胃、三焦、大、小肠、膀胱俞，并足太阳脉气所发）。

［校勘］

①“气” 原脱，据正统本补。

［注释］

[1]“正坐取之” 取正身端坐的姿势取穴。

［语译］ 从略。

［按语］ 胆俞在第十胸椎棘突下，中枢（督脉）旁一寸五分

取之。直刺或斜刺五分至八分。

［原文］ 脾俞，在第十一椎下，两旁各一寸五分。刺入三分，留七呼，灸三壮。

［语译］ 从略。

［按语］ 脾俞在第十一胸椎棘突下，脊中（督脉）旁一寸五分取之。直刺或斜刺五分至八分。

［原文］ 胃俞，在第十二椎下，两旁各一寸五分。刺入三分，留七呼，灸三壮。

［语译］ 从略。

［按语］ 胃俞在第十二胸椎棘突下，督脉旁一寸五分取之。直刺或斜刺五分至八分。

［原文］ 三焦俞，在第十三椎下，两旁各一寸五分，足太阳脉气所发。刺入五分，灸三壮。

［语译］ 从略。

［按语］ 三焦俞在第一腰椎棘突下，悬枢（督脉）旁一寸五分取之，直刺或斜刺五分至八分。

［原文］ 肾俞，在第十四椎下，两旁各一寸五分。刺入三分，留七呼，灸三壮。

［语译］ 从略。

［按语］ 肾俞在第二腰椎棘突下，命门（督脉）旁一寸五分取之。直刺五分至一寸。

［原文］ 大肠俞，在第十六椎下，两旁各一寸五分，刺入三分，留六呼，灸三壮。

［语译］ 从略。

［按语］ 大肠俞在第四腰椎棘突下，腰阳关（督脉）旁一寸五分取之，约当与髂脊上缘相平线上。直刺五分至八分。

［原文］ 小肠俞，在第十八椎下，两旁各一寸五分。刺入三分，留六呼，灸三壮。

［语译］ 从略。

[按语] 小肠俞在平第一骶后孔，督脉旁一寸五分，当髂后上棘内缘与骶骨间凹陷中，伏卧取之。直刺五分至八分。

[原文] 膀胱俞，在第十九椎下，两傍各一寸五分。刺入三分，留六呼，灸三壮。

[语译] 从略。

[按语] 膀胱俞在平第二骶后孔，督脉旁一寸五分，当髂后上棘内缘下与骶骨之间凹陷中，伏卧取之。直刺五分至八分。

[原文] 中膂俞①，在第二十椎下，两旁各一寸五分。侠脊起肉②[1]刺入三分，留六呼，灸三壮。

[校勘]

①"中膂俞" 《素问》水热穴论王注、《外台》卷三十九均作"中膂内俞"。

②"侠脊起肉" 原作"侠脊胂而起"。《外台》卷三十九、《外台》卷三十九、《铜人》卷四、《圣济总录》、《资生经》均作"侠脊起肉"。"胂"，即挟脊肉，本经其义重复，故据《外台》改为"侠脊起肉"。

[注释]

[1]"侠脊起肉" 即挟脊两旁隆起之肌肉。

[语译] 从略。

[按语] 中膂俞在平第三骶后孔，督脉旁一寸五分，伏卧取之。直刺七分至一寸。

[原文] 白环俞，在第二十一椎下，两旁各一寸五分，足太阳脉气所发。伏而取之①。刺入八分，得气则②泻，泻讫多补之，不宜灸(水穴注云：刺入五分、灸三壮。自大肠俞至此五穴，并足太阳脉气所发)。

[校勘]

①"伏而取之" 《铜人》卷四、《资生经》引本经均曰："针如腰户法同，挺腹地端身，两手相重支额，纵息令皮肤俱缓，乃取其穴"。

②“则” 《铜人》卷四、《圣济总录》、《资生经》均作“即先”。

[语译] 从略。

[按语] 白环俞在平第四骶后孔，督脉旁一寸五分，伏卧取之。直刺七分至一寸。

[原文] 上窌[1]，在第一空[2]腰髁[3]下一寸，侠脊陷者中，足太阳、少阳之络[4]。刺入三分①，留七呼，灸三壮。

[校勘]

①“刺入三分” 《素问》刺腰痛篇王注云：“可刺二寸”。

[注释]

[1]“窌” 亦作“髎”。下同。

[2]“第一空” 骶骨两旁，各有四个骨孔，称为骶骨孔，“第一空”，即最上的一个骶骨孔。下第二、三、四空，即第二、三、四骶骨孔处。

[3]“腰髁” 《素问》刺腰痛论王注：“即腰两旁起骨也”。即髂后上嵴。

[4]“足太阳、少阳之络” 《十四经》：“（足太阳）从腰中循腰髁，下挟脊，历上髎、次髎、中髎、下髎”。“（足少阳）由居髎入上髎、中髎、长强”。

[语译] 从略。

[按语] 上窌在第一骶后孔中，伏卧取之，约当髂后上嵴与督脉之中点。直刺七分至一寸。

[原文] 次窌，在第二空侠脊陷者中。刺入三分①，留七呼，灸三壮（《铜人经》云：刺入三分，灸七壮）。

[校勘]

①“三分” 《素问》刺腰痛篇王注作“二寸”。《千金》治妇人病云：“三寸”。

[语译] 从略。

[按语] 次髎在第二骶后孔中，伏卧取之，约当髂后上棘

下与督脉之中点。直刺七分至一寸。

［原文］　中窌，在第三空侠脊陷者中。刺入二寸，留十呼，灸三壮（《铜人经》云：刺入二分）。

［语译］　从略。

［按语］　中窌在第三骶后孔中，伏卧取之，当中膂俞与督脉之间。直刺七分至一寸。

［原文］　下窌，在第四空侠脊陷者中。刺入二寸，留十呼，灸三壮（《铜人经》云：针入二分。《素问》缪刺论云：足太阳、厥阴、少阳所结）。

［语译］　从略。

［按语］　下窌在第四骶后孔中，伏卧取之，当白环俞与督脉之间。直刺五分至八分。

［原文］　会阳，一名利机，在阴尾①骨[1]两旁，督脉气所发。刺入八分，灸五壮（气府论注云：灸三壮）。

［校勘］

①"尾"　原作"毛"，据《素问》气府论王注、《千金》卷二十九、《外台》卷三十九改。

［注释］

[1]"阴尾骨"　即尾骶骨。

［语译］　从略。

［按语］　会阳在尾骨下端之两旁，督脉旁五分，伏卧取之。直刺五分至八分。

背自第二椎两旁侠脊各三寸下行至二十一椎下两旁侠脊凡二十六穴第九

［原文］　附分，在第二椎下，附项①内廉，两旁各②三寸，手③、足太阳之会。刺入八分，灸五壮。

［校勘］

①“附项” 《针灸经穴图考》引《俞穴折衷》曰:“项当作胛”。

②“各” 此下《素问》气府论王注有“相去侠脊”四字。《资生经》同,惟在“各”字前。《铜人》卷四、《圣济总录》“各”前均有“相去”二字。

③“手” 原无,据《外台》卷三十九、《铜人》卷四、《圣济总录》补。

[语译] 从略。

[按语] 附分在第二胸椎棘突下外方,风门(足太阳)旁一寸五分,督脉旁三寸处,于肩胛骨内侧缘取之。直刺五分。

[原文] 魄户,在第三椎下两旁,各三寸,足太阳脉气所发。刺入三分,灸五壮。

[语译] 从略。

[按语] 魄户在第三胸椎棘突下,身柱(督脉)旁开三寸,于肩胛骨内侧缘取之。直刺或斜刺五分至七分。

[原文] 神堂,在第五椎下,两旁各三寸陷者中,足太阳脉气所发。刺入三分,灸五壮。

[语译] 从略。

[按语] 神堂在第五胸椎棘突下,神道(督脉)旁三寸,于肩胛骨内侧缘取之。直刺或斜刺五至七分。

[原文] 譩譆,在肩髆内廉,侠第六椎下,两旁各三寸,以手痛按之①,病者言譩譆[1],是穴,足太阳脉气所发。刺入六分,灸五壮(骨空注云:以手压之,令病人呼譩譆之声,则指下动矣。灸三壮)。

[校勘]

①“痛按之”《外台》卷三十九作“按之痛”。

[注释]

[1]“譩譆(yī xī 一希)” 因痛而呼叫之声。《集韵》:“噫,痛声,或从言”。又“譩,恨辞”。“譆”,《说文》:“痛也”。

［语译］ 从略。

［按语］ 譩譆在第六胸椎棘突下，灵台（督脉）旁开三寸，于肩胛骨内侧缘取之。直刺或斜刺五分至七分。

［原文］ 膈关，在第七椎下，两旁各三寸陷者中，足太阳脉气所发。正坐开肩取之[1]。刺入五分，灸三壮（气府论注云：灸五壮）。

［注释］

［1］“开肩取之” 即将肩胛骨外展，则便于取穴，若向内收，则覆经，不得取穴。

［语译］ 从略。

［按语］ 膈关在第七胸椎棘突下，至阳（督脉）旁三寸，于肩胛骨内侧缘取之。直刺或斜刺五分至七分。

［原文］ 魂门，在第九椎下，两旁各三寸陷者中，足太阳脉气所发。正坐取之。刺入五分，灸五壮。

［语译］ 从略。

［按语］ 魂门在第九胸椎棘突下，筋缩（督脉）旁三寸取之。直刺或斜刺五分至七分。

［原文］ 阳纲，在第十椎下，两旁各三寸陷者中，足太阳脉气所发。正坐取之。刺入五分，灸三壮。

［语译］ 从略。

［按语］ 阳纲在第十胸椎棘突下，中枢（督脉）旁三寸取之。直刺或斜刺五分至七分。

［原文］ 意舍，在第十一椎下，两旁各三寸陷者中，足太阳脉气所发。刺入五分，灸三壮。

［语译］ 从略。

［按语］ 意舍在第十一胸椎棘突下，脊中（督脉）旁三寸取之。直刺或斜刺五至七分。

［原文］ 胃仓，在第十二椎下，两旁各三寸陷者中，足太阳脉气所发。刺入五分，灸三壮。

［语译］ 从略。

［按语］ 胃仓在第十二胸椎棘突下，督脉旁三寸取之，直刺或斜刺五分至七分。

［原文］ 肓门，在第十三椎下，两旁各三寸，入肘间①，足太阳脉气所发。刺入五分，灸三壮②（经云：与鸠尾相值）。

［校勘］

①“入肘间” 正统本、《外台》卷三十九、《铜人》卷四、《资生经》均作“叉肋间”。“入肘间”“叉肋间”义皆不明，据前后文例证之，当作“陷者中”为是，疑有错简。

②“三壮” 《素问》气府论王注及新校正引本经、《铜人》、《圣济总录》、《资生经》均作“三十壮”。

［语译］ 从略。

［按语］ 肓门在第一腰椎棘突下，悬枢（督脉）旁三寸取之。直刺或斜刺五分至一寸。

［原文］ 志室，在第十四椎下，两旁各三寸陷者中，足太阳脉气所发。正坐取之。刺入五分，灸三壮（气府论注云：灸五壮）。

［语译］ 从略。

［按语］ 志室在第二腰椎棘突下，命门（督脉）旁三寸取之。直刺或斜刺七分至一寸。

［原文］ 胞肓，在第十九椎下，两旁各三寸陷者中，足太阳脉气所发。伏而取之。刺入五分，灸三壮。

［语译］ 从略。

［按语］ 胞肓在第二骶骨棘突之下外方，督脉旁三寸，平次髎处取之。直刺七分至一寸三分。

［原文］ 秩边，在第二十一椎下，两旁各三寸陷者中，足太阳脉气所发。伏而取之。刺入五分，灸三壮。

［语译］ 从略。

［按语］ 秩边在胞肓直下方，腰俞（督脉）旁三寸取之。直刺一寸至一寸五分。

面凡三十九穴第十

[原文] 悬颅,在曲周[1]颞颥中[2],足少阳[3]脉气所发。刺入三分,留七呼[4],灸三壮(气府注云:在曲周上颞颥中)。

[校勘]

①“曲周” 《外台》卷三十九、《素问》气府论王注均作“曲角”。“曲周”即“曲角”、“曲隅”,下同。

②“中” 《外台》卷三十九“中”作“上廉”。

③“足少阳” 《素问》气府论王注作“足阳明”。《循经考穴编》:“广注:脑空中廉也,手足少阳、阳明之会”。

④“七呼” 《素问》气府论王注作“三呼”。

[语译] 从略。

[按语] 悬颅在鬓发中,当头维(足阳明)与曲鬓连线之中点取穴。向后或向下沿皮刺三分至五分。

[原文] 颔厌,在曲周颞颥上廉,手少阳、足阳明之会[1]。刺入七分[2],留七呼,灸三壮(气府注云:在曲周颞颥之上,刺深令人耳无闻)。

[校勘]

①“手少阳、足阳明之会” 《外台》卷三十九作“足少阳、阳明之会”。《素问》气府论王注作“手足少阳、足阳明之会”。《铜人》卷三、《圣济总录》均作“手足少阳、阳明之交会”。

②“七分” 《资生经》引《明堂》作“二分”。

[语译] 从略。

[按语] 颔厌在鬓发中,当头维(足阳明)与曲鬓连线的上1/2段的中点,当头维与悬颅的中间,入发际处取之。向后或向下沿皮刺三分至五分。

[原文] 悬厘,在曲周[1]颞颥下廉,手足少阳、阳明之会。刺入三分,留七呼,灸三壮(气府论注云:在曲周颞颥之上,刺深令人耳

无闻)。

[校勘]

①“曲周” 此下《素问》气府论王注、《铜人》卷三均有“上”字。

[语译] 从略。

[按语] 悬厘在鬓角之上际,当悬颅与曲鬓之中点取之,向后或向下沿皮刺三分至五分。

[原文] 阳白,在眉上一寸直瞳子[1],足少阳、阳维之会。刺入三分,灸三壮(气府注云:足阳明、阴维二脉之会。今详阳明之经,不到于此,又阴维不与阳明会,疑《素问》注非是)。

[注释]

[1]“直瞳子” 穴在眉上,目正视时,正与瞳子相直。

[语译] 从略。

[按语] 阳白在前额眉毛中点上一寸,约当前发际与眉毛之间中 1/3 与下 1/3 连接点处,正视时,直对瞳孔处取之。向下沿皮刺三分至四分。

[原文] 攒竹,一名员柱①,一名始光,一名夜光,又名明光②。在眉头陷者中③,足太阳脉气所发。刺入三分,留六呼,灸三壮。

[校勘]

①“柱” 原作“在”,据《外台》三十九、《铜人》卷三改。

②“明光” 《铜人》卷三、《圣济总录》均作“光明”。

③“中” 此下《素问》骨空论王注有“脉动应手”四字。

[语译] 从略。

[按语] 攒竹在眉毛内侧端凹陷处取之。向外或向下沿皮刺三分至五分,或三棱针出血。此穴一般不灸。

[原文] 丝竹空,一名目①髎,在眉后陷者中,足少阳②脉气所发。刺入三分,留三呼,不宜灸,灸之不幸,令人目小及盲③(气府论注云:手少阳。又云:留六呼)。

［校勘］

①“目” 原作“巨”，据《外台》卷三十九、《铜人》卷三改。

②“足少阳” 《针灸聚英》、《针灸大成》皆作“手、足少阳之会”。今皆属手少阳。

③“灸之不幸，令人目小及盲” 正统本无。

［语译］ 从略。

［按语］ 丝竹空在瞳子窌直上，眉梢陷中取之。针尖向眉头或向后沿皮刺五分至八分。

［原文］ 睛明，一名泪孔，在目内眦外，手足太阳、足阳明之会。刺入六分[①]，留六呼，灸三壮[②]（气府论注云：手足太阳、足阳明、阴阳跷五脉之会）。

［校勘］

①“六分” 《素问》气府论王注作“一分”。《铜人》卷三、《圣济总录》、《资生经》均作“一寸五分”。此穴所刺深度，古今医书所载不一致，有1~2分，3~4分，3~7分等。一般可刺三分至一寸。

②“灸三壮” 《铜人》卷三、《圣济总录》、《资生经》第一及引《明堂》等皆禁灸。现亦不灸。

［语译］ 从略。

［按语］ 睛明在鼻根之两旁，目内眦之内上方约一分陷中取之。此穴深刺时，宜先将眼球以指向外侧固定，然后背睛斜刺，一般不捻转，若配三、五穴同针，每针时宜后刺本穴，并应先出针，出针后按压针孔，以免出血。

［原文］ 瞳子窌[①]，在目外去眦五分，手太阳[②]、手、足少阳之会。刺入三分，灸三壮。

［校勘］

①“瞳子窌” 此下《千金》卷二十九注、《西方子灸经》均云：“一名太阳，一名前关”。《外台》卷三十九有“一名后曲”四字。

②“手太阳” 《铜人》、《圣济总录》同。《外台》卷三十九无此三字。

［语译］ 从略。

［按语］ 瞳子髎在目外眦外方，眶骨外侧取之。沿皮向后刺三分至五分。

［原文］ 承泣，一名鼷[①]穴，一名面髎，在目下七分，直目瞳子[②]，阳跷[③]、任脉、足阳明之会。刺入三分[④]，不可灸。

［校勘］

①“鼷” 《外台》卷三十九作“溪”。

②“子” 此下《铜人》卷三、《圣济总录》、《资生经》第一均有“陷中”二字。

③“阳跷”《外台》卷三十九、《铜人》卷三、《圣济总录》均作“跷脉”。

④“刺入三分” 《铜人》、《圣济总录》均曰：“禁不宜针，针之令人目乌色”。《资生经》同《铜人》，惟无“不宜”二字，又引《明堂》云：“针入四分半，得气即泻”。此穴针刺深度，诸书不一，有 3 分，3 ~4 分，3 ~7 分等，一般可刺三分至一寸。

［语译］ 从略。

［按语］ 承泣在瞳孔直下眶下缘处，正视时直对瞳孔取之。沿眶下缘直刺，不作捻转。此穴深刺时须将眼球推向上方，以手固定，然后沿眼眶徐徐刺入，余法如睛明。

［原文］ 四白，在目下一寸，向颀骨颧空[①]，足阳明脉气所发。刺入三分，灸七壮（气府论注云：刺入四分，不可灸）。

［校勘］

①“向颀骨颧空” 《素问》气府论王注、《外台》卷三十九。《铜人》卷三、《圣济总录》、《资生经》第一、《西方子灸经》均无，疑后人粘注，混入正文。

［语译］ 从略。

［按语］ 四白在眶下孔凹陷部，正对瞳孔取之。直刺三分

至五分，不可太深，恐伤血络，故《铜人》、《圣济总录》、《资生经》均曰："用针稳审，方得下针，若针深即令人目乌色"。

［原文］ 颧窌，一名兑骨，在面颀骨下廉[1]陷者中，手少阳、太阳之会。刺入三分。

［校勘］

①"廉" 此下《外台》卷三十九、《铜人》卷三、《圣济总录》《资生经》均有"锐骨端"三字。

［语译］ 从略。

［按语］ 颧窌在目外眦角直下，当颧骨下缘陷中。直刺三分至五分。

［原文］ 素窌，一名面王，在鼻柱上[1]端，督脉气所发。刺入三分，禁灸。

［校勘］

①"上" 《千金》卷二十九、《外台》卷三十九均无。《铜人》卷三、《圣济总录》、《资生经》第一均作"之"。

［语译］ 从略。

［按语］ 素窌在鼻尖端中央取之。直刺或向上斜刺一分至二分。

［原文］ 迎香，一名冲阳，在禾窌上[1]，鼻[2]孔旁[3]，手、足阳明之会。刺入三分[4]。

［校勘］

①"上" 此下《千金》卷二十九、《铜人》卷三、《圣济总录》《资生经》均有"一寸"二字。

②"鼻" 此下原有"下"字据《千金》卷二十九、《铜人》卷三。《圣济总录》《资生经》删。

③"旁" 此下《铜人》卷三、《圣济总录》、《资生经》第一、《西方子灸经》均有"五分"。

④"分" 此下《外台》卷三十九有"不宜灸"三字。《铜人》卷三、《圣济总录》、《资生经》第一均有"留三呼，不宜灸"六字。

［语译］ 从略。

［按语］ 迎香在鼻翼外缘中点平齐的鼻唇沟中取之。直刺或斜刺五分至八分。

［原文］ 巨窌，在侠鼻孔旁八分，直瞳子[1]，跷脉、足阳明之会。刺入三分。

［校勘］

①“在侠鼻孔旁八分，直瞳子” 《资生经》引《明堂》作“在鼻孔下，夹水沟傍八分”。

［语译］ 从略。

［按语］ 巨窌在四白直下方，与鼻翼下缘平齐处，相当于鼻唇沟的外侧取之。直刺或斜刺三分至五分。

［原文］ 禾窌[1]在直鼻孔下，侠[2]水沟旁五分，手阳明脉气所发。刺入三分。

［校勘］

①“禾窌” 此下《外台》卷三十九有“一名顪”三字。《资生经》曰：“一名长頻”。

②“侠” 此下原有“溪”字，据《千金》卷二十九、《外台》卷三十九、《铜人》等删。

［语译］ 从略。

［按语］ 禾窌在鼻孔直下，与上唇连线上 1/3 与中 1/3 的交界点取之，针尖向上斜刺三分。

［原文］ 水沟，在鼻柱下[1]人中，督脉、手、足[2]阳明之会。直唇取之。刺入三分，留七呼，灸三壮。

［校勘］

①“下” 此下《铜人》卷三、《圣济总录》、《资生经》均有“一名”二字。

②“足” 《素问》气府论王注、《外台》卷三十九、《铜人》卷三均无。

［语译］ 从略。

［按语］ 水沟在鼻柱下，人中沟的上 1/3 与中 1/3 交界处取之。向上斜刺三分至五分。

［原文］ 兑端[①]，在唇上端，手阳明脉气所发[②]。刺入三分，留六呼，灸三壮。

［校勘］

①“端” 原作“骨”，据《千金》卷二十九、《外台》卷三十九改。

②“手阳明脉气所发”《外台》卷三十九同。《铜人》卷三、《圣济总录》均无。本穴现均列于督脉。

［语译］ 从略。

［按语］ 兑端在上唇尖端，当人中沟与口唇连接处取之。直刺三分。

［原文］ 龂交，在唇内齿上龂缝[①]中。刺入三分，灸三壮（气府论注云：任督脉二经之会）。

［校勘］

①“缝” 此下《铜人》卷三、《圣济总录》、《资生经》第一均有“筋”字。

［语译］ 从略。

［按语］ 龂交在上唇内与上齿龈之间，上唇系带中取之。直刺一分至三分。

［原文］ 地仓，一名会[①]维。侠口旁四分，如近下是[②]，跷脉、手足阳明之会。刺入三分。

［校勘］

①“会” 《外台》卷三十九作“胃”。

②“如近下是” 《铜人》卷三、《圣济总录》均作“外如近下，有脉微微动”。《资生经》第一作“如近下有脉微微动是也”。

［语译］ 从略。

［按语］ 地仓在口角外侧四分微下动脉应手处取之。针尖斜向颊车刺五分至八分。

［原文］ 承浆，一名天池，在颐前下①唇之下②，足阳明、任脉之会。开口取之③。刺入三分，留六呼，灸三壮（气穴论注云：作五呼）。

［校勘］

①“下” 原无，据《千金》卷二十九、《外台》卷三十九、《资生经》引《明堂》补。

②“下” 此下《铜人》卷三《圣济总录》、《资生经》第一均有“宛宛中”三字。

③“开口取之” 《外台》卷三十九同。《铜人》卷三《圣济总录》、《资生经》均无。此穴不须开口取之，疑衍。

［语译］ 从略。

［按语］ 承浆在颏唇沟正中凹陷处取之。向上或向下斜刺三至五分。

［原文］ 颊车，在耳下曲颊端[1]陷者中，开口有孔[2]，足阳明脉气所发。刺入三分，灸三壮。

［注释］

[1]“曲颊端” 即下颌曲角之端。

[2]“开口有孔” 指穴位处开口时即稍有凹陷。

［语译］ 从略。

［按语］ 颊车在下颌角的前上方，一横指咬肌附着处，若上下齿咬紧时出现肌肉隆起压之有凹陷处取之。直刺或向地仓斜刺五分至一寸。

［原文］ 大迎，一名髓孔。在曲颔前[1]一寸三分①骨陷者中，动脉[2]，足阳明②脉气所发。刺入三分，留七呼，灸三壮。

［校勘］

①“三分” 《铜人》卷三、《圣济总录》、《资生经》第一均作“二分”。

②“足阳明” 原作“足太阳”，据《素问》气穴论及气府论王注、《外台》卷三十九改。

[注释]

[1]“曲颔前” 即曲颊前。

[2]“动脉” 指此穴处的面动脉。

[语译] 从略。

[按语] 大迎在下颌角前凹陷部,咬肌附着前缘;闭口鼓气时即出现一沟形凹陷之下端取之。针时避开动脉,直刺或斜刺三分至五分。

耳前后凡二十穴第十一

[原文] 上关,一名客主人。在耳前上廉起骨[1]端①,开口有孔②,手、足少阳、足阳明三脉之会③。刺入三分,留七呼,灸三壮,刺太深,令人耳无闻④。

[校勘]

①“端” 《素问》气府论王注、《外台》卷三十九、《铜人》卷三、《圣济总录》、《资生经》均无。

②“孔” 此下《铜人》卷三、《圣济总录》、《资生经》均有“动脉宛宛中”。

③“手、足少阳、足阳明三脉之会” 原作“手少阳、足阳明之会。”原校:“气府论注云:手足太阳、少阳、足阳明三脉之会。气穴论注与《甲乙经》同”。《素问》气府论新校正云:“按《甲乙经》及气穴注、刺禁注,并云手少阳、足阳明之会,与此异”。而刺禁论新校正云:“按《甲乙经》及气府论注云手足少阳、足阳明三脉之会”。据气府论原文,当以后说为是。据补,并删原校。

④“刺太深,令人耳无闻” 正统本无。

[注释]

[1]“耳前上廉起骨” 指颧骨弓上缘而言。

[语译] 从略。

[按语] 上关在耳前,颧骨弓上缘,当下关(足阳明)直上

方凹陷处,开口取之。直刺三分,不宜过深。

[原文] 下关,在客主人下,耳前动脉下空①下廉,合口有孔,张口即闭[1],足阳明,少阳之会。刺入三分,留七呼,灸三壮②。耳中有干糙抵③,不可灸④(糙抵一作适之,不可灸,一作针久留针)。

[校勘]

①"下空" 《素问》气穴论王注、《铜人》卷三、《圣济总录》、《资生经》均无。

②"灸三壮" 《铜人》卷三、《圣济总录》、《资生经》均禁灸。

③"干糙抵" "糙抵",《素问》气穴论王注作"擿之"。新校正云:"按《甲乙经》擿之作擿抵"。《太素》耳聋及本经卷十二第五均作"擿抵"。"糙",今字书无,疑"擿"之误。"干糙抵",本经卷十二第五原校曰:"一作耵拧"。《灵枢》厥病亦作"耵聍"。"耵聍":读丁宁,《广韵》:"耳垢也"。"干糙抵",即"耵聍",为耵聍腺之分泌物长期积存而成。

④"耳中有干糙抵,不可灸" 正统本无。《外台》作"耳中有干底聤耳有脓不可灸"。

[注释]

[1]"张口即闭" 张口时则下颌骨髁状突移向前方,穴即被闭。

[语译] 从略。

[按语] 下关在颧骨弓下缘凹陷中,当下颌骨髁状突之前方,闭口取之,直刺五分至一寸。

[原文] 耳门,在耳前起肉[1]当耳缺[2]者。刺入三分,留三呼,灸三壮①。

[校勘]

①"灸三壮" 《资生经》引《明堂下经》曰:"禁灸,有病不过三壮"。

［注释］

［1］“耳前起肉” 即耳珠，亦即今之所谓耳屏。

［2］“耳缺” 即耳珠之上缺口处，亦即今之所谓屏上切迹。

［语译］ 从略。

［按语］ 耳门在耳屏上切迹之前方，当下颌髁状突后上方凹陷中，开口取之。直刺或斜刺五分至一寸。

［原文］ 和①窌，在耳前兑发下横动脉[1]，手、足少阳、手太阳之会。刺入三分，灸三壮（气府论注云：手、足少阳二脉之会）。

［校勘］

①“和” 原作“禾”，据正统本、本经卷十二第五、《外台》卷三十九改。

［注释］

［1］“兑发下横动脉” 即鬓发后下缘颞浅动脉横过处。

［语译］ 从略。

［按语］ 和窌在耳门（手少阳）之前上方，平耳廓根前，鬓发后缘，当颞浅动脉后方取之。斜刺三分至五分。

［原文］ 听会，在耳前①陷者中②，张口得之，动脉[1]应手，少阳③脉气所发。刺入四分，灸三壮（缪刺注云：正当手阳脉之分）。

［校勘］

①“耳前” 《外台》卷三十九作“耳门前”。

②“中” 此下《铜人》、《圣济总录》、《资生经》均有“上关下一寸动脉宛宛中”十字。

③“少阳” 《外台》卷三十九作“手少阳”。《铜人》卷三《圣济总录》均作“足少阳”。今多从足少阳。

［注释］

［1］“动脉” 指颞浅动脉而言。

［语译］ 从略。

［按语］ 听会在耳屏间切迹前方，当听宫（手太阳）直下，下颌髁状突之后缘，张口有孔处取之。直刺五分至八分。

［原文］ 听宫，在耳中珠子[1]，大明①如赤小豆，手、足少阳、手太阳之会。刺入三分，灸三壮（气穴注云：刺入一分）。

［校勘］

①“明” 正统本、《素问》气穴论王注、《外台》卷二十九、均无，疑衍。

［注释］

［1］“耳中珠子” 现皆指耳珠（即耳屏）。又《循经考穴编》曰：“穴在耳中珠子大如赤豆……谓之宫者，盖言此穴深居于耳轮之内也，珠子如赤豆者，耳郭之内，又有一郭若碗，沿其正中，上有小核，如赤豆子大，得此核者是”。

［语译］ 从略。

［按语］ 听宫在耳屏中点与下颌髁状突之间，张口呈凹陷处取之。直刺五分至八分。

以上耳门、听会、听宫三穴，均应开口取穴进针，如深刺留针时，宜令患者口中含咬物品，以免患者不慎闭口时，将针弯曲或折针。

［原文］ 角孙，在耳廓中间上①[1]，开口有孔，手、足少阳、手阳明之会②。刺入三分，灸三壮（气府论注云：在耳上廓表之间，发际之下，手太阳、手、足少阳三脉之会）。

［校勘］

①“上” 原无，据《外台》卷三十九、《素问》气府论王注补。

②“手、足少阳、手阳明之会” 《铜人》卷三无“手阳明”三字。

［注释］

［1］“耳廓中间上” 指平耳尖处是穴。

［语译］ 从略。

［按语］ 角孙平耳尖正中，当颞颥部发际处取之，开口微有空。沿皮向前或向后刺三分至五分。

[原文] 瘈脉,一名资脉。在耳本[1]后鸡足青络脉[2]。刺出血,如豆汁①,刺入一分,灸三壮。

[校勘]

①"如豆汁" 在此似于义不合,本经卷七第一上有"出血如大豆"。《史记》扁鹊仓公列传曰:"一齐(同剂)出血,血如豆比五六枚"。据此则当作"如豆大"为是,即刺出血如豆粒大。

[注释]

[1]"耳本" 即耳根。

[2]"鸡足青络脉" 《针灸经穴图考》引《新考正》曰:"谓耳后之青色络脉,形如鸡爪也"。

[语译] 从略。

[按语] 瘈脉在乳突之中央,当翳风(手少阳)与角孙(手少阳)沿耳翼连线的中、下1/3交界处。斜刺一分许,或点刺出血如豆许大。

[原文] 颅息,在耳后间青络脉①,足少阳[1]脉气所发。刺入一分,出血多则杀人②,灸三壮。

[校勘]

①"耳后间青络脉" 《外台》、《西方子灸经》作"耳后青脉间"。

②"出血多则杀人" 正统本无。

[注释]

[1]"足少阳" 本穴自《圣济总录》后多列入"手少阳"。

[语译] 从略。

[按语] 颅息在耳后,当翳风(手少阳)与角孙(手少阳)连线的上、中1/3交界处。斜刺一分许。

[原文] 翳风,在耳后陷者中,按之引耳中①,手、足少阳之会,刺入四分,灸三壮。

[校勘]

①"引耳中" 《十四经》、《针灸大成》均作"引耳中痛"。

[语译] 从略。

[按语] 翳风在耳垂后,下颌骨与乳突之间凹陷中。开口针尖斜向前上方刺五分至一寸二分。

颈凡十七穴第十二

[原文] 廉泉,一名本池。在颔下,结喉[1]上,舌本下,阴维、任脉之会。刺入二分,留三呼,灸三壮(气府论注云:刺入三分)。

[注释]

[1]"结喉" 即喉头结节。

[语译] 从略。

[按语] 廉泉在结喉上方,当舌骨的下缘凹陷中,仰头取之。向上直刺五分至八分。

[原文] 人迎,一名天五会。在颈大脉动①应手,侠结喉②,以候五脏气[1],足阳明脉气所发。禁③不可灸,刺入四分,过深不幸杀人④(《素问》阴阳类论注云:人迎在结喉傍一寸五分动脉应手)。

[校勘]

①"动" 此下《铜人》卷四、《圣济总录》、《资生经》第一均有"脉"字。

②"侠结喉" 此下《千金》卷二十九、《外台》卷三十九、《铜人》卷四、《资生经》第一均有"傍"字。《铜人》、《资生经》"傍"下有"仰而取之"四字。

③"禁" 此下正统本有"深"字。

④"过深不幸杀人" 正统本无。

[注释]

[1]"以候五脏气" 《针灸经穴图考》曰:"滑氏曰:古以挟喉两旁为气口人迎,以候五脏气"。

［语译］ 从略。

［按语］ 人迎在平结喉旁颈动脉处当胸锁乳突肌前缘取之。避开动脉，直刺三分至五分。此穴适当颈总动脉处，刺时须注意安全。

［原文］ 天窗，一名窗笼。在[①]曲颊下，扶突后，动脉应手陷者中，手太阳脉气所发。刺入六分，灸三壮。

［校勘］

①“在” 此下《铜人》卷四、《圣济总录》、《资生经》第一均有“颈大筋前”四字。

［语译］ 从略。

［按语］ 天窗在胸锁乳突肌之后缘，当扶突（手阳明）后方取之。直刺三分至五分。

［原文］ 天牖，在颈筋间、缺盆上，天容后，天柱前，完骨下[①]，发际上，手少阳脉气所发。刺入一分[②]，灸三壮[③]。

［校勘］

①“下” 原作“后”，据《素问》气府论王注、《外台》卷三十九、《铜人》卷四改。

②“刺入一分” 《素问》气穴论王注、《铜人》卷四、《圣济总录》、《资生经》第一均作“针入一寸，留七呼”。

③“灸三壮” 《铜人》卷四、《圣济总录》、《资生经》第一均云不宜灸。

［语译］ 从略。

［按语］ 天牖在乳突后下部，胸锁乳突肌后缘，前与天容（手太阳）后与天柱（足太阳）相平。直刺三分至五分。

［原文］ 天容，在耳下[①]曲颊后，手太阳[②]脉气所发。刺入一寸，灸三壮。

［校勘］

①“下” 原无，据《千金》卷二十九、《外台》卷三十九、《铜人》卷四、《资生经》补。

②“手太阳” 原作“手少阳”，据正统本、《外台》卷三十九、《铜人》卷四、《圣济总录》改。

［语译］ 从略。

［按语］ 天容在下颌角后方，胸锁乳突肌的前缘凹陷中取之。直刺五分至八分。

［原文］ 水突，一名水门。在颈大筋前[1]，直人迎下，气舍上，足阳明脉气所发。刺入一寸，灸三壮。

［注释］

［1］“颈大筋前” 即胸锁乳突肌前缘。

［语译］ 从略。

［按语］ 水突在人迎（足阳明）与气舍（足阳明）之中间，当胸锁乳突肌前缘取之。直刺三分至五分。

［原文］ 气舍，在颈直人迎下，侠天突陷者中，足阳明脉气所发。刺入三分，灸五壮。

［语译］ 从略。

［按语］ 气舍在人迎（足阳明）直下，锁骨内侧端之上缘，在胸锁乳突肌的胸骨头与锁骨头和锁骨所构成的凹陷处。直刺三分至五分。

［原文］ 扶突①，在人迎后一寸五分②，手阳明脉气所发③。刺入三分，灸三壮（《针经》云：在气舍后一寸五分）。

［校勘］

①“扶突” 此下《外台》卷三十九、《铜人》卷四、《圣济总录》、《资生经》第一均有“一名水穴”四字。

②“在人迎后一寸五分” 《素问》气穴论王注作“在颈当曲颊下，同身寸之一寸，人迎后”。气府论王注同，惟无“颈当”二字。《外台》作“曲颊下一寸、人迎后一寸五分”。现在取穴，均从《外台》之说。

③“发” 此下《素问》气穴论及气府论王注、《外台》卷三十九均有“仰而取之”四字。

［语译］ 从略。

［按语］ 扶突在人迎（足阳明）的外侧胸锁乳突肌的后缘，平结喉高处取之。直刺三分至五分。

［原文］ 天鼎，在缺盆上，直扶突，气舍后一寸五分①，手阳明脉气所发。刺入四分，灸三壮（气府论注云：在气舍后半寸）。

［校勘］

①“在缺盆上，直扶突，气舍后一寸五分” 《素问》气府论王注“在”下有“颈”字。“一寸五分”作“半寸”。《外台》卷三十九“在”下有“颈”字无“上”字。《铜人》卷四、《十四经》均作“在颈缺盆，直扶突后一寸”。《针灸聚英》、《针灸大成》均作：“颈缺盆上，直扶突后一寸”。《医宗金鉴》曰：“从巨骨穴循颈，缺盆上直行，扶突下一寸，天鼎穴也”。《针灸经穴图考》引新考正曰：“在颈缺盆中，与胃经之气舍穴中行任脉之天突穴相并，去气舍两旁各寸半，去天突三寸”。按：本穴之部位，说法不一，大体分三种：一与人迎扶突成一横线，一与气舍成一横线，一与水突成一横线，现多取后者，即《医宗金鉴》之取法。

［语译］ 从略。

［按语］ 天鼎在扶突（手阳明）下一寸许，胸锁乳突肌的后缘取穴。直刺三分至五分。

肩凡二十八穴第十三

［原文］ 肩井，在肩上陷者中①，缺盆上大骨[1]前②，手足③少阳、阳维之会。刺入五分，灸五壮④（气府论注云：灸三壮）。

［校勘］

①“陷者中” 《素问》气穴论及气府论王注、《千金》卷二十九、《外台》卷三十九、均作“陷解中”。

②“前” 此下《铜人》卷四、《圣济总录》、《资生经》第一《西方子灸经》均有“一寸半，以三指按取之，当中指下陷中”十

五字。

③“足” 原脱，据正统本、《素问》气穴论及气府论王注、《外台》卷三十九、《铜人》等补。

④“五壮” 原作“三壮”，据《素问》气穴论新校正及《针灸聚英》引本经改。

［注释］

［1］“大骨” 指肩胛棘而言。

［语译］ 从略。

［按语］ 肩井在肩上，约当大椎(督脉)与肩髃穴之中点取之。直刺五分。此穴深处是肺尖，针感反应较强，所以切忌深刺，以免发生晕针或气胸。

［原文］ 肩贞，在肩曲胛下[1]，两骨解间[2]，肩髃[3]后陷者中，手太阳脉气所发。刺入八分，灸三壮。

［注释］

［1］“肩曲胛下” 指肩胛骨外缘弯曲处下方而言。

［2］“两骨解间” 指肩关节而言。

［3］“肩髃” 指肩髃骨而言。

［语译］ 从略。

［按语］ 肩贞在肩关节后下方，当上臂内收时从腋纹头上一寸处取穴。直刺五分至一寸。

［原文］ 巨骨，在肩①端上行两叉骨[1]间陷者中，手阳明、蹻脉之会。刺入一寸五分，灸五壮(气府论注云：灸三壮)。

［校勘］

①“肩” 此下《外台》卷三十九有“尖”字。

［注释］

［1］“叉骨” 《针灸经穴概要》引《和汉三才图会》曰：“盖肩前骨与背大骨会入于肩端处。名叉骨”。

［语译］ 从略。

［按语］ 巨骨在肩髃上，肩胛上肩峰起始部上缘与锁骨外

端上缘之间的凹陷中取之。直刺五分至七分。

［原文］ 天窌，在肩缺盆中上①，毖骨[1]之间②陷者中，手少阳③、阳维之会。刺入八分，灸三壮。

［校勘］

①“上” 原无，据《素问》气府论王注、《千金》卷二十九、《外台》卷三十九、《铜人》卷四补。

②“毖骨之间” 《素问》气府论王注作“伏骨之陬”。《千金》卷二十九、《外台》卷三十九、《铜人》卷四、《圣济总录》、《资生经》均作“毖骨之际”。

③“手少阳” 《外台》卷三十九作“足少阳”。《素问》气府论王注作“手足少阳”。

［注释］

[1]“毖骨” 《经穴纂要》曰：“即肩井后突骨是也”。

［语译］ 从略。

［按语］ 天窌在肩胛岗上窝内，当肩井（足少阳）与曲垣（手太阳）之中点取之。直刺三分至五分。

［原文］ 肩髃，在肩端两骨间①[1]，手阳明、跷脉之会。刺入六分，留六呼，灸三壮。

［校勘］

①“间” 此下《外台》卷三十九、《铜人》卷四均有“陷者宛宛中，举臂取之”九字。《千金》注云：“《脉极篇》云：在肩外头近后，以手按之有解宛宛中，《外台》名扁骨。”

［注释］

[1]“肩端两骨间” 指肩峰处肩胛骨与肱骨大结节之间。

［语译］ 从略。

［按语］ 肩髃在肩峰与肱骨大结节之间的凹陷处上臂外展至水平位时，当肩峰下可出现二个凹陷，在前方的凹陷中取之。直刺六分至一寸二分，当上臂下垂时，亦可向下斜刺。

［原文］ 肩窌，在肩端臑上①，斜举臂取之。刺入七分，灸

三壮(气府论注云:手少阳脉气所发)②。

[校勘]

①“上” 此下《外台》卷三十九、《铜人》卷四均有“陷中”二字。

②“手少阳脉气所发” 正统本同。

[语译] 从略。

[按语] 肩窌在肩峰的后下际,上臂外展,当肩髃后寸许的凹陷处取之。直刺或斜刺五分至一寸。

[原文] 臑腧,在肩臑①后大骨下胛上廉陷者中,手足太阳②、阳维、跷脉之会,举臂取之。刺入八分,灸三壮。

[校勘]

①“肩臑” 《外台》卷三十九、《铜人》卷四、《圣济总录》、《资生经》均作“肩髎”。

②“手足太阳” 原作“手太阳”,据《素问》气府论新校正引本经补。

[语译] 从略。

[按语] 臑腧在肩贞(手太阳)直上,肩胛骨肩峰突起之后下际凹陷中取之。直刺六分至一寸。

[原文] 秉风,侠天①窌在外,肩上小髃[1]骨后,举臂有空,手阳明、太阳、手、足少阳之会。举臂取之。刺入五分,灸五壮(气府论注云:灸三壮)。

[校勘]

①“天” 原作“人”,据正统本、《千金》卷二十九、《外台》卷三十九改。

[注释]

[1]“小髃” 《释骨》:“小髃,肩前微起者。”

[语译] 从略。

[按语] 秉风在肩胛岗上窝,当天宗(手太阳)直上,举臂有凹陷处取之。直刺五分至八分。

［原文］ 天宗，在秉风后大骨下陷者中，手太阳脉气所发。刺入五分，留六呼，灸三壮。

［语译］ 从略。

［按语］ 天宗在肩胛岗下窝之中央，约与臑腧（手太阳）、肩贞（手太阳）呈三角形处取之。直刺五分至八分。

［原文］ 肩外俞，在肩胛[①]上廉，去脊三寸陷者中。刺入六分，灸三壮。

［校勘］

①“胛” 原作“甲”，据正统本改。

［语译］ 从略。

［按语］ 肩外俞在第一胸椎棘突下陶道（督脉）旁开三寸，当肩胛骨内侧上方取之。直刺三分至六分。

［原文］ 肩中俞，在肩胛[①]内廉，去脊二寸陷者中。刺入三分，留七呼，灸三壮。

［校勘］

①“胛” 原作“甲”，据正统本改。

［语译］ 从略。

［按语］ 肩中俞在第七颈椎棘突下，大椎（督脉）旁开二寸取之。直刺三分至六分。

［原文］ 曲垣，在肩中央曲胛[①]陷者中，按之动脉应手[②]。刺入[③]九分，灸十壮。

［校勘］

①“胛” 原作“甲”，据正统本改。

②“按之动脉应手” 《千金》卷二十九、《铜人》卷四、《圣济总录》、《资生经》均作“按之应手痛”。《外台》卷三十九作“按之痛应手”。

③“入” 此下原有“八”字，据正统本删。

［语译］ 从略。

［按语］ 曲垣在肩胛岗上窝之内，约当天髎穴直下取之，

直刺三分至五分。

[原文] 缺盆,一名天盖,在肩上横骨[1]陷者中①。刺入三分,留七呼②,灸三壮,刺太深,令人逆息③[2](骨空论注云:手阳明脉气所发。气府论注云:足阳明脉气所发)。

[校勘]

①"中" 此下正统本有"足阳明脉气所发"七字。

②"呼" 此下正统本有"禁深"二字。

③"刺太深,令人逆息" 正统本无。

[注释]

[1]"横骨" 此处指锁骨。

[2]"刺太深,令人逆息" 本经卷五第一有"刺缺盆中内陷气泄令人喘咳逆"。《素问》刺禁论王注:"五脏者肺为之盖,缺盆为之道,肺藏气而主息,又在气为咳,刺缺盆中内陷,则肺气外泄,故令人喘咳逆也"。与本节义同。此穴不可深刺,深则必伤肺气。

[语译] 从略。

[按语] 缺盆在乳中线直上锁骨上窝之中点,天突(任脉)旁四寸取之。向背侧刺三分至五分。

[原文] 臑会,一名臑窌,在臂前廉,去肩头三寸,手阳明之络①。刺入五分,灸五壮(气府论注云:手阳明、手少阳结脉之会)。

[校勘]

①"手阳明之络" 此穴诸书说法不一。《千金》列入手太阴经。《外台》列入手阳明经。《铜人》、《圣济总录》、列入手少阳经。《针灸聚英》、《针灸大成》均曰:"手少阳、阳维之会"现多列入手少阳经。

[语译] 从略。

[按语] 臑会在肩髎(手少阳)与尺骨鹰嘴的连线上,肩髎穴下三寸,当三角肌之后缘取之。直刺五分至八分。

胸自天突循任脉下行至中庭凡七穴第十四

［原文］ 天突，一名玉户，在颈结喉下二寸①（气府论注云：五寸），中央宛宛中，阴维、任脉之会，低头取之。刺入一寸，留七呼，灸三壮（气府论注云：灸五壮）。

［校勘］

①“二寸” 《素问》气穴论新校正与《资生经》引本经均作“五寸”。

［语译］ 从略。

［按语］ 天突在胸骨柄颈静脉切迹与左右胸锁乳突肌之间所形成的凹陷处。针向胸骨后下方，斜刺五分至七分。

［原文］ 璇玑，在天突下一寸中央陷者中，任脉气所发。仰头取之。刺入三分，灸五壮。

［语译］ 从略。

［按语］ 璇玑在胸骨正中线上，平第一肋上缘，天突与华盖之间取之。向下沿皮刺三分至五分。

［原文］ 华盖，在璇玑下一寸陷者中，任脉气所发。仰头取之。刺入三分，灸五壮。

［语译］ 从略。

［按语］ 华盖在胸骨正中线上，平第一肋间隙取之。向下沿皮刺三分至五分。

［原文］ 紫宫，在华盖下一寸六分陷者中，任脉气所发。仰头取之。刺入三分，灸五壮。

［语译］ 从略。

［按语］ 紫宫在胸骨正中线上，平第二肋间隙取之。向下沿皮刺三分至五分。

［原文］ 玉堂，一名玉英，在紫宫下一寸六分陷者中，任脉

气所发。仰头取之。刺入三分,灸五壮。

［语译］　从略。

［按语］　玉堂在胸骨正中线上,平第三肋间隙取之。向下沿皮刺三分至五分。

［原文］　膻中,一名元儿,在玉堂下一寸六分①陷者中,任脉气所发。仰而取之。刺入三分,灸五壮。

［校勘］

①“分”　此下《千金》卷二十九、《资生经》第一均有“横直两乳间”五字。《外台》卷三十九、《铜人》卷四有“直两乳间”四字。

［语译］　从略。

［按语］　膻中在胸骨中线上,平第四肋间隙,适当两乳之间取之。沿皮刺五分至八分。

［原文］　中庭,在膻中下一寸六分陷者中,任脉气所发。仰而取之。刺入三分,灸五壮。

［语译］　从略。

［按语］　中庭在胸骨正中线上,平第五肋间隙取之。向下沿皮刺三分至五分。

胸自输府侠任脉两旁各二寸下行至步廊凡十二穴第十五

［原文］　输府,在巨骨[1]下,去璇玑旁各二寸①陷者中,足少阴脉气所发。仰而取之。刺入四分,灸五壮。

［校勘］

①“去璇玑旁各二寸”　《素问》气穴论王注作“侠任脉两旁横去任脉各同身寸之二寸”。二说语异义同。

［注释］

［1］“巨骨”　在此指锁骨。

［语译］　从略。

［按语］　输府在胸骨中线与乳中线之间，当第一肋与锁骨下缘之间凹陷中取之。刺三分至四分。

［原文］　彧中，在输府下一寸六分陷者中，足少阴脉气所发。仰而取之。刺入四分，灸五壮。

［语译］　从略。

［按语］　彧中在胸骨中线与乳中线之间，当第一肋间隙取之。斜刺三分至五分。

［原文］　神藏，在彧中下一寸六分陷者中，足少阴脉气所发。仰而取之。刺入四分，灸五壮。

［语译］　从略。

［按语］　神藏在胸骨中线与乳中线之间，当第二肋间隙取之。斜刺三分至五分。

［原文］　灵墟，在神藏下一寸六分陷者中，足少阴脉气所发。仰而取之。刺入四分，灸五壮。

［语译］　从略。

［按语］　灵墟在胸骨中线与乳中线之间，当第三肋间隙取之。斜刺三分至五分。

［原文］　神封，在灵墟卜一寸六分陷者中，足少阴脉气所发。仰而取之。刺入四分，灸五壮。

［语译］　从略。

［按语］　神封在胸骨正线与乳中线之间，当第四肋间隙取之。斜刺三分至五分。

［原文］　步廊，在神封下一寸六分陷者中，足少阴脉气所发。仰而取之。刺入四分，灸五壮。

［语译］　从略。

［按语］　步廊在胸骨中线与乳中线之间，当第五肋间隙取之。斜刺三分至五分。

胸自气户侠输府两旁各二寸下行至乳根凡十二穴第十六

［原文］ 气户，在巨骨下输府两旁各二寸陷者中，足阳明脉气所发。仰而取之。刺入四分，灸五壮（气府论注云：去膺窗上四寸八分，灸三壮）。

［语译］ 从略。

［按语］ 气户在乳中线上锁骨中点之下方，第一肋之上缘取之。斜刺三分至五分。

［原文］ 库房，在气户下一寸六分陷者中，足阳明脉气所发。仰而取之。刺入四分，灸五壮（气府论注云：灸三壮）。

［语译］ 从略。

［按语］ 库房在乳中线上第一肋间隙取之。斜刺三分至五分。

［原文］ 屋翳，在库房下一寸六分①。刺入四分，灸五壮。（气府论注云：在气户下三寸二分，灸三壮）。

［校勘］

①“分” 此下《外台》卷三十九有“陷者中，足阳明脉气所发，仰而取之”十四字。

［语译］ 从略。

［按语］ 屋翳在乳中线上，第二肋间隙取之。斜刺三分至五分。

［原文］ 膺窗，在屋翳下一寸六分。刺入四分， 灸五壮（气府论注云：在胸两旁侠中行各四寸，巨骨下四寸八分陷者中，足阳明脉气所发，仰而取之）。

［语译］ 从略。

［按语］ 膺窗在乳中线上，第三肋间隙取之。斜刺三分至五分。

［原文］ 乳中，禁不可刺灸，灸刺之，不幸生蚀疮，疮中有脓血清汁者可治，疮中有息肉若蚀疮者死①。

［校勘］

①“灸刺之……若蚀疮者死” 此下《素问》气府论王注、《铜人》等均同。正统本无此二十八字。《铜人》卷四、《资生经》均云：“微刺三分”。《圣济总录》“微刺一、二分”。此穴现不刺灸。

［语译］ 从略。

［按语］ 乳中在乳头之中央。可作量取胸腹部腧穴的标志。

［原文］ 乳根，在乳下一寸六分陷者中，足阳明脉气所发。仰而取之。刺入四分，灸五壮（气府论注云：灸三壮）。

［语译］ 从略。

［按语］ 乳根在乳中线，乳下一肋之间隙取之。斜刺三分至五分。

胸自云门侠气户两旁各二寸下行至食窦凡十二穴第十七

［原文］ 云门，在巨骨下，气户两旁各二寸①陷者中，动脉[1]应手，手②太阴脉气所发。举臂取之。刺入七分③，灸五壮，刺太深令人逆息④（气府论注云：在巨骨下任脉两旁各六寸。刺热穴论注云：手太阳脉气所发）。

［校勘］

①“气户两旁各二寸” 《素问》气穴论王注：“侠任脉旁横去任脉各同身寸之六寸”。此说与本文语异义同。

②“手” 原脱，据正统本、《素问》水热穴论新校正补。

③“七分” 《铜人》引本经、《资生经》、《圣济总录》均作“三分”。此穴禁深刺，当以“三分”为是。

④“刺太深令人逆息” 正统本无。

[注释]

[1]“动脉” 此穴深部分布有胸肩峰动脉分支。

[语译] 从略。

[按语] 云门在锁骨外端下方,当肩胛骨喙突内方的凹陷中取之,约距任脉六寸。斜刺三分至五分。

[原文] 中府,肺之募[1]也。一名膺中俞,在云门下一寸,乳上三肋间陷者中[2], 动脉[3]应手,仰而取之,手、足①太阴之会。刺入三分,留五呼,灸五壮。

[校勘]

①“足” 原无,据《素问》水热穴王注及气穴论新校正补。

[注释]

[1]“募” 《针灸大成》曰:“募犹结募也,言经气聚此。”《类经图翼》曰:“募音暮,举痛论作膜,盖以肉间膜系,为脏气结聚之所,故曰募”。

[2]“乳上三肋间陷者中” 《针灸经穴图考》云:“按人乳在第四肋之下,云乳上三肋间,系由乳上数至三肋。即由上往下数之,第一肋下际,外端内软肉之间是穴”。

[3]“动脉” 指胸肩峰动脉而言。

[语译] 从略。

[按语] 中府在云门直下一寸取之,距任脉六寸,斜刺三分至五分。

[原文] 周荣①,在中府下一寸六分陷者中,足太阴脉气所发。仰而取之。刺入四分,灸五壮。

[校勘]

①“荣” 原作“营”,诸书均作“荣”,据改。

[语译] 从略。

[按语] 周荣在中府(手太阴)下一肋,即当第二肋间隙取之,距任脉六寸。斜刺三分至五分。

［原文］ 胸乡，在周荣下一寸六分陷者中，足太阴脉气所发。仰而取之。刺入四分，灸五壮。

［语译］ 从略。

［按语］ 胸乡在周荣（足太阴）下一肋，即当第三肋间隙取之，距任脉六寸。斜刺三分至五分。

［原文］ 天溪，在胸乡下一寸六分陷者中，足太阴脉气所发。仰而取之。刺入四分，灸五壮。

［语译］ 从略。

［按语］ 天溪在胸乡（足太阴）下一肋，乳头外开二寸，当第四肋间隙，距任脉六寸取之。斜刺三分至五分。

［原文］ 食窦，在天溪下一寸六分陷者中，足太阴脉气所发。仰而取之[①]。刺入四分，灸五壮（气穴论注云：手太阴脉气所发）。

［校勘］

①“仰而取之” 《千金》卷二十九、《外台》卷三十九均作“举臂取之”。

［语译］ 从略。

［按语］ 食窦在天溪（足太阴）下一肋，当第五肋间隙取之，距任脉六寸。斜刺三分至五分。

腋胁下凡八穴第十八

［原文］ 渊腋，在腋下三寸宛宛中，举臂取之。刺入三分，不可灸，灸之不幸，生肿蚀马刀伤[①]，内溃者死，寒热生马疡可治[②]（气穴论注云：足少阳脉气所发）。

［校勘］

①“马刀伤” 《外台》卷三十九、《铜人》卷四、《圣济总录》、《资生经》第一均作“马疡”。

②“灸之不幸……可治” 正统本、《素问》气府论王注均无

此二十一字。

［语译］ 从略。

［按语］ 渊腋在腋中线上，第四肋间隙，举臂取之，斜刺三分至五分。

［原文］ 大包，在渊腋下三寸，脾之大络，布胸胁中，出九肋间及季胁端①，别络诸阴者[1]。刺入三分，灸三壮。

［校勘］

①"出九肋间及季胁端" 《外台》卷三十九无"出"字。《铜人》卷四、《圣济总录》、《资生经》第一均无"及季胁端"四字。此语义甚难明，若按穴位，渊腋下三寸即腋下六寸，则当在六肋间，而此云："九肋间"，且"季胁端"于义更不合，若云络气布散之处，则上文明言布胸胁中，故此但云："九肋间"与"季胁端"，于义难通，存疑待考。

［注释］

［1］"别络诸阴者" 《针灸大成》曰："脾之大络，总统阴阳诸络，由脾灌溉五脏"。

［语译］ 从略。

［按语］ 大包在腋中线上，第六肋间隙，约当腋窝与十一肋端之中点取之。斜刺三分至五分。

［原文］ 辄筋，在腋下三寸，复前行一寸[1]，著胁[2]，足少阳脉气所发。刺入六分，灸三壮。

［注释］

［1］"腋下三寸，复前行一寸" 腋下三寸，当渊腋穴，再向前一寸处是穴。

［2］"著胁" 即附著胁肋的意思。

［语译］ 从略。

［按语］ 辄筋在渊腋（足少阳）前一寸，当第四肋间隙取之。斜刺三分。

［原文］ 天池，一名天会，在乳后一寸（气府论注云二寸），腋

下三寸，著胁，直腋撅肋间[1]，手厥阴、足少阳之会（一作手心主足少阳脉之会）。刺入七分，灸三壮（气府论注云：刺入三分）。

［注释］

[1]“直腋撅肋间” 《医宗金鉴》曰：“直腋下行三寸，胁之撅起肋骨间，是其穴也”。《释骨》曰：“胁骨之短而在下者，曰撅肋三”。据此则《医宗金鉴》之说不可从。考此语义难明，天池若在乳后一寸，则上不与腋相直，下不及撅肋，疑有误，待考。

［语译］ 从略。

［按语］ 天池在乳头外侧一寸，当第四肋间隙取之。斜刺二分，不宜太深。

腹自鸠尾循任脉下行至会阴凡十五穴第十九

［原文］ 鸠尾，一名尾翳，一名髑骬，在臆[1]前蔽骨下五分[2]，任脉之别。不可灸刺[3]。（鸠尾盖心上，人无蔽骨者，当从上岐骨度下行一寸半。气府论注云：一寸为鸠尾处，若不为鸠尾处，则针巨阙者中心，人有鸠尾短者，少饶令强一寸）。

［注释］

[1]“臆（yì 亿）” 即“胸”。《广雅》释亲：“胸也”。《医宗金鉴》：“胸骨，一名臆骨”。

[2]“敝骨下五分” “敝”通“蔽”，诸书均作“蔽”。“蔽骨”，《释骨》：“蔽心者，曰髑骬，曰鸠尾，曰心蔽骨，曰臆骨。”《素问》气府论王注：“人无蔽骨者，从岐骨际下行同身寸之一寸，为鸠尾处也”。新校正曰：“按《甲乙经》云一寸半”。现多从王注。

[3]“不可灸刺” 《外台》卷三十九引甄权曰：“宜针不宜灸”。《铜人》卷四曰：“不可灸，灸即令人毕世少心力，此穴大难针，大好手方可此穴下针，不然取气多不幸令人夭，针入三分，留

三呼，泻五吸，肥人可倍之”。《圣济总录》、《资生经》同，惟文少异。此穴现不禁针灸，惟针时不宜过深，以免伤及内脏。

［语译］ 从略。

［按语］ 鸠尾在剑突下，当脐上七寸，仰卧，两臂上举取穴。向下斜刺五分。

［原文］ 巨阙，心募也，在鸠尾下一寸，任脉气所发。刺入六分，留七呼，灸五壮（气府论注云：刺入一寸二分）。

［语译］ 从略。

［按语］ 巨阙在脐上六寸，腹正中线上取之。直刺五分至八分。

［原文］ 上脘，在巨阙下一寸五分①，去蔽骨三寸，任脉、足阳明、手太阳②之会。刺入八分，灸五壮。

［校勘］

①“一寸五分” 《千金》卷二十九、《西方子灸经》均作“一寸”。从岐骨至脐若按八寸五分计，则此当作一寸五分，今皆按八寸计，故上脘应在巨阙下一寸。

②“太阳” 正统本作“太阴”。

［语译］ 从略。

［按语］ 上脘在脐上五寸，腹正中线取之，直刺八分至一寸。

［原文］ 中脘，一名太仓，胃募也，在上脘下一寸，居心蔽骨与脐之中，手太阳、少阳、足阳明①所生，任脉之会②。刺入一寸③二分，灸七壮（《九卷》云：髑骭至脐八寸，太仓居其中，为脐上四寸。吕广撰《募输经》云：太仓在脐上三寸非也）。

［校勘］

①“明” 此下《素问》气穴论及气府论王注均有“三脉”二字。

②“任脉之会” 《素问》气穴论及气府论王注均作“任脉气所发”。

③“一寸” 原无，据《素问》气穴论及气府论王注补。

［语译］ 从略。

［按语］ 中脘在脐上四寸，腹正中线上取之，直刺五分至一寸。

［原文］ 建里，在中脘下一寸。刺入五分，留十呼，灸五壮（气府论注云：刺入六分，留七呼）。

［语译］ 从略。

［按语］ 建里在脐上三寸，腹正中线上取之。直刺五分至一寸。

［原文］ 下脘，在建里下一寸，足太阴、任脉之会。刺入一寸，灸五壮。

［语译］ 从略。

［按语］ 下脘在脐上二寸，腹正中线上取之。直刺五分至一寸。

［原文］ 脐中，神阙穴也，一名气舍，灸三壮[①]，禁不可刺，刺之令人恶疡溃矢出[②]者，死不治[③]。

［校勘］

①“神阙穴也，一名气舍，灸三壮” 原无，据《外台》卷三十九补。

②“溃矢出” 原作“遗夭”。据《素问》气穴论及气府论王注改。

③“刺之令人……死不治” 正统本无此十二字。

［语译］ 从略。

［按语］ 此穴在脐窝正中。禁针。目前有针此穴者，当严密消毒，以防感染。

［原文］ 水分，在下脘下一寸，脐上一寸，任脉气所发。刺入一寸，灸五壮。

［语译］ 从略。

［按语］ 水分在脐上一寸，腹部正中线上取之。直刺五分

至一寸。此穴当移于脐中之前。

[原文] 阴交，一名少关，一名横户，在脐下一寸，任脉气冲之会①。刺入八分，灸五壮。

[校勘]

①“任脉气冲之会” 正统本、《铜人》卷四均作“任脉气所发”《素问》气府论王注作“任脉阴冲之会”。《外台》卷三十九作“任脉冲脉少阴之会”。

[语译] 从略。

[按语] 阴交在脐下一寸，腹正中线上取之。直刺八分至一寸二分。

[原文] 气海，一名脖胦，一名下肓[1]，在脐下一寸五分，任脉气所发。刺入一寸三分①，灸五壮。

[校勘]

①“刺入一寸三分” 《素问》气府论王注作“一寸二分”。

[注释]

[1]“下肓” 本经卷六云：“肓之原，出于脖胦”，此所谓“下肓”者，取义于此。

[语译] 从略。

[按语] 气海在脐下一寸五分，腹正中线上取之。直刺八分至一寸二分。

[原文] 石门，三焦募也，一名利机，一名精露，一名丹田，一名命门，在脐下二寸，任脉气所发。刺入五分，留十呼，灸三壮，女子禁不可刺，灸中央，不幸使人绝子①（气府论注云：刺入六分，留七呼，灸三壮）。

[校勘]

①“灸中央，不幸使人绝子” 正统本无。绝子之说似不科学。

[语译] 从略。

[按语] 石门在脐下二寸，腹正中线上取之。直刺五分至

一寸,孕妇不宜针。

［原文］ 关元,小肠募也,一名次门,在脐下三寸,足①三阴,任脉之会。刺入二寸②,留七呼,灸七壮(气府论注云:刺入一寸二分)。

［校勘］

①"足" 此下《铜人》卷四、《资生经》第一,均有"太阴少阴厥阴"六字。

②"二寸" 《铜人》卷四、《资生经》第一,均作"八分"。

［语译］ 从略。

［按语］ 关元在脐下三寸,腹正中线上取之。直刺八分至一寸。

［原文］ 中极,膀胱募也,一名气原,一名玉泉,在脐下四寸,足三阴、任脉之会。刺入二寸①,留七呼,灸三壮(气府论注云:刺入一寸二分)。

［校勘］

①"二寸" 《铜人》卷四、《太平圣惠方》卷九十九、《资生经》第一均作"八分"。

［语译］ 从略。

［按语］ 中极在脐下四寸,腹正中线上取之。直刺五分至一寸。

［原文］ 曲骨,在横骨上中极下一寸,毛际陷者中[1],动脉[2]应手,任脉、足厥阴之会。刺入一寸五分,留七呼,灸三壮(气府论注云:自鸠尾至曲骨十四穴,并任脉气所发)。

［注释］

[1]"毛际陷者中" 即耻骨上阴毛部凹陷处。

[2]"动脉" 指腹壁下动脉。

［语译］ 从略。

［按语］ 曲骨在脐下五寸,腹正中线上,当耻骨联合之上方取之。直刺五分至一寸。

［原文］　会阴，一名屏翳，在大便前小便后[1]两阴之间，任脉别络侠督脉、冲脉之会。刺入二寸，留三呼，灸三壮（气府论注云：留七呼）。

［注释］

[1]"在大便前小便后"　此指肛门前阴囊（女子指阴唇后联合）后。

［按语］　会阴在会阴部正中，男子当肛门与阴囊之间，女子当肛门与阴唇后联合之间取之。直刺五分至八分。

腹自幽门侠巨阙两旁各半寸循冲脉下行至横骨凡二十二穴第二十

［原文］　幽门，一名上门，在巨阙两旁各五分陷者中，冲脉、足少阴之会。刺入五分，灸五壮（气府论注云：刺入一寸）。

［语译］　从略。

［按语］　幽门在肓俞（与脐相平）上六寸，巨阙（任脉）旁五分取之。直刺三分至七分。

［原文］　通谷，在幽门下一寸陷者中，冲脉、足少阴之会。刺入五分，灸五壮（气府论注云：刺入一寸）。

［语译］　从略。

［按语］　通谷在肓俞上五寸，上脘（任脉）旁五分取之。直刺五分至一寸。

［原文］　阴都，一名食宫，在通谷下一寸，冲脉、足少阴之会。刺入一寸，灸五壮。

［语译］　从略。

［按语］　阴都在肓俞上四寸，中脘（任脉）旁五分取之，直刺五分至一寸。

［原文］　石关，在阴都下一寸，冲脉、足少阴之会。刺入一寸，灸五壮。

［语译］ 从略。

［按语］ 石关在肓俞上三寸，建里（任脉）旁五分取之。直刺五分至一寸。

［原文］ 商曲，在石关下一寸，冲脉、足少阴之会。刺入一寸，灸五壮。

［语译］ 从略。

［按语］ 商曲在肓俞上二寸，下脘（任脉）旁五分取之。直刺五分至一寸。

［原文］ 肓俞，在商曲下一寸[1]，直脐旁五分，冲脉、足少阴之会。刺入一寸，灸五壮。

［校勘］

①“一寸” 《类经图翼》曰：“当作二寸”。

［语译］ 从略。

［按语］ 肓俞在脐（神阙）旁五分取之。直刺五分至一寸。

［原文］ 中注，在肓俞下五分[1]，冲脉、足少阴之会。刺入一寸，灸五壮（《素问》水穴论注云：在脐下五分，两旁相去任脉各五分）。

［校勘］

①“五分” 《铜人》卷四、《圣济总录》、《资生经》第一均作“一寸”。《素问》气府论曰：“侠脐下旁各五分至横骨寸一”。即是脐下两旁各五分至横骨，每距一寸一穴。据此则五分疑有误，当作“一寸”为是。

［语译］ 从略。

［按语］ 中注在肓俞下一寸，阴交（任脉）旁五分取之。直刺五分至一寸。

［原文］ 四满，一名髓府，在中注下一寸，冲脉、足少阴之会。刺入一寸，灸五壮。

［语译］ 从略。

［按语］ 四满在肓俞下二寸，石门（任脉）旁五分取之。直刺五分至一寸。

［原文］ 气穴，一名胞门，一名子户，在四满下一寸，冲脉、足少阴之会。刺入一寸，灸五壮。

［语译］ 从略。

［按语］ 气穴在肓俞下三寸，关元（任脉）旁五分取之。直刺五分至一寸。

［原文］ 大赫，一名阴维，一名阴关，在气穴下一寸，冲脉、足少阴之会。刺入一寸，灸五壮。

［语译］ 从略。

［按语］ 大赫在肓俞下四寸，中极（任脉）旁五分取之。直刺五分至一寸。

［原文］ 横骨，一名下极，在大赫下一寸，冲脉、足少阴之会。刺入一寸，灸五壮。

［语译］ 从略。

［按语］ 横骨在大赫下一寸，耻骨联合上际，曲骨（任脉）旁五分取之。直刺五分至八分。

腹自不容侠幽门两旁各一寸五分至气冲凡二十四穴第二十一

［原文］ 不容，在幽门傍各一寸五分，去任脉二寸[①]，直[②]四肋端[③]，相去四寸。足阳明脉气所发。刺入五分，灸五壮。（气府论注云：刺入八分。又云：下至太乙各上下相去一寸）。

［校勘］

①“二寸” 原作“三寸”，据《素问》气府论新校正、《千金》卷二十九、《外台》卷三十九改。

②“直” 原作“至”，据《千金》卷二十九、《外台》卷三十九、《铜人》卷四改。

③“四肋端” 原作“两肋端”，据《素问》气府论王注、《千金》卷二十九、《外台》卷三十九、《铜人》卷四改。

［语译］ 从略。

［按语］ 不容在脐上六寸，巨阙（任脉）旁二寸取之。直刺五分至八分。

［原文］ 承满，在不容下一寸，足阳明脉气所发。刺入八分。灸五壮。

［语译］ 从略。

［按语］ 承满在脐上五寸，上脘（任脉）旁二寸取之。直刺五分至八分。

［原文］ 梁门，在承满下一寸，足阳明脉气所发。刺入八分，灸五壮。

［语译］ 从略。

［按语］ 梁门在脐上四寸，中脘（任脉）旁二寸取之。直刺五分至一寸。

［原文］ 关门，在梁门下①，太乙上，足阳明脉中间穴外延②，足阳明脉气所发。刺入八分，灸五壮。

［校勘］

①“下” 此下《千金》卷二十九、《铜人》卷四、《圣济总录》、《资生经》第一均有“一寸”二字。《外台》卷三十九作“五分，一曰一寸”。

②“足阳明脉中间穴外延” 《千金》卷二十九、《外台》卷三十九、《铜人》卷四、《圣济总录》、《资生经》均无，疑衍。

［语译］ 从略。

［按语］ 关门在脐上三寸，建里（任脉）旁二寸取之。直刺五分至一寸。

［原文］ 太乙，在关门下一寸，足阳明脉气所发。刺入八分，灸五壮。

［语译］ 从略。

［按语］ 太乙在脐上二寸，下脘（任脉）旁二寸取之。直刺五分至一寸。

［原文］ 滑肉门，在太乙下一寸，足阳明脉气所发。刺入八分，灸五壮。

［语译］ 从略。

［按语］ 滑肉门在脐上一寸，水分（任脉）旁二寸取之。直刺五分至一寸。

［原文］ 天枢，大肠募也，一名长溪，一名谷门，去肓俞一寸五分，侠脐两旁各二寸陷者中，足阳明脉气所发。刺入五分，留七呼，灸五壮（气府论注云：在滑肉门下一寸，正当脐）。

［语译］ 从略。

［按语］ 天枢在脐中（神阙）旁二寸取之。直刺七分至一寸二分。

［原文］ 外陵，在天枢下[1]，大巨上，足阳明脉气所发。刺入八分，灸五壮（气府论注云：在天枢下一寸。水穴论注云：在脐下一寸，两旁去冲脉各一寸五分）。

［校勘］

①“下” 此下《铜人》卷四、《资生经》第一均有“一寸”二字。

［语译］ 从略。

［按语］ 外陵在天枢下一寸，阴交（任脉）旁二寸取之。直刺七分至一寸。

［原文］ 大巨，一名腋门，在长溪下二寸，足阳明脉气所发。刺入八分，灸五壮（气府论注云：在外陵下一寸）。

［语译］ 从略。

［按语］ 大巨在天枢下二寸，石门（任脉）旁二寸取之。直刺五分至一寸二分。

［原文］ 水道，在大巨下三寸[1]，足阳明脉气所发。刺入二寸五分[2]，灸五壮。

［校勘］

①“三寸” 《针灸聚英》作“二寸。”《循经考穴编》云：“穴

在大巨下一寸。"《针灸经穴图考》引《针灸图考》曰："在大巨下一寸，诸书云三寸实误。"今皆作"一寸"。

②"二寸五分"　正统本作"一寸五分，留七呼"。

［语译］　从略。

［按语］　水道在天枢下三寸，关元（任脉）旁二寸取之。直刺八分至一寸。

［原文］　归来，一名溪穴，在水道下二寸①。刺入八分，灸五壮（水穴论注云：足阳明脉气所发）。

［校勘］

①"二寸"　《素问》气府论王注、《千金》卷二十九同。《外台》卷三十九作"五寸"。疑均有误。《针灸经穴图考》引《俞穴折衷》曰："徐歌二寸作一寸是也"。今皆作"一寸"。

［语译］　从略。

［按语］　归来在天枢下四寸，中极（任脉）旁二寸取之。直刺五分至一寸。

［原文］　气冲，在归来下①，鼠鼷[1]上一寸，动脉应手，足阳明脉气所发。刺入三分，留七呼②，灸三壮，灸之不幸使人不得息（气府论注云：在腹脐下横骨两端，鼠鼷上一寸。刺禁论注云：在腹下侠脐两傍相去四寸，鼠鼷上一寸，动脉应手。骨空注云：在毛际两傍，鼠鼷上一寸）。

［校勘］

①"下"　此下《千金》卷二十九、《外台》卷三十九均有"一寸"二字。

②"刺入三分，留七呼"　《铜人》卷四、《圣济总录》、《资生经》均禁针。

［注释］

［1］"鼠鼷（xì 希）"　《针灸经穴图考》曰："鼷《说文》小鼠也。横骨尽处，去中行五寸，有肉核名鼠鼷"。

［语译］　从略。

[按语] 气冲在归来下一寸,当腹股沟上前,股动脉内侧,于曲骨(任脉)旁二寸取之。直刺三分至五分。

腹自期门上直两乳侠不容两旁各一寸五分下行至冲门凡十四穴第二十二

[原文] 期门,肝募也,在第二肋端[1],不容旁各一寸五分[2],上直两乳,足太阴厥阴、阴维之会。举臂取之,刺入四分,灸五壮。

[注释]

[1]"第二肋端" 指乳下二肋间,即六、七肋间的尖端处。

[2]"一寸五分" 按:不容旁二寸处,上直两乳、今既云"不容傍一寸五分",又谓"上直两乳",疑为古经有误,今皆作"二寸"。

[语译] 从略。

[按语] 期门在乳中线上,乳头下二肋间,当第六肋间隙取之。斜刺三分至五分。本穴有云在二肋间的,有云在二肋端的,乃因体形有别,若肋骨弓成钝角的,即在乳下二肋端,若成锐角的,即在二肋间。刺时应注意,切勿伤及内脏。

[原文] 日月,胆募也。在期门下①五分,足太阴、少阳②之会。刺入七分③,灸五壮(气府论注云:在第三肋端,横直心蔽骨傍各二寸五分,上直两乳)。

[校勘]

①"下" 此下,原有"一寸"二字,据《素问》气府论新校正、《千金》卷二十九、《外台》卷三十九删。

②"足太阴、少阳" 正统本作"足太阴少阴少阳"。《铜人》卷四作"足太阴少阳阳维"。

③"七分"《资生经》作"五分"。

[语译] 从略。

［按语］ 日月在乳下三肋，当七、八肋软骨间取之。斜刺三分至五分。

［原文］ 腹哀，在日月下一寸五分，足太阴、阴维之会。刺入七分，灸五壮。

［语译］ 从略。

［按语］ 腹哀在日月直下建里（任脉）旁四寸取之。直刺五分至八分。

［原文］ 大横，在腹哀下三寸①，直脐旁，足太阴、阴维之会。刺入七分，灸五壮。

［校勘］

①“三寸” 《千金》卷二十九作“二寸”。《铜人》卷四、《圣济总录》、《资生经》均作“三寸五分”。此处尺寸当以横与脐平为准。

［语译］ 从略。

［按语］ 大横在脐中（任脉）旁开四寸，与乳头垂直交点处取之。直刺五分至八分。

［原文］ 腹屈①，一名腹结，在大横下一寸三分。刺入七分②，灸五壮。

［校勘］

①“腹屈” 《外台》卷三十九、《铜人》卷四、《圣济总录》、《资生经》均作“肠窟”，疑本经有误。

②“分” 此下正统本有“留七呼”三字。

［语译］ 从略。

［按语］ 腹结在大横下一寸三分，府舍上三寸，腹直肌外侧取之。直刺五分至八分。

［原文］ 府舍，在腹结下三寸，足太阴、阴维、厥阴之会。此脉上下入腹络胸，结心肺，从胁上至肩①，此②太阴郄[1]，三阴阳明支别③。刺入七分，灸五壮。

［校勘］

①“此脉……上至肩” 《铜人》卷四、《圣济总录》、《资生经》均作“此三脉上下三入腹络肝脾结心肺，从胁上至肩。”《针灸聚英》、《针灸大成》亦同，惟“三入腹”作“一一入腹”。正统本无此十六字。疑后人粘注，混入正文。

②“此” 原作“比”，据正统本改。

③“三阴阳明支别” 正统本无。

［注释］

［1］“郄” 即郄穴，有孔隙之义。

［语译］ 从略。

［按语］ 府舍在冲门上七分，任脉旁开四寸取之。直刺五分至八分。

［原文］ 冲门，一名慈宫，上去大横五寸，在府舍下横骨两端[1]，约文[2]中动脉，足太阴、厥阴①之会。刺入七分，灸五壮。

［校勘］

①“厥阴” 《外台》卷三十九作“阴维”。

［注释］

［1］“横骨两端” 即耻骨之两端。

［2］“约文” 即腹股沟纹。

［语译］ 从略。

［按语］ 冲门在腹股沟，股动脉外侧，当耻骨联合上缘，曲骨（任脉）旁三寸半取之，直刺五分至七分。

腹自章门下行至居窌凡十二穴第二十三

［原文］ 章门，脾募也，一名长平，一名胁窌，在大横外，直脐①季胁端[1]，足厥阴、少阳之会。侧卧屈上足，伸下足，举臂取之。刺入八分，留六呼，灸三壮。

［校勘］

①“大横外，直脐” 《素问》气府论王注无此五字。

［注释］

［1］“大横外，直脐季胁端”　《针灸经穴图考》引《针灸图考》曰：“在第十一季胁端。”本穴在第十一肋端，适在大横穴的外上方，不与脐相平。

［语译］　从略。

［按语］　章门在侧腹部，第十一肋端之下际，侧卧伸下腿屈上腿举臂取之。刺八分至一寸。

［原文］　带脉，在季胁下一寸八分[1]。刺入六分，灸五壮。（气府论注云：足少阳、带脉二经之会）。

［注释］

［1］“季胁下一寸八分”　即十一肋（章门稍后处）向下一寸八分处。

［语译］　从略。

［按语］　带脉在第十一肋端与十二肋端连线之中点，与脐相平，侧卧取之。直刺五分至八分。

［原文］　五枢，在带脉下三寸。一曰：在水道旁一寸五分①。刺入一寸，灸五壮（气府论注云：足少阳、带脉二经之会）。

［校勘］

①“一寸五分”　《针灸聚英》、《针灸大成》均作：“五寸五分”。一寸五分疑有误。

［语译］　从略。

［按语］　五枢在腹侧，髂前上嵴之前五分处，约平脐下三寸处取之。直刺五分至一寸。

［原文］　京门，肾募也，一名气府，一名气俞，在监骨①下腰中挟脊，季胁下②一寸八分③。刺入三分，留七呼，灸三壮。

［校勘］

①“监骨”　正统本作“蓝骨”。《素问》骨空论王注作“髂骨”。

②“在监骨下腰中挟脊，季胁下”　《素问》骨空论王注作

“在髂骨与腰中季肋本挟脊。”《针灸经穴图考》引《俞穴折衷》曰：“当作监骨上”。

③“一寸八分” 诸本均无。

[语译] 从略。

[按语] 京门在腹侧部，当十二肋端下际取之。直刺三分至五分。

[原文] 维道，一名外枢，在章门下五寸三分，足少阳、带脉之会。刺入八分，灸三壮。

[语译] 从略。

[按语] 维道在髂前上嵴之前下方，当五枢穴之前下五分取之。直刺五分至一寸。

[原文] 居窌，在章门下八寸三分，监骨上陷者中，阳跷、足少阳之会。刺入八分，灸三壮（气府论注云：监骨作髂骨）。

[语译] 从略。

[按语] 居窌在髂前上棘与大转子最高点连线的中点凹陷处取之。直刺五分至一寸。

手太阴及臂凡一十八穴第二十四

[原文] 黄帝问曰：愿闻五脏六府所出之处。

岐伯对曰：五脏五俞[1]，五五二十五俞；六府六俞[2]六六三十六俞。经脉十二，络脉十五，凡二十七气[3]，上下行。所出为井[4]，所溜为荥[5]，所注为俞[6]，所过为原[7]，所行为经[8]，所入为合[9]。别而言之，则所注为俞[10]；总而言之，则手太阴井也，荥也、原也、经也、合也，皆谓之俞[11]。非此六者谓之间[12]。

[注释]

[1]“五脏五俞” 指五脏阴经各有井、荥、俞、经合五个俞穴。

[2]“六府六俞” 六腑阳经各有井、荥、俞、原、经、合六个

俞穴。

[3]“二十七气” 指十二经脉加十五络脉,共二十七脉之气,能通行于一身上下。

[4]“所出为井” 《类经》井荥腧经合数注:“脉气由此而出,如井泉之发,其气正深也。”

[5]“所溜为荥” 《类经》井荥腧经合数注:“急流曰溜,小水曰荥,脉出于井而溜于荥,其气尚微也。”

[6]“所注为俞” 《类经》井荥俞经合数注:“注,灌注也,腧,输运也,脉注于此而输于彼,其气渐盛也。”

[7]“所过为原” “过”,经过的意思。“原”通“源”,源流的意思。《灵枢》九针十二原篇无“所过为原”四字。

[8]“所行为经” 《类经》井荥俞经合数注:“脉气大行经营于此,其正盛也。”《大成》:“项氏曰:经象水之流。”

[9]“所入为合” 《类经》井荥俞经合数注:“脉气至此渐为收藏,而入合于内也。”《大成》:“项氏曰:合象水之归。”

[10]“别而言之,则所注为俞” 即五俞穴,若分别说明,则单指脉气所注之处,叫俞。

[11]“总而言之……皆谓之俞” 即总起来说,井、荥、原、经、合,皆叫做俞穴。

[12]“非此六者谓之间” “间”指间穴。凡肘、膝以下在井、荥、俞、原、经、合之间的穴位皆称为“间穴”。

[语译] 从略。

[按语] 本节主要说明经脉十二、络脉十五、凡二十七气运行于肘、膝以下的井、荥、俞、原、经、合等五俞穴的性质和俞穴的基本概念。五俞穴是古人通过反复实践,认为这类俞穴在临床上有其独特的作用,而用比类取象的方法,分别说明各穴的情况,以水的流行作比喻,形容人身营卫气血在经脉中的运行概况。

[原文] 凡穴:手太阴之脉,出于大指之端内侧①,循白肉

际，至本节后太渊，溜②以澹[1]，外屈[2]，上于本节之下③（一作本于上节），内屈与诸阴络④，会于鱼际，数脉并注此⑤[3]（疑此处有缺文）其气滑利，伏行壅骨[4]之下，外屈出⑥于寸口而行，上至于肘内廉，入于大筋[5]之下，内屈上行臑阴[6]，入腋下，内屈走肺，此顺行逆数之屈折也[7]。

［校勘］

①“侧” 《灵枢》邪客、《太素》脉行同异均作“屈”。

②“溜” 《灵枢》邪客、《太素》脉行同异均作“留”。

③“上于本节之下” 原作“本指以下”，据正统本改。

④“与诸阴络” 《太素》脉行同异作“与手少阴心主诸络”。

⑤“此” 原脱，据正统本补。

⑥“出” 原脱，原校“一本下有出字”，据正统本补。并删原校。

［注释］

[1]“溜以澹” 指脉气流至太渊处而动。“澹”，水动貌。

[2]“屈” 弯曲。

[3]“数脉并注此” 指手太阴，手少阴，手心主三脉，皆注于此（鱼际）。

[4]“壅骨” 指手第一掌骨而言。《太素》脉行同异注：“壅骨，谓手鱼骨也”。《释骨》：“手大指本节后起骨曰壅骨”。

[5]“大筋”在此指肱二头肌腱。

[6]“臑阴” 即臑内侧。

[7]“此顺行逆数之屈折也”《太素》脉行同异注：“手太阴一经之中、上下常行、名之为顺，数其屈折，从手向身，故曰逆数也”。

［语译］ 从略。

［按语］ 十二经脉的循行，手太阴之脉是从胸走手，至手大指之端少商处，而本节所论，是指脉气所发自手指端开始，从

手走胸。即所谓“逆数之屈折也”。

［原文］　肺出少商，少商者，木也[1]。在手大指端内侧，去爪甲角①如韭叶[2]，手太阴脉之所出也，为井。刺入一分，留一呼，灸一壮（气穴论注作三壮）。

［校勘］

①“角”　原无，据《素问》缪刺论新校正引本经补。

［注释］

[1]“木也”　《黄帝内经明堂》残本（以下简称《明堂》）注：“五脏之脉，是阴生于阳地，终于阴地，故井出为木，荥流为火，输注为土，经行为金，合入为水”。

[2]“如韭叶”　指穴位离爪甲角如一韭叶宽的距离，约一分许。

［语译］　从略。

［按语］　少商在拇指桡侧去爪甲角一分许取之，斜刺一分或三棱针点刺出血。

［原文］　鱼际者，火也。在手大指本节后内侧散脉[1]中，手太阴脉之所溜也，为荥。刺入二分，留三呼，灸三壮。

［注释］

[1]“散脉”　指脉之散行者。

［语译］　从略。

［按语］　鱼际在第一掌骨掌侧的中点，赤白肉际处取之。直刺五分至七分。

［原文］　太渊者，土①也。在②掌后陷者中，手太阴脉之所注也，为俞。刺入二分，留二呼，灸三壮。

［校勘］

①“土”　原作“水”，据正统本改。

②“在”此下《明堂》、《千金》卷二十九、《外台》卷三十九均有“手”字。

［语译］　从略。

［按语］ 太渊在掌后横纹头，桡动脉应手处取之。直刺三分至五分。但刺时须避开动脉。

［原文］ 经渠者，金也。在寸口陷者中[1]，手太阴脉①之所行也，为经。刺入三分，留三呼，不可灸，灸之伤人神明②[2]。

［校勘］

①“脉” 原无，据《铜人》卷五补。

②“灸之伤人神明”《明堂》无“灸之”二字。正统本无此六字。

［注释］

[1]“在寸口陷者中” 即当寸口脉的关部处。

[2]“灸之伤人神明” 《明堂》杨上善注云：“口，通气处也，从关上至鱼一寸，五脏六腑之气，皆此中过，故曰寸口，手太阴脉等，五脏五神之气，大会此穴，则神明在于此穴之中，火又克金，故灸之者，伤神明也。”

［语译］ 从略。

［按语］ 经渠在腕横纹上方一寸，桡动脉应手处凹陷中取之。直刺一分至二分。但刺时须避开动脉。

［原文］ 列缺，手太阴之络，去腕上一寸五分，别走阳明者。刺入三分，留三呼，灸五壮。

［语译］ 从略。

［按语］ 列缺在腕横纹上一寸五分，当桡骨茎突上凹陷处。或以两手虎口交叉，当食指尖端到达的凹陷中取之，向肘部斜刺三至五分。

［原文］ 孔最，手太阴之郄，去腕七寸，专（此处缺文）金二七水之父母①[1]，刺入三分，留三呼，灸五壮。

［校勘］

①“专金二七水之父母” 《明堂》作“专金金九，水之父母”。正统本作“手太阴肺气所发。”

［注释］

[1]“专金二七水之父母” 《明堂》杨注：“西方金位，数当

于九,故曰专金金九,金生水,故曰父母也。有本为二七也”。按此句颇难理解,今引杨注,以供参考。

［语译］ 从略。

［按语］ 孔最在前臂掌侧,当太渊与尺泽的联线上,太渊上七寸处取之。直刺五分至七分。

［原文］ 尺泽者,水也,在肘中约纹①上动脉,手太阴脉②之所入也,为合。刺入三分,灸三壮③(素问气穴论注云,留三呼)。

［校勘］

①“纹” 原无,据《外台》卷三十九补。

②“脉” 原无,据前后文例补。

③“三壮” 原作“五壮”,据《素问》气穴论王注、《外台》卷二十九改。

［语译］ 从略。

［按语］ 尺泽在肘横纹中,当肱二头肌腱的桡侧,取穴时微屈肘直刺五分至七分。

［原文］ 侠白,在天府下,去肘五寸动脉中,手太阴之别[1]。刺入四分,留三呼,灸五壮。

［注释］

[1]“手太阴之别” 《明堂》杨注:“别者,有正别之别,即经别也,有别走者,即十五络也,诸脉类此也。”按:杨注义不甚明,本经卷二第一下曰:“手太阴之正,别入渊腋”。张介宾曰:“手太阴之正其内行者,自天府别入渊腋。”据张氏之说则天府似当是侠白为是,与本文所云“手太阴之别”之义亦合。

［语译］ 从略。

［按语］ 侠白在上臂内侧,天府下一寸,当肱二头肌桡侧,尺泽上五寸取之。直刺三分至五分。

［原文］ 天府,在腋下三寸,臂臑内廉动脉中,手太阴脉气所发。禁不可灸,灸之令人逆气①[1],刺入四分,留三呼。

［校勘］

①“灸之令人逆气” 《素问》气穴论王注，正统本无此六字。《明堂》作“使人逆气”。

［注释］

［1］“灸之令人逆气” 《明堂》杨注：“此穴之脉迫肺，更无余脉共会，灸之损肺，咳逆气也。”

［语译］ 从略。

［按语］ 天府在上臂内侧，腋横纹头下三寸，当肱二头肌桡侧，尺泽上六寸取之。直刺三分至五分。

手厥阴心主及臂凡一十六穴第二十五

［原文］ 手心主之脉，出于中指之端，内屈循①中指内廉，以上留[1]于掌中，伏（一本下有行字）两骨之间[2]，外屈出②两筋之间，骨肉之际，其气滑利，上二寸③外屈（一本下有出字）行两筋之间，上至肘内廉，入于小筋之下（一本下有留字），两骨之会，上入于胸中，内络心胞④。

［校勘］

①“循” 原无，据《灵枢》邪客篇、《太素》脉行同异补。

②“出” 原无，据《灵枢》邪客篇补。《太素》脉行异同作“其”。

③“上二寸” 《太素》脉行异同作“上行三寸。”

④“胞” 当作“包”。《灵枢》邪客篇作“脉”，《太素》脉行同异作“肺”。

［注释］

［1］“留” 与“溜”“流”义同。

［2］“两骨之间” 即第二、三掌骨之间。

［语译］ 从略。

［按语］ 本节主要说明心主手厥阴经自下而上的屈折道路。与经脉所指相同，惟一云自内而外，此云自外而内。

［原文］　心主出中冲，中冲者，木也。在手中指之端[1]，去爪甲①如韭叶陷者中，手心主脉之所出也，为井。刺入一分，留三呼，灸一壮。

［校勘］

①“甲”　此下《素问》气穴论王注有“角”字。

［注释］

[1]“中指之端”　即中指尖端处。

［语译］　从略。

［按语］　中冲在手中指尖端之中央取之。直刺一分，或三棱针点刺出血。

［原文］　劳宫者，火也。一名五里，在掌中央动脉中，手心主脉之所溜也，为荥。刺入三分，留六呼，灸三壮。

［语译］　从略。

［按语］　劳宫在第三、四掌骨本节后，握拳时当中指与无名指指尖所至处的中间取之，直刺三分至五分。

［原文］　大陵者，土也。在掌后两筋间①陷者中，手心主脉之所注也，为俞。刺入六分，留七呼，灸三壮。

［校勘］

①“掌后两筋间”　《千金》卷二十九“筋”作“骨”，《素问》气穴论王注“后”下有“骨”字。

［语译］　从略。

［按语］　大陵在腕横纹正中陷凹部，掌长肌腱与桡侧腕屈肌腱之间取之。直刺三分至五分。

［原文］　内关，手心主络[1]，在掌后去腕二寸，别走少阳。刺入二分，灸五壮①。

［校勘］

①“五壮”　《外台》卷三十九作“三壮”。

［注释］

[1]“手心主络”　手心主脉由此络于手少阳。

［语译］ 从略。

［按语］ 内关在腕横纹上二寸，掌长肌腱与桡侧腕屈肌腱之间取之，直刺五分至一寸。

［原文］ 间使者，金也。在掌后三寸，两筋间陷者中，手心主脉之所行也，为经。刺入六分，留七呼，灸三壮。

［语译］ 从略。

［按语］ 间使在腕横纹上三寸，掌长肌腱与桡侧腕屈肌腱之间取之。直刺五分至一寸。

［原文］ 郄门，手心主郄，去腕五寸。刺入三分，灸三壮①。

［校勘］

①“三壮” 《外台》卷三十九作“五壮”。

［语译］ 从略。

［按语］ 郄门在腕横纹上五寸，掌长肌腱与桡侧腕屈肌腱之间取之。直刺五分至一寸。

［原文］ 曲泽者，水也。在肘内廉下陷者中[1]，屈肘得之，手心主脉之所入也，为合。刺入三分①，留七呼，灸三壮。

［校勘］

①“刺入三分” 原无，据《素问》气穴论王注、《铜人》卷五补。

［注释］

[1]“肘内廉下陷者中” 即肘内侧凹陷处。

［语译］ 从略。

［按语］ 曲泽在肘横纹中，肱二头肌腱尺侧缘，当尺泽（手太阴经）与少海（手少阴经）之间取之。直刺五分至一寸。

［原文］ 天泉，一名天温①，在曲②腋[1]下，去臂③二寸，举臂取之。刺入六分，灸三壮。

［校勘］

①“天温” 《外台》卷三十九、《铜人》卷五、《圣济总录》、《资生经》第一均作“天湿”。“湿”与“泉”义近，疑“温”为湿字误。

②“曲” 《千金》卷二十九无。

③“去臂” 《千金》卷二十九、《外台》卷三十九、《铜人》卷五均无。

[注释]

[1]“曲腋” 指腋横纹弯曲处。

[语译] 从略。

[按语] 天泉在腋前纹头下二寸，当肱二头肌的两头之间取之。直刺五分至七分。

手少阴及臂凡一十六穴第二十六

[原文] 黄帝问曰：手少阴之脉独无俞[1]，何也？

岐伯对曰：少阴者，心脉也。心者，五脏六腑之大主[2]也，为帝王①，精神之舍也[3]。其脏坚固，邪弗能客②也。客之则心伤，心伤则神去，神去则死矣。故诸邪之在于心者，皆在心之包络[4]。包络者，心主之脉也，故独无俞焉。

[校勘]

①“为帝王” 《灵枢》邪客篇、《太素》脉行同异、《外台》卷三十九引本经均无此三字。《脉经》卷六作“心为帝王。”

②“客” 原作“容”，据正统本、《脉经》卷六、《太素》脉行同异改，下同。

[注释]

[1]“俞” 是指肘、膝关节以下的井、荥、俞、经、合等穴而言。

[2]“心者，五脏六腑之大主” 是指五脏六腑都由心来主宰的意思。

[3]“精神之舍也” 心藏神，故心是精神之舍。

[4]“故诸邪之在于心者，皆在心之包络” 《类经》持针纵舍少阴无俞注：“手少阴，心经也，手厥阴，心包络经也，经虽分

二脏实一原。但包络在外，为心之卫，心为五脏六腑之大主，乃精神之所居，其脏坚固，邪不可伤，伤及于心无不死者，故凡诸邪之在心者，皆在心外之包络耳。”

[语译] 从略。

[按语] 本节指出少阴无俞的道理。心是五脏六腑的主宰，脏器坚固，邪气不能侵犯，一旦遭受邪气，即易因神气消散而造成死亡。心包络在心的外围，为心的宫城，代心行事，其经脉亦为心主，故手少阴、厥阴，在经脉虽分为二，在脏则本属一体。凡言病之在心者，多在心包，治疗时可取手厥阴经的俞穴，因云少阴无俞。“故独无俞”，是指没有治疗手少阴心本脏的俞穴。

[原文] 曰：少阴脉独无俞者，心不病乎？

曰：其外经脉①病而脏不病，故独取其经于掌后兑骨之端[1]，其余脉出入曲折，其行之疾徐②，皆如手少阴③（少阴少字宜作太字，《铜人经》作厥字）。心主之脉行也。故本俞[2]者，皆因其气之虚实疾徐以取之，是谓因冲[3]而泄，因衰而补。如是者，邪气得去，真气坚固，是谓因天之叙[4]。

[校勘]

①“脉” 《千金》心脏作“腑”，《灵枢》邪客篇、《太素》脉行同异均无。

②“其行之疾徐” 原无，据《灵枢》邪客篇、《太素》脉行同异补。

③“手少阴” 正统本作“手厥阴”

[注释]

[1]“掌后兑骨之端” 是指神门穴所在的部位，即今所谓豌豆骨端之上际。

[2]“本俞” 是指少阴本经的俞穴而言。《类经》持针纵舍屈折少阴无俞注：“故曰本俞者，言少阴本经之腧，非上文皆在心包之谓也。”

[3]“冲” 动也，在此是指脉气亢盛的意思。

［4］“因天之叙”　《灵枢》邪客篇、《太素》脉行同异“叙”均作“序”。叙与序通。有次序、次第的意思。“因天之叙”，《类经》持针纵舍屈折少阴无俞张介宾注：“乃不失诸经天畀之序也。”《灵枢注证发微》马莳注：“有以循天道四时之序矣。”前者认为是指人体经脉的自然循行规律，后者认为是指自然界四时阴阳消长的规律。其义皆通，当以马注义长。

［语译］　从略。

［按语］　本节指出手少阴与手厥阴在治疗上的关系。古人认为少阴心其脏深居内部，外有心包相护，其脏坚固，邪不能伤，而经脉循行于外，则易感于邪，故云“其外经脉病而脏不病。”因可独取其经的俞穴神门以治之。至于其经脉的出入屈折，行之疾徐，皆与手少阴心主之脉逆顺相同，即其经脉从脏走手为顺，脉气从手走脏为逆。而其所发生的虚实病变，亦云“因冲而泻”，“因衰而补”，即实则泻之，虚则补之。关于本经的输穴，杨上善云：“《明堂》手少阴亦有五输主病。”今据本节以下“心出少冲”，及以下所列俞穴等内容来看，其云“独无俞焉”，实指无治心脏本身之俞而言，而其治本脏之俞，皆在厥阴心主之俞中，这从今之临床和实验中皆可证之。

［原文］　心出少冲。少冲者，木也。一名经始，在手小指内廉之端，去爪甲角①如韭叶，手少阴脉之所出也，为井。刺入一分，留一呼，灸一壮。少阴八穴，其七有治，一无治者，邪弗能客也，故曰无俞焉②。

［校勘］

①“角”　原无，据《铜人》卷五、《圣济总录》、《资生经》第一补。

②“少阴八穴……故曰无俞焉”　正统本无此二十三字，与诸书同。

［语译］　从略。

［按语］　少冲在手小指桡侧，去爪甲角一分许取之。斜刺

一分或三棱针点刺出血。

[原文] 少府者,火也。在小指本节后陷者中,直劳宫[1],手少阴脉之所溜也,为荥。刺入三分,灸三壮①。

[校勘]

①"灸三壮" 原脱,据正统本、《外台》卷三十九补。

[注释]

[1]"直劳宫" 少府横直与劳宫(手厥阴)相平。

[语译] 从略。

[按语] 少府在手掌内第四、五掌骨间,握拳时当小指与无名指之间取之。直刺三分至五分。

[原文] 神门者,土也。一名兑冲,一名中都,在掌后兑骨之端陷者中[1],手少阴脉之所注也,为俞。刺入三分,留七呼,灸三壮(《素问》阴阳类论注云:神门在掌后五分,当小指间)。

[注释]

[1]"掌后兑骨之端陷者中" 指掌后豆骨与尺骨相接处之凹陷。

[语译] 从略。

[按语] 神门在豌豆骨之后腕横纹上,当尺侧腕屈肌腱之桡侧凹陷中。直刺三分至五分。

[原文] 手少阴郄①,在掌后脉中[1],去腕五分。刺入三分,灸三壮(阴阳类论注云:当小指之后)。

[校勘]

①"手少阴郄" 《外台》卷三十九作"少阴郄"。《铜人》卷五、《圣济总录》、《资生经》第一均作"阴郄"。《千金》作"阴郄……手少阴郄也"。据《千金》之文,"手"前疑脱"阴郄"二字。

[注释]

[1]"掌后脉中" 指尺动脉。

[语译] 从略。

［按语］　阴郄在尺侧腕屈肌腱之桡侧，腕横纹（神门穴）上五分处取之，直刺五分至七分。

［原文］　通里，手少阴络①，在腕后一寸，别走太阳。刺入三分，灸三壮。

［校勘］

①“络”　原作“经”，据正统本、《千金》卷二十九、《外台》卷三十九改。

［语译］　从略。

［按语］　通里在尺侧腕屈肌腱之桡侧。腕横纹（神门穴）上一寸取之。直刺五分至七分。

［原文］　灵道者，金也。在掌后一寸五分。或曰：一寸①。手少阴脉之所行也，为经。刺入三分②，灸三壮。

［校勘］

①“或曰：一寸”　《外台》卷三十九、《铜人》卷二十九、《圣济总录》、《资生经》均同。正统本无。今皆作一寸五分。

②“三分”　原作“三寸”，据正统本、《铜人》卷五、《圣济总录》改。

［语译］　从略。

［按语］　灵道在尺侧腕屈肌腱之桡侧，当腕横纹（神门穴）上一寸半处取之。直刺五分至七分。

［原文］　少海者，水也。一名曲节，在肘内廉节后陷者中[1]，动脉应手[2]，手少阴脉之所入也，为合。刺入五分，灸三壮。

［注释］

[1]“在肘内廉节后陷者中”　指肘掌侧肘关节稍后肱二头肌腱内方肱前肌停止部。

[2]“动脉应手”　指尺侧下副动脉及尺侧返动脉而言。

［语译］　从略。

［按语］　少海在肘掌侧横纹头的尺侧端与肱骨内上髁之

间,屈肘取之。直刺五分至一寸。

[原文] 极泉,在腋下筋间[1]动脉[2]入胸中,手少阴脉气所发。刺入三分,灸五壮。

[注释]

[1]"在腋下筋间" 指喙肱肌与肱三头肌之间。

[2]"动脉" 指腋动脉而言。

[语译] 从略。

[按语] 极泉在腋窝正中,腋动脉内侧取之。向肩髃穴方向刺,针三分至五分。

[原文] 青灵①,在肘上三寸,伸肘举臂取之,可灸七壮。

[校勘]

①"青灵" 少海之后有青灵穴,本经与《千金》、《外台》均不载,今参考《铜人》、《资生经》《针灸聚英》补入。

[语译] 从略。

[按语] 青灵在肘上三寸,肱二头肌内侧沟中,当少海与极泉之连线上取之。直刺三分至五分。

手阳明及臂凡二十八穴第二十七

[原文] 大肠上①合手阳明,出于商阳。商阳者,金也[1]。一名绝阳,在手大指次指内侧[2],去爪甲角②如韭叶,手阳明脉之所出也,为井。刺入一分,留一呼,灸三壮。

[校勘]

①"上" 原无,据《灵枢》本输篇、《太素》本输补。

②"角" 原无,据《千金》卷二十九、《外台》卷三十九、《素问》气穴论王注补。

[注释]

[1]"金也" 《明堂》注:"六腑为阳,生于阴地,终于阳地,故井出为金,荥流为水,输注为木,所过为原,原者三焦,总有六

腑阳气,经行为火,合入为土也。”

[2]“大指次指内侧” 即食指内侧。

[语译] 从略。

[按语] 商阳在食指桡侧,距爪甲角一分许取之。斜刺一分,或三棱针点刺出血。

[原文] 二间者,水也。一名间谷,在手大指次指本节前内侧陷者中[1],手阳明脉之所溜也,为荥。刺入三分①,留六呼,灸三壮。

[校勘]

①“三分” 正统本作“二分”。

[注释]

[1]“在手大指次指本节前内侧陷者中” 《针灸经穴图考》引《医学原始》曰:“在次指本节前内侧,横纹尖尽陷中”。

[语译] 从略。

[按语] 二间在第二掌指关节前桡侧陷中,微握拳时当掌指关节前掌指横纹头桡侧端赤白肉际处取穴。直刺二分至三分。

[原文] 三间者,木也。一名少谷,在手大指次指本节后内侧陷者中,手阳明脉之所注也,为俞。刺入三分,留三呼,灸三壮。

[语译] 从略。

[按语] 三间在食指桡侧第二掌骨小头之内后方凹陷处取之。直刺五分至八分。

[原文] 合谷,一名虎口,在手大指次指歧骨①间,手阳明脉之所过也,为原。刺入三分,留六呼,灸三壮。

[校勘]

①“歧骨” 原无,据《千金》卷二十九、《外台》卷三十九、《素问》气穴论及刺疟论王注补。

[语译] 从略。

［按语］ 合谷在第一、二掌骨之间，约当第二掌骨桡侧之中点取之。直刺五分至一寸。此穴《铜人》、《圣济总录》、《资生经》等均云妊娠不可刺，今仍列为妊妇禁针穴。

［原文］ 阳溪者，火也。一名中魁，在腕中上侧两筋①间陷者中，手阳明脉之所行也，为经。刺入三分，留七呼，灸三壮。

［校勘］

①“筋”原作“傍”，据正统本、《千金》卷二十九、《外台》卷三十九、《素问》气穴论王注改。

［语译］ 从略。

［按语］ 阳溪在腕关节桡侧陷中，取穴时拇指向上翘起，当拇短伸肌腱与拇长伸肌腱之间陷凹中取之。直刺三分至五分。

［原文］ 偏历，手阳明络，在腕后三寸，别走太阴者。刺入三分，留七呼，灸三壮。

［语译］ 从略。

［按语］ 偏历在阳溪上三寸当桡骨背侧凹陷中取之。斜刺三分至五分。

［原文］ 温溜，一名逆注，一名蛇头[1]，手阳明郄，在腕后少士五寸，大士六寸[2]，刺入三分，灸三壮（大士少士谓大人小儿也）。

［注释］

［1］“蛇头” 《经穴纂要》：“亦握手视之，有分肉如蛇头之形。此地肌肉隆起，象似蛇头，故以名此。”

［2］“少士五寸，大士六寸” 《千金》卷二十九、《外台》卷三十九、《铜人》卷五、《圣济总录》、《资生经》“少”均作“小”。《针灸经穴图考》：“卢氏曰：大士身长者，小士身短者。”《资生经》引《明堂》曰：“在腕后五寸六寸间。”《经穴纂要》：“但以腕后五寸为定”。今多以腕上五寸为准。

［语译］ 从略。

［按语］　温溜在阳溪上五寸，当阳溪与曲池的联线取之。直刺五分至八分。

［原文］　下廉，在辅骨[1]下去上廉一寸，恐①（疑误）辅齐②兑肉其分外邪[2]。刺入五分，留五呼，灸三壮。

［校勘］

①“恐”　正统本、《外台》卷三十九、《铜人》、《圣济总录》、《资生经》均无，疑衍。

②“齐”正统本、《外台》卷三十九均无，疑衍。

［注释］

［1］“辅骨”　《人镜经》：“臂有上骨下骨，上骨为辅骨。”《医宗金鉴》曰：“臂骨者，自肘至腕有正辅二根，其在下而形体长大，连肘尖者为臂骨，其在上而形体短细者为辅骨。”在此指桡骨而言。

［2］“辅齐兑肉其分外邪”　指臂上隆起之肌肉外斜缝中。

［语译］　从略。

［按语］　下廉在曲池下四寸取之。直刺五分至八分。

［原文］　上廉，在三里下一寸，其分抵阳之会外邪①。刺入五分，灸五壮。

［校勘］

①“其分抵阳之会外邪”　正统本“阳”后有“明”字。《外台》卷三十九作“阳明之会”。《铜人》、《圣济总录》、《资生经》均作“其分独抵阳明之会外斜”。此文义均不甚详。

［语译］　从略。

［按语］　上廉在曲池下三寸取之。直刺五分至八分。

［原文］　手三里，在曲池下二寸，按之肉起[1]兑肉之端[2]。刺入三分，灸三壮。

［注释］

［1］“按之肉起”　《针灸经穴概要》引《经穴纂要》曰：“肉起，谓以指按之傍肉起也。肉厚之处按之始如此。”

[2]“兑肉之端” 指桡侧腕伸长肌的上端。

[语译] 从略。

[按语] 手三里在曲池下二寸取之,直刺五分至八分。

[原文] 曲池者,土也。在肘外辅骨肘骨之中①,手阳明脉之所入也,为合。以手按胸②取之。刺入五分③,留七呼,灸三壮。

[校勘]

①“肘外辅骨肘骨之中” 《千金》卷二十九作“肘后转屈肘曲骨之中”。《素问》气穴论王注作“肘外辅屈肘两骨之中”。正统本、《外台》卷三十九、《铜人》卷五、《圣济总录》均作“肘外辅骨屈肘曲骨之中”。即肘外桡骨上端关节处,当屈肘时穴在肱骨与桡骨之间。又《资生经》引《明堂》作“肘外辅骨曲肘横文头陷中”,此法亦是。

②“按胸” 《素问》气穴论王注、《铜人》卷五、《圣济总录》、《资生经》第一均作“拱胸”。

③“五分” 原作“五寸”,据正统本、《素问》气穴论王注改。

[语译] 从略。

[按语] 曲池,屈肘在肘横纹桡侧端凹陷处,当尺泽(手太阴经)与肱骨外上髁之中点,屈肘取之。直刺八分至一寸。

[原文] 肘窌,在肘大骨外廉[1]陷者中。刺入四分,灸三壮。

[注释]

[1]“大骨外廉” 指肱骨外侧。

[语译] 从略。

[按语] 肘窌在肱骨外上髁的上方,肱三头肌的外缘,肱桡肌的起始部取之,直刺三分至五分。

[原文] 五里,在肘上三寸,行向里大脉中央[1]。禁不可刺,灸三壮①。

[校勘]

①“三壮” 《外台》卷三十九作“十壮”。

［注释］

［1］“行向里大脉中央”《针灸经穴图考》:“《折衷》徐氏脉字作筋字是也。《新考正》在肘上三寸,前廉大筋中。”《针灸经穴概要》:“《和汉三才图会》曰:大脉者,折肘向上侧陷处,俗云力赘之下外廉陷中处是也。”

［语译］ 从略。

［按语］ 五里在肱骨外上髁上方,屈肘当曲池直上三寸,取之。古书列为禁刺穴,今一般可刺三分至五分,要注意避免刺伤桡神经。

［原文］ 臂臑,在肘上七寸①,䐃②肉端[1],手阳明络之会③。刺入三分,灸三壮。

［校勘］

①“寸” 原作“分”,据正统本、《千金》卷二十九、《外台》卷三十九改。

②“䐃” 原作“腘”,据《千金》卷二十九、《外台》卷三十九改。

③“手阳明络之会”《外台》无“之”字。《铜人》、《圣济总录》、《资生经》无“之会”二字。《针灸聚英》、《针灸大成》均作“手阳明络手足太阳阳维之会”。《类经图翼》曰:“手阳明络也络手少阳之臑会,一曰手足太阳阳维之会。”

［注释］

［1］“䐃肉端” 即三角肌停止部。

［语译］ 从略。

［按语］ 臂臑在肘上七寸,肱骨外侧三角肌下端,当曲池与肩髃的连线上取之。直刺或向上斜刺五分至一寸。

手少阳及臂凡二十四穴第二十八

［原文］ 三焦上合手少阳,出于关冲。关冲者,金也。在

手小指次指[1]之端，去爪甲角如韭叶，手少阳脉之所出也，为井。刺入一分，留三呼，灸三壮。

［注释］

［1］“小指次指” 即无名指。

［语译］ 从略。

［按语］ 关冲在无名指尺侧端，去爪甲角一分许取之。斜刺一分，或三棱针点刺出血。

［原文］ 腋①门者，水也。在小指次指间陷者中，手少阳脉之所溜也，为荥。刺入三分，灸三壮。

［校勘］

①“腋” 《外台》同。《千金》卷二十九作“掖”。《素问》气穴论王注、《铜人》、《圣济总录》、《资生经》均作“液”。今皆作“液”。

［语译］ 从略。

［按语］ 腋门在第四、五掌指关节与指趾缝缘间之中点处，握拳取之。直刺三分至五分。

［原文］ 中渚者，木也。在手小指次指本节后间①陷者中，手少阳脉之所注也，为俞。刺入二分，留三呼，灸三壮。

［校勘］

①“间” 原无，据《千金》卷二十九、《外台》卷三十九、《素问》气穴论王注、《铜人》卷五补。

［语译］ 从略。

［按语］ 中渚在手背第四、五掌骨间，当掌指关节后一寸取之。直刺三分至五分。

［原文］ 阳池，一名别阳，在手表[1]①腕上[2]陷者中，手少阳脉之所过也，为原。刺入二分，留三呼，灸五壮（《铜人经》云：不可灸）。

［校勘］

①“表” 此下原有“上”字，据正统本、《千金》卷二十九、

《外台》卷三十九、《素问》气穴论及骨空论王注、《铜人》删。

［注释］

［1］“手表” 即手背。

［2］“腕上” 《针灸大成》曰：“从指本节直摸下至腕中心。”

［语译］ 从略。

［按语］ 阳池在尺腕关节部，当指总伸肌腱的尺侧缘凹陷处取之。直刺三分至五分。

［原文］ 外关，手少阳络，在腕后二寸陷者中，别走心主①。刺入三分，留七呼，灸三壮。

［校勘］

①“主” 原作“者”，据《千金》卷二十九改。

［语译］ 从略。

［按语］ 外关在阳池上二寸，当尺桡两骨间，约与内关相对处取之。直刺五分至一寸。

［原文］ 支沟者，火也。在腕后三寸两骨之间陷者中，手少阳脉之所行也，为经。刺入二分，留七呼，灸三壮。

［语译］ 从略。

［按语］ 支沟在阳池上三寸，尺、桡两骨之间取之。直刺五分至一寸。

［原文］ 会宗①，手少阳郄，在腕后三寸空中[1]。刺入三分，灸三壮。

［校勘］

①“宗” 此下原有“二穴”二字，据正统本删。

［注释］

［1］“腕后三寸空中” 《医学入门》曰：“支沟外旁一寸空中。”《针灸经穴图考》：“《神照集》：在腕后三寸如外五分。”

［语译］ 从略。

［按语］ 会宗在腕后三寸，当支沟穴的尺侧约一横指处，

于尺骨之桡侧缘取之。直刺三分至五分。

［原文］　三阳络[1]，在臂上大交脉[2]，支沟上一寸，不可刺，灸五壮①。

［校勘］

①“五壮”　《外台》卷三十九作“九壮”。

［注释］

［1］“三阳络”　《素问》骨空论王注：“在支沟上同身寸之一寸，是谓通间。”新校正云：“按《甲乙经》支沟上一寸名三阳络，通间岂其别名欤。”

［2］“大交脉”　义不详。

［语译］　从略。

［按语］　三阳络在阳池上四寸，当尺、桡两骨之间取之。今多针五分至一寸。

［原文］　四渎，在肘前五寸外廉陷者中。刺入六分，留七呼，灸三壮。

［语译］　从略。

［按语］　四渎在尺骨鹰嘴的下方五寸，尺、桡两骨间，当指总伸肌与尺侧腕伸肌之间取之。直刺五分至一寸。

［原文］　天井者，土也。在肘外大骨之后①，两筋间陷者中，屈肘得之，手少阳脉之所入也，为合。刺入一分②，留七呼灸三壮。

［校勘］

①“后”　此下《千金》卷二十九、《外台》卷三十九、《素问》气穴论王注均有“一寸”二字。《资生经》引《明堂》作“肘后一寸”。《铜人》、《圣济总录》作“肘后上一寸”。

②“一分”　《素问》气穴论王注作“一寸”。《铜人》、《圣济总录》、《资生经》均作“三分”。

［语译］　从略。

［按语］　天井在尺骨鹰嘴后上约一寸，屈肘时呈凹陷处取

之。直刺五分至一寸。

[原文] 清冷渊,在肘上一寸[①](一本作二寸),伸肘举臂取之。刺入三分,灸三壮。

[校勘]

①“一寸”《千金》卷二十九作“三寸”。《外台》卷三十九、《铜人》卷五、《圣济总录》、《资生经》均作“二寸”。今皆从二寸。

[语译] 从略。

[按语] 清冷渊在天井上一寸,亦即尺骨鹰咀之上二寸,屈肘取之。直刺五分至一寸。

[原文] 消泺,在肩下臂外开腋斜肘分下胻[①](一本无胻字)。刺入六分,灸三壮(气府论注云:手少阳脉之会)。

[校勘]

①“肩下臂外开腋斜肘分下胻”《千金》卷二十九、《外台》卷三十九“胻”作“行”。《素问》气府论王注“开”作“关”,“胻”作“行间”。《铜人》、《圣济总录》、《资生经》均无“开”字,“胻”作“下行”。按:此穴所指部位不甚明白,疑有误。

[语译] 从略。

[按语] 消泺在尺骨鹰嘴与肩髎连线上,当清冷渊与臑会之中点,前臂旋前时,适在肱三头肌外侧头隆起的下缘取之。直刺五分至七分。

手太阳及臂凡一十六穴第二十九

[原文] 小肠上合手太阳,出于少泽。少泽者,金也。一名小吉[①],在手小指之端[②],去爪甲下[③]一分陷者中,手太阳脉之所出也,为井。刺入一分,留二呼,灸一壮。

[校勘]

①“小吉”《外台》卷三十九作“少吉”。

②“端” 此下《千金》卷二十九有“外侧”二字。

③“下” 原无，据《素问》气穴论王注、《外台》卷三十九、《铜人》卷五、《圣济总录》、《资生经》补。

［语译］ 从略。

［按语］ 少泽在手小指端尺侧，去爪甲角一分许取之。斜刺一分，或三棱针点刺出血。

［原文］ 前谷者，水也。在手小指外侧，本节前陷者中，手太阳脉之所溜也，为荥。刺入一分，留三呼，灸三壮。

［语译］ 从略。

［按语］ 前谷在第五掌指关节前陷中，微握拳，当掌指关节前之掌指横纹头尺侧赤白肉际取之。直刺二分至三分。

［原文］ 后溪者，木也。在手小指外侧，本节后陷者中，手太阳脉之所注也，为俞。刺入二分，留二呼，灸一壮。

［语译］ 从略。

［按语］ 后溪在手尺侧缘，第五掌指关节后，掌横纹头处，当第五掌骨小头后之尺侧赤白肉际陷中，握拳取之。直刺五分至一寸。

［原文］ 腕骨，在手外侧腕前，起骨[1]下陷者中，手太阳脉之所过也，为原。刺入二分，留三呼，灸三壮。

［注释］

［1］“起骨” 指豌豆骨而言。

［语译］ 从略。

［按语］ 腕骨在手掌尺侧，第五掌骨之基底与钩骨、豌豆骨所构成的陷凹处取之。直刺三分至五分。

［原文］ 阳谷者，火也。在手外侧腕中，兑骨下陷者中[1]，手太阳脉之所行也，为经。刺入二分，留二呼，灸三壮（气穴论注云：留三呼）。

［注释］

［1］“兑骨下陷者中” 即尺骨茎突前外下方之凹陷中。

［语译］ 从略。

［按语］ 阳谷在腕关节的尺侧，当尺骨茎突与钩骨之间陷中取之。直刺三分至五分。

［原文］ 养老，手太阳郄，在手踝骨上一空[1]，腕后一寸陷者中。刺入三分，灸三壮。

［注释］

［1］“手踝骨上一空” “踝骨”，即尺骨茎突。《针灸俞穴图考》：“《折衷》以指按踝骨令表腕内转，一空见矣。”又法，屈肘，手掌向上，以指尖摸尺骨茎突有一骨缝即是，如转动手掌，其缝即闭。

［语译］ 从略。

［按语］ 养老在尺骨小头上方，取穴时，屈肘掌心向胸，当尺骨茎突之桡侧骨缝中取之。向上斜刺五分。

［原文］ 支正，手太阳络，在腕后①五寸，别走少阴者。刺入三分，留七呼，灸三壮。

［校勘］

①“腕后” 原作“肘后”，原校：“一本作腕后”。《千金》卷二十九、《外台》卷三十九、《铜人》卷五与原校同，据改，并删原校。

［语译］ 从略。

［按语］ 支正在腕后五寸，当阳谷与小海的连线上取之。直刺五分至一寸。

［原文］ 小海者，土也。在肘内大骨外，去肘端五分陷者中，屈肘乃得之，手太阳脉之所入也，为合。刺入二分，留七呼，灸七壮①（气穴论注云作少海）。

［校勘］

①“七壮”《素问》气穴论王注作“五壮”。

［语译］ 从略。

［按语］ 小海在肘关节内侧，屈肘当尺骨鹰嘴与肱骨内上

髁之间取之。直刺三分至五分。

足太阴及股凡二十二穴第三十

[原文] 脾出[①]隐白。隐白者，木也。在足大指端内侧，去爪甲角[②]如韭叶，足太阴脉之所出也，为井。刺入一分，留三呼，灸三壮。

[校勘]

①“出” 原作“在”，据前后文义改。

②“角” 原无，据《外台》卷三十九、《素问》气穴论王注补。

[语译] 从略。

[按语] 隐白在足踇趾内侧，距爪甲角后一分许取之。斜刺一分。

[原文] 大都者，火也。在足大指本节后[①]陷者中，足太阴脉之所溜也，为荥。刺入三分，留七呼，灸一壮。

[校勘]

①“本节后” 《素问》气穴论王注、《千金》、《外台》、《铜人》等均同。《针灸集成》曰：“在大指内侧第二节后，本节骨缝白肉际陷中。”当作“本节前”是。

[语译] 从略。

[按语] 大都在足大趾内侧，第一跖趾关节前下方，赤白肉际取之。直刺二分至三分。

[原文] 太白者，土也。在足[①]内侧核骨下陷者中，足太阴脉之所注也，为俞。刺入三分，留七呼，灸三壮。

[校勘]

①“足” 此下《千金》、《西方子灸经》均有“大趾”二字。

[语译] 从略。

[按语] 太白在第一跖骨小头的后下方，赤白肉际取之。

直刺三分至五分。

［原文］ 公孙，在足大指本节后一寸，别走阳明，太阴络也。刺入四分，留二十呼①，灸三壮。

［校勘］

①“二十呼” 《素问》刺疟论王注作“七呼”。

［语译］ 从略。

［按语］ 公孙在第一跖骨基底之前下方凹陷处，赤白肉际取之。直刺五分至一寸。

［原文］ 商丘者，金也。在足内踝下微前陷者中，足太阴脉之所行也，为经。刺入三分，留七呼，灸三壮（气穴论注云：刺入四分）。

［语译］ 从略。

［按语］ 商丘在内踝前下方凹陷处，当舟骨结节与内踝尖连线之中点取之。直刺二分至三分。

［原文］ 三阴交，在内踝上三寸骨下[1]陷者中，足太阴、厥阴、少阴之会。刺入三分，留七呼，灸三壮。

［注释］

[1]“骨下” “骨”指胫骨而言，穴在胫骨后缘。

［语译］ 从略。

［按语］ 三阴交在内踝尖上三寸，胫骨后缘取之。直刺五分至一寸。本穴《铜人》、《资生经》、《针灸大成》、《针灸聚英》均云妊娠不可刺。今仍列为妊娠禁针穴。

［原文］ 漏谷，在内踝上六寸骨下陷者中，足太阴络①。刺入三分，留七呼，灸三壮。

［校勘］

①“足太阴络” 《千金》作“太阴络”。《外台》作“亦足太阴络”。《铜人》、《圣济总录》、《资生经》均作“亦名太阴络”。《针灸大成》、《针灸聚英》作“一名太阴络”。足太阴络穴是公孙，又有大络是大包，而此穴亦曰络，义不详，存疑待考。

［语译］ 从略。

［按语］ 漏谷在内踝尖上六寸，胫骨后缘取之。直刺五分至一寸。

［原文］ 地机，一名脾舍，足太阴郄，别走上一寸[1]，空[2]在膝下五寸。刺入三分，灸三壮。

［注释］

［1］“别走上一寸” 足太阴与足厥阴相交处，适当内踝上八寸，再上一寸，即地机穴，此所谓“别走上一寸”，似指由二经相交处再上行一寸的意思。

［2］“空” 指“空穴”。

［语译］ 从略。

［按语］ 地机在阴陵泉下三寸，胫骨后缘取之。直刺五分至一寸。

［原文］ 阴陵泉者，水也。在膝下内侧辅骨下陷者中，伸足乃得之，足太阴脉之所入也，为合。刺入五分，留七呼，灸三壮。

［语译］ 从略。

［按语］ 阴陵泉在胫骨内髁下缘，当胫骨内侧之后凹陷部取之。直刺五分至一寸。

［原文］ 血海，在膝膑上内廉白肉际二寸中①，足太阴脉气所发。刺入五分，灸五壮。

［校勘］

①“二寸中” 原作“二寸半”，据《外台》卷三十九、《铜人》卷五、《圣济总录》、《资生经》改。

［语译］ 从略。

［按语］ 血海，屈膝，在膑骨内上缘之上，当股骨内上髁上缘，股内肌的隆起处取之，或屈膝成直角，以手掌按其膝盖，二至五指向膝上，大指向膝内侧，大指端尽处是穴。直刺五分至一寸。

［原文］ 箕门，在鱼腹[1]上越两筋间①，动脉[2]应手，太阴内市②，足太阴脉气所发。刺入三分，留六呼，灸三壮(《素问》三部九候论注云：直五里下宽巩足单衣沉取乃得之，动脉应于手)。

［校勘］

①"越两筋间"　《千金》卷二十九作"筋间"。《外台》卷三十九作"越筋间"。《铜人》卷五、《圣济总录》、《资生经》同《外台》，又云"一云，在股上起筋间"。"越"字疑衍，"两筋间"、《针灸经穴概要》曰："取于缝匠肌与股内大肌及薄股肌之间。"

②"太阴内市"　正统本无此四字。《千金》卷二十九、《外台》卷三十九均作"阴市内"。《铜人》卷五作"在阴股内经"。《圣济总录》、《资生经》均作"在阴股内"。

［注释］

[1]"鱼腹"　指膝上股内之肌肉隆起处而言。

[2]"动脉"　指股动脉。

［语译］ 从略。

［按语］ 箕门在血海上六寸，血海与冲门的连线上，当缝匠肌外侧缘与股内侧肌之间取之。直刺三分至五分。

足厥阴及股凡二十二穴第三十一

［原文］ 肝出大敦，大敦者，木也。在足大指端，去爪甲如韭叶[1]及三毛中[2]，足厥阴脉之所出也，为井。刺入三分，留十呼，灸三壮。

［注释］

[1]"去爪甲如韭叶"　指爪甲根后如韭叶处，与他经去爪甲角如韭叶不同。

[2]"及三毛中"　《十四经》曰："足大指爪甲后为三毛，三毛后横文为聚毛。"《针灸经穴图考》："《新考正》：此穴盖不在爪甲之两侧，而在爪甲后如韭叶之丛毛中，及字，盖是衍文。"

［语译］ 从略。

［按语］ 大敦在足大趾末节的外侧趾背上，当外侧爪甲根与趾关节之间取之。直刺一分至二分。

［原文］ 行间者，火也。在足大指间动脉应手①陷者中，足厥阴②之所溜也，为荥。刺入六分，留十呼，灸三壮。

［校勘］

①“应手” 原无，据《千金》卷二十九、《外台》卷三十九《素问》气穴论王注补。

②“阴” 此下按文例当有“脉”字。

［语译］ 从略。

［按语］ 行间在足第一、二跖趾关节之间与第一跖趾缘的中点上取之。斜刺五分。

［原文］ 太冲者，土也。在足大指本节后二寸，或曰一寸五分①，陷者中，足厥阴脉之所注也，为俞。刺入三分，留十呼，灸三壮（《素问》刺腰痛论注云：在足大指本节后内间二寸陷者中，动脉应手）。

［校勘］

①“或曰一寸五分” 正统本无。

［语译］ 从略。

［按语］ 太冲在第一、二跖骨间隙之中点处，足大趾本节后二寸取之。刺五分至八分。

［原文］ 中封者，金也。在足内踝前一寸，仰足取之，陷者中，伸足乃得之[1]，足厥阴脉之所行①也，为经。刺入四分，留七呼，灸三壮（气穴论注云：在内踝前一寸五分）。

［校勘］

①“行” 原作“注”，据正统本改。

［注释］

[1]“仰足取之，陷者中，伸足乃得之” 当足上屈时，腕内侧大筋外有凹陷处即是，伸足时，于两筋之间即可得穴。

［语译］ 从略。

［按语］ 中封在内踝前一寸，当商丘（足太阴）与解溪（足阳明）之间，靠胫骨前肌腱之内侧凹陷处取之，刺三分至五分。

［原文］ 蠡沟，足厥阴之络，在足内踝上五寸，别走少阳。刺入二分，留三呼，灸三壮。

［语译］ 从略。

［按语］ 蠡沟在内踝尖上五寸，胫骨内侧缘处取之。沿皮向下刺三分至五分。

［原文］ 中都①，足厥阴②郄，在内踝上七寸䯒骨③中，与少阴相直④。刺入三分，留六呼，灸五壮。

［校勘］

①“中都” 《千金》卷二十九、《外台》卷三十九均作“中郄，一名中都”。

②“阴” 此下正统本有“之”字。

③“骨” 原无，据《千金》卷二十九、《外台》卷三十九补。

④“与少阴相直” 《外台》卷三十九无。《千金》、《铜人》“直”作“值”。此文义不详，疑衍。

［语译］ 从略。

［按语］ 中都在内踝尖上七寸，即蠡沟上二寸，胫骨内侧面中间陷中取之。沿皮向下刺三分至五分。

［原文］ 膝关，在犊鼻[1]下二寸①陷者中，足厥阴脉气所发。刺入四分，灸五壮。

［校勘］

①“二寸” 《千金》卷二十九、《千金翼》均作“三寸”。

［注释］

[1]“犊鼻” 《经穴纂要》：“此所称犊鼻，非指穴而言，指犊鼻骨。”《针灸经穴图考》：“《图考》当胫股二骨相接内侧之际。”

［语译］ 从略。

［按语］ 膝关在胫骨内髁后下方，当腓肠肌内侧头之上部，阴陵泉（足太阴）后上方一寸处屈膝取之。直刺四分至六分。

［原文］ 曲泉者，水也。在膝内辅骨下，大筋上，小筋下，陷者中[1]，屈膝得之，足厥阴脉之所入也，为合。刺入六分，留十呼，灸三壮。

［注释］

[1]“大筋上，小筋下，陷者中” 《针灸经穴图考》：“《折衷》：膝内辅骨下约文头是也，屈膝取之，即墨点约文头而伸足，则当大小筋间。”

［语译］ 从略。

［按语］ 曲泉在膝关节内侧，屈膝横纹头，当胫骨内髁之后，半膜肌半腱肌之间取之。直刺五分至一寸二分。

［原文］ 阴包，在膝上四寸股内廉两筋间，足厥阴别走太阴①。刺入六分，灸三壮。

［校勘］

①“太阴” 原脱，原校：“此处有缺”。据正统本补，并删原校。

［语译］ 从略。

［按语］ 阴包在股骨内上髁上四寸，当股内肌与缝匠肌之间取之。直刺五分至八分。

［原文］ 五里，在阴廉下，去气冲三寸，阴股中动脉[1]。刺入六分，灸五壮①（《外台秘要》作去气冲三寸，去外廉二寸）。

［校勘］

①“五壮” 正统本作“三壮”。《外台》卷三十九作“二壮。”

［注释］

[1]“阴股中动脉” 即股动脉。

［语译］ 从略。

[按语] 五里在气冲(足阳明)下三寸,当长收肌外缘取之。直刺五分至八分。刺时应注意不可伤及动脉。

[原文] 阴廉,在羊矢[1]下,去气冲二寸动脉中。刺入八分,灸三壮。

[注释]

[1]"羊矢" 穴名。《医学入门》曰:"羊矢,气冲外一寸"。《类经图翼》曰:"羊矢,在会阴旁三寸,股内横文中,按皮肉间有核如羊矢,可刺三分,灸七壮"。

[语译] 从略。

[按语] 阴廉在气冲下二寸,当长收肌之外缘取之。直刺五分至八分。

足少阴及股并阴跷阴维凡二十穴第三十二

[原文] 肾出涌泉。涌泉者,木也。一名地冲,在足心陷者中①,屈足卷指宛宛中[1],足少阴脉之所出也,为井。刺入三分,留三呼,灸三壮。

[校勘]

①"在足心陷者中" 《资生经》引《明堂》与《外台》引甄权均作"在脚心底宛宛中白肉际"。

[注释]

[1]"屈足卷指宛宛中" 当足趾向下蜷屈时,足心有凹陷处是穴。

[语译] 从略。

[按语] 涌泉在足底前、中1/3交界处,足趾向下蜷屈时于其凹陷处取之。直刺五分至一寸。

[原文] 然骨者,火也。一名龙渊,在足内踝前,起大骨[1]下陷者中,足少阴脉之所溜也,为荥。刺入三分,留三呼,灸三壮。刺之多见血,使人立饥欲食①。

［校勘］

①“刺之多见血，使人立饥欲食”　《素问》气穴论王注“之”作“此”，“使”作“令”。正统本无此十一字。《铜人》卷五、《圣济总录》、《资生经》均作“不宜见血”。

［注释］

［1］“大骨”　指然骨而言，即舟骨粗隆。

［语译］　从略。

［按语］　然骨在舟骨粗隆下缘凹陷中取之。直刺五分至八分。

［原文］　太溪者，土也。在足内踝后跟骨上动脉陷者中，足少阴脉之所注也，为俞。刺入三分，留七呼，灸三壮。

［语译］　从略。

［按语］　太溪在内踝与跟腱之间凹陷中，平内踝尖取之。刺五分至八分。

［原文］　大钟，在足跟后冲中，别走太阳，足少阴络。刺入二分，留七呼，灸三壮（《素问》水热穴论注云：在内踝后。刺腰痛论注云：在足跟后冲中动脉应手）。

［语译］　从略。

［按语］　大钟在内踝后下方，当跟腱附着部的内侧凹陷中取之。直刺三分。

［原文］　照海，阴跷脉所生，在足内踝下一寸①。刺入四分，留六呼，灸三壮。

［校勘］

①“一寸”　《素问》气穴论王注、《千金》卷二十九、《外台》卷三十九、《铜人》等均无，疑衍。

［语译］　从略。

［按语］　照海在内踝下缘之凹陷中取之。直刺五分至七分。

［原文］　水泉，足少阴郄，去太溪下一寸，在足内踝下。刺

入四分，灸五壮。

［语译］ 从略。

［按语］ 水泉在太溪直下方一寸，当跟骨结节之内侧前凹陷中取之。刺三分至五分。

［原文］ 复溜者，金也。一名伏白，一名昌阳，在足内踝上二寸陷者中，足少阴脉之所行也，为经。刺入三分，留三呼，灸五壮（刺腰痛论注云：在内踝上二寸动脉）。

［语译］ 从略。

［按语］ 复溜在太溪上二寸，当跟腱之前缘取之。直刺五分至八分。

［原文］ 交信，在足内踝上二寸[1]，少阴前，太阴后[2]，筋骨间[3]，阴跷之郄，刺入四分，留三呼①，灸三壮。

［校勘］

①"三呼" 《素问》气府论王注作"五呼"。

［注释］

［1］"内踝上二寸" 自内踝向上二寸，适当复溜前五分处。

［2］"少阴前，太阴后" 《针灸经穴图考》引《入门》云："复溜前，三阴交后。"

［3］"筋骨间" 指踇长屈肌与胫骨而言。

［语译］ 从略。

［按语］ 交信在内踝上二寸，复溜前五分，胫骨内侧缘的后方取之。直刺五分至八分。

［原文］ 筑宾，阴维之郄，在足内踝上腨分中[1]。刺入三分，灸五壮（刺腰痛论注云：内踝后）。

［注释］

［1］"腨分中" 指本穴在腓肠肌内侧肌腹下方。

［语译］ 从略。

［按语］ 筑宾在内踝上，太溪与阴谷之连线上当腓肠肌内侧肌腹下端太溪上约五寸处取之。直刺五分至一寸。

[原文] 阴谷者,水也。在膝下内辅骨后[1],大筋之下,小筋之上[2],按之应手,屈膝得之,足少阴脉之所入也,为合。刺入四分,灸三壮。

[注释]

[1]"内辅骨后" 指胫骨内上髁的后方。

[2]"大筋之下,小筋之上" 指半腱肌腱、半膜肌腱之间。

[语译] 从略。

[按语] 阴谷在腘窝内侧,与委中(足太阳)相平,在半腱肌腱、半膜肌腱之间,屈膝取之。刺五分至八分。

足阳明及股凡三十穴第三十三

[原文] 胃出厉兑。厉兑者,金也。在足大指次指之端,去爪甲角如韭叶,足阳明脉之所出也,为井。刺入一分,留一呼,灸三壮①。

[校勘]

①"三壮" 《素问》气穴论王注、《外台》三十九、《铜人》均作"一壮"。

[语译] 从略。

[按语] 厉兑在足第二趾外侧,距爪甲角一分许取之。斜刺一分。

[原文] 内庭者,水也。在足大指次指外间陷者中,足阳明脉之所溜也,为荥。刺入三分,留二十呼,灸三壮(气穴论注云:留十呼,灸三壮)。

[语译] 从略。

[按语] 内庭在足第二、三跖趾关节之间与跖趾缘的中点取之。斜刺三分至五分。

[原文] 陷谷者,木也。在足大指次指外①间,本节后陷者中,去内庭二寸,足阳明脉之所注也,为俞。刺入五分,留七呼,

灸三壮。

［校勘］

①“外” 原无，据《素问》气穴论王注、《千金》卷二十九、《资生经》补。

［语译］ 从略。

［按语］ 陷谷在第二、三跖骨结合部之前凹陷中取之。直刺五分至七分。

［原文］ 冲阳，一名会原，在足趺①上五寸，骨间动脉[1]上，去陷谷三寸②，足阳明脉之所过也，为原。刺入三分，留十呼，灸三壮。

［校勘］

①“足趺” 《千金》卷二十九、《外台》卷三十九均作“足跗”，义同，即足背。

②“三寸” 《千金》原注：“一云二寸”。《西方子灸经》作“一寸”，又曰：“一云二寸。”此穴不必拘于尺寸，当于第二、三楔骨与舟骨所形成的凹陷处，有动脉应手即是。

［注释］

[1]“骨间动脉” 指足背动脉。

［语译］ 从略。

［按语］ 冲阳在解溪下方，踇长伸肌腱与趾长伸肌腱间，当第二、三楔骨与舟状骨所形成凹陷处取之。直刺三分，刺时须避开动脉。

［原文］ 解溪者，火也。在冲阳后一寸五分，腕上陷者中[1]，足阳明脉之所行也，为经。刺入五分，留五呼，灸三壮（气穴论注云：二寸五分。刺疟论注云：三寸五分）。

［注释］

[1]“腕上陷者中” 即腕横纹处，当踇长伸肌腱与趾长伸肌腱之间的凹陷中，即俗云系鞋带处。

［语译］ 从略。

［按语］　解溪在足背与小腿交界处的横纹上，当踇长伸肌腱与趾长伸肌腱之间取之。针尖向足跟直刺五分至七分。

［原文］　丰隆，足阳明络也。在外踝上八寸，下廉胻外廉陷者中[1]，别走太阴者。刺入三分，灸三壮。

［注释］

[1]“下廉胻外廉陷者中”　此穴部位，诸说不一，有平上廉的，有平条口的，有平下廉的，有平条口下廉外间之中的，有云条口外一寸的，有云一寸五分的，今多作平条口外一寸许。

［语译］　从略。

［按语］　丰隆在外踝上八寸，于条口穴后方约一横指取之。直刺五分至一寸。

［原文］　巨虚下廉，足阳明与小肠合，在上廉下三寸，足阳明脉气所发①。刺入三分②，灸三壮。

［校勘］

①“足阳明脉气所发”　原脱，原校：“气穴论注云：足阳明脉气所发。”正统本与原校同，据补，并删原校。

②“三分”　《铜人》、《圣济总录》、《资生经》均作“八分”。《资生经》引《明堂》曰：“针六分，得气即泻。”正统本“分”下有“留五呼”三字。

［语译］　从略。

［按语］　巨虚下廉在犊鼻下九寸，当上巨虚下三寸，距胫骨前嵴约一横指处取之。直刺五分至一寸。

［原文］　条口，在下廉上一寸，足阳明脉气所发。刺入八分①，灸三壮②。

［校勘］

①“分”　此下正统本有“留二呼”三字。

②“三壮”　《外台》卷三十九作“五壮”。

［语译］　从略。

［按语］　条口在膝下八寸，上巨虚下二寸，当犊鼻与解溪

连线的中点取之。直刺五分至一寸二分。

［原文］ 巨虚上廉，足阳明与大肠合，在三里下三寸，足阳明脉气所发①。刺入八分，灸三壮。

［校勘］

①“足阳明脉气所发” 原脱，原校：“气穴论注云：在犊鼻下六寸，足阳明脉气所发”。正统本作“阳明脉气所发”。今据正统本参原校补，并删原校。

［语译］ 从略。

［按语］ 巨虚上廉在犊鼻下六寸，足三里与下巨虚连线的中点取之。直刺五分至一寸二分。

［原文］ 三里，土也。在膝下三寸，跖①外廉，足阳明脉气所入也，为合。刺入一寸五分②，留七呼，灸三壮（《素问》云：在膝下三寸胻外廉两筋间分间）。

［校勘］

①“跖” 《素问》王注皆作“骱”或“胻”。新校正引本经作“骭”。“跖”，疑为“骱”之误。“跖”下正统本有“骨”字。

②“一寸五分” 正统本、《素问》骨空论、水热穴论、刺热论王注均作“一寸”。《铜人》卷五、《资生经》作“五分”。《资生经》引《明堂》作“八分”。

［语译］ 从略。

［按语］ 三里在犊鼻下三寸，距胫骨前嵴一横指，当胫骨前肌上取之。直刺五分至一寸五分。

［原文］ 犊鼻，在膝膑①下胻上[1]侠解[2]大筋[3]中，足阳明脉气所发。刺入六分，灸三壮。

［校勘］

①“膑”原无，据《千金》卷二十九、《外台》卷三十九《素问》气府论王注补。

［注释］

［1］“胻上” 在此指胫骨上端。

[2]“解” 《资生经》引《明堂》作“罅”，义同，在此指膝盖骨与胫骨之空隙。

[3]“大筋” 指髌韧带而言。

[语译] 从略。

[按语] 犊鼻，屈膝成直角，当髌骨下髌韧带外侧凹陷中取之。针略向内侧斜刺五分至一寸。

[原文] 梁丘，足阳明郄，在膝上二寸两筋间①[1]。刺入三分，灸三壮。

[校勘]

①“两筋间” 原无，据《千金》卷二十九、《外台》卷三十九补。

[注释]

[1]“两筋间” 指股直肌与股外侧肌之间。

[语译] 从略。

[按语] 梁丘在阴市下一寸，屈膝当膝膑之外上缘上二寸凹陷处取之。直刺五分至一寸。

[原文] 阴市，一名阴鼎，在膝上三寸[1]，伏兔下，若拜而取之[2]，足阳明脉气所发。刺入三分，留七呼，禁不可灸(刺腰痛论注云:伏兔下陷者中，灸三壮)。

[注释]

[1]“膝上三寸” 即梁丘上一寸，亦在两筋间。

[2]“若拜而取之” 即屈膝之意。

[按语] 阴市在膝膑上三寸，屈膝当膝膑外上缘与伏兔连线之中点取之。直刺六分至一寸。

[原文] 伏兔，在膝上六寸，起肉间[1]，足阳明脉气所发。刺入五分，禁不可灸。

[注释]

[1]“起肉间” 指股直肌的肌腹中。

[语译] 从略。

［按语］　伏兔在膝膑上缘上六寸，当髂前上嵴与膝髌骨底外缘的连线上取之。直刺六分至一寸二分。

［原文］　髀关，在膝上伏兔后[1]，交分中[2]。刺入六分，灸三壮。

［注释］

[1]“膝上伏兔后”　即膝上自伏兔直上之处。此所谓“伏兔”，非指穴位，乃指股直肌肌腹，其形如伏兔。

[2]“交分中”　指缝匠肌与阔筋膜张肌之间。

［语译］　从略。

［按语］　髀关，在髂前上嵴直下，与承扶相对处，当缝匠肌外侧与阔筋膜张肌之间凹陷处取之。直刺六分至一寸二分。

足少阳及股并阳维四穴凡二十八穴第三十四

［原文］　胆出于窍阴。窍阴者，金也。在足小指次指之端，去爪甲角①如韭叶，足少阳脉之所出也，为井。刺入一②分，留三呼，灸三壮（气穴论注云作一呼）。

［校勘］

①“角”　原无，据《素问》气穴论王注补。

②“一”　原作“三”，据《素问》气穴论王注、《铜人》卷五及《圣济总录》、《资生经》改。

［语译］　从略。

［按语］　窍阴在足第四趾外侧，去爪甲角一分许取之。斜刺一分。

［原文］　侠溪者，水也。在足小指次指①歧骨间，本节前陷者中，足少阳脉之所溜也，为荥。刺入三分，留三呼，灸三壮。

［校勘］

①“指”　此下原有“二”字，据正统本、《千金》卷二十九、

《外台》卷三十九、《素问》气穴论王注、《铜人》卷五删。

［语译］ 从略。

［按语］ 侠溪在第四、五跖趾关节之间与跖趾缘之间取之。斜刺三分至五分。

［原文］ 地五会，在足小指次指本节后间陷者中[①]。刺入三分，不可灸，灸之令人瘦，不出三年死[②]。

［校勘］

①“中” 此下《铜人》卷五、《圣济总录》、《资生经》第一、《西方子灸经》均有“去侠溪一寸”。

②“灸之令人瘦，不出三年死” 《外台》同。《铜人》、《圣济总录》、《资生经》文少异而义同。正统本无此十字。

［语译］ 从略。

［按语］ 地五会在足第四、五跖骨间，当小趾伸肌腱的内缘取之。直刺三分至五分。

［原文］ 临泣者，木也。在足小指次指本节后间陷者中，去侠溪一寸五分，足少阳脉之所注也，为俞。刺入二分，留五呼[①]，灸三壮。

［校勘］

①“留五呼” 原脱，据正统本、《素问》气穴论王注及《针灸聚英》引本经补。

［语译］ 从略。

［按语］ 临泣在第四、五跖骨结合部的前方当小趾伸肌腱的外缘凹陷中取之。刺五分至八分。

［原文］ 丘墟，在足外[①]踝下如前陷者中，去临泣三寸[②]，足少阳脉之所过也，为原。刺入五分，留七呼，灸三壮。

［校勘］

①“外” 此下原有“廉”字，据正统本、《千金》卷二十九、《外台》卷三十九、《素问》气穴论王注《铜人》卷五、《西方子灸经》删。

②“三寸” 原作“一寸”，据正统本、《千金》卷二十九、《外

台》卷三十九、《素问》气穴论王注改。

[语译] 从略。

[按语] 丘墟在外踝前下方，当趾长伸肌腱的外侧凹陷处取之。斜向内踝后直刺五分至一寸。

[原文] 悬钟①，在足外踝上三寸动者脉中②[1]足三阳络③，按之阳明脉绝[2]乃取之。刺入六分，留七呼，灸五壮。

[校勘]

①“悬钟” 《千金》卷二十九云：“一名绝骨”。

②“动者脉中” 《千金》卷二十九、《外台》卷三十九、均作“动者中”。《铜人》卷五、《圣济总录》、《资生经》、《西方子灸经》均作“动脉中”。

③“足三阳络” 《外台》卷三十九作“足三阳大络”。《铜人》卷五、《圣济总录》均作“足三阳之大络”。

[注释]

[1]“动者脉中” 指胫前动脉。

[2]“按之阳明脉绝” 用手重按则足背动脉不跳动，故云按之阳明脉绝。

[语译] 从略。

[按语] 悬钟在外踝尖上三寸，当腓骨前缘凹陷处取之。刺五分至八分。

[原文] 阳辅①者，火也。在足外踝上四寸(气穴论注无四寸二字)，辅骨前绝骨端，如前三分②，去丘墟七寸③，足少阳脉之所行也，为经。刺入五分，留七呼，灸三壮。

[校勘]

①“阳辅” 本条原在“外丘”条后，据《铜人》卷五移此。

②“分” 此下《素问》气穴论王注有“所”字。《千金》卷二十九、《外台》卷三十九有“许”字。

③“去丘墟七寸” 与上文“外踝上四寸”不合，疑有误。

[语译] 从略。

［按语］　阳辅在外踝尖上四寸，微向前，当腓骨前缘，趾长伸肌与腓骨短肌之间取之。直刺五分至八分。

《素问》刺腰痛论曰："肉里之脉，令人腰痛，不可以咳，咳则筋缩急，刺肉里之脉为二痏，在太阳之外，少阳绝骨之后。"王冰注："分肉主之。一经云：少阳绝骨之前，传写误也。绝骨之前，足少阳脉所行。绝骨之后，阳维脉所过。故指曰在太阳之外，少阳绝骨之后也。分肉穴，在足外踝直上，绝骨之端，如后同身寸之二分，筋肉分间，阳维脉气所发，刺可入同身寸之五分，留十呼，若灸者可灸三壮。"气穴论注，亦有此穴，惟"二分"作"三分"、"五分"作"三分"、"十呼"作"七呼"。据王氏所云，当另有"分肉"穴，为阳维脉气所发。本经据林亿等所见时，已不载此穴，故本篇虽曰"阳维四穴"，但只存"阳交"，为阳维之郄，疑本经有脱简。"分肉"穴，据王氏所述，似当在阳辅后五分许之处，今录出以备参考。

［原文］　光明，足少阳络，在足外踝上五寸，别走厥阴者。刺入六分，留七呼，灸五壮（骨空论注云：刺入七分，留十呼）。

［语译］　从略。

［按语］　光明在外踝尖直上五寸，当腓骨前缘，趾长伸肌和腓骨短肌之间取之。直刺七分至一寸。

［原文］　外丘，足少阳郄，少阳所生①，在外②踝上七寸。刺入三分，灸三壮。

［校勘］

①"少阳所生"　"阳"下疑脱"脉气"二字。

②"外"　原作"内"，据正统本、《千金》卷二十九、《外台》卷三十九改。

［语译］　从略。

［按语］　外丘在外踝尖上七寸，当阳交后一寸，当腓骨后外缘取之。直刺五分至一寸。

［原文］　阳交，一名别阳，一名足窌，阳维之郄。在外踝上

七寸，斜属三阳分肉间[1]。刺入六分，留七呼，灸三壮。

［注释］

［1］“斜属三阳分肉间” 《医学入门》：“阳交与外丘并斜向三阳分肉间，此时入少阳胆而曰三阳云，似此处屈曲交会，故谓为阳交，以三阳之交而名之。”《经穴纂要》：“一云与外丘并斜向三阳分肉间。”营昇按：“三阳，异本三作二，二阳足阳明胃经，足太阳膀胱经也，胃经行前……膀胱经行后……此胆经行前后两经分肉之间。”

［语译］ 从略。

［按语］ 阳交在外踝尖上七寸，腓骨前缘，当外踝尖与阳陵泉的连线上取之。直刺五分至八分。

［原文］ 阳陵泉者，土也。在膝下一寸，骱外廉陷者中，足少阳脉之所入也，为合。刺入六分，留十呼，灸三壮。

［语译］ 从略。

［按语］ 阳陵泉在腓骨小头之前下方凹陷处取之。直刺八分至一寸。

［原文］ 阳关①，在阳陵泉上三寸，犊鼻外陷者中。刺入五分，禁不可灸。

［校勘］

①“阳关” 《千金》作“关阳”，原注云：“一本云关陵”。

［语译］ 从略。

［按语］ 阳关在阳陵泉上三寸，股骨外上髁之上方凹陷中取之，直刺五分至一寸。

［原文］ 中渎①，在髀骨外[1]，膝上五寸，分肉间陷者中，足少阳脉气所发也。刺入五分，留七呼，灸五壮。

［校勘］

①“中渎” 原作“中犊”，据正统本、《千金》卷二十九、《外台》卷三十九改。

［注释］

[1]“髀骨外” 指股骨外侧。

[语译] 从略。

[按语] 中渎在大腿外侧,腘横纹上五寸,当股外侧肌与股二头肌之间取之。直刺五分至八分。

中渎上有风市一穴,本经无,《千金》、《外台》、《铜人》等亦均无,而《资生经》有,且引《明堂》之文,疑他书有脱,今参《千金》卷七、《资生经》与《针灸大成》补之:

风市在膝外两筋间,立舒下两手著腿,当中指头陷中(资生经)。针五分,灸五壮(针灸大成)。

[语译] 从略。

[按语] 风市在大腿外侧,腘横纹上七寸,股外侧肌与股二头肌之间,当平身垂手中指尽处取之。直刺一寸。

[原文] 环跳,在髀枢中,侧卧伸下足屈上足取之,足少阳脉气所发。刺入一寸,留二十呼①,灸五壮②(气穴论注云:髀枢后足少阳太阳二脉之会,灸三壮)。

[校勘]

①“二十呼” 正统本作“二呼”。《铜人》卷五、《圣济总录》、《资生经》均作“十呼”。

②“灸五壮” 原作“灸五十壮”,据《素问》气穴论新校正及《资生经》引本经改。

[语译] 从略。

[按语] 环跳在股骨大转子最高点与骶骨裂孔的连线上,中 1/3 与外 1/3 的连接点处,侧卧伸下腿屈上腿取之。直刺一寸五分至二寸五分。

足太阳及股并阳跷六穴凡三十四穴第三十五

[原文] 膀胱出于至阴。至阴者,金也。在足小指外侧,

去爪甲角①如韭叶，足太阳之所出也，为井。刺入三分②，留五呼，灸五壮。

［校勘］

①"角"　原无，据《千金》卷二十九、《外台》卷三十九、《素问》气穴论王注、《铜人》补。

②"三分"　《素问》气穴论王注作"一分"。《铜人》、《圣济总录》、《资生经》均作"二分"。

［语译］　从略。

［按语］　至阴在足小趾外侧，距爪甲角一分许取之。斜刺一分许。

［原文］　通谷者，水也。在足小指外侧，本节前陷者中，足太阳脉之所溜也，为荥。刺入二分，留五呼，灸五壮①。

［校勘］

①"灸五壮"　原脱，据正统本、《素问》气穴论王注、《外台》卷三十九、《铜人》等补。

［语译］　从略。

［按语］　通谷在第五跖趾关节前下方凹陷处取之。直刺二分。

［原文］　束骨者，木也。在足小指外侧，本节后陷者中，足太阳脉之所注也，为俞。刺入三分留三呼①，灸三壮（气穴论注云：本节后赤白肉际）。

［校勘］

①"留三呼"　原无，据《素问》刺腰痛论及气穴论王注补。

［语译］　从略。

［按语］　束骨在足外侧，第五跖骨小头后外方，赤白肉际取之。直刺三分。

［原文］　京骨，在足外侧大骨下[1]，赤白肉际陷者中，按而得之[2]，足太阳脉之所过也，为原。刺入三分，留七呼，灸三壮。

［注释］

[1]"大骨下"　《针灸聚英》:"小指本节后大骨名京骨,其穴在骨下。""大骨",指第五跖骨粗隆。

[2]"按而得之"　按取其骨下凹陷处乃得穴。

[语译]　从略。

[按语]　京骨在足外侧,第五跖骨粗隆下,赤白肉际取之。直刺三分至五分。

[原文]　申脉,阳跷所生也,在足外踝下陷者中,容爪甲许①。刺入三分②,留六呼③,灸三壮(刺腰痛论注云:外踝下五分)。

[校勘]

①"许"　《铜人》卷五、《圣济总录》、《资生经》均作"白肉际"。

②"三分"　《素问》刺腰痛论王注作"六分"。

③"六呼"　《素问》刺腰痛论王注作"十呼"。《针灸聚英》引本经作"七呼"。

[语译]　从略。

[按语]　申脉在外踝正下方凹陷中取之。刺五分至七分。

[原文]　金门,在①足太阳郄,一空②在足外踝下③,一名关梁,阳维所别属也[1]。刺入三分,灸三壮。

[校勘]

①"在"　《外台》卷三十九、《千金》卷二十九、《铜人》卷五、《圣济总录》均无,疑衍。

②"一空"　《千金》卷二十九、《外台》卷三十九、《圣济总录》均无,疑衍。

③"外踝下"　《外台》卷三十九注:"作外踝下一寸"。

[注释]

[1]"阳维所别属也"　金门虽属太阳,又别属阳维。

[语译]　从略。

[按语]　金门在申脉前下方,当骰骨外侧凹陷处取之。直刺五分至七分。

［原文］ 仆参，一名安邪，在跟骨下陷者中，拱足得之，足太阳脉之所行也，为经①。刺入五分，留十呼②，灸三壮（刺腰痛论注云：陷者中细脉动应手）。

［校勘］

①“足太阳脉之所行也，为经” 《外台》卷三十九作“足太阳阳跷脉所会”八字。《素问》刺腰痛论王注同《外台》，惟“所会”作“二脉之会”。

②“刺入五分，留十呼” 《素问》刺腰痛论王注作“刺可刺入同身寸之三分，留七呼（新校正引本经作六呼）。”

［语译］ 从略。

［按语］ 仆参在足外踝后下方，昆仑直下，当跟骨凹陷中赤白肉际取之。直刺三分至五分。

［原文］ 昆仑①，火也。在足外踝后跟骨上陷中，细脉动应手[1]，足太阳脉之所行也，为经。刺入五分，留十呼，灸三壮。

［校勘］

①“昆仑” 《资生经》引《明堂》有“上昆仑”、“下昆仑”，今已不详。按：“仑”后按文例当有“者”字。本条原在“委中”条后，据《外台》卷三十九移此。

［注释］

［1］“细脉动应手” 指外踝后动脉。

［语译］ 从略。

［按语］ 昆仑在足外踝与跟腱之中央凹陷中取之。斜向内踝前刺入五分至八分。文献记载妊妇禁针。

［原文］ 付阳①，阳跷之郄，在足外踝上三寸，太阳前，少阳后[1]，筋骨间[2]。刺入六分，留七呼，灸三壮。

［校勘］

①“付阳” 原作“跗阳”。原校：“气穴论注作付阳”。《素问》气穴论新校正云：“按《甲乙经》附阳作付阳”。《千金》、《外台》、《铜人》亦均作“付阳”，今据改，并删原校。

［注释］

[1]"太阳前,少阳后" 以本穴属阳跷脉,故云在太阳经脉之前,少阳经脉之后。

[2]"筋骨间" 指腓骨与跟腱之间。

［语译］ 从略。

［按语］ 付阳在足外踝后昆仑上三寸取之。直刺五分至八分。

［原文］ 飞扬,一名厥阳,在足外踝上七寸,足太阳络,别走少阴者。刺入三分,灸三壮。

［语译］ 从略。

［按语］ 飞扬在外踝后昆仑上七寸,当跟腱外缘取之。直刺七分至一寸。

［原文］ 承山①,一名鱼腹,一名肉柱,在兑腨肠下[1]分肉间陷者中。刺入七分,灸三壮。

［校勘］

①"承山" 《千金》卷二十九、《资生经》均云一名"伤山"。

［注释］

[1]"兑腨肠下" "腨肠",俗云腿肚,即腓肠肌。"兑腨肠下",即腓肠肌肌腹下尖端处。

［语译］ 从略。

［按语］ 承山在腓肠肌肌腹下,伸小腿时,当肌腹下出现交角处取之。直刺八分至一寸二分。

［原文］ 承筋,一名腨肠,一名直肠,在腨肠中央陷者中①,足太阳脉气所发。禁不可刺②,灸三壮(刺腰痛论注云:在腨中央)。

［校勘］

①"在腨肠中央陷者中" 《素问》刺腰痛论王注作"在腨中央如外陷者中。"《千金》卷二十九、《西方子灸经》均作"在胫后从脚跟上七寸腨中央陷中"。《资生经》引《明堂》同,惟"跟"后有"后到"二字。

②"禁不可刺" 《资生经》引《明堂》曰:"针三分"。

[语译] 从略。

[按语] 承筋在合阳与承山的连线中点,当腓肠肌肌腹中央取之。今多不刺,亦有云针三分至五分者。

[原文] 合阳,在膝约文中央[1]下二寸。刺入六分,灸五壮。

[注释]

[1]"膝约文中央" 即腘横纹中央,当委中穴处,疑"膝"为"腘"之误。

[语译] 从略。

[按语] 合阳在委中直下二寸,当委中与承山之连线上取之。直刺七分至一寸。

[原文] 委中者,土也。在腘中央约文中动脉[1],足太阳脉之所入也,为合。刺入五分,留七呼,灸三壮(《素问》骨空论注云:腘谓膝解之后曲脚之中背面取之,刺腰痛论注云:在膝后屈处)。

[注释]

[1]"动脉" 指腘动脉。

[语译] 从略。

[按语] 委中在腘窝横纹中央取之。直刺八分至一寸二分。慎勿刺伤动脉。

[原文] 委阳,三焦下辅俞也①[1],在足太阳之前,少阳之后②[2],出于③腘中外廉两筋间[3],扶承[4]下六寸④,此足太阳之别络也。刺入七分,留五呼,灸三壮。屈身而取之⑤。

[校勘]

①"三焦下辅俞也" 《素问》气穴论王注、《铜人》、《圣济总录》、《资生经》同。《千金》、《外台》无此六字。《灵枢》本输篇、《太素》本输均无"辅"字。疑衍。

②"在足太阳之前,少阳之后" 《素问》气穴论王注无。《千金》、《外台》与本经同。《铜人》、《圣济总录》、《资生经》均

作“在足太阳之后”。

③“出于” 《素问》气穴论王注作“在”。

④“六寸” 《千金》、《外台》同。疑误。《医学纲目》曰：“六寸，当作一尺六寸，一尺恐为落字”。

⑤“屈身而取之” 《素问》气血论王注同。《千金》、《铜人》、《圣济总录》均无。《外台》曰：“一云屈身取之。”疑“身”为“膝”之误。

[注释]

[1]“三焦下辅俞也” 委阳虽属足太阳，又为三焦之下输，与本经卷四第二下所谓“三焦合入于委阳”同一意义，故三焦病时，可取委阳治疗。

[2]“在足太阳之前，少阳之后” 指委阳穴在足太阳脉的前面，少阳脉的后面。

[3]“腘中外廉两筋间” 指腘窝外侧，股二头肌腱内缘处。

[4]“扶承” 即承扶。

[语译] 从略。

[按语] 委阳在委中穴外侧，股二头肌腱内缘，屈膝取之。直刺五分至一寸。

[原文] 浮郄，在委阳上一寸，屈膝①得之。刺入五分，灸三壮。

[校勘]

①“屈膝” 《千金》卷二十九、《西方子灸经》作“展足”。《外台》卷三十九、《铜人》卷五、《圣济总录》、《资生经》均作“展膝”。

[语译] 从略。

[按语] 浮郄在委阳上一寸，股二头肌腱内侧，俯卧微屈膝取之。直刺五分至一寸。

[原文] 殷门，在肉郄下六寸。刺入五分，留七呼，灸三壮。

[语译] 从略。

［按语］ 殷门在承扶下六寸，当承扶与委中之连线上，股二头肌与半腱肌之间取之。直刺七分至一寸五分。

［原文］ 承扶，一名肉郄，一名阴关，一名皮部，在尻臀下股阴肿上约文中[1]。刺入二寸，留七呼，灸三壮。

［校勘］

①“股阴肿上约文中” 《千金》卷二十九作“股阴下文中，一云横文中。”《外台》卷三十九作“股阴上冲纹中，一云股阴下冲纹中。”《铜人》卷五、《圣济总录》、《资生经》均作“股阴冲上文”。据诸本证之，“肿”当为“冲”字之误。

［语译］ 从略。

［按语］ 承扶在臀下横纹正中，伏卧取之。直刺一寸至一寸五分。

［原文］ 欲令灸发者，灸履鞴熨之，三日即发[1]。

［校勘］

①“欲令灸发者……三日即发” 《太平圣惠方》明堂序与《资生经》引本经均作“灸疮不发者，用故履底炙令热，熨之，三日即发”。《外台》卷三十九引《甲乙经》丙卷云：“灸则不发者，炙故履底令热好熨之，三日即发也，得发则病愈矣。”

［语译］ 从略。

［按语］ 古人对某些疾病用灸法治疗时，主张使灸处发生灸疮，若灸疮已愈而病不愈时，当使灸疮再发，本条就是使灸疮再发的方法，即用旧鞋底，灸之使热，在灸疮处熨之，约三日左右疮即发，发则病愈。至于这一方法对哪些疾病有效和有多高的疗效，有待临床进一步研究。

卷之四

经脉第一上

[提要]　本篇重点论述各种脉象的诊断意义与经脉发生的疾病。其主要内容有：

上篇：根据人迎气口的变化，说明疾病的进退和轻重；平人和病人在脉象上的区别，并强调胃气的重要性；指出五脏的平、病、死脉，以及五脏应于四时的太过和不及等脉症。

中篇：根据五脏与四时相应的关系，指出平、病、死脉，以及有无胃气和诊虚里的重要意义；说明六经有余不足时出现之脉症和经脉厥逆的辨证。

下篇：说明三阴三阳的生理功能和病理变化；指出色脉、形气、虚实等脉症结合的辨证方法，以及五逆、五实、五虚的脉症；根据五脏所现各种脉象所主病症，说明其病机和预后。

[原文]　雷公问曰：《外揣》[1]言浑束为一[2]，未知其所谓，敢问约之[3]奈何？

黄帝答曰：寸口主中①，人迎主外[4]，两者相应，俱往俱来，若引绳，大小齐等[5]。春夏人迎微大，秋冬寸口微大者，故名曰平也②。

人迎大一倍于寸口，病在少阳；再倍，病在太阳；三倍，病在阳明。盛则为热，虚则为寒，紧则为痛痹，代则乍甚乍间[6]。盛则泻之，虚则补之，紧则取之分肉[7]，代则取之血络，且饮以药[8]，陷下者则③灸之[9]，不盛不虚者以经取之，名曰经刺[10]。

人迎四倍，名曰外格。外格者，且大且数④，则死不治[11]。必审按其本末，察其寒热，以验其脏腑之病[12]。

寸口大一倍于人迎，病在厥阴；再倍，病在少阴；三倍，病在太阴⑤。盛则胀满，寒中⑥食不消化，虚则热中、出糜[13]、少气、溺色变，紧则为痛痹，代则乍痛乍止⑦[14]。盛则泻之，虚则补之，紧则先刺之而后灸之，代则取血络而后调（《太素》作泄字）之，陷下者则徒⑧灸之。陷下者，其脉血结于中，中有着血，血寒⑨，故宜灸。不盛不虚，以经取之。寸口四倍者，名曰内关。内关者，且大且数，则死不治[15]。必审按其本末，察其寒热，以验其脏腑之病。

通其荥俞，乃可传于大数[16]。大曰盛则徒⑧泻，小曰虚则徒⑧补⑩。紧则⑪灸刺之，且饮药。陷下则徒⑧灸之。不盛不虚，以经取之。所谓经治[17]者，饮药，亦用灸刺。脉急则引，脉代（一本作脉大以弱）则欲安静，无劳用力。

［校勘］

①“中”　原作“内”，据《素问》至真要大论新校正、《灵枢》禁服篇改。

②“者，故名曰平也”　原作：“如是者，名曰平人”，据《素问》至真大论新校正改。

③“则”　此下原有“从而”二字，据《灵枢》禁服篇、《太素》人迎脉口诊删。

④“人迎四倍，名曰外格。外格者，且大且数”　《灵枢》禁服篇作：“人迎四倍者，且大且数，名曰溢阳，溢阳为外格。”

⑤“三倍，病在太阴”　原无，据《灵枢》禁服篇、《太素》人迎脉口诊补。

⑥“中”　原作“则”，据《灵枢》禁服篇、《太素》人迎脉口诊改。

⑦“代则乍痛乍止”　原作“代则乍寒乍热，下热上寒”。原校：“《太素》作代则乍痛乍止。”今本《灵枢》禁服篇、《太素》人

迎脉口诊与原校同,据改,并删原校。

⑧“徒” 原文均作“从”,据《灵枢》禁服篇、《太素》人迎脉口诊改。

⑨“血寒” 此下原文有“则”字,据《灵枢》禁服篇、《太素》人迎脉口诊删。

⑩“大曰盛则徒泻,小曰虚则徒补” 《灵枢》禁服篇、《太素》人迎脉口诊均作“大数曰:盛则徒泻,虚则徒补。”其意稍异。

⑪“则” 此下原有“从”字,据《灵枢》禁服篇、《太素》人迎脉口诊删。

[注释]

[1]“外揣” 《灵枢》中的篇名。

[2]“浑束为一” 浑是浑同,束是约束,“浑束为一”,是把许多复杂的问题,综合归纳为一个总纲。

[3]“约之” 简要的意思。

[4]“寸口主中,人迎主外” 《类经》约方关格之刺注:“太阴行气于脏,故寸口主中;阳明行气于腑,故人迎主外”。

[5]“两者相应……大小齐等” 《太素》人迎脉口诊注:“寸口人迎两者上下阴阳虽异,同为一气,出则二脉俱往,入则二脉俱来,是二人共引一绳,彼牵而去,其绳并去,此引而来,其绳并来。寸口人迎,因呼吸牵脉往来,其动是同,故曰齐等也”。

[6]“代则乍甚乍间” 脉来动而中止,不能自还,良久复动,叫做代脉。乃因邪在血络,阻滞血行,故脉动而中止。《太素》人迎脉口诊注:“代,止也;脉绝不来,故曰代也。代者,邪气客于血络之中。”“乍甚乍间”,是病忽轻忽重的意思。

[7]“紧则取之分肉” 紧脉主痛痹,多为寒湿所侵,故取分肉。

[8]“代则取之血络,且饮以药” 《太素》人迎脉口诊注:“邪在血络,致令脉代,可刺去邪血,饮药实之。”

[9]“陷下者则灸之” 《太素》人迎脉口诊注:“诸脉血气

不满，陷下不见，是中寒，故须灸之。”

[10]“不盛不虚者以经取之，名曰经刺” 《类经》约方关格之刺注：“不因血气之盛虚，而病有留于经络者，则当随经所在，或饮药，或灸刺，以取之也。”

[11]“人迎四倍，名曰外格。外格者，且大且数，则死不治”《太素》人迎脉口诊注：“人迎三倍，各病一阳；至四倍，其阳独盛，外拒于阴，阴气不行，故曰格阳。格，拒也。阳气独盛，故大而且数，以无阴气。独盛必衰，故死不疗。”

[12]“必审按其本末，察其寒热，以验其脏腑之病” 《灵枢集注》张志聪注：“本者，以三阴三阳之气为本。末者，以左右之人迎气口为标。盖言阴阳血气浑束为一，外可以候三阴三阳之六气，内可以候五脏六腑之有形。”

[13]“出糜” 为泄泻糜烂之物。

[14]“代则乍痛乍止” 代脉为气血滞于脉中而致脉不通，不通则痛，通则痛止。

[15]“寸口四倍者……则死不治” 《太素》人迎脉口诊注：“阴气三倍大于阳气，病在三阴。至于四倍，阴气独盛，内皆闭塞，阳不得入，故为内关。关，闭也。”寸口且大且数，为阴盛格阳，浮阳外越，故死不治。

[16]“大数” 大法的意思。

[17]“经治” 《灵枢注证发微》注：“以经取之，则取阳经者，不取阴经；取阴经者，不取阳经，此之谓经治。其饮药灸刺三者，亦可兼行也。”

[语译] 雷公问：《外揣》篇里所说的“浑束为一”，我还不能完全领会其中的道理，请问是否可以把它简要的说明呢？

黄帝答：寸口脉属太阴，行气于脏，主候内部的疾病；人迎脉属阳明，行气于腑，主候在外的疾病。两脉都是出于胃气，表里相应，随着呼吸而同往同来，就像引绳一样，大小相等。春夏阳气盛，人迎脉就略微大一点；秋冬阴气盛，寸口脉就略微大一点。

这就是平和的脉象。

人迎脉比寸口脉大一倍,是病在少阳;大两倍,是病在太阳;大三倍,是病在阳明。人迎脉盛大的属阳盛,为热证;虚小的属阳虚,为寒证;脉紧的属寒湿客于分肉,为痛痹;脉代的属邪在血络,其病时重时轻。治疗时,脉盛的用泻法,脉虚的用补法,脉紧的应取分肉之间的腧穴,脉代的当取血络放血,并服汤药,脉气下陷的当用灸法,脉来不盛不虚,而经络中有邪气的就取治于本经腧穴,这叫“经刺”。人迎脉比寸口脉大四倍,名叫“外格”。外格是阳气独盛,格阴于外,脉来又大又数,独阳无阴,为不治之症。因此,必须详审其致病的根源,诊察其症状表现的寒热虚实,以确定脏腑的病变,进行治疗。

寸口脉比人迎脉大一倍,是病在厥阴;大两倍,是病在少阴;大三倍,是病在太阴。寸口脉盛的为阴气盛,出现腹胀满,食不运化等中寒症状;寸口脉虚的为阴虚,出现大便排出糜烂样粪便,少气,小便颜色变黄等内热症状;脉紧的属寒,出现痛痹;脉代的是血脉不调,其病时痛时止。治疗时,脉盛的应用泻法,脉虚的应用补法,脉紧的应先刺而后灸之,脉代的应先刺血络,而后服药调其虚实,脉下陷的但用灸治。脉之所以下陷,是因脉中之血结滞、脉中有瘀,以致血流不畅而生内寒,故当用灸法,以温通脉气。不盛不虚的,从本经取穴治疗。若寸口脉大四倍的,叫做内关。内关是阴气独盛,格阳于外,脉来既大且数,独阴无阳,为不治之症。因此,必须详察其致病的根源,并根据症状表现的寒热虚实,以诊察脏腑的病变,确定治疗方法。

总之,必须通晓荥输在生理病理与治疗上的作用,然后才能传授用针治病的大法。这种治疗大法是:脉大为盛,就从泻治;脉小为虚,就从补治;脉紧属寒,就从灸、刺、服药三者兼治;脉陷下的属中寒,就但用灸治。不盛不虚的属于正经自病,就从本经取治。所谓“经治”,就是或用服药,或用针灸,随本经取治的治疗方法。脉急的是邪盛,可兼用导引以去其病;脉代的,是气血虚衰,应使病者安静休养,不要过度劳动。

［按语］　本节指出可以从人迎寸口两脉的大小对比,说明人体阴阳的盛衰。一般的说,寸口脉大于人迎的,为阴气胜;人迎脉大于寸口的,为阳气胜。并指出凡是脉大的为邪气盛,脉小的为正气虚;人迎脉盛则热,虚则寒;寸口脉盛则寒,虚则热;脉紧主寒主痛;脉代主邪在血络等一般规律。治法上则指出盛则泻之;虚则补之;紧则先刺后灸;脉陷下者则宜灸;代则先刺血络而后调之;如邪在本经发病的,则用本经取穴的"经治"法。这是不同病证用不同治法的一些治疗原则。最后又示人诊病时,应先找出致病的原因,再辨别症状的寒热虚实,把这些问题归纳分析,即可诊断出疾病所在,从而确定治疗原则。

［原文］　黄帝问曰:病之益甚,与其方衰何如?

岐伯对曰:外内皆在焉。切其脉口,滑小紧以沉者,病益甚,在中;人迎气大紧以浮者;病益甚,在外[1]。其脉口浮而滑者,病日损①;人迎沉而滑者,病日损。其脉口滑而沉者,病日进,在内;其人迎脉滑盛以浮者,病日进,在外。脉之浮沉及人迎与气口气大小齐等者,其病难已[2]。病在脏,沉而大者,其病易已,以小为逆[3];病在腑,浮而大者,其病易已[4]。人迎盛紧者伤于寒;脉口盛紧者伤于食。其脉滑大以代而长者,病从外来,目有所见,志有所存②,此阳之并也,可变而已[5]。

［校勘］

①"损"　原作"进",据《太素》人迎脉口诊及上下文义改。

②"存"　《灵枢》五色篇作"恶"。

［注释］

[1]"切其脉口……在外"　脉口即寸口,寸口脉主脏属里,脉小紧以滑,为阴邪盛于内;人迎脉主腑属表,脉大紧以浮者,为阳邪盛于外。

[2]"脉之浮沉及人迎与气口气大小齐等者,其病难已"《类经》色脏部位脉病易难注:"人迎寸口之脉,其浮沉大小相等

者，非偏于阴，则偏于阳，故病难已。”

[3]“病在脏，沉而大者，其病易已，以小为逆” 《类经》色脏部位脉病易难注：“病在脏者，在六阴也。阴本当沉，而大为有神，有神者阴气充也，故易已；若沉而细小，则真阴衰而为逆矣。”

[4]“病在腑，浮而大者，其病易已” 《类经》色脏部位脉病易难注：“病在腑者，在六阳也。阳病得阳脉者为顺，故浮而大者病易已；若或浮小，亦逆候也。”

[5]“目有所见……可变而已” 因阳邪内合于阴，致神明被扰，所以目有妄见，意念内存而不去，可根据阴阳盛衰的情况进行调治，以改变之。

[语译] 黄帝问：病情的加重和减轻，应该怎样诊察呢？

岐伯答：从主内的寸口脉和主外的人迎脉可以反映病情的进退之势。寸口脉滑小紧而沉的，是阴分的邪气盛，主病势逐渐加重，为病在里；人迎脉大紧而浮的，是阳分的邪气盛，主病势逐渐加重，为病在外。寸口脉见浮滑，是阳邪衰退，病势渐减；人迎脉见沉滑，是阳邪衰退，病势渐减。寸口如现滑而沉的，主病在内而日渐发展；人迎脉见滑盛而浮的，主病在外而逐渐发展。寸口和人迎二脉，浮沉大小相等的，是不与四时阴阳相应，则病不偏于阴，即偏于阳，属于难治。病在脏，脉沉而大，为正气充足，其病易愈，若脉现沉小，是正气衰少，不能拒邪，病属难治；病在腑，脉现浮大，为正气充足，其病易愈。人迎脉见盛大而紧的，是伤于风寒；若寸口脉见盛大而紧的，是伤于饮食。若脉见滑大而代兼长的，为阳邪由外向里发展，阳合于阴，因而使人目有妄见，意念存于心中，这是阳邪并于阴分所致。在治疗上，应该择其缓急以改变之，使阴阳协调，病就好了。

[原文] 曰：平人何如？

曰：人一呼脉再动，一吸脉亦再动，呼吸定息[1]，脉五动，闰(疑误)以太息[2]；名曰平人。平人者，不病也。常以不病之人，以调病人。医不病,故为病人平息以调之。人一呼脉一动,一吸脉一动者,曰少气。人一呼脉三动①而躁,尺热[3],曰病温,尺不热,脉滑曰病风(《素》作脉涩为痹)。人一呼脉四动以上曰死[4],脉绝不至曰死,乍疏乍数曰死[5]。人常禀气于胃,脉以胃气为本[6],无胃气曰逆,逆者死。

[校勘]

①"动" 此下《素问》平人气象论、《太素》尺寸诊均有"一吸脉三动"五字。

[注释]

[1]"呼吸定息" 《类经》呼吸至数注:"出气曰呼,入气曰吸,一呼一吸总名一息……呼吸定息,谓一息既尽,而换息未起之际也。"

[2]"闰以太息" "闰",余也;太息,长息也。通常言"一呼脉再动,一吸脉亦再动",此略而言之。实则平人一呼脉当两动有余,一吸脉也是两动有余,呼吸定息,则四动而有余。称五动,则一息不足,故须如年之闰月,以长息来尽其余数。故曰:"呼吸定息,脉五动,闰以太息。"

[3]"尺热" 指手腕至肘部的皮肤发热。

[4]"人一呼脉四动以上曰死" 《类经》呼吸至数注:"一呼四动,则一息八至矣,况以上乎。《难经》谓之夺精,四至曰脱精,五至曰死,六至曰命尽。是皆一呼四至以上也,故死"。

[5]"乍疏乍数曰死" 脉来忽快忽慢,为气血阴阳已严重紊乱,心肺不能权衡百脉,生机将绝,故属死证。

[6]"人常禀气于胃,脉以胃气为本" 《类经》脉分四时无胃曰死注:"凡平人之常,受气于谷,谷入于胃,五脏六腑皆以受气,故胃为脏腑之本。此胃气者,实平人之常气,有不可以一刻无者。"

[语译] 问:健康人的脉象是怎样的?

答：一呼脉跳动两次，一吸脉也跳动两次，一呼一吸叫做一息，脉跳动五次，以长息以尽其余数的，就叫做健康人。所谓健康人，就是无病的人。诊脉应根据健康人的呼吸，来测知病人的脉息。医生是健康人，所以能以自己的呼吸为标准，来诊察病人的脉息。若一呼一吸，脉各跳动一次的，为正气衰少；若一呼一吸，脉各跳动三次，而且躁动急疾，尺肤发热的，是阳气亢盛的热性病；如尺肤不热，而脉见滑象的，是风病；脉见涩象的，是痹症。如果一呼脉动四次以上的，乃精气已败，是为死脉；脉气断绝不至的，乃真气已绝，也是死脉；脉若忽快忽慢的，乃阴阳已乱，也是死脉。健康人的脉息是来源于胃气，所以说脉以胃气为本。无胃气就是逆象，脉见逆象多主死。

［原文］ 持其脉口，数其至也，五十动而不一代者，五脏皆受气矣[1]；四十动而一代者，一脏无气[2]；三十动而一代者，二脏无气；二十动而一代者，三脏无气；十动而一代者，四脏无气；不满十动而一代者，五脏无气，与之短期[3]，要在《终始》[4]。所谓五十动而不①一代者，以为常也，以知五脏之期也。与之短期者，乍数乍疏也。

［校勘］

①“不” 原无。据《灵枢》根结篇、《太素》人迎脉口诊补。

［注释］

[1]“五十动而不一代者，五脏皆受气矣” 《灵枢注证发微》注：“《素问》脉要精微论：代则气衰。盖代脉中止不能自还，如有求代之义，故名，今五十动而不见止脉，所以五脏皆受气也。”

[2]“四十动而一代者，一脏无气” 指脉搏跳动四十次而有一代的，为五脏中的一脏之气已衰竭。

[3]“与之短期” 即预计死期已近的意思。

[4]“终始” 《灵枢》篇名。

［语译］ 诊察寸口脉时，要计算脉搏的至数，如果脉动五

十次而不见代脉的，是五脏皆能受气；脉动四十次而出现代脉，是一脏无气；三十次而出现代脉，是两脏无气；二十次而出现代脉，是三脏无气；十至而出现代脉，是四脏无气；不满十至而出现代脉，是五脏无气。见到这种脉象，可以预料他的死期将近，这些重要问题在终始篇已经说过。所谓脉动五十次而不见代脉的，是正常的脉象，可以察知五脏受气的情况。之所以能够预料死期将近，是因为脉搏忽快忽慢，阴阳已经败乱。

[原文] 肝脉弦[1]，心脉钩[2]，脾脉代[3]，肺脉毛[4]，肾脉石[5]。

[注释]

[1]“弦” 脉象端直而长，如按琴弦。

[2]“钩” 钩脉指下极大，来盛去衰，如洪水之来，所以也称“洪脉”。

[3]“代” 《类经》宣明五气注：“代，更代也。脾脉和软，分王四季，如春当和耎而兼弦，夏当和耎而兼钩，秋当和耎而兼毛，冬当和耎而兼石，随时相代，故曰代。”这里所谓“代”，非动而中止，不能自还之代。是指脾脉可以随着四时更代的意思。

[4]“毛” 《素问》宣明五气篇王注：“轻浮而虚，如毛羽也。”毛脉，今称“浮脉”。《素问》谓之“如循榆荚”，《脉经》谓之“举之有余，按之不足。”因其脉象有如微风吹鸟背之毛，所以叫做“毛”。

[5]“石” 《素问》宣明五气篇王注：“沉坚而搏，如石之投也。”《脉经》：“重手按至筋骨乃得。”“石脉”今称“沉脉”，其脉象如石沉水底，故称“石”。

[语译] 肝的正常脉象，是端直而长，如按琴弦；心的正常脉象，是来盛去衰，如钩之曲；脾旺于四季之中，分主四时，故其脉象可随四时更代；肺的正常脉象，是轻浮如毛；肾的正常脉象是沉下如石。

[原文] 心脉来，累累然如连珠，如循琅玕[1]，曰平。喘

喘①连属,其中微曲,曰病[2]。前钩②后居,如操带钩,曰死[3]。

[校勘]

①“喘喘” 原作“累累”。原校:“《素》作喘喘”。《素问》平人气象论、《太素》五脏脉诊与原校同,据改,并删原校。

②“钩” 《素问》平人气象论、《太素》五脏脉诊均作“曲”,义同。

[注释]

[1]“累累然如连珠,如循琅玕” “琅玕”,玉石光润如珠者,叫琅玕。“连珠”、“琅玕”,是形容脉来盛满滑利。《内经知要》脉诊注:“连珠琅玕,喻其盛满温润,即微钩之义也。即胃气之本也,故曰心平。”

[2]“喘喘连属,其中微曲,曰病” 《类经》五脏平病死脉胃气为本注:“喘喘连属,急促相仍也,其中微曲,即钩多胃少之义,故曰心病。”“喘”,动的意思。《广雅释诂》疏证释训曰:“揣抗,摇捎也。揣抗转为喘软。”如《庄子》胠箧篇曰:“喘软之虫。”崔譔注:“动虫也。”又《太素》五脏脉诊注:“有本作揣揣。”

[3]“前钩后居,如操带钩,曰死” 《太素》五脏脉诊注:“按之指下觉初曲后直,如操捉带钩……居,直也。”此为无胃气之脉,故属死证。“操”,把持的意思。

[语译] 心脉来时,像一颗颗珠子不断地流过,如抚摩琅玕美玉般地滑润,这是正常无病的心脉。若是脉来流动连贯,喘喘促促,连串急数之中,带有微曲之象,是钩多胃气少,为心的病脉。若是脉前曲后直像摸带钩一样,是无胃气,为心之死脉。

[原文] 肺脉来,厌厌聂聂[1],如落①榆荚②,曰平。不上不下[2],如循鸡羽[3]曰病。如物之浮,如风吹毛,曰死。

[校勘]

①“落” 原作“循”。原校:“《素问》作落”。《太素》五脏脉诊与原校同,据改,并删原校。

②"荚" 原作"叶"。据《素问》平人气象论、《太素》五脏脉诊改。

[注释]

[1]"厌厌聂聂" 《吴注素问》注:"翩翻之状,浮薄而流利也。"指脉象轻浮和缓,亦即微毛之义,为有胃气,故为肺之平脉。

[2]"不上不下" 《类经》五脏平病死脉注:"不上不下,往来涩滞也。"

[3]"如循鸡羽" 《素问》平人气象论王注:"谓中央坚而两傍虚。"

[语译] 肺脉来时,轻浮和缓,有如榆荚飘落一样的轻软,这是正常的肺脉。若是脉象往来涩滞,像按鸡羽一样,两旁虚软,中间坚硬,为毛多胃气少,是肺的病脉。若是脉来像物浮水上一样的空虚无根,又像风吹羽毛一样的散乱无绪,为但毛无胃气,是肺的死脉。

[原文] 肝脉来,软弱招招,如揭长竿末梢,曰平[1]。盈实而滑,如循长竿,曰病。急而益劲,如新张弓弦,曰死。

[注释]

[1]"软弱招招,如揭长竿末梢,曰平" 《素问注证发微》注:"盖招招者,迢迢也。迢迢然长竿末梢,最为软弱,揭之则似弦而甚和,所以谓之平也。"是形容弦长柔和的脉象,为有胃气,故曰平。"揭",举的意思。

[语译] 肝脉来时,如举起长竿末梢一样地弦长柔软,这是正常的肝脉。若脉来盛满滑实,像按长竿一样地弦硬而不柔软,为弦多胃少,是肝的病脉。若脉来强急,像新张上的弓弦一样,为但弦而无胃气,是肝的死脉。

[原文] 脾脉来,和柔相离,如鸡足践地,曰平[1]。实而盈数,如鸡举足[2],曰病。坚兑如鸟之喙①[3],如鸟之距[4],如屋之漏,如水之流[5],曰死。

［校勘］

①“喙” 原作“啄”，据《素问》平人气象论、《太素》五脏脉诊改。

［注释］

［1］“和柔相离，如鸡足践地，曰平” 《类经》五脏平病死脉胃气为本注：“和柔，雍容不迫也，相离，匀净分明也。如鸡践地，从容轻缓也，此即充和之气，亦微耎弱之义，是为脾之平脉。”

［2］“实而盈数，如鸡举足” 《类经》五脏平病死脉胃气为本注：“实而盈数，强急不和也。如鸡举足，轻疾不缓也。”

［3］“喙（huì 会）” 鸟的嘴。

［4］“距” 雄鸡跖后突出的尖锐物。

［5］“如屋之漏，如水之流” 《类经》五脏平病死脉胃气为本注：“如屋之漏，点滴无伦也。如水之流，去而不返也。”此皆无胃气之脉，故属死证。

［语译］ 脾脉来时，和柔匀调，像鸡足踏地一样地从容轻缓，这是正常无病的脾脉。若脉来强急不和，像鸡举足一样地急疾不缓，就是脾病的脉象。若脉来像鸟嘴、鸡距那样坚锐不柔，如屋漏水，点滴无伦，如水之流，去而不返，就是脾病的死脉。

［原文］ 肾脉来，喘喘累累如钩，按之坚[1]，曰平。来如引葛，按之益坚，曰病[2]。发如夺索[3]，辟辟如弹石[4]，曰死。

［注释］

［1］“喘喘累累如钩，按之坚” 此形容脉来如水之圜流，虽似心脉之钩形，但按之沉而实，且有柔和之象，亦即“石”之义。

［2］“来如引葛，按之益坚，曰病” 脉来如牵引葛藤，按之坚实而不柔和，乃缺少胃气之脉，故曰病。

［3］“发如夺索” 《吴注素问》注：“两人争夺其索，引长而坚劲也。”“发”，发动的意思，形容脉急骤。“索”，绳索。

[4]“辟辟如弹石”《素问直解》注:“辟辟,来去不伦也。如弹石,圆硬不耎也。”形容脉象来去不定,如圆石之弹动。

[语译] 肾脉来时,喘喘累累流动圆滑,虽似钩形,但按之沉坚柔和,是正常的肾脉。若是脉来坚抟有如牵引葛藤,按之愈坚,为石多胃少,这是肾的病脉。若是脉来像扯紧的绳索一般,来去不定,硬如弹石,为无胃气,就是肾的死脉。

[按语] 以上五节,分别叙述了五脏的平脉、病脉与死脉。五脏脉虽有弦、钩、代、毛、石等不同的特点,但以胃气为本,所以凡是脉有冲和柔缓之象的,即为有胃气的平脉;反之,胃气少即为病脉;无胃气即为死脉。

[原文] 脾脉虚浮似肺,肾脉小浮似脾,肝脉急沉散似肾[1]。

[注释]

[1]“脾脉虚浮……似肾”《类经》三阴比类之病注:“脾本微软,病而虚浮,则似肺矣;肾本微沉,病而小浮,则似脾矣;肝本微弦,病而急沉散,则似肾矣。脉有相类,不能辨之,则以此作彼,致于谬误,此皆工之不明,所以时多惑乱。”

[语译] 脾有病,脉象虚浮而像肺脉;肾有病,脉像小浮而像脾脉;肝有病,脉像急而沉散像肾脉,这都是应该比类分析,辨别清楚的。

[原文] 曰:见真脏[1]曰死,何也?

曰:五脏者皆禀气于胃,胃者五脏之本。脏气者,皆不能自致于手太阴,必因于胃气,乃能至于手太阴[2]。故五脏各以其时,自为而至于手太阴。故邪气胜者,精气衰也。故病甚者,胃气不能与之俱至于手太阴,故真脏之气独见。独见者病胜脏也,故曰死。

[注释]

[1]“真脏”《太素》脏腑气液注:“无余物和杂,故名真也。五脏之气,皆胃气和之,不得独用……五脏之气和于胃气,

即得长生，若真独见，无和胃气，必死期也。欲知五脏真见为死，和胃为生者，于寸口诊手太阴，即可知之也。见者如弦，是肝脉也，微弦为平好也，微弦，谓弦之少也。”

[2]“脏气者……乃能至于手太阴”　《类经》骨枯肉陷真脏脉见者死注：“谷入于胃，以传于肺，五脏六腑，皆以受气，故脏气必因于胃气，乃得至于手太阴，而脉则见于气口。此所以五脏之脉，必赖胃气以为之主也。”“手太阴”，是指寸口（也叫气口或脉口），为手太阴肺经的循行部位。《素问》五脏别论说：“五脏六腑之气味，皆出于胃，变见于气口。”与此节义同。

[语译]　问：见到真脏脉，就要死亡，是什么原因？

答：五脏的营养，都赖于胃腑水谷之精微，因此说，胃是五脏的根本。脏气不能自行到达于手太阴寸口，必须借着胃气的输布，才能至于手太阴寸口。所以有了胃气，五脏之气，才能在其所分主的季节里，出现四时所主的脉象。因此，凡是邪气胜的，必然造成精气衰。当疾病到了严重的时候，胃气衰败，不能与脏气同到寸口，因而毫无胃气的真脏脉就单独出现。真脏脉独见，是邪气胜过脏气，所以主死。

[原文]　春脉，肝也，东方木也，万物之所始生也，故其气来①软弱轻虚而滑，端直以长，故曰弦，反此者病。其气来实而强，此谓太过，病在外；其气来不实而微，此谓不及，病在中。太过则令人善怒②，忽忽[1]眩冒而巅③疾；不及则令人胸痛④引背，下则两胁胠满。

[校勘]

①“来”　原无，据《素问》玉机真脏论、《太素》四时脉形补。

②“怒”　原作“忘”，据《素问》玉机真脏论王注改。

③“巅”　原作“癫”，据《素问》玉机真脏论改。

④“痛”　原作“满”，原校：“一作痛”。《素问》玉机真脏论、《太素》四时脉形与原校同，据改，并删原校。

［注释］

［1］“忽忽”　精神恍惚不定。

［语译］　春脉主应肝脏，属东方木，为万物开始生长的季节，因此肝之脉气来时，表现为软弱轻虚而滑，端直而长，所以叫做弦脉。如果与这种现象相反，就是病脉。若是脉来，应指坚实有力，这叫做太过，主病在外；若是脉来虚弱微小，这叫做不及，主病在里。太过则常常发怒，精神恍惚，眩晕头昏冈昧和头中有病；不及则使人胸痛牵掣背部，向下累及两胁肋部胀满。

［原文］　夏脉，心也，南方火也，万物之所盛长也，故其气来盛去衰，故曰钩。反此者病。其气来盛去亦盛，此谓太过，病在外；其气来不盛，去反盛，此谓不及，病在内。太过则令人身热而肤痛①，为浸淫[1]；不及则令人烦心，上见咳唾，下为气泄[2]。

［校勘］

①“肤痛”　原作“骨痛”，原校：“一作肤痛”。《素问》玉机真脏论与原校同，据改，并删原校。

［注释］

［1］“浸淫”　《太素》四时脉形注：“浸淫者，滋长也。”《吴注素问》：“浸淫，热不得去，浸渍而淫，邪热渐弥之名。今之蒸热不已，是也。”《素问集注》张志聪注：“浸淫，肤受之疮，火热盛也。”以上各说，当以张注为是。《素问》至真要大论曰：“诸痛痒疮，皆属于心。”则此当是浸淫疮，与心火太过之义正合。

［2］“下为气泄”　下元不固，气自肛门泄出。

［语译］　夏脉主应心脏，属南方火，为万物生长茂盛的季节，因此，心之脉气来时充盛去时轻缓，如钩之形，所以叫做钩脉。如果与这种脉象相反，就是病脉。若是脉气来盛去亦盛，这叫太过，主病在外；若是脉气来时不盛，去时反盛，这叫不及，主病在里。脉太过则使人身体发热，皮肤痛，发生浸淫疮；不及则使人心中虚烦，上部出现咳唾涎沫，下部出现屎气下泄。

［原文］　秋脉，肺也，西方金也，万物之所收成也，故其气

来轻虚以浮，来急去散，故曰浮。反此者病。其来毛而中央坚，两旁虚，此谓太过，病在外；其气来毛而微，此谓不及，病在中。太过则令人逆气而背痛，愠愠[1]然；不及则令人喘呼，少气而咳，上气见血，下闻病音[2]。

［注释］

[1]“愠愠(yùn yùn 运运)” 郁闷不舒的样子。愠，怒也，怨也。

[2]“上气见血，下闻病音” 《类经》四时脏脉病有太过不及注：“气不归原，所以上气；阴虚内损，所以见血，下闻病音，谓喘息则喉下有声也。”

［语译］ 秋脉主应肺脏，属西方金，为万物收成的季节，因此肺之脉气来时轻虚以浮，来急去散，所以叫做浮脉。如果与这种脉象相反，就是病脉。若是脉气来时如毛，轻浮之中，中央坚硬，两傍虚软，这叫做太过，主病在外；若是脉气来时如毛，轻浮之中，而力微弱，这叫做不及，主病在里。太过则使人气逆，背痛而胸中郁闷不舒；不及则使人气喘，咳嗽，短气，气上逆而咯血，喉间有喘息之声。

［原文］ 冬脉，肾也，北方水也，万物之所合藏也，故其气来沉以濡(《素问》作搏)，故曰石①。反此者病。其气来如弹石者，此谓太过，病在外；其去如数②[1]者，此谓不及，病在中。太过则令人解㑊[2]，脊脉痛而少气，不欲言；不及则令人心悬如病饥，䏚中清，脊中痛，小腹满，小便变赤黄③。

［校勘］

①“石” 原作“营”，据《难经》十五难及上三条文例改。

②“如数” 《太素》四时脉形作“如毛”。注：“一曰如数也。”

③“䏚中清，脊中痛，小腹满，小便变赤黄” 原无，原校：“《素问》下有䏚中清，脊中痛，小腹满，小便变赤黄四句。”《素问》玉机真脏论与原校同，唯无“赤黄”二字，据补，并删原校。

[注释]

[1]“如数(shuò 朔)” 《类经》四时脏脉病有太过不及注:“其去如数者,动止急促……此真阴亏损之脉。”

[2]解㑊(xiè yì 谢亦) 《素问》平人气象论王注:“寒不寒,热不热,弱不弱,壮不壮,㑊不可名,谓之解㑊也。”杭世骏云:“解㑊二字,不见他书。解,即懈;㑊音亦。倦而支节不能振耸,惫而精气不能检摄,筋不束骨,脉不从理,解解㑊㑊,不可指名,非百病中有此一症也。”今从杭说,即懈怠困倦之意。

[语译] 冬脉主应肾脏,属北方水,为万物蛰藏的季节,因此肾之脉气来时沉而濡软,如石之下沉,所以叫做石脉。如果与这种脉象相反,就是病脉,若是肾脉来时坚硬如弹石,这叫做太过,主病在外;若是脉去虚数,就叫做不及,主病在里。太过则使人形体懈惰无力,脊背筋脉痛,气短,不愿说话;不及则使人心如悬空,状似饥饿,腰部当肾处清冷,脊中作痛,少腹胀满,小便变成赤黄色。

[原文] 脾脉,土也,孤脏,以灌四旁者也[1],其善者不可见,恶者可见[2];其来如水之流[3]者,此谓太过,病在外;如鸟之喙者,此谓不及,病在中,太过则令人四肢不举[4];不及则令人九窍不通,名曰重强[5]。

[注释]

[1]“孤脏,以灌四旁者也” 《素问》玉机真脏论王注:“纳水谷,化津液,溉灌于肝、心、肺、肾也。以不正主四时,故谓之孤脏。”因脾虽旺于四季各十八日,但不专旺于一季,故曰“孤脏”。

[2]“其善者不可见,恶者可见” 《太素》四时脉形注:“善,谓平和不病之脉也。弦钩浮营四脉见时,皆为脾胃之气滋灌俱见,故四脏脉常得和平。然则脾脉以他为善,自更无善也,故曰善者不可见也。恶者,病脉也。脾受邪气,脉见关中,诊之得知,故曰可见也。”

[3]“如水之流” 指脉来滑而洪盛,为脾气太过之象,与本

文前节所云"如水之流，曰死"不同。《类经》四时，脏脉病有太过不及注："盖水流之状，滔滔洪盛者，其太过也；溅溅（同溅，浅而流急貌）不返者，其将竭也。"

[4]"太过则令人四肢不举"　脾主肌肉四肢，脉来洪盛，脾热太过，则熏灼肌肉四肢，使举动困难。

[5]"重强"　《太素》四时脉形注："不行气于身，故身重而强也。"《素问》玉机真脏论王注："重谓脏气重叠，强谓气不和顺。"《素问注证发微》注："脾不和平，固为强矣，而九窍不通，则病邪方盛，名曰重强。""重强"之义费解，姑引上说以备参考。

[语译]　脾属土，位居中央，不正主四时，故为孤脏。能纳水谷，化津液以灌溉四旁。无病的脾脉不可能见到，脾的病脉才可以见到。其脉来如水之流而洪盛的，叫做太过，主病在外；脉来坚锐如鸟之喙的，叫做不及，主病在内。太过则使人四肢不能举动；不及则使人九窍不通，名叫重强。

[按语]　以上五节，说明四时气候的变化对于五脏脉象的影响。人生长在自然界中，自然界的变化，特别是四季气候的变化，时刻影响着人体脏腑的生理与病理，而脏腑这些适应性的改变，也会在脉象上反映出来，因而出现了春弦、夏钩、秋毛、冬石的情况。脾脏运化精微，灌营四脏，分主四时。无脾气，则春、夏、秋、冬不能见到肝、心、肺、肾之平脉。因此，脾之常脉是通过其他四脏之常脉来体现的，所以其常脉不可见，病脉才能见到。另外，还必须根据脉象的太过不及，来确定脏腑的盛衰和疾病部位，从而进行正确的诊断和恰当的治疗。这些诊脉的经验和原则，对于指导临床至今仍有着重要的意义。

经脉第一中

[原文]　春得秋脉，夏得冬脉，长夏得春脉，秋得夏脉，冬得长夏脉①，不治，是谓五邪，皆同，死不治。

［校勘］

①“脉” 此下原有“名曰阴出之阳，病善怒”九字。《素问》宣明五气新校正：“按阴出之阳，病善怒，已见前条，此再言之，文义不伦，必古文错简也。”据删。

［语译］ 春季见到但毛无胃的秋脉，夏季见到但石无胃的冬脉，长夏见到但弦无胃的春脉，秋季见到但钩无胃的夏脉，冬季见到但代无胃的长夏脉，乃本脏之气不胜，反见克我之脏的脉象，属五脉互胜，叫做五邪，其预后是相同的，都是不治的死证。

［原文］ 春胃微弦曰平[1]，弦多胃少曰肝病，但弦无胃曰死，胃而有毛曰秋病，毛甚曰今病。脏真散于肝，肝藏筋膜之气也[2]。

［注释］

［1］“春胃微弦曰平” 《类经》脉分四时无胃曰死注：“春令木王，其脉当弦，但宜微弦而不至太过，是得春胃之充和也，故曰平。按此前后诸篇，皆以春弦、夏钩、秋毛、冬石分四季所属者，在欲明时令之脉，不得不然也。然脉之迭见，有随时者，有不随时者，故或春而见钩，便是夏脉；春而见毛，便是秋脉；春而见石，便是冬脉。因变知病，圆活在人，故有二十五变之妙。若谓春必弦，夏必钩，则殊失胃气之精义矣。”

［2］“脏真散于肝，肝藏筋膜之气也” 《素问经注节解》平人气象论注：“五脏既以胃气为本，是胃者，五脏之真气也，故曰脏真。无病之人，胃本和平，其气随五脏而转。是故入于肝，则随其散发之机，于是肝得和平之气以养其筋膜而无劲急之患。”

［语译］ 春天的脉象，微弦之中带有柔和的，是有胃气，叫做平脉；如果弦多胃少，是邪盛胃气衰，为肝脏有病；如果但弦而不柔和，为胃气已绝，真脏脉见，主死。若是脉虽有胃气，而柔和之中兼见毛脉的，是春见秋脉，金来克木，若胃气尚强，则可延至秋天发病；若是毛脉过甚，是木被金伤，胃气已衰，当时就要发病。胃气散入于肝，则肝得精微之气以养筋膜，而筋无劲急的

疾患。

[按语] 本节所说的胃,指胃气而言。胃为水谷之海,主化精微,以养五脏气。此气见于寸口,便是平人之脉。所以诊脉常以胃气的有无来决定病人的生死。有胃气的脉象是柔和以滑,徐缓而和,也就是无太过,无不及,不快不慢而有从容和缓之象,是为脉有胃气。如果脉来胃气少,则为病脉;如脉来毫无柔和之象,是胃气已绝,为真脏脉见,主死。

[原文] 夏胃微钩曰平,钩多胃少曰心病,但钩无胃曰死。胃而有石曰冬病,石甚曰今病。脏真通于心,心藏血脉之气也[1]。

[注释]

[1]"脏真通于心,心藏血脉之气也" 《素问经注节解》平人气象论注:"其在于心也,心为五脏主,无所不通。心得和平之气,包藏血脉而无壅闭之患也。"

[语译] 夏天的脉象,微钩之中带有柔和的是有胃气,叫做平脉;如果钩多胃气少,是心脏有病,为心火盛胃气衰;如果但钩而不柔和,为胃气已绝,真脏脉见,主死。若是脉虽有胃气,而柔和之中兼见石脉,是夏见冬脉,水来克火,若胃气尚强,则可延至冬天发病;若是石脉过甚,是火被水伤,胃气已衰,当时就要发病。胃气通于心,心得精微之气以养血脉,而无血脉壅滞的疾患。

[原文] 长夏胃微软弱曰平,胃少软弱多曰脾病,但代无胃曰死。软弱有石曰冬病,石①(《素》作弱)甚曰今病。脏真濡于脾,脾藏肌肉之气也[1]。

[校勘]

①"石" 原作"耎"。据《素问》平人气象论新校正改。

[注释]

[1]"脏真濡于脾,脾藏肌肉之气也"。 《素问经注节解》平人气象论注:"脾乃湿土,内运水谷,外养肌肉,和缓之气本根

于脾。如上无所制，下无所侮，脾自濡润，而一身之气皆其所养矣。”

[语译] 长夏时的脉象，微软弱中带有柔和的，是有胃气，叫做平脉；如果软弱多而胃气少，就是脾脏有病；如但见相代之脉而无柔和之象，是无胃气，为真脏脉见，主死。若是软弱脉中兼见沉石之象，为土被水侮，若胃气尚强，则可延至冬天发病；若石脉过甚，为胃气已衰，当时就要发病。胃气濡润于脾，脾得精微之气，而全身肌肉皆得其养。

[原文] 秋胃微毛曰平，毛多胃少曰肺病，但毛无胃曰死。毛而有弦曰春病，弦甚曰今病。脏真高于肺，肺行营卫阴阳也[1]。

[注释]

[1]“脏真高于肺，肺行营卫阴阳也”《类经》脉分四时无胃曰死注：“秋金用事，其气清肃，肺处上焦，故脏真之气高于肺。肺主乎气，而营行脉中，卫行脉外者，皆自肺宣布，故以行营卫阴阳也。”“高”即升的意思，与下节“下”字，是升降对举而言。

[语译] 秋时的脉象，微毛之中带有柔和，是有胃气，叫做平脉；如果毛多胃气少，主肺脏有病；但见毛脉而不柔和，是无胃气，为真脏脉见，主死。如果毛脉中兼见弦脉，为金受木侮，若胃气尚强，则可延至春季发病；若弦脉过甚，为胃气已衰，当时就要生病。胃气上入于肺，由肺自上焦敷布，运行营卫阴阳于内外。

[原文] 冬胃微石曰平，胃少石多曰肾病，但石无胃曰死，石而有钩曰夏病，钩甚曰今病。脏真下于肾，肾藏骨髓之气也[1]。

[注释]

[1]“脏真下于肾，肾藏骨髓之气也” 《类经》脉分四时无胃曰死注：“冬水用事，其气闭藏，故脏真之气下于肾。”《素问经注节解》平人气象论注：“肾主骨，骨藏髓，其本根固，则精自生而形自盛也。”

［语译］　冬时的脉象，沉石之中带有和缓之象的，是有胃气，叫做平脉；如果脉象石多而胃气少，主肾脏有病；但见沉石，而不柔和，是无胃气，为真脏脉见，主死。如石脉中兼见钩脉，为水被火侮，若胃气尚强，则可延至夏季发病；若钩脉过甚，为水亏火盛，胃气已衰，当时就要发病。胃气下达于肾，肾得精微之气，以养骨髓，则精旺神足，形体就会壮盛。

［按语］　以上五节，论述四时所见的平脉、病脉的诊脉法。四时的脉象虽不同，但均以柔和有胃气者为平脉，如春微弦，夏微钩，长夏微软，秋微毛，冬微石等。胃气少为病脉，如弦多胃气少等，这种脉象的出现，不仅说明胃气已虚，也说明了主时之脏已病。如出现毫无胃气的但弦、但钩等真脏脉，即为胃气绝的死症。如见与时相乘相侮的脉象，为主时之脏已受其所不胜或所胜之脏的乘侮，此时如胃气尚强，可不当时发病，胃气已衰，就会立即发病。《素问经注节解》平人气象论对此作了比较详细的注解，今录之以供参考。注曰："凡人之病多见于其所不胜，故肝、心二脏皆病于毛石，而脾、肺、肾反病于其所胜者，何也？五脏之气无常也，盛则足以抗所不胜，衰则见侮于所胜。如脾者土也，土之所不胜者木，所胜者水；乃木不盛而水盛，故脉来见石也。石者冬脉，水之气也，水本畏土，今脾弱土虚而水无所畏，至于冬则水愈王而脾病。若水邪王极，土不能制，且不必至冬而即病矣……或曰：同一五脏也，心肝见制于所不胜，独不见侮于所胜，脾、肺、肾见侮于所胜，独不见制于所不胜乎？曰：见制于所不胜者常也，见侮于所胜者变也。天地之理，有常必有变。岐伯欲并著其理，而偶以肝、心当其常。脾、肺、肾尽其变耳。读者幸毋拘文牵义可也。知土之见侮于水，则知金水之见侮于木火，可类推矣。"

［原文］　胃之大络，名曰虚里[1]，贯膈络肺，出于左乳下，其动应手①，脉之宗气[2]也。盛喘数绝[3]者，则病在中；结而横，有积矣[4]；绝不至曰死。

诊得胃脉实则胀②，虚则泄也。

［校勘］

①“应手”　《素问》平人气象论、《太素》尺寸诊均作“应衣”。

②“实则胀”　原作“则能食”，据《素问》脉要精微论改。

［注释］

［1］“虚里”　《太素》尺寸诊注：“虚里，城邑居处也，此胃大络，乃是五脏六腑所禀居处，故曰虚里。”

［2］“脉之宗气”　“宗气”，指脾胃化生的水谷精气与肺吸入的清气汇合，积于胸中的大气。为十二经脉之所宗，故曰“脉之宗气”。

［3］“盛喘数绝”　“绝”，断的意思。“喘”，脉动急迫的意思。“盛喘数绝”，即脉动虽充盛而急迫，而时有短暂停止之义。

［4］“结而横，有积矣”　《吴注素问》注：“脉来迟，时一止，曰结”。“结而横，有积”，指虚里脉结，按之横坚有力，为有积聚的征象。

［语译］　胃的大络，名叫虚里，其脉从胃上行，穿过膈膜，上络于肺，出现于左乳的下方，跳动应手，这是脉之宗气。若此脉跳动充盛急迫，而时有短暂停止的，为中气不守，主病在中；若脉见结象，按之横坚，主有积聚；若脉绝不至，为宗气已绝，主死亡。

若诊得虚里之脉充实，为气有余，则主腹胀，若脉虚弱，是气不足，则主泄利。

［原文］　心脉揣（《素问》作搏）坚而长，病舌卷不能言[1]。其软而散者，病消渴（《素》作烦）自已[2]。

［注释］

［1］“病舌卷不能言”　舌为心之苗，其心脉上至舌下，心脉跳动坚强而长为邪盛，致经脉急缩而不柔和，故舌卷不能言。

［2］“病消渴自已”　《太素》五脏脉诊注：“消渴以有胃气，

故自已。”

［语译］ 心脉跳动坚强而长的，为心经邪盛，可以发生舌卷而不能言语。若脉来软散的，是胃气来复，病饮水善消，不治自愈。

［原文］ 肺脉揣（《素》作搏下同）坚而长，病唾血。其软而散者，病灌汗[1]，至令不复①。

［校勘］

①“至令不复” 原作“至令不复散发。”义难明，下文肾脉条作“至令不复”，《太素》五脏脉诊注：“至令不复也。”疑本文衍“散发”二字，故删。又《素问》脉要精微论新校正：“详下文诸脏各言色，而心肝两脏不言者，疑缺文也。”

［注释］

[1]“灌汗” 《太素》五脏脉诊注：“以肺气虚，故脉软散也，虚故腠理相逐，汗出如灌。”

［语译］ 肺脉跳动坚强而长，为火邪乘肺，当病唾血。若其脉软而散，为肺虚，肺虚则皮毛不固，因而汗出如水浇灌，致使身体不易恢复。

［原文］ 肝脉揣坚而长，色不青，病坠[1]；若搏，因血在胁下，令人喘逆[2]。其软而散，色泽[3]者，病溢饮[4]。溢饮者，渴暴①多饮，而溢②入肌皮肠胃之外也。

［校勘］

①“渴暴” 原作“渴渴”，据《素问》脉要精微论、《太素》五脏脉诊改。

②“溢” 原作“易”，原校：“一本作溢”。《脉经》卷六、《千金》肝脏与原校同，据改，并删原校。

［注释］

[1]“色不青，病坠” 《类经》搏坚软散为病不同注：“脏病于中，色必外见，其色当青，而不青者，以病不在脏而在经也，必有坠伤。”

[2]"若搏……令人喘逆" 《类经》搏坚软散为病不同注："若由搏击，则血停胁下，而气不利，故令人喘逆。"

[3]"色泽" 水溢于肌肤，故见色润泽。《金匮要略》云："夫水病人，目下有卧蚕，面目鲜泽。"

[4]"溢饮" 病名，《金匮要略》云："饮水流行，归于四肢，当汗出而不汗出，身体疼重，谓之溢饮。"

[语译] 肝脉跳动坚强而长，面色不青的，病不在脏，必为跌伤；若因击伤，以致瘀血停留胁下，则使人气息不利，喘而气逆。如果肝脉软而散，面色反见鲜泽的，当病溢饮。溢饮是由于大渴多饮，水溢渗在肌肉、皮肤之间，肠胃之外而引起的。

[原文] 胃脉揣坚而长，其色赤，病折髀[1]。其软而散者，病食痹[2]、痛髀①。

[校勘]

①"痛髀"《素问》脉要精微论无。《脉经》卷六第六、《千金》胃腑作"髀痛"。《太素》五脏脉诊作"髌痛"。

[注释]

[1]"折髀" 《素问》脉要精微论王注："胃阳明脉，从气冲下髀，抵伏兔，故病则髀如折也。"

[2]"食痹" 《太素》五脏脉诊注："胃虚不消水谷，故食积胃中为痹而痛。"《素问》至真要大论王注："食痹，谓食已心下痛，阴阴然不可名也，不可忍也，吐出乃止。此为胃气逆，而不下流也。"

[语译] 胃脉跳动坚强而长，面色赤的，为阳明火盛，胃之经络被伤，则病髀部疼痛如折。如果胃脉软散，为胃气虚，当病食物不能化食后闷痛、呕吐水汁的食痹或髀部疼痛。

[原文] 脾脉揣坚而长，其色黄，病少气。其软而散，色不泽者，病足胻肿，若水状。

[语译] 脾脉跳动坚强而长，其面色发黄，是脾虚，脾虚则肺无所养，当病少气。如果其脉软而散，面色不润泽，是脾虚不

能制水，水气下行，病见足胫浮肿，好象水肿的形状。

[原文] 肾脉揣坚而长，其色黄而赤者，病折腰[1]。其软而散者，病少血，至令不复[2]。

[注释]

[1]“肾脉揣坚而长……病折腰” 色黄为湿，色赤为热，湿热下侵肾经，故脉坚强而长。腰为肾府，肾经受邪，故病腰痛如折。

[2]“其软而散者……至令不复” 肾主水，以生化津液，渗灌血脉，今肾气不化，故当病少血，肾为先天之本，本源已衰，故短期不易恢复。

[语译] 肾脉跳动坚强而长，面色黄而兼赤，是湿热之邪干肾，肾受邪伤，则病腰痛如折。如果其脉耎散，是精血虚少，本源已衰，就很难在短期内恢复。

[按语] 以上六节，是从脉之揣坚和软散来论述五脏一腑的病变。揣坚者，为太过，是邪气盛；耎散者，为不及，是正气虚。同时，还必须结合望色，以明脏腑之病。

[原文] 夫脉者，血①之府也[1]。长则气和[2]，短则气②病[3]，数则烦心，大则病进，上盛则气高③，下盛则气胀[4]，代则气衰，细则气少，涩则心痛[5]，浑浑革革至如涌泉[6]，病进而危④，弊弊⑤绰绰[7]（一本作绵绵），其去如弦绝者死。

[校勘]

①“血” 此下原有“气”字，据《素问》脉要精微论、《脉经》卷一第十三、《千金》卷二十八第五删。

②“气” 原无，据《素问》脉要精微论补。

③“高” 《素问》脉要精微论新校正：“按，全元起本，高作髙。”

④“危” 原作“色”，据《脉经》卷一第十三、《千金》卷二十八第五改。

⑤“弊弊” 原作“弊之”，据《素问》脉要精微论新校正改。

[注释]

[1]“脉者,血之府也”《素问》脉要精微论王注:“府,聚也。言血之多少,皆聚见于经脉之中。”

[2]“长则气和” 长,是指长脉,如循长竿,首尾端直,超过本位。气和,即气血平和,健康无病的意思。

[3]“短则气病” 短,是指短脉,与长脉相对,首尾俱短,不及本位。短脉为气不足。

[4]“上盛则气高,下盛则气胀” 《类经》诸脉证诊法注:“寸为上。上盛者,邪壅于上也;气高者,喘满之谓。关尺为下。下盛者,邪滞于下,故腹为胀满。”《素问识》:“诸家以上下为尺寸之义,而《内经》有寸口之称,无分三部而为寸关尺之说。乃以《难经》以降之见读斯经,并不可从。此言上下者,指上部下部之诸脉,详见三部九候论。”此说可参。

[5]“涩则心痛” 涩脉艰涩而不滑利,为气滞血少,故为心痛。

[6]“浑浑革革至如涌泉” 形容脉来奔流急速,像泉水上涌一样。“浑浑”,形容泉水奔流之状。“革革”(jí jí 吉吉),急的意思。

[7]“弊弊绰绰” 指脉来虚微无力,飘忽不定,若断若续,似有似无。“弊弊”,有断的意思。“绰绰”,缓慢无力的样子。

[语译] 血在脉中流行,所以脉是血之府。若见长脉,表示气血和畅;若见短脉,是气虚之病;若见数脉,则病内热心烦;若见大脉,是病势正在发展;上部脉盛的,则气逆于上而喘满;下部脉盛的,则气滞于下而腹胀;若见代脉,则为气衰;若见细脉,则为气少;若见涩脉,则为心痛;脉来奔流急速如泉水之上涌者,主病势加剧而危重;若脉来若断若续,飘忽不定,其去如琴弦断绝的,是真气已竭,将要死亡的证候。

[原文] 寸口脉中手短者,曰头痛[1];寸口脉中手长者,曰足胫痛[2];寸口脉沉而坚者,病在中[3];寸口脉浮而盛者,病在

外[4];寸口脉中手促上击①者[5],曰肩背痛;寸口脉紧②而横坚[6](《素问》作沉而横)者,曰胁下腹中有横积痛[7];寸口脉浮③而喘[8](《素问》作沉而弱)者,曰寒热;寸口脉盛滑坚者,曰病在外;寸口脉小实而坚者,曰病在内;脉小弱以涩者,谓之久病;脉浮滑而实大(《素问》作浮而疾)者,谓之新病[9];病甚有胃气而和者,曰病无他;脉急者,曰疝瘕④少腹痛。脉滑曰风,脉涩曰痹,盛而紧曰胀,缓而滑曰热中。按寸口得四时之顺,曰病无他,反四时及不间脏[10]曰死。

[校勘]

①"击" 原作"数",原校:"《素问》作击。"《素问》平人气象论与原校同,据改,并删原校。

②"紧" 《太素》尺寸诊作"沉"。

③"浮" 《太素》尺寸诊作"沉"。

④"瘕" 《素问》平人气象论、《太素》尺寸诊均作"瘕"。

[注释]

[1]"寸口脉中手短者,曰头痛" "中(zhòng 众)手",脉按之应指的意思。《太素》尺寸诊注:"短者阳气不足,故头痛也。"

[2]"寸口脉中手长者,曰足胫痛" 《太素》尺寸诊注:"长者阳气有余,阴气不足,故胫痛也。"

[3]"寸口脉沉而坚者,病在中" 《素问》平人气象论王注:"沉坚为阴,故病在中。"

[4]"寸口脉浮而盛者,病在外" 脉浮而盛,为气血充实而向外,乃邪在阳分,故病在外。

[5]"促上击者" 《类经》寸口尺脉诊诸病注:"脉来急促,而上部击手者,阳邪盛于上也,故为肩背痛。"

[6]"紧而横坚" 横,形容脉应指下有如一横木,既弦紧,又坚硬的意思。

[7]"横积痛" 积块横居作痛的意思。

[8]"浮而喘" 即浮而动甚之义。

[9]“脉浮滑而实大者,谓之新病” 浮滑实大属阳邪过盛。浮为在表,所以谓之新病。

[10]“不间脏” “间”作“夹”或“隔”解。《类经》逆从四时无胃亦死注:“不间脏者,如木必乘土,则肝病传脾;土必乘水,则脾病传肾之类,是皆传其所胜,不相假借,脉证得此,均名鬼贼,其气相残,为病必甚。若间其所胜之脏,而传其所生,是谓间脏,如肝不传脾而传心,心不传肺而传脾,其气相生,虽病亦微。”

[语译] 寸口脉按之应指而短的,是阳气不足,当病头痛;寸口脉应指而长的,是阴气不足,当病足胫痛;寸口脉沉而坚硬,是邪在阴,主病在内;寸口脉浮而盛,是邪在阳,主病在外;寸口脉应指急促而击指的,是阳邪在上,主肩背痛;寸口脉紧弦坚实的,是阴邪内结,主胁下或腹中有积块作痛;寸口脉浮而动甚,是邪气在表,主病寒热;寸口脉象洪滑有力的,为阳盛,主病在外;寸口脉象小实有力的,为阴盛,主病在内;脉象小弱而兼涩,为气虚血少,主久病;脉象浮滑而有力,为新感风热,是新病;病情虽重,脉象和缓而有胃气的,病无危险;脉象紧急,为寒气凝滞,主有疝瘕积聚,少腹作痛。脉象滑利,是阳邪,主病风;脉象滞涩,是阴邪,主病痹;脉来盛而紧急,主寒凝气滞而腹胀满;脉来缓而滑利,是热邪在脾胃,病为热中。总之,诊察寸口的脉象与四时相应的为顺,虽然患病,亦无危险;如果脉与四时相反,或病传所胜相克之脏,多主死亡。

[原文] 太阳脉至,洪大以长;少阳脉至,乍数乍疏①,乍短乍长;阳明脉至,浮大而短[1]。

[校勘]

①“乍数乍疏” 《素问》平人气象论新校正引《扁鹊阴阳脉法》及《难经》七难均作“乍小乍大”。

[注释]

[1]“太阳脉至……浮大而短” 《难经》七难吕广注:“少

阳王正月二月，其气尚微，故其脉来进退无常。阳明王三月四月，其气始萌未盛，故其脉来浮大而短。太阳王五月六月，其气大盛，故其脉洪大而长也。”此言人的脉气应变于四时的情况。

［语译］ 人的脉气，随四时阴阳而变化。太阳主时的月分，阳气极盛，人脉应之洪大而长；少阳主时的月分，阳气初生，其气未定，人脉应之，时快时慢，时长时短；阳明主时的月分，阳气未盛，人脉应之，浮大而短。

［按语］ 此言人身之阴阳，应随自然界的阴阳而变化，所以脉也应变于四时。惟本节及《素问》、《太素》只言三阳，未及三阴，疑有脱简。《难经》与《脉经》则阴阳俱全。《难经》七难："太阴之至，紧大而长；少阴之至，紧细而微；厥阴之至，沉短而敦。"《脉经》卷五扁鹊阴阳脉法第二："少阴之脉紧细，……太阴之脉紧细以长，……厥阴之脉沉短以紧。"可作参考。

［原文］ 厥阴有余，病阴痹[1]；不足，病生热痹；滑则病狐疝风[2]；涩则病少腹积气[3]（一本作积厥）。

少阴有余，病皮痹瘾疹[4]；不足，病肺痹[5]；滑则病肺风疝[6]；涩则病积，溲血[7]。

太阴有余，病肉痹寒中[8]；不足，病脾痹[9]；滑则病脾风疝[10]；涩则病积，心腹时满。

阳明有余，病脉痹，身时热；不足，病心痹[11]；滑则病心风疝；涩则病积，时善惊[12]。

太阳有余，病骨痹身重[13]；不足；病肾痹[14]；滑则病肾风疝；涩则病积，时善巅①疾[15]。

少阳有余，病筋痹胁满[16]；不足，病肝痹[17]；滑则病肝风疝；涩则病积，时筋急目痛[18]。

［校勘］

①"巅" 原作"癫"，据《素问》四时刺逆从论改。

［注释］

[1]"厥阴有余，病阴痹" 《类经》六经痹疝注："厥阴者，

风木之气也。风木有余则邪并于肝，肝经之脉，结于诸阴之分，故病为阴痹。”阴痹，是属阴性一类的痹病，如寒痹、湿痹等。

[2]“狐疝风” 《类经》六经痹疝注：“疝者，前阴少腹之病，男女五脏皆有之。狐之昼伏夜出，阴兽也，疝在厥阴，其出入上下不常，与狐相类，故曰狐疝风。此非外入之风，乃以肝邪为言也。”《素问直解》注：“风者，气动风生，风主气也。下文肺风、脾风、心风、肾风、肝风，皆气动风生之义。”

[3]“涩则病少腹积气” 积病有形，固定不移，痛有定处。病属气滞血瘀。涩脉主气滞血少，所以说“涩则病少腹积气。”

[4]“少阴有余，病皮痹瘾疹” 《类经》六经痹疝注：“少阴者，君火之气也，火盛则克金；皮者肺之合，故为皮痹。”“瘾疹”，是皮肤所发生的形如麻疹，成片成块时隐时现的小疹。

[5]“不足，病肺痹” 《类经》六经痹疝注：“火不足则金无所畏，燥邪独胜，故病为肺痹。”《素问》痹论“肺痹者，烦满，喘而呕。”

[6]“滑则病肺风疝” 《类经》六经痹疝注：“滑实则君火为邪，故乘于肺，病在气也。”

[7]“涩则病积，溲血” 《类经》六经痹疝注：“涩为心血不足，故经滞而为积聚，血乱而为溲血。”

[8]“太阴有余，病肉痹寒中” 太阴有余为湿气有余，脾土主肌肉，若湿邪在肌肉则为肉痹，寒湿在脾胃则为寒中。

[9]“脾痹” 《素问》痹论：“脾痹者，四肢解堕，发咳呕汁，上为大塞。”《类经》六经痹疝注：“土弱，则脾气不行也。”

[10]“滑则病脾风疝” 《类经》六经痹疝注：“太阴脉滑，则土邪有余，脾风疝者，即癫肿重坠之属，病在湿也。”

[11]“阳明有余……病心痹” 《类经》六经痹疝注：“阳明者，燥金之气也。其合大肠与胃。燥金有余，则血脉虚而阴水弱，故病脉痹及身为时热；燥气不足，则火盛为邪，故病为心痹。”《素问》痹论：“心痹者，脉不通，烦则心下鼓，暴上气而喘，

嗌干善噫，厥气上则恐。”

[12]“滑则病心风疝；涩则病积，时善惊” 脉滑为燥金有余，反侮心火，故病心风疝。脉涩为血少瘀滞，故病积聚；血少不养心神，则时善惊。

[13]“太阳有余，病骨痹身重” 太阳主寒水之气，合于肾，肾主骨，若寒水之气有余则可患骨痹病，一身沉重。

[14]“肾痹” 《素问》痹论：“肾痹者，善胀，尻以代踵，脊以代头。”

[15]“滑则病肾风疝；涩则病积，时善巅疾” 《类经》六经痹疝注：“太阳滑实者，风寒挟邪，故病肾风疝，太阳之脉交巅上，络肾属膀胱，故其脉涩气滞者，当为肾积，及顶巅之病。”

[16]“少阳有余，病筋痹胁满” 少阳主火气，内合于肝，肝居胁下，主筋，少阳之火气有余则损及于肝，所以患筋痹胁满。

[17]“肝痹” 《素问》痹论：“肝痹者，夜卧则惊，多饮数小便，上为引如怀。”

[18]“滑则病肝风疝；涩则病积，时筋急目痛” 《类经》六经痹疝注：“滑实则风热合邪，而为肝风疝，病在筋也；涩以血滞，故病肝积；肝主筋开窍于目，故为筋急目痛。”

[语译] 厥阴之气有余，则病在阴分而发生阴痹；不足，则阳邪过盛而发生热痹；脉滑则患狐疝气；脉涩则为少腹中有积气。

少阴之气有余，发为皮痹和瘾疹；不足，则发病为肺痹；脉滑则患肺风疝，脉涩则病积聚和尿血。

太阴之气有余，发病为肉痹和寒中；不足则病脾痹；脉滑则病脾风疝；脉涩则主积聚和心腹胀满等病。

阳明之气有余，发病为脉痹，身体不定时发热，不足则发病为心痹；脉滑则病心风疝；脉涩则主积聚，和时常发惊。

太阳之气有余，则发病为骨痹身重；不足则发生肾痹；脉滑则病肾风疝；脉涩则主积聚及头巅部生病。

少阳之气有余，则病发为筋痹，胁部胀满；不足，病发为肝痹；脉滑则病为肝风疝；脉涩则病主积聚，筋急、目痛等症。

[按语] 以上六节，提出六经有余、不足所发生的疾病，并指出有余、不足，都可以为痹病，如外感有余则病疝，内伤不足则病积等。由于邪气入于经络，致使气血凝滞，闭塞不通，从而有痹、疝、积等气血闭塞瘀滞一类的病变出现。如果邪气盛，其脉必然会出现浮动而滑；正气虚，其脉必然会出现沉滞而涩。

有关痹、疝、积等病，可参考本书其他篇。

[原文] 太阴①厥逆[1]，胻急挛，心痛引腹，治主病者[2]。

少阴厥逆，虚满呕变，下泄清[3]。治主病者。

厥阴厥逆，挛，腰痛，虚满，前闭，谵语[4]。治主病者。

三阴俱逆，不得前后，使人手足寒，三日死。

太阳厥逆，僵仆呕血善衄[5]。治主病者。

少阳厥逆，机关不利。机关不利者，腰不可以行，项不可以顾。发肠痈，不可治，惊者死[6]。

阳明厥逆，喘咳身热，善惊，衄血，呕血，不可治，惊者死[7]。

手太阴厥逆，虚满而咳，善呕吐沫[8]。治主病者。

手心主、少阴厥逆，心痛引喉。身热者死，不热者可治[9]。

手太阳厥逆，耳聋泣出，项不可以顾，腰不可以俯仰[10]，治主病者。

手阳明、少阳厥逆，发喉痹，嗌肿痛②[11]，治主病者。

[校勘]

①“太阴” 《太素》经脉厥作“足太阴”，按后文称手经，则此言当属足经。下“少阴”、“厥阴”及三阳同。

②“痛” 《素问》厥论、《太素》经脉厥作“痓”，《素问》厥论新校正引全元起作“痉”。

[注释]

[1]“厥逆” 指卒厥一类病，并非单指四肢厥逆之厥证。详见本经卷七第三。

[2]“胻急挛，心痛引腹，治主病者” 《太素》经脉厥注：“足太阴脉，从足上行，循胻后属脾络胃注心中，故足太阴气动失逆，胻急挛，心痛引腹也。……足太阴脉所发之穴，主疗此病者也。余仿此”。

[3]“少阴厥逆……下泄清” 肾为胃之关，若少阴阳气衰微，则关门不利，脾胃运化失调，升降失司，上则为虚满呕吐，下则为泄泻清冷。

[4]“厥阴厥逆……前闭，谵语” 《类经》十二经之厥注：“厥阴脉络诸筋，故为拘挛，腰痛。肝邪侮土，故为虚满。肝经之脉环阴器，故为前闭不通。肝藏魂，厥逆在肝，则神魂乱，故言为谵妄。”“前闭”，即小便不通。

[5]“僵仆呕血善衄” 《太素》经脉厥注：“足太阳脉起于鼻旁目内眦，侠脊抵腰中络肾属膀胱，故足太阳脉气之失逆，僵仆呕血善衄。后倒曰僵，前倒曰仆。僵仆有伤，故呕血也。太阳厥逆连鼻，故善衄也。

[6]“少阳厥逆……惊者死” 《类经》十二经之厥注：“足之少阳，胆经也。机关者，筋骨要会之所也。胆者，筋其应，少阳厥逆则筋不利，故为此机关腰项之病。肠痈发于少阳厥逆者，相火之结毒也，故不可治。若有惊者，其毒连脏，故当死。”

[7]“阳明厥逆……惊者死” 《类经》十二经之厥注：“阳明之脉循喉咙，入缺盆，下膈，故为喘咳；阳明主肌肉，故为身热；风木之邪发惊骇，为胃所畏，故善惊；阳明之脉起于鼻，属于胃，气有所逆，故为衄血呕血。”

[8]“手太阴厥逆……善呕吐沫” 手太阴起于中焦，下络大肠，还循胃口，上膈属肺，气逆则病及于肺胃，出现虚满咳嗽呕吐等证。

[9]“手心主……不热者可治” 《太素》经脉厥注：“手心主，手厥阴心包络脉，起于胸中，出属心包，下膈历络三焦；手少阴脉，起心中，侠咽上行，故二脉失逆，心痛引喉也。心包之脉历

络三焦，故心受邪而痛遍行三焦，致令身热，为真心痛，死不可疗。若身不热，是则逆气不周三焦，故可疗之也。”

[10]“手太阳厥逆……腰不可以俯仰” 小肠手太阳之脉，至目之内外眦，入耳中，其支者，从缺盆循颈，病厥则耳聋泣出。又督脉与手太阳经脉相通，病及于督脉则腰不可以俯仰。

[11]“手阳明……嗌肿痛” 手阳明脉，支者从缺盆至颈贯颊，是主津所生病者为喉痹；手少阳脉，支者从膻中出缺盆上项侠耳后，是动则病嗌肿喉痹。故二脉气逆，则发生喉痹、嗌肿等病。

[语译] 足太阴经的经气厥逆，小腿拘急痉挛，心痛牵引腹部。当以本经所发的腧穴为主治。

足少阴经的经气厥逆，则腹部虚饱胀满，上而呕吐，下而泄利清冷。当以本经所发的腧穴为主治。

足厥阴经的经气厥逆，则筋拘挛，腰痛，腹满，小便不通，谵言妄语。当以本经所发的腧穴为主治。

足之三阴经脉的经气都发生厥逆，则大小便不通，手足逆冷，三天就要死亡。

足太阳经脉的经气厥逆，则身体僵直仆倒，呕血，鼻时出血。当以本经所发的腧穴为主治。

足少阳经脉的经气厥逆，则筋骨关节不利。筋骨关节不利，则腰部不能活动，项强不能左右回顾。若发肠痈，就是不可治的危症；如再发惊，就会死亡。

足阳明经脉的经气厥逆，喘息咳嗽，发热，容易发惊，鼻出血，呕血，是不可治的危症。若发惊而至神乱的就主死亡。

手太阴经的经气厥逆，则胸满，咳嗽，常呕吐涎沫，当以本经所发的腧穴为主治。

手心主和手少阴心经的经气厥逆，则心痛连及咽喉，若身发热的主死，若身不发热的可治而愈。

手太阳经脉的经气厥逆，则耳聋，眼流泪，项强不能左右回顾，腰不能前后俯仰。当以本经所发的腧穴为主治。

手阳明大肠和手少阳三焦的经脉厥逆，则发生喉痹，咽肿痛。当以本经所发的腧穴为主治。

［**原文**］　来疾去徐，上实下虚，为厥癫①疾[1]；来徐去疾，上虚下实，为恶风也。故中恶风者，阳气受也[2]，有脉俱沉细数者，少阴厥也[3]；沉细数散者，寒热也[4]；浮而散者，为眴仆[5]。诸浮而不躁者，皆在阳，则为热；其有躁者，在手[6]。诸细而沉者，皆在阴，则为骨痛；其有静者，在足[7]。数动一代者，病在阳之脉也②[8]。其③涩者，阳气有余也；滑者，阴气有余也[9]。阳气有余则为身热无汗；阴气有余则为多汗身寒[10]；阴阳有余则为无汗而寒。推而外之，内而不外者，有心腹积也[11]推而内之，外而不内者，中有热也[12]。推而上之，下而不上④者，腰足清也[13]。推而下之，上而不下⑤者，头项痛也[14]。按之至骨，脉气少者，腰脊痛而身有痹也[15]。

［**校勘**］

①“癫”　《素问》脉要精微论作“巅”。

②“病在阳之脉也”　此下《素问》脉要精微论有“泄及便脓血，诸过者切之”十字。《太素》五脏脉诊作“病在阳之脉，溏泄及便脓血诸过者切之”。

③“其”　《素问·脉要精微论》、《太素·五脏脉诊》均无。

④“下而不上”　《素问》脉要精微论、《太素》五脏脉诊均作“上而不下”。

⑤“上而不下”　《素问》脉要精微论、《太素》五脏脉诊均作“下而不上”。

［**注释**］

［1］“来疾去徐，上实下虚，为厥癫疾”　《太素》五脏脉诊注：“来疾，阳盛，故上实也；去徐，阴虚，故下虚也。上实下虚，所以发癫疾也。”

［2］“来徐去疾……阳气受也”　《类经》诸脉证诊法注：

“来之徐，上之虚者，皆阳不足也。阳受风气，故阳虚者必恶风，而恶风之中人，亦必阳气受之也。”

[3]“沉细数者，少阴厥也” 沉细数是水亏火旺之脉，所以发为少阴厥。

[4]“沉细数散者，寒热也” 《类经》诸脉证诊法注：“沉细为阴，数散为阳，阴脉数散，阴不固也，故或入之阴，或出之阳，而为往来寒热。”

[5]“浮而散者，为眴仆” 浮而散为气血极虚之脉，所以病头目眩晕而仆倒。“眴”，目眩。“仆”，颠仆。

[6]“诸浮而不躁者……在手” 《类经》诸脉证诊法注：“脉浮为阳，而躁则阳中之阳；故但浮不躁者，皆属阳脉，未免为热；若浮而兼躁，乃为阳极，故当在手。在手者，阳中之阳，谓手三阳经也。”

[7]“诸细而沉者……在足” 《类经》诸脉证诊法注：“沉细为阴，而静则阴中之阴；故脉但沉细者，病在阴分，当为骨痛；若沉细而静，乃为阴极，故当在足，在足者，阴中之阴，谓足三阴经也。”

[8]“数动一代者，病在阳之脉也” 《素问》脉要精微论王注：“代，止也。数动一代，是阳气之生病，故言病在阳之脉。”

[9]“涩者，阳气有余也；滑者，阴气有余也” 《太素》五藏脉诊注：“阳气有余称过，阳过之脉，应浮而滑，更涩者，以其阳气太盛，故极反成涩，阴脉沉涩，今反滑者，以阴过极，反成滑也。”

[10]“阳气有余……则为多汗身寒” 《太素》五脏脉诊注：“阳气有余，极反为阴，外闭腠理，故汗不出其身热也；阴气有余，极反为阳，外开腠理，故汗多出，其身寒也。”

[11]“推而外之……有心腹积也” 《类经》诸脉证诊法注：“此下言察病之法，当推求于脉，以决其疑似也。凡病若在表，而欲求之于外矣。然脉则沉迟不浮，是在内而非外，故知其

心腹之有积也”。“推”，推求的意思。“外”，指表证，指浮脉；“内”，指沉脉。

[12]“推而内之，外而不内者，中有热也” 《类经》诸脉证诊法注：“凡病若在里，而欲推求于内矣，然脉则浮数不沉，是在外而非内，故知其身之有热也。”

[13]“推而上之，下而不上者，腰足清也” 病若在上，而欲推求于上，然脉则只见于尺部，是阴盛于下，故知腰足清也。

[14]“推而下之，上而不下者，头项痛也” 病若在下，而欲推求于下，然脉则只见于寸部，是阳盛于上，故知头项痛也。

[15]“按之至骨……身有痹也” 脉按至骨而微弱无力者，为肾气虚极之象，腰为肾之府，故腰脊痛而身有痹。

[语译] 脉来急疾而去徐缓，为上实下虚，阳盛于上，阴虚于下，故主厥逆和癫疾；脉来徐缓而去急疾，为上虚下实，是阳虚于上，为感受恶风。所以感受恶风的，都是阳虚不能卫固于外的缘故。脉象沉细而数的，是足少阴经厥逆的病；脉见沉细数散的，是主寒热的病；若是脉浮而散，是主眩晕仆倒的病。凡是浮脉而不躁急的，病在阳分，则为发热；如脉浮而躁急，则病在手三阳经。凡是脉细而沉，其病在阴分，则为骨节痛；如果沉细而静，则为阴中之阴，病在足三阴经。脉象数动而兼有歇止，病在阳经。疾病太过之脉则与常脉不同，例如脉涩，是阳气太过，反现阴脉；脉滑，为阴气太过，反现阳脉。阳气有余，则极反为阴，出现身发热而无汗；阴气有余，则极反为阳，外开腠理，出现身多汗而发冷；阴阳二气都有余，则身无汗而发冷。凡脉象欲求之于表，反沉迟而不浮，是病在内，主有心腹积聚。凡脉象欲求之于里，脉反浮数而不沉，是病在外，主有身发热的疾患。欲求之于上部，脉反下而不上，是阴盛于下，主腰足清冷；欲求之于下部，脉反上而不下，是阳盛于上，主头项疼痛。若按之至骨，而脉气细微欲绝的，是阳气衰微，阴寒内盛，主腰脊痛或痹症。

[按语] 本节论述通过脉的来去疾徐,浮沉滑涩,诊察人体阴阳的盛衰,及其所主的病症。并用对比的方法,示人在某些复杂病变中如何凭脉辨证。这都有其实践的意义。

经脉第一下

[原文] 三阳为经,二阳为维,一阳为游部[1]。三阳者,太阳也,至手太阴[2]而弦,浮而不沉,决以度,察以心,合之阴阳之论。二阳者,阳明也,至手太阴弦而沉急不鼓,炅至以病皆死[3]。一阳者,少阳也,至手太阴上连人迎弦急悬不绝[4],此少阳之病也,专①阴则死[5]。三阴者,六经之所主也[6],交于太阴,伏鼓不浮,上空至心②[7]。二阴至肺,其气归于膀胱,外连脾胃[8]。一阴独至[9],经绝气浮,不鼓钩而滑。此六脉者,乍阴乍阳,交属相并,缪通五脏,合于阴阳[10],先至为主,后至为客[11]。

[校勘]

①"专" 原作"搏",据《素问》阴阳类论改。

②"至心" 《素问》阴阳类论及新校正引杨上善注均作"志心"。

[注释]

[1]"三阳为经,二阳为维,一阳为游部" 《类经》阴阳贵贱合病注:"经,大经也;周身之脉,惟足太阳为巨,通巅下背,独统阳分,故曰经。维,维络也;阳明经上布头面,下循胸腹,独居三阴之中,维络于前,故曰维。少阳在侧,前行则会于阳明,后行则会于太阳,出入于二阳之间,故曰游部"。

[2]"三阳者,太阳也,至手太阴" 《类经》阴阳贵贱合病注:"手太阴,肺经也。本属三阴之脉,然诸脉皆会于气口,故特以三阳脉至手太阴为言也,下放此。"

[3]"弦而沉急不鼓,炅至以病皆死" 阳明本是阳盛之经,若脉弦且沉急而不鼓指,是木来克土,中阳受制不能外达之故。

本不当热,若有热至,为回光反照的现象,所以主死。

[4]“弦急悬不绝” 脉象弦急如悬物之状,始终不得缓弛。

[5]“专阴则死” 独阴无阳为专阴。孤阴不生,独阳不长,所以专阴则死。

[6]“三阴者,六经之所主也” 《素问》阴阳类论王注:“三阴者,太阴也。言所以诸脉皆至手太阴者何耶?以是六经之主故也。六经谓三阴三阳之经脉也。所以至手太阴者何?肺朝百脉之气,皆交会于气口也。”

[7]“上空至心” 心主血脉,肺朝百脉,若手太阴伏而不浮,是肺气不足,血行无力,百脉皆虚,所以上部空虚以至于心。

[8]“二阴至肺……外连脾胃” 《素问经注节解》注“肾与膀胱为表里,其气本相通。肾又为胃关,脾胃之气,实原于命门,故肾脉之见于寸口者,其气内归于膀胱,外连于脾胃,盖以经脉相通之气言也。”

[9]“一阴独至” 厥阴脉当弦,并有柔和之象,是有胃气之脉,若但弦无胃,便是独至。

[10]“此六脉者……合于阴阳” 《素问》阴阳类论王注:“或阴见阳脉,阳见阴脉,故云乍阴乍阳也。所以然者,以气交会故尔。当审此类,以知阴阳也。”阴阳各经的脉象,都能在手太阴处反映出来,所以诊手太阴脉,可以了解五脏疾病和阴阳变化的情况。

[11]“先至为主,后至为客” 《类经》阴阳贵贱合病注:“六脉之交,至有先后,有以阴见阳者,有以阳见阴者。阳脉先至,阴脉后至,则阳为主而阴为客;阴脉先至,阳脉后至,则阴为主而阳为客。此先至为主,后至为客之谓也。”

[语译] 三阳为经,统于阳分;二阳为维,维络于前;一阳在侧,前后出入于两阳之间,为游部。所谓三阳是指太阳,太阳的脉象应于寸口,本应洪大而长,今现弦浮而不沉,就是邪脉,应当根据诊脉的原则,进行细心审察,并结合阴阳的理论确定其预

后的善恶。所谓二阳，是指阳明，其脉应于寸口，本应浮大而短，今现弦而沉急，不能鼓指，是阴气胜阳的病脉，若现热象为回光反照，属阳气衰败，主死亡。所谓一阳，是指少阳，少阳的脉象应于寸口，上连人迎，本应乍数乍疏，乍短乍长，今现弦急悬而不绝，是少阳邪胜的病脉，如见但阴无阳的真脏脉象，主死亡。三阴是指太阴，肺主气，朝会百脉，所以为六经之主，其脉象应于寸口，本应轻浮，今见沉伏鼓动而不浮的脉象，是肺气不足，脉行无力，当病上焦空虚，以至于心神受伤。二阴是少阴，少阴脉上行至肺，合肺气下通膀胱，外与脾胃相连。一阴独至，是厥阴脉胜，厥阴脉应寸口，本应耎滑弦长，才是阴中有阳之象，若一阴独至应于寸口，是经气内绝，所以脉但弦浮，不能鼓脉如钩而滑。以上六种脉象，或阳脏而见阴脉，或阴脏而见阳脉，交属相并，错综变化，都是因为脏气的盛衰而出现于寸口的，应该以阴阳之道，加以归纳分析，就其出现的各种脉象，而分出先见于寸口的为主，后见于寸口的为客。

［原文］ 三阳为父，二阳为卫，一阳为纪[1]，三阴为母，二阴为雌，一阴为独使[2]。

二阳一阴，阳明主①病，不胜一阴，脉软而动，九窍皆沉[3]。三阳一阴，太阳脉胜，一阴不能止，内乱五脏，外为惊骇[4]。二阴一阳②，病在肺，少阴③脉沉，胜肺伤脾，故外伤四肢[5]。二阴二阳皆交至，病在肾，骂詈妄行，癫疾为狂[6]。二阴一阳，病出于肾，阴气客游于心，脘下空窍，堤闭塞不通，四支别离[7]。一阴一阳代绝，此阴气至心，上下无常，出入不知，喉嗌干燥，病在土脾。二阳三阴、至阴皆在，阴不过阳，阳气不能止阴，阴阳并绝，浮为血瘕，沉为脓胕也。三阳独至者，是三阳并至，并至如风雨，上为巅④疾，下为漏⑤病[8]。三阳者，至阳也。积并则为惊，病起如风礔砺[9]，九窍皆塞，阳气滂溢，嗌干喉塞[10]；并于阴则上下无常，薄为肠澼[11]。此谓三阳直心，坐不得起卧者，身重⑥，三阳之病也[12]。

[校勘]

①“主” 此下原有“脾”字,原校:“一本无脾字。”《素问》阴阳类论与原校同,据删,并删原校。

②“一阳” 原作“二阳”,据《素问》阴阳类论新校正改。

③“阴” 原作“阳”,原校:“一作阴”,《素问》阴阳类论与原校同,据改,并删原校。

④“巅” 原作“癫”,据《素问》著至教论改。

⑤“漏” 此下原有“血”字,据《素问》著至教论删。

⑥“身重” 《素问》著至教论作“便全身”。

[注释]

[1]“三阳为父,二阳为卫,一阳为纪” 《素问》阴阳类论王注:“父所以督济群小,言高尊也;卫所以却御诸邪,言扶生也;纪所以纲纪形气,言其平也。”王注释纪为纲纪,义不甚明了。“纪”,会也。一阳为阳之交会,与下文一阴为阴中之独使合看,则少阳厥阴为阴阳相交之经。阳入阴,阴出阳,使阴阳相互协调。

[2]“三阴为母,二阴为雌,一阴为独使” 《类经》阴阳贵贱合病注:“太阴滋养诸经,故称为母。少阴属水,水能生物,故曰雌。使者,交通终始之谓,阴尽阳生,惟厥阴主之,故为独使。”

[3]“二阳一阴……九窍皆沉” 二阳为阳明属土,一阴为厥阴属木,木来克土,所以为阳明主病。脉耎而动,胃气不胜肝克,九窍之气为阳明所及,阳明病则气不行,致使九窍滞塞不通。“沉”:滞的意思。

[4]“三阳一阴……外为惊骇” 三阳主寒水之气。一阴为风木之脏,具有生发之机。寒水之气胜则生发之机被抑,致令五脏之气紊乱。“阳气者,精则养神。”神不得气养,故外为惊骇之证。

[5]“二阴一阳……外伤四肢” 二阴谓手少阴心脉,一阳

谓足少阳胆脉。心主火，胆属木，木火相煽，刑金乘脾，故曰“病在肺”，“胜肺伤脾”，脾主四肢，故外伤四肢，少阴脉沉者，谓心阴虚也。

[6]“二阴二阳皆交至……癫疾为狂” 二阴为肾属水，二阳为胃属土，若水不胜土则二阳之气过胜，阳明邪实，动火扰神，所以发生骂詈癫狂等病。

[7]“二阴一阳……四支别离” 《素问经注节解》注：“肾为阴脏，故其气亦阴。三焦为火府，内贯三停，外通九窍。故肾水为病，阴气充斥，上自心脘，下及诸窍，而令闭塞如堤也。四支本属胃土，水盛则反侮土，故亦令别离也。”“四支别离”，谓四肢好象离开身体不为自己所用一样。

[8]“三阳独至者……上为巅疾，下为漏病” 《类经》三阳并至其绝在肾注：“此三阳独至者，虽兼手足太阳为言，而尤以足太阳为之主，故曰独至。盖足太阳为三阳之纲领，故凡太阳之邪独至者，则三阳气会，皆得随而并至也。阳邪之至，疾速无期，故如风雨。且足太阳之脉，上从巅入络脑，下络肾属膀胱；手太阳之脉，上循颈颊，下抵胃属小肠，故上为顶巅之疾，下为漏病。漏病者，二阴不禁，凡水谷精血之类皆是也”。

[9]“礔砺” 同霹雳，疾雷也。

[10]“三阳者，至阳也……嗌干喉塞” 《类经》三阳并至其绝在肾注：“太阳为至盛之阳，故曰至阳。若诸阳更为积并，则阳盛之极，必伤阴气。手太阳之阴，心也；足太阳之阴，肾也；心伤其神，肾伤其志，则为惊骇，疾风礔砺，皆速暴之谓。其为九窍嗌喉之干塞者，以手太阳，手足少阴之脉，皆循咽喉也。”

[11]“并于阴……薄为肠澼” 《素问》著至教论王注：“阴谓脏也。然阳薄于脏为病，亦上下无常定之诊，若在下为病，便数赤白。”

[12]“三阳直心……三阳之病也” 《类经》三阳并至其绝在肾注：“直心，谓邪气直冲心膈也”。三阳之邪直冲心脏，则心

阴耗竭，血脉损伤，故坐不得起卧，身重，此为三阳之病。

［语译］　三阳总领诸经如父；二阳捍卫诸经，抵御外邪，如卫；一阳出于阴阳之间如纲纪。三阴滋养诸经如母；二阴属水生物如雌；一阴是阴尽阳生，能交通阴阳，如独使。

二阳一阴合病，是肝邪侮胃而阳明主病，二阳不胜一阴，脉软而动，则九窍之气沉滞不利。三阳一阴为病，太阳经脉邪气太胜，一阴肝气不能制止，因而内乱五脏，外现惊骇。二阴一阳合病，是心火旺，风木盛，火刑金，则病在肺；木乘土，则病在脾，若少阴脉沉，是心阴虚，胜肺伤脾，脾主四肢，因此外伤四肢。二阴二阳皆交至，则土邪乘水，其病在肾，阳明邪实，则骂詈妄行，癫疾成狂。二阴一阳合病，则肾水克火，病出于肾，阴气上行至心，胃土气衰不能制水，所以脘下空窍皆如堤堰而不通，胃脉不能循足，心脉不能络手，因而四肢好象与身体分离一样不能运用。一阴一阳合病，其脉动而中止，这是厥阴与少阳，不能枢转阴阳，其病或在上，或在下，没有定处，食不知味，泄利无度，并且咽喉干燥，其病因虽为肝胆合病，而病证却表现为脾土运化失常。二阳胃腑，三阴肺脏和至阴脾土皆发病，阴气不能入于阳，阳气不能至于阴，阴阳相互隔绝，会形成脉与证相反的病变。如脉浮，病应在外而反内为血瘕；脉沉，病应在内而反外为脓肿。三阳独至，就是手足太阳之气合并而至，其来如风雨骤至，邪气循经上犯，则为巅顶的疾病；邪犯于下则为二便漏泄的疾患。三阳是至盛之阳，所以叫做至阳。阳气积并则伤心肾之阴而发为惊骇，其发病迅速猛烈，像疾风和霹雳一样，九窍都因之闭塞；若阳气充沛流溢，则咽干喉塞；若阳气并入于阴脏，则病或在上，或在下，而无定处，迫及下焦，则为肠澼下利，若是三阳热邪内入，随脉直冲心膈，则致身重不得起卧的太阳病。

［原文］　黄帝问曰：脉有四时动奈何？

岐伯对曰：六合[1]之内，天地之变，阴阳之应，彼春之暖，为夏之暑；彼秋之忿，为冬之怒[2]。四变之动，脉与之上下。以春应中规,夏应中矩,秋应中衡,冬应中权[3]。是故冬至四十五日,阳①气微上,阴②气微下;夏至四十五日,阴气微上,阳气微下。阴阳有时[4],与脉为期,期而相失,知③脉所分。分之有期,故知死时,微妙在脉,不可不察,察之有纪,从阴阳始。是故声合五音,色合五行,脉合阴阳。持脉有道,虚静为宝④[5]。春日浮,如鱼之游在波;夏日在肤,泛泛乎万物有余;秋日下肤,蛰虫将去;冬日在骨,蛰虫周密,君子居室。故曰知内者,按而纪之;知外者,终而始之。此六者,持脉之大法也[6]。

[校勘]

①"阳" 原作"阴",据《素问》脉要精微论、《太素》四时脉诊改。

②"阴" 原作"阳",据《素问》脉要精微论、《太素》四时脉诊改。

③"知" 原作"如",据《素问》脉要精微论、《太素》四时脉诊改。

④"宝" 《素问》脉要精微论、《太素》四时脉诊均作"保"。

[注释]

[1]"六合" 四方上下叫"六合"。

[2]"彼春之暖……为冬之怒" 阳气始于春,气候温暖,盛于夏,气候暑热。阴气始于秋,气候凉爽,盛于冬,气候寒冷。说明一年四时阴阳之气,都有一个发生发展的过程,表现为不同的气候。"忿"、"怒",在此用以形容阴气的不同程度。

[3]"春应中规,夏应中矩,秋应中衡,冬应中权" 《类经》脉合四时阴阳规矩注:"规者,所以为圆之器。春气发生,圆活而动,故应中规;而人脉应之,所以圆滑也。矩者,所以为方之器。夏气茂盛,盛极而止,故应中矩;而人脉应之,所以洪大方正也。衡,平也,秤横也,秋气万宝俱成,平于地面,故应中衡;而人脉应之,所以浮毛而见于外也。权,秤锤也。冬气闭藏,故应中权;而人脉应之,所以沉石而伏于内也。凡兹规矩权衡者,皆发

明阴阳升降之理，以合乎四时脉气之变象也。”“中”，读去声，在此作“合”解。

[4]“是故冬至四十五日……阴阳有时” 冬至四十五日，是从冬至到立春，此时虽为冬令阴盛的季节，但冬至一阳生，所以阳气开始向上，阴气开始向下；夏至四十五日，是从夏至到立秋，此时虽为夏令阳盛的季节，但夏至一阴生，所以阴气开始向上，阳气开始向下。说明四季阴阳的转化情况，表现在一定时间内。

[5]“持脉有道，虚静为宝” 指切脉时，最重要的是虚其心，静其志，聚精会神，不被其他事物所扰乱。

[6]“故曰知内者……持脉之大法也” 《类经》脉合四时阴阳规矩注：“内言脏气，脏象有位，故可按而纪之。外言经气，经脉有序，故可终而始之。然必知此四时内外六者之法，则脉之时动，病之所在，及病变之或内或外，皆可得而知也，故为持脉之大法。”

[语译] 黄帝问：脉有四时的不同变化是何原因？

岐伯答：六合以内，自然界气候的变化，阴阳与之相应，如春天的温暖，渐变为夏天的暑热；秋天的肃杀之气，渐变为冬天的严寒之气。这种四时气候的变动，出现了生长收藏的过程。人体的脉搏，也随着自然界的阴阳消长，而表现有升降浮沉的现象。所以春脉应该合于圆规那样圆活；夏脉应该合于方矩那样方正；秋脉应该合于秤杆那样平衡；冬脉应该合于秤锤那样沉实。四时的阴阳变化是：冬至一阳生，四十五日到立春，阳气微升，阴气微降；夏至一阴生，四十五日到立秋，阴气微升，阳气微降。四时阴阳的变化，与人体脉象的升降，是时时相应的，如果脉象与四时不相应合，则可从脉象的变异推知病属何脏，结合四时脏气的旺衰，就能测知病的死期。所以切脉是最精妙的技术，不能不细心诊察，诊脉的纲领，先从辨别阴阳开始。因此，在诊病时，听声音要结合五音，分清浊；看气色要结合五行，辨生克；

诊脉象要结合阴阳的升降，别浮沉。而诊脉尤贵在心静，对脉象才能认识准确。四时的脉象，一般是春天脉浮，好像鱼游在水波一样；夏天脉在肌肤，指下如水波涨溢，又好像万物茂盛一样；秋天脉在肤下，好象虫类将要蛰伏；冬天脉沉在骨，好象虫类蛰藏周密，人们住在内室。因此，知道在内的脏腑，切脉就可以定出纪纲；知道在外的经脉，按次序就可以明确终始。这四时内外六点变化，就是诊脉的大法。

[按语] 本节根据人与天地相应的理论，说明人的脉象随自然界四时气候的阴阳消长而升降浮沉，因此脉应与四时相应，文中之"春应中规，夏应中矩……"及"春日浮"、"夏日在肤……"均是说明这个问题。假若脉不与四时相应，就是病脉，这又随脉象的变化，结合四时脏气旺衰的规律等，以推测病的变化和预后。因此，诊脉时，必须先知其常，然后才能知其变。

[原文] 赤[1]，脉之至也喘而坚，诊曰，有积气在中，时害于食，名曰心痹。得之外疾，思虑而心虚，故邪从之。

白，脉之至也喘而浮，上虚下实，惊，有①积气在胸中，喘而虚，名曰肺痹，寒热。得之醉而使内也[2]。

黄，脉之至也大而虚，有积气在腹中，有厥气[3]，名曰厥疝②，女子同法。得之疾使四肢汗出当风[4]。

青，脉之至也长而弦，左右弹，有积气在心下，支胠，名曰肝痹，得之寒湿，与疝同法。腰痛、足清、头痛[5]（一本云头脉紧）。

黑，脉之至也上坚而大，有积气在少腹与阴，名曰肾痹。得之沐浴清水而卧[6]。

[校勘]

①"有"　原作"为"，据《素问》五脏生成篇、《太素》色脉诊改。

②"厥疝"　本文上下四节，均以脏命名曰痹，惟本节名曰厥疝，疑厥疝为"脾痹"或为"脾痹、厥疝"之误，存疑待考。

[注释]

[1]“赤” 指面色赤而言。白、黄、青、黑同此。

[2]“得之醉而使内也” 酒气本以动火,醉而入房,又伤肾气,使肾水亏于下,火上灼肺,成为下虚上实之症。

[3]“大而虚……有厥气”《类经》能合脉色可以万全注:“脉大为邪气盛,虚为中气虚,中虚则脾不能运,故有积气在腹中。脾虚则木乘其弱,水无所畏,两肝肾之气上逆,是为厥气。”

[4]“得之疾使四肢汗出当风” 脾胃主四肢,过劳四肢,必耗脾胃之气,加以汗出当风,邪乘虚而入为病。

[5]“得之寒湿……足清、头痛” 《类经》能合脉色可以万全注:“然得之寒湿而积于心下支肤者,则为肝痹;积于少腹前阴者,则为疝气。总属厥阴之寒邪,故云与疝同法。肝脉起于足大指,与督脉会于巅,故病必腰痛、足冷、头痛也。”

[6]“得之沐浴清水而卧” 肾者主水,水性本寒。沐浴清水而卧,水气未能散发,寒湿入侵,内合于肾,故而生病。“清水”,即冷水。

[语译] 病人面色赤,脉来动甚而坚强有力者,诊为有积气在胸中,有时妨碍饮食,这是脏气不行,病气积结,病名叫做心痹。其致病原因,是感受外邪,由于思虑过度,致使心气内虚,所以外邪得以乘虚侵入。

病人面色白,脉来动甚而浮者,属于上虚下实,肺气虚于上,心火盛于下,故心神不安而发惊,这是积气在胸中,肺气不足则虚喘,病名叫做肺痹,并有寒热症状。其发病原因是由于酒醉而行房事。

病人面色黄,脉象大而虚者,是邪气积结在腹中,有逆气冲痛,病名叫做厥疝,女子亦有这种情况。其发病原因,是由于劳倦伤脾,四肢汗出当风,以致表虚而被风邪侵入,腹中气逆而成。

病人面色青,脉象长而弦,左右弹指有力的,是有病气积聚在心下,支撑腋下胁肋,叫做肝痹。是厥阴受了寒湿而引起,其发病机理与疝气相同。并伴见腰痛、足冷、头痛等症状。

病人面色黑，脉象不沉，反坚而大的，是邪气积在少腹和前阴，叫做肾痹。是由于冷水洗澡后就卧睡所致。

[原文] 形气有余，脉气不足，死；脉气有余，形气不足，生；形气相得，谓之可治。脉弱以滑，是有胃气，命曰易治，治之趋[1]之，无后其时。形气相失，谓之难治；色夭不泽，谓之难已；脉实以坚，谓之益甚；脉逆四时，谓之不治。所谓逆四时者，春得肺脉，夏得肾脉，秋得心脉，冬得脾脉，其至皆悬绝沉涩者，名曰逆四时。未有脏形[2]，于春夏而脉沉涩，秋冬而脉浮大，病热脉静，泄而脉大，脱血而脉实，病在中而脉实坚，病在外而脉不实坚者，皆为难治[3]，名曰逆四时也。

[注释]

[1]"趋(cù 促)" 速也，催促也。

[2]"未有脏形" 指未见病脏的病形。

[3]"病热脉静……皆为难治" 《类经》逆从四时无胃亦死注："如病热脉静者，阳证得阴脉也。泄而脉大，脱血而脉实者，正衰而邪进也……病在中脉实坚，言内伤之虚者，脉不宜实坚也……病在外脉不实坚，言外邪方炽者，不宜无力，以不实坚为无阳也。"

[语译] 病人的形体和神气都较旺盛，而脉气不足的，这是外貌虽好，而脏气已坏，主死；脉象旺盛而形气不足的，这是形衰而脏气未伤，主生；形气相称的，虽然有病，也可以治愈。脉耎弱而兼滑象，这是脉有胃气。病容易治疗，但要急速治疗，不要延误时间。如果形盛气衰，或者气盛形衰，这是形气相失，病即难治；若是面色晦暗枯槁而不润泽的，病难以治愈；脉若坚硬而不柔和，是病势在逐步加剧；若脉逆四时，就是不治的死证。所谓"脉逆四时"，如春天见浮毛的肺脉，夏天见沉石的肾脉，秋天见洪大的心脉，冬天见更代的脾脉，而且均现毫无胃气的悬绝无根或沉涩不起的脉象，为四时脉见贼克，故叫逆四时。有的病，

虽未见病脏的病形，但在春夏而脉见沉涩，秋冬而脉见浮大，或热病而脉反静，泄泻而脉反大，脱血而脉反实，病内伤诸虚而脉反实坚，病外邪方盛而脉反不实坚等脉证相反者，皆为难治的病，也都属于脉逆四时之例。

［按语］ 本节从两方面说明脉证结合以推测病的预后。首先说明形气与脉象是否相称，以及脉象有无胃气，作为生死的判断；其次说明脉逆四时和脉证相反的亦为难治之症。这是示人诊病时应从多方面观察分析，才能得出正确结论。

［原文］ 曰：愿闻虚实之要。

曰：气实形实，气虚形虚[1]，此其常也；反此者病。谷盛气盛[2]，谷虚气虚，此其常也；反此者病。脉实血实[3]，脉虚血虚，此其常也；反此者病。气盛身寒，气虚身热曰反，谷入多而气少曰反，谷不入而气多曰反，脉盛血少曰反，脉小①血多曰反。气盛身寒，得之伤寒；气虚身热，得之伤暑。谷入多而气少者，得之有所脱血，湿居其下也[4]；谷入少而气多者，邪在胃及与肺也[5]。脉小①血多者，饮中热也[6]；脉大血少者，脉有风气，水浆不入[7]，此谓反也。夫实者，气入也；虚者，气出也。气实者，热也；气虚者，寒也。入实者，左手开针孔也；入虚者，左手闭针孔也[8]。

［校勘］

①“小” 原作“少”，据《素问》刺志论改。

［注释］

[1]“气实形实，气虚形虚” 人体是有形之质，赖气以化生精微而充养之；若气虚则化生精微不足，或耗气过甚，亦必消耗有形之质。所以说“气实形实，气虚形虚。”

[2]“谷盛气盛” “人受气于谷，谷入于胃，以传于肺，五脏六腑皆以受气。”就是说人体脏腑之气，都是赖水谷化生的精气以充养之。所以谷气充盛则人体之气亦必充盛。

[3]“脉实血实” 脉为血之府，脉搏的强弱可以反映血气

的充实与否,所以说“脉实血实”。

[4]“谷入多而气少者……湿居其下也” 谷入多,本应气盛,而反气少者,是由于失血过多,气随血脱,加之湿居其下,损伤阳气,阻遏气机,故必气少。

[5]“谷入少而气多者,邪在胃及与肺也” 《类经》虚实之反者病注:“邪在胃则不能食,故谷入少;邪在肺则息喘满,故气多。”

[6]“脉小血多者,饮中热也” 《素问直解》刺志论注:“夫脉小血反多者,其内必饮酒中热之病。酒行络脉,故血多行于外,而虚于内,故脉小。”

[7]“脉大血少者……水浆不入” 《类经》虚实之反者病注:“风为阳邪,居于脉中,故脉大;水浆不入,则中焦无以生化,故血少”。

[8]“入实者,左手开针孔也,入虚者,左手闭针孔也” 《素问注证发微》注:“大凡用针之法,右手持针,左手掐穴。方其入针泻实之时,则左手掐穴,开针空以泻之;及其去针补虚之时,则左手闭穴,闭针空以补之。”

[语译] 问:愿闻虚实的意义。

答:气充实的,形体也充实,气不足的,形体也衰弱,这是正常的现象;相反的就是病态。饮食多的气盛,饮食少的气衰,是正常的现象;与此相反的就是病态。脉搏大而有力的,血液也充实,脉搏虚小的,血液也不足,是正常的现象;相反的就是病态。阳气盛而身体反觉寒冷的,阳气虚而身体反发热的,都是反常的现象;饮食虽多而气反不足,是反常现象;饮食很少而气反盛,也是反常现象;脉搏盛而血少的,以及脉搏小而血多的,都是反常现象。气盛而身寒的,是被寒邪所伤;气虚而身热的,是被暑邪所伤。饮食多而气少的,是由于失血过多而下部有水湿;饮食少而气反多,是病在胃和肺脏。脉搏小而血络多,是因饮酒而中焦有热;脉搏大而血少,是因感受风邪而汤水不进。这都是反常的现象。实是因为邪气侵入人体；虚是因为正气外泄。邪气实则身热，正气虚则身寒。针刺治疗实证，出针时，左手开其针孔以泻邪气；治疗虚证，出针时，左手急按针孔，不使正气外泄。

［按语］ 本节以辨证虚实为主。文中从形与气，谷与气，脉与血等方面的虚实对比，说明正常与反常现象；并对某些反常现象的形成原因，作了一定的分析。本节与上节的内容大体是相同的，不过上节是侧重论述脉时和脉证的反常现象，本节是侧重于形气、饮食、血脉等生理病理方面，故两节合看则比较全面。

［原文］ 脉小色不夺者，新病也[1]；脉不夺，色夺者，久病也[2]。脉与五色俱夺者，久病也；脉与五色俱不夺者，新病也。肝与肾脉并至，其色苍赤，当病毁伤，不见血，已见血，湿若中水也[3]。

［注释］

［1］“脉小色不夺者，新病也” 脉小乃邪气未盛，色泽又不失其正常之象的，是新病。“夺”作“失”解。

［2］“脉不夺，色夺者，久病也” 脉象虽未至于夺失的程度，但色泽已失去正常光泽的，是久病。这是由于气血津液已受到了损伤。

［3］“肝与肾脉并至……湿若中水也” 《类经》新病久病毁伤脉色注：“肝脉弦，肝主筋；肾脉沉，肾主骨。苍者，肝肾之色，青而黑也；赤者，心火之色，心主血也。脉见弦沉而色苍赤者，筋骨血脉俱病，故必当为毁伤也。凡毁伤筋骨者，无论不见血，已见血，其血必凝，其经必滞，气血凝滞，形必肿满，故如湿气在经而同于中水之状。”

［语译］ 凡是脉虽小而气色正常的，是新病；脉象正常而气色不正常的，是久病。如果脉象和气色都不正常的，是久病。凡是脉象和气色都不失于正常的，是新病；如果脉见沉弦而色见苍赤的，为肝脉与肾脉并至，主因毁伤而筋骨血脉俱病，不论出血还是没有出血，其血必凝，经脉必滞，致使气血凝滞而形成肿

满,出现好象伤于湿邪或水气一样的肿胀。

[原文] 尺内[1]两旁则季胁也,尺外[2]以候肾,尺里[3]以候腹。中附①上[4],左[5]外以候肝,内以候鬲;右[5]外以候胃,内以候脾。上附上[4],右外以候肺,内以候胸中;左外以候心,内以候膻中。前以候前,后以候后[6]。上竟上者[7],胸喉中事也;下竟下者[7],少腹、腰、股、膝、胫②中事也。粗大者,阴不足,阳有余,为热中也。

[校勘]

①"附" 《太素》五脏脉诊作"跗"。杨上善注:"跗当为肤,古通用字,故为跗耳。"下"附"同。

②"胫" 此下《素问》脉要精微论有"足"字。

[注释]

[1]"尺内" 尺泽部的内侧。"尺"指尺泽部而言。属于诊尺肤的部位。

[2]"尺外" 指尺泽部外侧。

[3]"尺里" 《太素》五脏脉诊注:"自尺内两中间。"即尺泽部中间处。

[4]"中附上"、"上附上" 将尺肤部分为三段,靠掌部者为上段,靠肘部者为下段,中间者为中段。"中附上",指中段。"上附上",指上段。

[5]"左"、"右" 指左、右手而言。下"左"、"右"同。

[6]"前以候前,后以候后" 《太素》五脏脉诊注:"当此尺里跗前以候胸腹之前,跗后以候背后。"指尺肤部的前面,即臂内阴经之分,以候胸腹部的病,尺肤部的后面,即臂后阳经之分,以候背部的病。

[7]"上竟上者"、"下竟下者" 《素问》脉要精微论王注:"上竟上,至鱼际也。下竟下,谓尽尺之动脉处也。""上竟上",当指尺肤部上段直达鱼际处。"下竟下",当指尺肤部下段直达肘横纹处。

［语译］ 尺肤部的下段，两手相同，内侧以候于季胁部，外侧以候于肾脏，中间部以候于腹部。尺肤部的中段，左手的外侧以候于肝脏，内侧以候于鬲部；右手的外侧以候于胃腑，内侧以候于脾脏。尺肤部的上段，右手的外侧以候于肺脏，内侧以候于膻中。尺肤部的前面，以候身前即胸腹部；后面，以候身后即背部。从尺肤上段直达鱼际处，主胸部与喉中的疾病；从尺肤部的下段直达肘横纹处，主少腹、腰、股、膝、胫等处的疾病。尺肤部的皮肤粗大的，是阴气不足，阳气有余，为热邪在内所致。

［按语］ 对本节原文，有两种解释，杨上善和王冰，是把它作为诊尺肤分部加以注解的；马莳和张景岳等，是把它作为诊寸口(即寸口脉的寸、关、尺)分部加以注解。何说为是，有待于在实践中逐步探讨。我们认为隋、唐之时，去古尚近，且在《内经》中，没有明确提到寸口脉分寸、关、尺三部的诊法，因此，杨、王的说法，可能接近于《内经》原意，所以采用了他们的意见。

日人丹波元简氏，对这个问题做过分析，我们觉得有一定道理。今录出，以备参考。

丹波元简按："王注：尺内，谓尺泽之内也。此即诊尺肤之部位。平人气象论云：尺涩脉滑，尺寒脉细。王注亦云：谓尺肤也。邪气藏府病形篇云：善调尺者，不待于寸。又云：夫色脉与尺之相应，如桴鼓影响之相应也。论疾诊尺篇云：尺肤泽。又云：尺肉弱。十三难云：脉数尺之皮肤亦数，脉急尺之皮肤亦急。《史记》仓公传亦云：切其脉，循其尺。仲景曰：按寸不及尺。皆其义也……明是尺即谓臂内一尺之部分，而决非寸、关、尺之尺也。寸口分寸、关、尺三部，仿于《难经》，马、张诸家，以寸、关、尺之尺释之，与经旨差矣。"

［原文］ 腹胀身热脉大(一作小)是一逆也；腹鸣而满，四肢清泄脉大者，是二逆也；血衄不止脉大者，是三逆也；咳且溲血脱形，脉小而劲者，是四逆也；咳脱形，身热脉小而疾者，是五逆也。如是者，不过十五日死矣[1]。

腹大胀，四末清，脱形泄甚，是一逆也；腹胀便（一作后）血，其脉大时绝，是二逆也；咳溲血，形肉脱，脉[①]喘，是三逆也；呕血胸满引背，脉小而疾，是四逆也；咳呕腹胀，且飧泄，其脉绝，是五逆也。如是者，不及一时而死矣。工不察此者而刺之，是谓逆治。

［校勘］

①"脉"　原无，据《灵枢》玉版篇补。

［注释］

[1]"不过十五日死矣"　《类经》五逆缓急注："一节之更，时移气易，客强主弱，则不能胜，故不过十五日而死。"

［语译］　腹胀，身热，脉大，为表里邪气俱盛，这是一逆；腹鸣、胀满、四肢厥冷，兼有腹泄而脉大的，为脉证相反，这是二逆；衄血不止，若见大脉，为阴虚邪实，这是三逆；咳嗽而兼小便下血，形体消瘦，颜色枯槁，反见脉小而劲的，是正气已衰，不能胜邪，这是四逆；咳嗽而形体消瘦，全身发热，脉小而疾的，为阴亏火旺，这是五逆。凡出现上述五逆证状的，不过十五天就会死亡。

腹部胀大，四肢清冷，形体消瘦而泄泻严重的，为脾土已败，阳气已脱，这是一逆；腹胀而便血，脉搏大而有时歇止，为阴病于里，孤阳将脱于外，这是二逆；咳嗽而小便下血，为气血俱病，形肉消脱，为脾气已败，脉象动甚，为真脏脉见，这是三逆；呕血，胸部胀满连及背部，脉搏细小而数，为真元大亏，这是四逆；上而咳呕，中而腹胀，下而飧泄，脉绝不至，为三焦俱病，正气衰败，这是五逆。凡出现上述五逆证状的，不过一昼夜的时间就会死亡。医生若不能诊察出这些逆证，而用针刺治疗，就叫逆治。

［原文］　热[①]病脉静，汗已出，脉盛躁，是一逆也；病泄脉洪大，是二逆也；着痹[1]不移，䐃肉破，身热，脉偏绝[2]，是三逆也；淫而夺形，身热色夭然白，及后下血衃，笃重，是四逆也；寒热夺形，脉坚搏，是五逆也。

［校勘］

①“热” 此上原有“治”字，据《灵枢》五禁篇删。

［注释］

［1］“着痹” 《类经》痹证注：“著痹者，肢体重著不移，或为疼痛，或为顽木不仁。湿从土化，病多发于肌肉。”

［2］“脉偏绝” 一侧脉绝不至。

［语译］ 热病脉宜洪大，反见安静，是阳病而见阴脉，汗出以后脉应安静，反见盛大躁动的，为真阴败绝，这是一逆；患泄泻病的脉宜虚小，反见洪大的，为正虚邪胜，这是二逆；患著痹身体不能移动，以至䐃肉破伤，身热而一手无脉的，为元气将脱，这是三逆；淫欲过度，以致形体消瘦，身热，而色枯槁苍白，大便下血块严重的，为亡阴，这是四逆；久患寒热，身体消瘦失形，脉反坚硬弹指，为脾阴大伤，真脏脉见，这是五逆。

［原文］ 五实死，五虚死。脉盛、皮热、腹胀、前后不通、闷瞀[1]，是谓五实。脉细、皮寒、气少、泄利前后、饮食不入，是谓五虚[2]。浆粥入胃，泄注止，则虚者活。身汗得后利，则实者活[3]。此其候也。

［注释］

［1］“闷瞀（mào 冒）” 昏闷，视物不清。

［2］“脉盛……是谓五虚” 《素问》玉机真脏论王注：“实谓邪气盛实。然脉盛心也，皮热肺也，腹胀脾也，前后不通肾也，闷瞀肝也。虚谓真气不足也，然脉细心也，皮寒肺也，气少肝也，泄利前后肾也，饮食不入脾也。”

［3］“浆粥入胃……则实者活” 《类经》五实五虚死注：“治之者能使浆粥入胃，则脾渐苏；泄注止，则肾渐固，根本气回，故虚者活也。得身汗，则表邪解；得后利则里邪除。内外通和，故实者活也。”

［语译］ 五种实症同时并见，主死；五种虚症同时并见，也主死。脉盛是心邪实，皮热是肺邪实，腹胀是脾邪实，二便不通

是肾邪实,闷瞀是肝邪实,这叫做五实。脉细是心虚,皮寒是肺虚,气少是肝虚,泄利前后是肾虚,饮食不入是脾虚,这叫做五虚。五虚的病人,如果能够吃些稀粥以养胃气,因而大便泄注停止,脾肾元气得以恢复,也可以治愈。五实的病人,如果能够得到汗出而解表邪,得到大便通利而除里邪,则内外通利和调,也可以治愈。这是五实,五虚能够全愈的表现。

[原文] 心脉满大,痫瘈①筋挛[1]。

肝脉小急,痫瘈①筋挛[2]。

肝脉骛②暴,有所惊骇,脉不至若喑,不治自已[3]。

肾脉小急,肝脉小急,心脉小急,不鼓,皆为瘕[4]。

肾脉大急沉,肝脉大急沉,皆为疝[5]。

肝肾脉并沉为石水,并浮为风水,并虚为死[6],并小弦欲为惊[7]。

心脉揣(《素问》揣作搏)滑急为心疝。

肺脉沉揣为肺疝。

三阳急为瘕。

三阴急为疝③。

二阴急为痫厥(一本作二阴急为疝)。

二阳急为惊[8]。

[校勘]

①“瘈” 原作“痓”,据《素问》大奇论、《太素》五脏脉诊改。下同。

②“骛” 原作“瞀”,据《素问》大奇论改。《太素》五脏脉诊作“惊”。

③“三阴急为疝” 原无,据《素问》大奇论补。

[注释]

[1]“心脉满大,痫瘈筋挛” 心脉满大为热盛,热伤心神故痫瘈。子病及母,热盛伤阴,肝阴耗竭,筋脉失养,故筋挛。

[2]“肝脉小急,痫瘈筋挛” 寒滞肝脉,筋脉不利,故筋挛。

母病及子,邪犯心神,故痫瘈也。

[3]“肝脉骛暴……不治自已” 《类经》诸经脉证死期注:“惊骇者,肝之病,故肝脉急乱者,因惊骇而然。甚有脉不至而声喑者,以猝惊则气逆,逆则脉不通,而肝经之脉,循喉咙,故声喑而不出也。然此特一时之气逆耳,气通则愈,故不治自已。”骛(wù 务),乱驰的意思。“肝脉骛暴”,是肝脉跳动急疾而乱的意思。

[4]“肾脉小急……皆为瘕” 《素问》大奇论王注:“小急为寒甚,不鼓则血不流,血不流而寒薄,故血内凝而为瘕也。”

[5]“肾脉大急沉,肝脉大急沉,皆为疝” 《素问》大奇论王注:“疝者,寒气结聚之所为也。夫脉沉为实,脉急为痛,气实寒薄聚,故为绞痛,为疝。”

[6]“并虚为死” 肾为先天之本,肝为生发之机,若二脏皆虚,根本动摇,多属死证。

[7]“并小弦欲为惊” 肝、肾脉小为二脏阴亏之脉,肝虚则胆怯,神魂不得归附,故欲为惊。

[8]“二阴急为痫厥。二阳急为惊” 《类经》诸经脉证死期注:“二阴,少阴也。二阳,阳明也。脉急者,为风寒。邪乘心肾,故为痫为厥。木邪乘胃,故发为惊,阳明脉解篇曰:‘胃者土也,故闻木音而惊者,土恶木也,’是亦此义。”

[语译] 心脉满大,是心经热盛,耗劫肝阴,心神被伤,筋脉失养,故能出现癫痫抽搐和筋脉拘挛。

肝脉小急,是寒滞肝脉,筋脉不利,邪犯心神,也能出现癫痫抽搐和筋脉拘挛。

肝脉的跳动急疾而乱的,是由于受了惊吓。甚至一时按不到肝脉而言不出声,这是因受惊吓一时气逆,而致脉不通,不需治疗,待其气通,即可恢复。

肾、肝、心三脉细小而急疾,指下不鼓,这是沉脉,主有积聚在腹中。

肾脉或肝脉见沉急而大，都是阴邪盛的疝病。

肝肾之脉均见沉，为石水病；均见浮象，为风水病；均见虚象，为死证；若均见小而兼弦，就要发生惊病。

心脉搏动，流利而滑急，为寒邪乘心，是心疝。

肺脉沉而搏动，为寒邪犯肺，是肺疝。

手足太阳之脉急疾，是受寒而气积为瘕。

手足太阴之脉急疾，是受寒而气聚为疝。

手足少阴之脉急疾，是邪乘心、肾，则为痫厥。

手足阳明之脉来急疾，是木邪乘胃，则为惊骇。

[原文] 脾脉外鼓沉，为肠澼，久自已[1]。

肝脉小缓为肠澼，易治。

肾脉小揣沉，为肠澼下血，血温①身热者死[2]。

心肝澼亦下血，二脏同病者可治[3]；其脉小沉涩为肠澼，其身热者死；热甚(《素》作热见)七日死[4]。

胃脉沉鼓涩，胃外鼓大，心脉小坚急，皆鬲偏枯。男子发左，女子发右。不瘖舌转者，可治，三十日起。其从者，瘖三岁起。年不满二十者三岁死[5]。

[校勘]

①“温” 原作“湿”，原校：“《素问》作温。”《素问》大奇论、《太素》五脏脉诊与原校同，据改，并删原校。

[注释]

[1]“脾脉外鼓沉，为肠澼，久自已” 脾脉沉主病在里，其脉虽沉，但鼓指向外，为气机有外达之势，所以肠澼暂虽未愈，久必自愈。肠澼，即下痢病。

[2]“血温身热者死” 肠澼下血，为热邪伤血所致，若血温是热在血分不退，身热是热邪炽盛的表现，所以多属死证。

[3]“心肝澼亦下血，二脏同病者可治” 《素问》大奇论王注：“肝藏血，心养血，故澼皆下血也；心火肝木，木火相生，故可治之。”

[4]“热甚七日死”《类经》诸经脉证死期注：“死于热见七日者，六阴败尽也。”

[5]“胃脉沉鼓涩……三岁死”《类经》诸经脉证死期注：“胃为水谷之海，心为血脉之主，胃气既伤，血脉又病，故致上下否鬲，半身偏枯也。男子左为逆，右为从；女子右为逆，左为从。今以偏枯而男子发左，女子发右，是逆证也。若声不喑，舌可转，则虽逆于经，未甚于脏，乃为可治，而一月当起。若偏枯而喑者，肾气内竭而然，其病必甚，如脉解篇曰：内夺而厥，则为喑俳，此肾虚也。正以肾脉循喉咙，挟舌本故耳。若男发于右而不发于左，女发于左而不发于右，皆谓之从。从，顺也。然证虽从，而声则喑，是外轻而内重也，故必三岁而后起。以血气方刚之年，辄见偏枯废疾，此禀赋不足，早凋之兆也，不出三年死矣。”

[语译] 脾脉虽沉，但有向外鼓动之象，是痢疾，虽暂未愈，但有气机外达的征象，所以日久必然自愈。

肝脉小而缓的痢疾，邪气轻，容易治愈。

肾脉小而搏动且沉，是痢疾而下血，若血温身热，是热邪炽盛，真阴脱败，主死亡。

心肝二脏所发生的痢疾，亦见下血，如果二脏同病，是顺症，可以治愈；若心脉肝脉都小沉而滞涩的痢疾，身发热的是死证。若高热不退，七日就会死亡。

胃脉沉取之鼓指而滞涩，浮取之鼓指而大的，和心脉细小而坚硬急疾的，都属气血隔塞不通，当病偏枯半身不遂。男子发病在左侧，女子发病在右侧。若发音正常，舌转动灵活的，可以治疗，经过三十天可以痊愈。如果男病在右，女病在左的，言语不能发声，需要三年才能病愈。如果患者年龄不满二十岁，此为禀赋不足，不出三年就要死亡。

[原文] 脉至而揣，衄血身有热者死。脉来悬钩浮者为热（《素》作常脉）。脉至而揣，名曰暴厥①，暴厥者，不知与人言。脉至而数，使人暴惊，三四日自已[1]。脉至浮合[2]，浮合如数，一

息十至以②上，是经气予[3]不足也，微见九十日死[4]。脉至如火薪然，是心精予夺也，草干而死[5]。脉至如丛棘（《素》作如散叶），是肝气予虚也，木叶落而死[6]。脉至如省客，省客者，脉塞③如鼓④也，是肾气予不足也，悬去枣华而死[7]。脉至如丸泥，是胃精予不足也，榆荚落而死[8]。脉至如横格，是胆气予不足也，禾熟而死[9]。脉至如弦缕，是胞精予不足也，病善言，下霜而死；不言可治[10]。脉至如交棘⑤（《素》作交漆），交棘者，左右傍至也，微见三十日而死[11]。脉至如涌泉，浮鼓肌中，是太阳气予不足也，少气味，韭花生⑥而死[12]。脉至如颓⑦土之状，按之不足，是肌气予不足也，五色见黑，白垒发而死[13]。脉至如悬离⑧，悬离⑧者，浮揣切之益大，是十二俞之气予不足也，水冻而死[14]。脉至如偃刀，偃刀者，浮之小急，按之坚大⑨，五脏寒热（《素》作菀熟），寒热独并于肾，如此其人不得坐，立春而死[15]。脉至如丸滑不著（《素》作手不直）手，丸滑不著者，按之不可得也，是大肠气予不足也，枣叶生而死[16]。脉至如春⑩者，令人善恐，不欲坐卧，行立常听，是小肠气予不足也，季秋而死[17]。

［校勘］

①“暴厥”　《太素》五脏脉诊作“气厥”。

②“以”　原作“已”，据《素问》大奇论改。

③“塞”　原作“寒”。原校：“一本作塞”。《素问》大奇论与原校同，据改，并删原校。

④“鼓”　原作“故”，据《素问》大奇论、《太素》五脏脉诊改。

⑤“交棘”　《太素》五脏脉诊作“交荚”。

⑥“韭花生”　《素问》大奇论、《脉经》卷五第五作“韭英”。《太素》五脏脉诊作“韭华”。

⑦“颓”　《素问》大奇论新校正云：“按《甲乙经》颓土作委土。”

⑧“悬离”　原作“悬痈”，据《太素》五脏脉诊及《素问》大

奇论新校正改。《素问》大奇论、《脉经》卷五第五作"悬雍"。

⑨"大" 此下《素问》大奇论、《脉经》卷五第五有"急"字。

⑩"春" 《素问》大奇论、《太素》五脏脉诊作"华"。

［注释］

[1]"脉至而数，使人暴惊，三四日自已" 凡因暴惊而致脉数者，乃一时心神慌乱，待三四日心神归舍，其惊自愈。

[2]"浮合" 《素问》大奇论王注："如浮波之合，后至者凌前，速疾而动，无常候也。"

[3]"予" 与"而"义同。

[4]"微见九十日死" 《类经》诸经脉证死期注："微见，始见也。言初见此脉，便可期九十日而死，若见之已久，则不必九十日矣。所以在九十日者，以时更季易，天道变而人气从之也。"

[5]"草干而死" 《类经》诸经脉证死期注："夏令火王，独为可支，草干而死，阳尽时也。"

[6]"脉至如丛棘……木叶落而死" "丛棘"，坚硬而涩滞，是无胃气之肝脉。肝气已虚，至秋季木叶落，金旺之时则死。

[7]"脉至如省客……悬去枣华而死" 《类经》诸经脉证死期注："省客者，如省问之客，或去或来也。塞者，或无而止。鼓者，或有而搏。是肾原不固，而无所主持也。枣华之候，初夏时也。悬者华之开，去者华之落，言于枣华开落之时，火王而水败，肾虚者死也。"

[8]"脉至如丸泥……榆荚落而死" 《类经》诸经脉证死期注："丸泥者，泥弹之状，坚强短涩之谓，此胃精中气之不足也。榆荚，榆钱也，春深而落，木王之时，土败者死。"

[9]"禾熟而死" 禾熟于秋，金旺之时，胆属木，至秋不胜金克则死。

[10]"脉至如弦缕……不言可治" 《类经》诸经脉证死期注："弦缕者，如弦之急，如缕之细，真元亏损之脉也。胞，子宫

也，命门元阳之所聚也。胞之脉，系于肾，肾之脉系舌本，胞气不足，当静而无言，今反善言，是阴气不藏，而虚阳外见，时及下霜，虚阳消败而死矣。故与其善言者，不若无言者为肾气犹静，而尚可治也。”

[11]“脉至如交棘……微见三十日而死” 脉来缠绵不清，如荆棘之交，左右劲急反转。三十日为月建之易，故阴阳偏败者，不过一月而死。

[12]“脉至如涌泉……韭花生而死” 脉来如涌泉浮鼓于脉中，乃太阳膀胱之气有升无降有出无入之故，膀胱之气不足于内，则为外实内虚之证。韭至长夏而花生，膀胱属水，长夏属土，水畏土克，故主死。“少气味”三字，义难明，马莳、张介宾作“少气”，“味”从下句读。亦难通。存疑。

[13]“脉至如颓土之状……白垒发而死” 《类经》诸经脉证死期注：“颓土之状，虚大无力，而按之即不可得。肌气，即脾气，脾主肌肉也。黑为水之色，土败极而水反乘之，故当死。垒，藟同，即藤藟之属，藟有五种，而白者发于春，木旺之时，土当败也。”

[14]“脉至如悬离……水冻而死” 《素问》大奇论新校正引全元起注云：“悬离者，言脉与肉不相得也”。《类经》诸经脉证死期注：“俞皆在背，为十二经脏气之所系。水凝而死，阴气盛而孤阳绝也。”

[15]“寒热独并于肾……立春而死” 《类经》诸经脉证死期注：“此以五脏菀热，而发为寒热，阳王则阴消，故独并于肾也。腰者肾之府，肾阴既亏，则不能起坐，立春阳盛，阴日以衰，所以当死。”

[16]“丸滑不著者……枣叶生而死” 《类经》诸经脉证死期注：“言滑小无根而不胜按也。大肠应庚金，枣叶生初夏，火王则金衰，故死。”

[17]“脉至如春者……季秋而死” 《类经》诸经脉证死期

注:"小肠属丙火,与心为表里,小肠不足,则气通于心善恐;不欲坐卧者,心气怯而不宁也。行立常听者,恐惧多而生疑也。"《素问注证发微》注:"小肠属火,火王犹可生,至季秋,则衰极而死矣。""舂(chōng 冲),用杵臼捣米。是形容脉象时而一至,大力撞击的样子。为小肠精气亏于内,阳气浮于外的脉象。

［语译］ 脉象动甚,病见衄血而身发热,为真阴脱败的死证。若是脉来如悬钩而浮的,是有内热。暴厥的病,脉象急促,不省人事,不能言语。因突然受惊而致脉数的,经过三四天就会恢复。脉象浮波相合而数,一息跳动十次以上,这是经脉之气灌注不足的现象,从初见这种脉象起,经过九十天就要死亡。脉来如火燃薪,焰旺薪尽,来锐去速,这是心经的精气丧失,至秋末冬初野草干枯的时候,就要死亡。脉来如丛棘之坚硬滞涩,这是肝气虚,胃气绝,至深秋木叶落的时候,就要死亡。脉来如来访之客,或去或来,或停止不动,或搏动鼓指,这是肾脏精气不足,在初夏枣花开落的时候,火旺水败,就是死期。脉象如泥弹,坚强短涩,这是胃的精气不足,在春末夏初榆钱枯落的时候,就要死亡。脉来长而坚硬,如横木在指下,是胆的精气不足,到秋后禾熟金旺的时候,胆木受克而死。脉象弦急细如弦缕,这是胞的精气不足,真元亏损,其病反多言语,在下霜的季节,便会死亡;若静而不言,还可以治疗。脉象如荆棘交叉,左右劲急反转,从开始见到这种脉象起,三十日而死。脉来如泉水上涌,浮而有力,鼓动在肌肉中,这是太阳膀胱经的精气不足,小便清长,到长夏六月韭花开的时候,就要死亡。脉来如倾颓的腐土虚大无力,重按即无,这是脾的精气不足,皮肤若见黑色,是土败水反来乘的现象,到春天白藁发生的时候,木旺土衰,就要死亡。脉悬起似与肉相离,按之愈大,这是十二俞的脏气不足,在冬季结冰的时候,就要死亡。脉来浮,取之小而急疾,如仰卧的刀口;按之坚硬大而急疾,如循刀背。这是五脏内有寒热,寒热交并于肾脏,则病人仅能睡卧,不能起坐,至立春阳盛阴衰,就要死亡。脉来如

丸弹，滑短而小，按之无根，是大肠精气不足，在初夏枣树生叶的时候，就要死亡。脉来如舂米，时而一至，撞击力大，则令人易发惊恐，坐卧不宁，行立多疑心而常听，这是小肠的精气不足，在秋末金水旺的时候，就要死亡。

［按语］ 本节以脉证结合的方法预测一些危笃病的可治与不可治，以及愈期与死期，这是古人在长期实践中的一些体会。其中有些内容，我们现在还不能作进一步的解释，有待于今后研讨。

病形脉诊第二上

［提要］ 本篇以论述各种疾病的症状和脉诊为重点，其主要内容有：

上篇论述了人体脏腑、经络有部位不同，病邪的侵袭又有高下、阴阳的区分。并论述色、脉、尺肤三者的关系。

下篇首先列举五脏出现缓、急、大、小、滑、涩六种脉象所主之病，以及针刺的方法；其次指出荥俞治外经病合治腑病；并指出取穴的方法。

［原文］ 黄帝问曰：邪气之中人奈何？高下有度乎？

岐伯对曰：身半已上者，邪中之；身半已下者，湿中之[1]。中于阴则留①腑；中于阳则留①经②[2]

［校勘］

①“留” 《灵枢》邪气脏腑病形篇作“溜”。

②“经” 原作“脏”，据《灵枢》邪气脏腑病形篇、《太素》邪中改。

［注释］

[1]“身半已上者……湿中之” 《灵枢集注》张志聪注：“邪气者，风雨寒暑天之邪也，故中人也高；湿乃水土之气，故中于身半以下。此天地之邪，中于人身，而有上下之分。”

[2]“中于阴则留腑；中于阳则留经” 《太素》邪中注：“邪中于臂胻之阴，独伤阴经，流入中脏，脏实不受邪客，故转至留于六腑者也。中于头面之阳，循三阳经下留阳经。”

[语译] 黄帝问道：邪气中于人，是怎样的呢？上下还有一定的部位吗？

岐伯答：人体自腰以上与天气相应，风雨寒暑为天之邪气，多中于人的上部；人体自腰以下与地气相应，湿为地之阴邪，多中于人的下部。凡是邪气中在阴分，就留居于腑；中在阳分，就留居于经。

[原文] 曰：阴之与阳，异名同类，上下相会[1]，经络之相贯也，如环之无端。夫邪之中人也，或中于阴，或中于阳，上下左右，无有恒常。其故何也①？

曰：诸阳之会，皆在于面。人之方乘虚时，及新用力，若热饮食汗出，腠理开而中于邪。中于面则下阳明；中于项②则下太阳；中于颊则下少阳。中于膺背两胁，亦中其经[2]。中于阴者，常从臂胻始。夫臂与胻，其阴皮薄，其肉淖泽，故俱受于风，独伤于其阴也。

[校勘]

①“其故何也” 原无，据《灵枢》邪气脏腑病形篇、《太素》邪中补。

②“项” 原作“面”，据《灵枢》邪气脏腑病形篇、《太素》邪中改。

[注释]

[1]“上下相会” 经脉的阴经和阳经，都在上部的手指端与下部的足趾端互相衔接，使阴经与阳经的脉气，得以上下会通，所以说“上下相会。”

[2]“中于面则下阳明……亦中其经” 阳明脉经过膺部而至于面，太阳脉经过背部而至于项，少阳脉经过胁部而至于颊，邪气中于人体，各随其所中之部位，而入于该部的经脉之中。

［语译］ 问：阴经和阳经，名称虽然不同，但均属经脉一类，都是内联脏腑，外络肌肤，上下互相会通，如环之无端的联贯着。而邪气侵入人体，有的中在阴，有的中在阳，上、下、左、右，没有一定的部位，这是什么道理？

答：手足三阳经脉，都交会在头面部位。在人的经脉虚时，或正在劳动，或正在吃热饮食而汗出，腠理开泄时，邪即乘虚侵入，如邪气侵入面部，就下行入于阳明经脉；侵入项部，就下行入于太阳经脉；侵入颊部，就下行入于少阳经脉。阳明经脉循行于胸腹，太阳经脉循行于脊背，少阳经脉循行于两胁，若邪气侵入胸部、背部、两胁的，也就分别入于三阳经。邪气侵入阴经的，常常是从臂和胻的内侧开始。因为臂和胻的内侧，皮肤较薄，肌肉也较柔润，邪气容易侵入，所以同时受风，邪气往往容易损伤这些部位的阴经。

［原文］ 曰：此故伤其脏乎？

曰：身之中于风也，不必动脏，故邪入于阴经，其脏气实，邪气入而不能客①。故还之于腑，是故阳中②则留于经；阴中③则留于腑。

［校勘］

①“客” 原作“容”，据《灵枢》邪气脏腑病形篇、《太素》邪中改。

②“阳中” 《灵枢》脏腑病形篇作“中阳”，义同。

③“阴中” 《灵枢》脏腑病形篇作“中阴”，义同。

［语译］ 问：邪气伤于阴经时，还会伤及所属的脏吗？

答：人体受了风邪，不一定伤及内脏，因为阴经虽然内通五脏，但邪入阴经时，若五脏之气坚实，邪气入而不能停留，则还归于腑。所以阳部受邪，则留居于所属的经脉；阴部受邪，则留居于所合的腑。

［原文］ 曰：邪之中脏者奈何？

曰：恐惧忧愁则伤心，形寒饮冷则伤肺，以其两寒相感，中外皆伤，故气逆①而上行[1]。有所堕坠，恶血留内，有所大怒，气上而不能下，积于胁下则伤肝；有所击仆，若醉以入房，汗出当风则伤脾[2]；有所用力举重，若入房过度，汗出浴水则伤肾[3]。

［校勘］

①“逆” 原作“迎”，据《灵枢》邪气脏腑病形篇、《太素》邪中改。

［注释］

［1］“形寒饮冷则伤肺……故气逆而上行” 《类经》邪之中人阴阳有异注：“肺合皮毛，其脏畏寒。形寒饮冷，故伤肺也。若内有所伤，而外复有感，则中外皆伤，故气逆而上行。在表则为寒热疼痛，在里则为喘咳呕哕等病”。

［2］“有所击仆……则伤脾” 《类经》邪之中人阴阳有异注：“脾主肌肉，饮食击仆者伤其肌肉；醉后入房，汗出当风者，因于酒食，故所伤皆在脾。”

［3］“有所用力举重……则伤肾” 肾藏精主骨，又具寒水之气。若用力举重则伤骨，房事过度则伤精，汗出而浴则寒水之气内犯于肾，故皆能伤肾。

［语译］ 问：邪气侵入五脏的，是什么缘故呢？

答：心藏神，忧愁恐惧则伤神；肺合皮毛而畏寒，若外部感受寒邪，内部再饮冷水，两寒交迫，就能伤肺，使肺气逆而上行；肝藏血，在志为怒，其经脉行于胁下，如因坠下而跌仆，使瘀血积留于内，或因大怒，遂使气上升而不能下降，积于胁下则伤肝；脾主肌肉，若因击仆伤其肌肉，或醉后房室不节，汗出当风，则伤脾；肾藏精主骨，若过度用力举重，或房事过度、汗出沐浴，以致骨伤精耗，则伤肾。

［原文］ 曰：五脏之中风奈何？

曰：阴阳俱①感，邪乃得往[1]。十二经脉，三百六十五络，其血气皆上于面而走空窍[2]。其精阳之气，上走于目而为睛[3]，其别气走于耳而为听[4]，其宗气上出于鼻而为臭[5]，其浊气下出于胃走唇舌而为味[6]。其气之津液皆上熏于面，而皮又厚，其肉坚，故大热甚寒②不能胜之也。虚邪[7]之中身也，洒淅动其形。正邪[8]之中人也微，先见于色，不知于身，若有若无③，若存若亡，有形无形，莫知其情。夫色脉与尺之皮肤相应，如桴鼓影响之相应，不得相失，此亦本末根叶之出候也，根死则叶枯矣。故色青者，其脉弦；色赤者，其脉钩；色黄者，其脉代；色白者，其脉毛；色黑者，其脉石。见其色而不得其脉，反得相胜之脉则死矣；得其相生④之脉则病已矣。

［校勘］

①“俱” 此下原有“相”字，据《灵枢》邪气脏腑病形篇、《太素》邪中删。

②“大热甚寒” 《灵枢》邪气脏腑病形篇作“天气甚寒。”

③“若有若无” 原无，据《灵枢》邪气脏腑病形篇、《太素》色脉尺诊补。

④“生” 原作“胜”，据《灵枢》邪气脏腑病形篇、《太素》色脉尺诊改。

［注释］

[1]“往” 侵入的意思。

[2]“上于面而走空窍” 《太素》邪中注：“六阳之经，并上于面，六阴之经，有足厥阴经上面，余二至于舌下，不上于面，而言皆上面者，举多为言耳，其经络血气贯通，故皆上走七窍以为用也。”

[3]“其精阳之气，上走于目而为睛” 《类经》首面耐寒因于气聚注：“精阳气者，阳气之精华也。故曰五脏六腑之精气，皆上注于目而为之精。”

[4]“其别气走于耳而为听” 《类经》首面耐寒因于气聚注：“别气者，旁行之气也，气自两侧上行于耳，气达则窍聪，所以能听。”

[5]“宗气上出于鼻而为臭” 积于胸中的大气为宗气，随

着呼吸出入,上通于鼻道,使鼻具有嗅的能力。“臭”同嗅。

[6]“浊气下出于胃走唇舌而为味” 胃受水谷之浊气,上达于唇舌,故胃气正常则唇舌能辨别五味。

[7]“虚邪” 指四时反常的风邪。

[8]“正邪” 指四时正常的风,乘人汗出腠理开泄而内侵,发病较轻微。

[语译] 问:五脏是怎样中于风邪的呢?

答:脏气先伤于内,再感受外邪,在内外俱伤的情况下,邪气才能侵入内脏。人的十二经脉,三百六十五络脉的气血皆上注于头面,灌注于耳、目、口、鼻等空窍。其阳气的精微上注于目,则目能视;其傍行之气从两侧上行入耳,则耳能听;其宗气上通鼻窍,则鼻能闻香臭;其谷气下出于胃,上达于唇舌,则舌能辨味。其精气所化的津液皆上熏于面,而且面部又皮厚肉坚,所以大热、严寒都能耐受。虚邪中人较甚,发病时洒淅振寒,使形体震动。正邪中人比较轻微,开始微见于面色改变,身体上并没有感觉,似有似无,若存若亡,似有形又似无形,很容易被人忽略。诊病时,色脉应与尺之皮肤合参。凡呈现于气色的,可望而知之;表现于脉搏的,可按而知之;形肉的盛衰,可诊尺部的皮肤而知之。疾病与色、脉、尺肤的关系,如鼓之应桴而响,影之随形而现一样,是不会相失的,这种本末关系好象树木的根和叶一样,根死则叶必枯。所以现色青的,青为肝色,肝属木,其脉当弦;色赤的,赤为心色,心属火,其脉当钩;色黄的,黄为脾色,脾属土,其脉当代;色白的,白为肺色,肺属金,其脉当毛;色黑的,黑为肾色,肾属水,其脉当石。若见其色而不见其相应的脉象,反得其相克之脉,如肝病而见肺的毛脉,肺病而见心的钩脉,则主死;若得其相生之脉,如肝病而见肾的石脉,心病见肝的弦脉,则主病愈。

[按语] 本节说明以下三个问题:①由于五脏的精气均上注于面,而走空窍,所以目能视,耳能听,鼻能嗅,舌能辨味;由于津液也上熏于面,面部又皮厚肉坚,所以独能耐受大寒大热。

②说明虚邪伤人重于正邪。③说明色、脉、尺肤三部的表现如桴鼓之相应，故诊病应当合参。并以五行生克规律指出色脉不相应的预后诊断。

［原文］ 曰：五脏之所生变化之病形何如？

曰：先定其五色五脉之应，其病乃可别也。

曰：色脉已定，别之奈何？

曰：调其脉之缓急大小滑涩，而病形①定矣[1]。

［校勘］

①“形” 《灵枢》邪气脏腑病形篇、《太素》色脉尺诊均作“变”。

［注释］

[1]“调其脉之缓急大小滑涩，而病形定矣” 《类经》三诊六变与尺相应注：“缓急以至数言，大小滑涩以形体言。滑，不涩也，往来流利，如盘走珠；涩，不滑也，虚细而迟，往来觉难，如雨沾沙，如刀刮竹。六者相为对待，调此六者，则病变可以定矣。”

［语译］ 问：五脏所生疾病的变化，应怎样认识呢？

答：先明确五色与五脉相应的变化，就可把疾病清楚的鉴别出来。

问：色脉已经确定，又怎样辨别呢？

答：辨别其脉象的缓、急、大、小、滑、涩，就可以知道病情的变化。

［原文］ 曰：调之何如？

曰：脉急者，尺之皮肤[1]亦急；脉缓者，尺之皮肤亦缓；脉小者，尺之皮肤亦减而少气①；脉大者，尺之皮肤亦大②；脉沉者，尺之皮肤亦沉③；脉滑者，尺之皮肤亦滑；脉涩者，尺之皮肤亦涩。凡此变者，有微有甚。故善调尺者，不待于寸；善调脉者，不待于色[2]，能参合而行之者，可以为上工，十全其九；行二者为中工，十全其七；行一者为下工，十全其六。

[校勘]

①“气” 《脉经》卷四第一无。

②“亦大” 《灵枢》邪气脏腑病形篇、《太素》色脉尺诊均作“亦贲而起”。

③“脉沉者,尺之皮肤亦沉” 《灵枢》邪气脏腑病形篇、《脉经》卷四第一、《太素》色脉尺诊均无。

[注释]

[1]“尺之皮肤” 即尺肤。《太素》色脉尺诊注:“尺之皮肤者,从尺泽至关,此为尺分也。”

[2]“善调尺者……不待于色” 在一般的情况下,色、脉、尺肤三者的变化是相应的。如上文所云“夫色、脉与尺之皮肤相应,如桴鼓影响之相应。”所以善调尺者,往往不必等到诊察寸口脉,善调色者,往往不必等到望见五色,就可以测知其变化的情况。

[语译] 问:怎样诊察呢?

答:脉象急的,尺部皮肤也必紧急;脉象缓的,尺部皮肤也必弛缓;脉象小的,尺部皮肤也必瘦削;脉象大的,尺部皮肤也必充盛;脉象沉的,尺部皮肤也必凹下;脉象滑的,尺部皮肤也必滑润;脉象涩的,尺部皮肤也必枯涩。这些变化,是有轻有重的,重则病深,轻则病浅。所以善于诊察尺肤的,不必等到诊察寸口之脉,就可以知道病的变化;善于诊脉的,不必再去望色,也可以知道病的变化。假若能把色脉,尺肤三者结合运用,则是最高明的医生,十个病可以治愈九个;若只能掌握其中两个诊法的,十个病可以治愈七个,为中等医生;若只能掌握其中一个诊法的,十个病只能治愈六个,这是技术较低的医生。

[原文] 尺肤滑①以淖泽者,风也。尺肉弱者,解㑊也;安卧脱肉者,寒热也(一本下作不治)。尺肤涩者,风痹也[1]。尺肤粗如枯鱼鳞者,水泆饮也[2]。尺肤寒甚脉小②者,泄少气也。尺肤热甚脉盛躁者,病温也;其脉盛而滑者,汗且出也(一作病且

出)。尺肤烧③炙人手(一作炬然),先热后寒者,寒热也。尺肤先寒,久持之而热者,亦寒热也。尺肤炬然热,人迎大者,当夺血也[3]。尺坚大,脉小甚,则少气,悗有加者,立死[4](《脉经》云尺紧于人迎者少气④)。肘所独热者,腰已上热。肘后独热者,肩背热。肘前独热者,膺前热。肘后廉已下三、四寸热者,肠中有虫[5]。手所独热者,腰已下⑤热。臂中独热者,腰腹热。掌中热者,腹中热也;掌中寒者,腹中寒也。鱼际白肉有青血脉者,胃中有寒也[6]。

[校勘]

①“滑” 原作“温”,原校:“一作滑。”《灵枢》论疾诊尺篇与原校同,据改,并删原校。

②“小” 原作“急”,原校:“一作小”。《灵枢》论疾诊尺篇、《太素》尺诊与原校同,据改,并删原校。

③“烧” 《脉经》卷四第一校注作“热”字。

④“尺紧于人迎者少气” 《脉经》卷四第一作“尺紧人迎脉小,甚则少气,色白有加者定死。”

⑤“下” 原作“上”,原校:“一作下”。《灵枢》论疾诊尺篇、《太素》尺诊与原校同,据改,并删原校。

[注释]

[1]“尺肤涩者,风痹也” 尺肤涩为血亏不能濡养肌肤所致,属风痹一类病。

[2]“尺肤粗如枯鱼鳞者,水泆饮也” 《类经》诊尺论疾注:“如枯鱼之鳞,干涩甚也。以脾土衰而肌肉消,水得乘之,是为泆饮。泆,溢同。”

[3]“尺肤炬然热……当夺血也” 《灵枢集注》张志聪注:“尺炬然热,人迎大者,三阳之气偏盛也,故当主夺血。”

[4]“尺坚大……立死” 尺部皮肤坚而大的是形尚未损,但脉小说明气血已耗,再加少气烦闷,是气阴虚极,所以为死证。“悗”(mèn 闷),烦闷。

[5]“肘后廉已下三、四寸热者，肠中有虫” 《类经》诊尺论疾注：“谓三里以下，内关以上之所，此阴分也，阴分有热，故应肠中有虫。”《太素》尺诊注：“从肘后下向臂三、四寸许，皮肤粗起，是腹中有虫之候也。”《素问识》：“后乃应背面，而云肠中有虫，则似与上文所指上下前后相乘错。可疑。”诸说不知孰是，录以供参考。

[6]“鱼际白肉有青血脉者，胃中有寒也” 《类经》诊尺论疾注：“鱼上脉青，胃之寒也。经脉篇亦曰：胃中寒，手鱼之脉多青矣。”

[语译] 尺部皮肤滑而润泽的，主风病。尺部肌肉松弛软弱的，主肢体懈怠无力；若嗜卧肉脱，主发寒热之病。尺部皮肤枯涩的，是风痹证。尺部皮肤粗糙不润如干鱼之鳞的，是脾土衰的溢饮病。尺部皮肤寒凉而脉小，是阳气衰，主水泄及少气。尺部皮肤灼热，脉盛大而躁动的，是阳邪亢盛的温病；如脉虽盛大，但不躁动而滑利的，是汗将出的征象。尺部皮肤火热灼手，先热后寒，主寒热往来一类的病变。尺部皮肤初按之寒凉，久按之而热的，也是寒热往来一类的病变。尺部皮肤火热，而且人迎脉大的，是阳盛伤阴，当主失血。尺部皮肤坚固，但脉象微小的，是形有余而正气衰少，如再有烦闷不宁，并且逐渐加重的，是阴阳俱绝，会立即死亡。肘部单独发热的，其腰部以上必然发热。肘后单独发热的，其肩背部必然发热。肘前单独发热的，其胸膺部必然发热。肘后廉以下三四寸的部位发热的，是肠中有虫。手腕部单独发热的，其腰部以下必然发热。臂部单独发热的，其腰腹部也必然发热。手掌发热的，腹中必热；手掌发凉的，腹中必寒。鱼际白肉出现青色血脉的，主胃中有寒。

[原文] 曰：人有尺肤缓甚①（一云尺脉数甚），筋急而见，此为何病？

曰：此所谓疹筋②。疹筋者，是人腹必急[1]。白色黑色见，则③病甚。

[校勘]

①"尺肤缓甚" 《素问》奇病论作"尺脉数甚"。《太素》疹筋作"尺数甚"。

②"疹筋" 原作"狐筋"。原校:"狐《素问》作疹"。《素问》奇病论、《太素》疹筋与原校同。据改,下同,并删原校。

③"则" 原作"此",据《素问》奇病论、《太素》疹筋改。

[注释]

[1]"腹必急" 《素问》奇病论王注:"腹急谓侠脐坚筋俱急。以尺里候腹中,故见尺中筋急,则必腹中拘急矣。"

[语译] 问:病人的尺部皮肤很松缓,反外见筋脉拘急,这是什么病呢?

答:这叫做疹筋病。疹筋病,其挟脐两旁的竖筋必然拘急。尺外以候肾,尺里以候腹,肾水亏不能养肝,故见腹中筋急。白为金色,黑为水色,面见白色,是金克木,面见黑色,是母病及子,所以为病必甚。

病形脉诊第二下

[原文] 黄帝问曰:脉之缓急小大滑涩之病形何如?

岐伯对曰:心脉急甚为瘛疭;微急为心痛引背,食不下[1]。缓甚为狂笑[2];微缓为伏梁,在心下,上下行,有时唾血[3]。大甚为喉吤吤[4];微大为心痹引背,善泪[5]。小甚为善哕;微小为消瘅。滑甚为善渴;微滑为心疝,引脐少腹鸣[6]。涩甚为瘖[7],微涩为血溢[8],维(经络有阳维阴维)厥[9],耳鸣,癫疾。

[注释]

[1]"心脉急甚为瘛疭;微急为心痛引背,食不下" 《太素》五脏脉诊注:"心脉钩……夏时诊得心脉如新张弦,急甚者寒也,筋脉急痛以为瘛也。下言急者,皆如弦急,非急疾也。其心脉来,如弦微急,即脉微弦急,心微寒,故心痛引背心腧而痛,

胸下寒,咽中食不下也。”

[2]“缓甚为狂笑” 心脉缓甚则心神缓散而不内守,所以发为狂笑。

[3]“微缓为伏梁……有时唾血” 《太素》五脏脉诊注:“心脉微缓,即知心下热聚,以为伏梁之病,大如人臂,从脐上至于心,伏在心下,下至于脐,如彼桥梁,故曰伏梁,其气上下行来,冲心有伤,故时唾血。”

[4]“吤吤(jiè jiè 戒戒)” 象声之词。

[5]“微大为心痹引背,善泪” 《太素》五脏脉诊注:“心脉微盛,发风湿之气冲心,为痹痛,痛后引背膂及引目系,故喜泪出也。”

[6]“微滑为心疝,引脐少腹鸣” 《类经》脏脉六变病刺不同注:“若其微滑,则热在于下,当病心疝而引脐腹。脉要精微论曰:病名心疝,心为牡脏,小肠为之使,故曰少腹当有形也。”

[7]“涩甚为瘖” 心脉涩甚,则气血滞于上,喉失濡养则不能发音。

[8]“微涩为血溢” 涩为气滞血瘀,瘀血损伤血络,则溢于脉外而为出血,此处指吐血、衄血而言。

[9]“维厥” “维”指四维,即手足。“维厥”为手足厥冷的意思,气滞血瘀,不能营其四末,故手足厥冷。

[语译] 黄帝问:缓、急、大、小、滑、涩六脉所主疾病的症状是怎样的?

岐伯说:心脉急甚的,为风寒伤及血脉,主筋脉抽搐痉挛;心脉微急的,为心有微寒,主心痛,并牵引背部也痛,饮食不能下。心脉缓甚的,为神散而发狂笑;心脉微缓的,为心之积聚伏梁,病在心下部位,并上下移动,有时唾血。心脉大甚的,为心火上炎,喉间吤吤有声;心脉微大的,为心痹,痛引背部,时常流泪。心脉小甚的,为阳气虚,阳虚则胃寒上逆,而时时呃逆;心脉微小的,为阴虚津亏,发为消瘅。心脉滑甚的,为阳盛血热,故善渴;心脉微滑的，为热在下，病为心疝，痛引脐部而少腹肠鸣。心脉涩甚的，为气血瘀滞于上，主音哑不能发声；心脉微涩的，亦为气血内阻，瘀伤血络，则血溢而吐血衄血，不能营其四肢、清窍，则为维厥、耳鸣、癫疾。

[原文] 肺脉急甚为癫疾[1]；微急为肺寒热怠惰，咳唾血，引腰背胸，若鼻息肉不通[2]。缓甚为多汗[3]；微缓为痿瘘偏风[4]，头以下汗出不止。大甚为胫肿[5]；微大为肺痹，引胸背，起恶日光。小甚为泄[6]；微小为消瘅。滑甚为息贲上气[7]；微滑为上下出血[8]。涩甚为呕血；微涩为鼠瘘（一作漏），在颈、支腋之间[9]，下不胜其上，甚能善酸①[10]。

[校勘]

①"甚能善酸" 《灵枢》邪气脏腑病形篇作"其应善痠矣"。

[注释]

[1]"肺脉急甚为癫疾" 《类经》脏脉六变病刺不同注："肺脉急甚，风邪胜也，木反乘金，故主癫疾。"

[2]"微急为肺寒热……若鼻息肉不通" 《太素》五脏脉诊注："肺以恶寒，弦急即是有寒乘肺，肺阳与寒交战，则二俱作病，为肺寒热也。肺病不行于气，身休怠惰，肺得寒故发咳，咳甚伤中故唾血。咳复引腰及背腧而痛。"

[3]"缓甚为多汗" 肺脉缓甚为肺气虚，肺合皮毛，肺气虚则皮毛不固，所以多汗出。

[4]"痿瘘偏风" 肺热则津伤叶焦，故痿而不行；阳结于阴，故为鼠瘘之病；肺合皮毛，肺热外达，则毛孔开张，故为汗出不止之漏风病。"瘘"，指鼠瘘，亦叫瘰疬。"偏风"，即漏风。

[5]"大甚为胫肿" 《类经》脏脉六变病刺不同注："肺脉大甚者，心火烁肺，真阴必涸，故为胫肿"。

[6]"小甚为泄" 肺脉小甚为肺气虚极，虚则不能升，清阳下陷，大肠不固，而为泄病。

[7]"滑甚为息贲上气" 肺脉滑甚为肺中热盛，肺气不能

肃降,则上贲而为喘息之症。

[8]“上下出血” 阴邪盛则病加于阴,热盛易伤血络,血络伤则上下出血,在上如吐血、衄血,在下如尿血、便血皆是。

[9]“涩甚为呕血;微涩为鼠瘘,在颈、支腋之间” 涩为气虚血滞,瘀血内伤络脉,则为呕血,气血滞留颈、腋之间,则为鼠瘘。

[10]“下不胜其上,甚能善酸” 《太素》五脏脉诊注:“下虚不胜上实,金实遂欲克木,为味故喜酸也。酸,木味也。”

[语译] 肺脉急甚的,是风邪亢盛,木反乘金,故为癫疾;肺脉微急的,为风寒犯肺,正邪交争,故发热恶寒,肺气不行,故怠惰,寒邪束肺,肺气不利,故痛引腰背胸部,咳嗽而唾血,或若鼻生息肉而呼吸不通。肺脉缓甚的,为肺热甚,主多汗;肺脉微缓的,为肺热叶焦,主痿躄不行,或阳结于阴而成鼠瘘,或肺热外达而成偏风,头以下汗出不止。肺脉大甚的,为心火灼肺,真阴耗损,主胫肿;肺脉微大的,则肺热而成肺痹,痛引胸背,因火盛阴虚,所以恶见日光。肺脉小甚的为气虚,肺与大肠相表里,气虚不能收摄,故病泻泄;肺脉微小的,为金衰水弱,水之生源不足,故为消瘅。肺脉滑甚的为实热,主喘急上气;肺脉微滑的为气热,热迫血溢,故上下皆出血。肺脉涩甚的,则血滞不行,故为呕血;肺脉微涩的,为气有郁滞,故为鼠瘘病,此病多生于颈腋。在上之肺金实,欲克在下之肝木,故喜食酸味,以救其虚。

[原文] 肝脉急甚为恶言[1](一作忘言);微急为肥气[2]在胁下若覆杯。缓甚为善呕;微缓为水瘕痹[3]。大甚为内痈,善呕衄[4];微大为肝痹阴缩[5],咳引少腹。小甚为多饮;微小为消瘅[6]。滑甚为㿗疝[7];微滑为遗溺[8]。涩甚为溢饮[9];微涩为瘈疭挛筋。

[注释]

[1]“恶言” 《类经》脏脉六变病刺不同注:“肝脉急甚,肝气强也,肝强者多怒少喜,故言多嗔恶也。”

[2]“肥气” 为肝之积,在左胁下。详见卷八第二。

[3]“水瘕痹” 《太素》五脏脉诊注:“阳气微热,肝气壅塞,饮溢为水,或结为瘕,或聚为痹。”《灵枢识》:“盖水癖癖饮之类。痹,闭也。”

[4]“大甚为内痈,善呕衄” 肝脉大甚为肝热气盛,热邪内结则为内痈,肝气上逆则呕,肝热上冲迫血妄行则喜衄。

[5]“阴缩” 睾丸及阴茎上缩入腹叫阴缩,亦称阳缩。

[6]“小甚为多饮;微小为消瘅” 肝脉小为肝血少,血少而燥则多饮;微小乃肝火灼津,为消瘅病。

[7]“滑甚为㿉疝” 滑甚为阳盛,热壅于肝经,结于阴分,故发为㿉疝,其症为睾丸肿大坚硬,顽麻不知痛痒。

[8]“微滑为遗溺” 《太素》五脏脉诊注:“阳气微盛,阴虚不禁,故为遗溺也。”

[9]“涩甚为溢饮” 《类经》脏脉六变病刺不同注:“肝脉涩甚,气血衰滞也。肝木不足,土反乘之,故湿溢支体,是为溢饮。”

[语译] 肝脉急甚的,为肝气盛,主多怒而言恶;肝脉微急的,为肝气积于胁下,状若覆杯,名为肥气。肝脉缓甚的为肝热,肝气上逆冲咽,故多呕吐;肝脉微缓,为肝热伤土,土不制水,积久而为水瘕痹证。肝脉大甚的,为肝热气盛,热邪内结,发为内痈,肝气郁而上逆,故多呕吐,肝热上冲迫血外溢则衄血;肝脉微大的为肝痹,肝脉上注于肺,下络阴器,抵少腹,肝气逆于下则阴器收缩,逆于上则咳嗽牵引少腹作痛。肝藏血,肝脉小则主阴血虚而口渴多饮;肝脉微小为阴虚血燥,故为消瘅。肝脉滑甚的,是热壅肝经阴分,故为㿉疝;肝脉微滑的,是阴虚不禁,故为遗溺。肝脉涩甚的,为气血衰滞,水湿流溢肢体,而为溢饮;肝脉微涩的,为气血不足,筋失濡养,而为筋脉抽搐拘挛。

[原文] 脾脉急甚为瘈疭;微急为鬲中,食饮入而还出,后沃沫[1]。缓甚为痿厥;微缓为风痿,四肢不用,心慧然若无

病[2]。大甚为击仆[3]；微大为痞气①[4]，裹②大脓血在肠胃之外。小甚为寒热，微小为消瘅。滑甚为㿉癃[5]，微滑为虫毒蛕蝎腹热[6]。涩甚为肠㿉[7]（一作溃）；微涩为内溃，多下脓血[8]。

［校勘］

①“痞气” 原作“疝气”，据《脉经》卷三第三改。

②“裹” 原作“腹里”，据《脉经》卷三第三改。

［注释］

［1］“微急为鬲中……后沃沫” 脾脉微急为脾有微寒在内，为鬲中病，脾失健运，所以饮食入而复吐出。脾阳不振则下焦虚寒肠道不固，大便泄下冷沫。“后”，指大便。“沃”，灌注。在此可引伸为泄下。

［2］“心慧然若无病” 心中明了像无病一样，说明“风痿，四肢不用”，为风邪不在脏而在于经络肌肉之中。

［3］“击仆” 卒然仆倒，好似突然遭到打击一样，多为卒中之病，所以《内经》中称为击仆偏枯。

［4］“痞气” 为脾之积。详见卷八第二。

［5］“滑甚为㿉癃” 《类经》脏脉六变病刺不同注：“脾脉滑甚，太阴实热也。太阴合宗筋，故为㿗癃疝……㿉㿗同。”

［6］“微滑为虫毒蛕蝎腹热” 《太素》五脏脉诊注：“微滑，阳气微盛有热也。蛕，胡灰反，腹中长虫也。蝎，胡竭反，谓腹中虫如桑蠹也。阳盛有热，腹内生此二虫，为病绞作腹中。”“蛕”与“蚘”、“蛔”同。“蝎”，乃桑树中之蛀虫，在此指肠寄生虫之如桑蠹者而言。

［7］“肠㿉” 《太素》五脏脉诊注：“冷气冲下，广肠脱出，名曰肠颓，亦妇人带下病也。”《千金》卷二十四第八“论曰：㿉有四种，有肠㿉、卵胀、气㿉、水㿉。”按：肠㿉，意即《病源》所云“肠下乘而成㿉”之病，似今之小肠疝气。

［8］“微涩为内溃，多下脓血”微涩为血滞，聚于腹中而成痈脓，若不得消散则溃破下脓血。

[语译] 脾脉急甚的，是脾寒受风，肝木乘土，故四肢抽搐；脾脉微急的，为微寒伤脾，脾不运化，主鬲中病，饮食入而吐出，大便排冷沫，脾脉缓甚为脾热，脾主肌肉，因受热灼故为肉痿及厥逆；脾脉微缓的，主风痿瘫痪四肢不能用，因病在经络肌肉，故心神清爽若无病。脾脉大甚的，为阳气亢盛而阴虚脱，故如被击仆地而成偏枯；脾脉微大的，为脾气结而成痞气，包裹大脓血在肠胃之外。脾脉小甚的，为中焦阳气不足，主发寒热；脾脉微小的，为气血俱少，虚热消灼肌肉，因成消瘅。脾脉滑甚的，为脾有实热，太阴脉合宗筋，故为㿗疝或小便不利；脾脉微滑的，为湿热在脾，湿热熏蒸，故生蛔虫等及为腹热。脾脉涩甚的，为气滞血寒，主小肠下坠而成㿗疝；脾脉微涩的，为内溃而下脓血。

[原文] 肾脉急甚为骨痿癫疾；微急为奔豚沉厥[1]，足不收，不得前后。缓甚为折脊，微缓为洞泄。洞泄者，食不化，下嗌还出。大甚为阴痿；微大为石水，起脐下至小腹垂垂然，上至胃脘，死不治[2]。小甚为洞泄，微小为消瘅。滑甚为癃㿗①；微滑为骨痿，坐不能起，起则目无所见，视黑丸②。涩甚为大痈，微涩为不月沉痔[3]。

[校勘]

①"癃㿗" 原作"痈癞"，原校："一作癃㿗"。《灵枢》邪气脏腑病形篇与原校同，据改，并删原校。

②"视黑丸" 《灵枢》邪气脏腑病形篇、《太素》五脏脉诊均无。《脉经》卷三第五、《千金》肾脏均作"视见黑花"。

[注释]

[1]"沉厥" 《太素》五脏脉诊注："微急者，肾冷发沉厥之病，足脚沉重，逆冷不收。"

[2]"微大为石水……死不治" 《类经》脏脉六变病刺不同注："若其微大，肾阴亦虚，阴虚则不化，不化则气停水积而为石水，若至胃脘，则水邪盛极，反乘土脏，泛滥无制，故死

不治。”

[3]“不月沉痔” 不月，是闭经，沉痔，是久痔不愈。

[语译] 肾脉急甚的，为寒邪入骨，主形瘦骨痿而发癫疾；肾脉微急的为肾寒，邪气上逆则发奔豚，肾阳不振则为沉厥，气不下行，则足不能伸缩，肾窍不利，则为二便不通。督脉属肾贯脊，肾脉缓甚的，则督脉懈弛，故腰脊疼痛似折；肾脉微缓的，为肾气不足，命门火衰，故泄泻无度为洞泄。洞泄病，食不消化；饮食下咽后，立即吐出。肾脉大甚的，为阴虚火旺，故为阴痿；肾脉微大的，为水不化气，积为石水，其状从脐下至小腹坠胀，若上至胃脘为水邪侮土，泛滥无制，脾肾俱败，是不治的死证。肾脉小甚的，为肾气甚衰，下焦无主，故为洞泄；肾脉微小的，为真气亦亏，故为消瘅。肾脉滑甚的，为肾有热邪，主小便癃闭，睾丸肿大；肾脉微滑的，为肾有热邪，骨枯髓干，发为骨痿，不能直立，坐不能起，骨之精为瞳子，热伤肾精，故起则眩晕，眼前发黑而不见物，肾脉涩甚的，为气血阻滞，主发为大痈；肾脉微涩的，为气血不行，在女子为闭经，或为痔久不愈。

[原文] 曰：病之六变①者，刺之奈何？

曰：诸急者多寒[1]，缓者多热[2]，大者多气少血[3]，小者血气皆少，滑者阳气盛而微有热[4]，涩者多血少气而微有寒[5]。是故刺急者，深内而久留之；刺缓者，浅内而疾发针，以去其热；刺大者，微泻其气，无出其血；刺滑者，疾发针而浅内之，以泻其阳气，去其热；刺涩者，必中其脉，随其逆顺而久留之，必先按而循之，已发针，疾按其痏，无令出血，以和其脉[6]；诸②小者，阴阳形气俱不足，勿取以针，而调之以甘药[7]。

[校勘]

①“病之六变” 原作“病亦有甚变”，原校：“一作病之六变”。今本《灵枢》邪气脏腑病形篇、《太素》五脏脉诊与原校同，据改，并删原校。

②“诸” 原在“脉”前，《灵枢》邪气脏腑病形篇、《太素》五

脏脉诊均在“小”字之前，连下读，据改。

［注释］

［1］“诸急者多寒”　《类经》脏脉六变病刺不同注：“急者，弦紧之谓。仲景曰：脉浮而紧者，名曰弦也，紧则为寒。”

［2］“缓者多热”《类经》脏脉六变病刺不同注：“缓者，纵缓之状，非后世迟缓之谓。仲景曰：‘缓则阳气长’。又曰：‘缓者胃气有余’。故凡纵缓之脉多中热，而气化从乎脾胃也。”

［3］“大者多气少血”　脉大为阳盛，阳盛则阴虚。阳盛则气壮，阴虚则血少。所以为多气少血。

［4］“滑者阳气盛而微有热”　《类经》脏脉六变病刺不同注：“滑脉为阳，气血实也，故为阳气盛而微有热。仲景曰：‘滑者胃气实。’”

［5］“涩者多血少气而微有寒”《类经》脏脉六变病刺不同注：“涩为气滞，为血少，气血俱虚，则阳气不足，故微有寒也。仲景曰：‘涩者荣气不足。’亦血少之谓，而此曰多血，似乎有误，观下文刺涩者，无令其血出，少可知矣。”

［6］“刺涩者……以和其脉”　《类经》脏脉六变病刺不同注：“脉涩者，气血俱少，难于得气，故宜必中其脉，而察其逆顺，久留疾按而无出其血，较之诸刺更宜详慎者，以脉涩本虚，恐伤其真气耳。”痏（wěi 伟），在此指针孔。

［7］“诸小者……而调之以甘药”　《太素》五脏脉诊注：“诸脉小者，五脏之阴，六腑之阳，及骨、肉、形，并其气海之气，四者皆悉虚少，若引阴补阳，是则阴竭，引阳补阴，即使阳尽，阴阳既竭，形气又微，用针必死，宜以甘味之药调其脾气，脾胃气和，即四脏可生也。”

［语译］　问：五脏有病所出现的六种脉象，怎样来运用刺法呢？

答：脉象紧急的，多主有寒；因寒主收引，故脉亦因之而紧急。脉象缓的，多主有热；因热性舒缓，故脉亦因之而缓。脉象大的，为阳气有余；阳盛则阴衰，气为阳，血为阴，故主多气少血。脉象小的，为阳虚阴衰；阴阳俱虚，则血气皆不足。脉象滑的，为阳气旺盛，气血俱实，故微有热象。脉象涩的，为气滞血少，阳气亦虚，故微有寒象。用针治疗时，对脉急有寒的疾病，应深刺，留针的时间要长一些；对脉缓有热的疾病，应浅刺而速出针，以去其热；对脉大而多气少血的疾病，应微泻其气，不要出血，使其阴阳气血调和；对脉滑而阳盛有热的疾病，也用疾出针而浅刺的方法，以泻其阳热之气；对脉涩而气血俱虚的疾病，必须刺中其脉，随着脉的顺逆而久留针，以调和经脉内外的气血，而且针刺前要先按摩其肌肉，以利得气，既出针，以手急按其针孔，不使出血，而使脉外之气与脉内之血得到调和；脉细小的，是阴阳形气都有亏损，这样的病，不宜用针，可用甘药调和胃气。

［原文］ 曰：五脏六腑之气，荥俞所入为合，令何道从入，入安从道？

曰：此阳脉①之别，入于内，属于腑者也[1]。

曰：荥俞与合，各有名乎？

曰：荥俞治外②经，合治内腑[2]。

曰：治内腑奈何？

曰：取之于合。

曰：合各有名乎？

曰：胃合入于三里，大肠合入于巨虚上廉，小肠合入于巨虚下廉，三焦合入于委阳，膀胱合入于委中央，胆合入于阳陵泉[3]（按大肠合于曲池，小肠合于小海，三焦合于天井，今此不同者，古之别法也。又详巨虚上下廉，乃足阳明与大小肠相合之穴也。与胃合三里，膀胱合委中，胆合阳陵泉，以脉之所入为合不同。三焦合委阳，委阳者，乃三焦下辅腧也，亦未见有为合之说）。

曰：取之奈何？

曰：取之三里者，低跗取之。巨虚者，举足取之。委阳者，屈伸而取之。委中者，屈膝而取之。阳陵泉者，正立竖膝予之齐，下至委阳之阳[4]取之。诸外经者,揄伸[5]而取之。

[校勘]

①“脉” 原作“明”。据《灵枢》邪气脏腑病形篇、《太素》腑病合输改。

②“外” 此下原有“脏”字,据《灵枢》邪气脏腑病形篇、《太素》腑病合输删。

[注释]

[1]“此阳脉之别,入于内,属于腑者也” 《类经》六腑之病取之于合注:“五脏六腑,皆有五腧,五腧之所入为合,即各经之合穴也。然手之三阳复有连属上下,气脉相通者,亦谓之合……此下言六阳之经,内属于腑,因以明手之三阳下合在足也。”

[2]“荥俞治外经,合治内腑” 《类经》六腑之病取之于合注:“荥腧气脉浮浅,故可治外经之病。合则气脉深入,故可治内腑之病。”

[3]“胃合入于三里……胆合入于阳陵泉” 《类经》六腑之病取之于合:“按:大肠、小肠、三焦,皆手三阳之经,然大小肠为下焦之腑,连属于胃,其经虽在上,而气脉不离于下,故合于足阳明之巨虚上下廉。三焦为孤独之腑,其于三部九候,无所不统,故经之在上者属手,腧之在下者居足,所以十二经中,惟此手之三阳,乃有下腧。故本输篇曰:大肠小肠皆属于胃,三焦下腧,在于足小指之前,少阳之后,出于腘中外廉,名曰委阳,即此谓也。”

[4]“阳” 有表和外的意思。在此指外侧。

[5]“揄(yú 于)伸” 引伸的意思,在此指伸缩活动。“揄”,引也。

[语译] 问:五脏六腑的脉气,起于四肢之末,经荥俞然后入内为合,它是从何道而入,入后又通过什么道路合入内脏呢?

答:这里所说的合穴,并不是五腧穴中的合穴,乃是阳脉的别络,入于内而属于腑。

问:荥俞穴和你所说的合穴,各有一定的作用吗?

答:荥俞的脉气浅,未入于内,可治外部经脉的病;合穴的脉气深,入内属腑,可治内部六腑的病。

问:六腑有病应当怎样治疗呢?

答:取六腑的合穴。

问:合穴各有一定的名称吗?

答:胃气循足阳明脉合于足三里,所以胃有病当取足三里以治胃腑。大肠之气循足阳明胃脉合于巨虚上廉,所以大肠有病当取巨虚上廉以治大肠腑。小肠之气循足阳明胃脉合于巨虚下廉,所以小肠有病当取巨虚下廉以治小肠腑。三焦之气循足太阳脉合于委阳,所以三焦有病当取委阳以治三焦腑。膀胱之气循足太阳脉下合于委中,所以膀胱有病当取委中以治膀胱腑。胆气循足少阳脉下合于阳陵泉,所以胆有病当取阳陵泉以治胆府。

问:合穴怎样取法?

答:取三里,要正坐曲膝低其足背取之。巨虚上下廉,都要举足取之。委阳要半屈曲腿足而取之。委中要屈膝取之。阳陵泉要正位蹲坐竖立两膝相齐,在委阳的外侧取之。取荥俞以治外经的疾病,应先伸缩活动其四肢,使经脉气血流通,然后取之。

[按语] 本节所说的合穴,是指六腑在下肢的合穴,并非经脉在肘膝处所入的合穴。文中指出“合治六腑”,通过临床证明,这六个合穴,对六腑病确有较好的疗效。至于穴位的取法,请参看本经卷三经穴各篇。

[原文] 曰:愿闻六府之病?

曰:面热者,足阳明病。鱼络血者,手阳明病。两跗之上,脉坚若陷者,足阳明病[1]。此胃脉也。

[注释]

[1]“面热者……足阳明病” 《太素》腑病合输注:“阳明脉起面,故足阳明病,面热为候也。手阳明脉行于鱼后,故鱼络血见,手阳明病候也。足阳明下足跗入大指间,故跗上脉坚若陷,足阳明病候。”

[语译] 问:六腑的病形是怎样的呢?

答:足阳明脉行于面部,故面部发热,是足阳明经病。手阳明之脉行于手鱼之表,故手鱼部络脉充血的,是手阳明经病。足阳明之脉下行于足背,故两足背上脉现坚实或内陷的,是足阳明胃脉病。大肠病与胃同候,所以此谓胃脉。

三部九候第三

[提要] 本篇主要说明三部九候的部位,诊察方法、脏腑分属;并通过观察三部九候脉搏的相应与否,机体、脉气的相得相失,而诊察脏腑的病变,决断疾病的死生,以及经病治经,络病治络等刺治方法。

[原文] 黄帝问曰:何谓三部?

岐伯对曰:上部、中部、下部。其部各有三候。三候者,有天、有地、有人。

上部天,两额之动脉[1];上部地,两颊之动脉[2];上部人,耳前之动脉[3]。

中部天,手太阴[4];中部地,手阳明[5];中部人,手少阴[6]。

下部天,足厥阴[7];下部地,足少阴[8];下部人,足太阴[9]。

下部之天以候肝;地以候肾;人以候脾胃之气。

中部之天以候肺;地以候胸中之气;人以候心。

上部之天以候头角之气;地以候口齿之气;人以候耳目之气。此三部者,三而成天,三而成地,三而成人,三而三之,合为九,九分为九野[10],九野为[11]九脏,故神脏五[12],形脏四[13],合为九脏。五脏已败,其色必夭,夭必死矣。

[注释]

[1]“两额之动脉” 《太素》卷十四首篇注:“两额,足少阳、阳明二脉之动。”相当于颔厌、头维二穴处。

[2]“两颊之动脉” 《太素》卷十四首篇注:“两颊足阳明,在大迎中动。”

[3]“耳前之动脉” 《太素》卷十四首篇注:“耳前手太阳、手少阳、足少阳三脉在和窌中动。”

[4]“手太阴” 《素问》三部九候论王注:“谓肺脉也,在掌后寸口中,是谓经渠,动应于手。”

[5]“手阳明” 《素问》三部九候论王注:“谓大肠脉也,在手大指次指岐骨间,合谷之分,动应于手也。”

[6]“手少阴” 《素问》三部九候论王注:“谓心脉也,在掌后锐骨之端,神门之分,动应于手。”

[7]“足厥阴” 《素问》三部九候论王注:“谓肝脉也,在毛际外羊矢下一寸半陷中,五里之分,卧而取之,动应于手也,女子取太冲,在足大趾本节后二寸陷中是。”

[8]“足少阴” 《素问》三部九候论王注:“谓肾脉也,在足内踝后跟骨上陷中,太溪之分,动应手。”

[9]“足太阴” 《素问》三部九候论王注:“谓脾脉也,在鱼腹上趋筋间,直五里下,箕门之分……而动应于手也。候胃气者,当取足跗之上,冲阳之分,穴中脉动,乃应手也。”

[10]“九野” 在此指人体九个分野而言。野即分野之义。

[11]“为” 《素问经注节解》:“为,犹应也。九野为九脏,犹言九脏应九野也。”

[12]“神脏五” 《素问》三部九候论王注:“所谓神脏者,肝藏魂,心藏神,脾藏意,肺藏魄,肾藏志也。以其皆神气居之,故云神脏五也。”

[13]“形脏四” 《素问》三部九候论王注:“所谓形脏者,

皆如器外张，虚而不屈，含藏于物，故云形脏也。所谓形脏四者，一头角，二耳目，三口齿，四胸中也。”

[语译] 黄帝问：什么叫做三部？

岐伯答：有上部、中部、下部。每一部都有三候。所谓三候，是以天、地、人代表上、中、下的。上部天，即两额的动脉（颔厌、头维穴之分）；上部地，即两颊的动脉（大迎穴之分）；上部人，即耳前的动脉（和髎穴之分）。中部天，即两手太阴的动脉（经渠穴之分）；中部地，即两手阳明的动脉（合谷之分）；中部人，即两手少阴的动脉（神门穴之分）。下部天，即足厥阴的动脉（五里穴之分，女子取太冲穴）；下部地，即足少阴的动脉（太溪穴之分）；下部人，即足太阴的动脉（箕门穴之分）。下部之天，可以候肝脏之气，下部之地，可以候肾脏之气，下部之人，可以候脾胃之气。中部之天，可以候肺脏之气；中部之地，可以候胸中之气；中部之人，可以候心脏之气。上部之天，可以候头角之气；上部之地，可以候口齿之气；上部之人，可以候耳目之气。三部之中，各有天、地、人三候，所以三候为天，三候为地，三候为人，三与三相乘，合为九候。脉之九候，分人体为九野，以应人之九脏。九脏是肝、心、脾、肺、肾五神脏与头角，耳目，口齿、胸中四形脏，合为九脏。假若五脏的精气已败，必见神色枯暗，凡神色枯暗的必死。

[按语] 上古时代针治疾病，必诊三部九候之脉，以调九脏的盛衰。所谓三部九候，是以天地人代表人身上中下三部，每部各有三候的诊法。因为这些部位都是人身气血出入的经隧，故可诊之“以决死生，以处百病，以调虚实而除邪疾”。仲景脉法，上取人迎，中取寸口，下取趺阳，也是上下遍诊之意。《难经》则以三部为寸关尺，以九候为浮中沉，是单以寸口部位分为三部九候之诊，是现代沿用的诊脉法。

[原文] 曰：以候奈何？

曰：必先度其形之肥瘦，以调其气之虚实，实则泻之，虚则补之,必先去其血脉而后调之。无问其病,以平为期。

[语译] 问怎样诊察病情呢?

答:必先度量病者的身形肥瘦,以深刺或浅刺而调其虚实,邪气实则泻之,正气虚则补之。若是络脉有瘀血,又必须先刺去血脉的瘀滞,然后再调治其虚实。不论治疗什么病,都应该以达到气血平和为准则。

[原文] 曰:决生死奈何?

曰:形盛脉细,少气不足以息者死①[1]。形瘦脉大,胸中多气者死[2]。形气相得者生。参伍不调者病[3]。三部九候皆相失者死。上下左右之脉相应如参舂者病甚[4]。上下左右相失不可数者死[5]。中部之候虽独调,与众脏相失者死。中部之候相减者死[6]。目内陷者死。

[校勘]

①"死" 原作"危",据《素问》三部九候论改。

[注释]

[1]"形盛脉细,少气不足以息者死" 形体与脉气必须相称,若形体虽未至瘦削,而脉象细弱的,为气血亏损,少气无力,不足以维持正常呼吸,是脏气虚极,宗气不续,多属死证。

[2]"形瘦脉大,胸中多气者死" 为形体已伤而邪气方盛。邪气壅于肺而宣降失职,致令胸满喘促等症,这是脏气虚极,气不归元,多属死证。

[3]"参伍不调者病" 《太素》卷十四首篇注:"谓其人形气有时相得,有时不相得,参类品伍不得调者,其人有病。"《类经》决死生注:"凡或大或小,或迟或疾,往来出入而无常度者,皆病脉也。"参伍不调,指参差不相协调的意思,以上二说,一指形气不相得,一指脉象不规律。今从后说。

[4]"上下左右之脉相应如参舂者病甚" 《素问》三部九候论王注:"三部九候,上下左右凡十八诊也。如参舂者,谓大数而鼓,如参舂杵之上下也。脉要精微论曰:大则病进,故病

甚也。”

[5]“上下左右相失不可数者死” 上下左右的脉极不一致，失于脉气的规律，是脉气已乱，所以主死。

[6]“中部之候相减者死” 《素问》三部九候论王注：“中部左右凡六诊也。上部下部已不相应，中部独调，固非其久；减于上下，是亦气衰，故皆死也。减，谓偏少也。”

[语译] 问：怎样决断生死？

答：形体丰盛而脉反细弱，又气息微弱的，主死亡。形体瘦弱，脉反粗大，胸中多气的，主死亡。凡是形和气相称的，主生。脉来三五不相协调者，主有病。三部九候的脉搏大小迟数相差悬殊的，主死。上下左右之脉来如捣米的，病必严重。上下左右之脉急乱，不可计其至数的，是死证。中部之脉虽然独自匀调，而与其他脏不相协调的，是死证。中部之脉衰减，与其他各部不相协调的，是死证。目珠内陷的，为精气衰竭，是死证。

[原文] 曰：何以知病之所在？

曰：察九候独小者病，独大者病，独疾者病，独迟者病，独热者病，独寒者病，独陷下者病[1]。以左手①足上去踝五寸而按之，以②右手当踝而弹之[2]，其应过五寸以上，蠕蠕然[3]者不病；其应疾，中手浑浑然[4]者病；中手徐徐然[5]者病；其应上不能至五寸，弹之不应者死。脱肉身不去者死[6]。中部乍疏乍数者死[7]。代脉而钩[8]者，病在络脉。九候之相应也，上下若一[9]，不得相失。一候后则病[10]；二候后则病甚；三候后则病危；所谓后者，应不俱[11]也。察其腑脏，以知死生之期。必先知经脉[12]，而后知病脉。真脏脉见者，邪（《素问》无邪字）胜，死也。足太阳之气绝者，其足不可以屈伸，死必戴眼[13]。

[校勘]

①“手” 此下原有“于左”二字据《素问》三部九候论及新校正引本经与全元起注本删。

②“以” 《素问》三部九候论新校正无此字。

[注释]

[1]“察九候独小者病……独陷下者病” 《素问》三部九候论王注:“相失之候,诊凡有七者,此之谓也。然脉见七诊,谓参伍不调,随其独异,以言其病尔。”丹波元简认为“热乃滑之谓,寒乃紧之谓。”

[2]“以左手足上……以右手当踝而弹之” 《素问》三部九候论新校正引全元起注云:“内踝之上阴交之出,通于膀胱,系于肾,肾为命门,是以取之,以明吉凶。”

[3]“蠕蠕(rú rú 儒儒)然” 如蠕虫爬行之貌。

[4]“浑浑然” 言混乱不清,为气盛太过。浑,与混通用,乱也。

[5]“徐徐然” 缓慢的意思,为气虚不及。

[6]“脱肉身不去者死” 是说肉脱体弱不能行动的意思。肌肉已脱,身不能行,为精气已枯,真气内竭,故属死证。

[7]“中部乍疏乍数者死” 中部指手部而言,脉来忽快忽慢,是脉气已乱,故属死证。

[8]“代脉而钩” 《素问》三部九候论王注:“钩为夏脉,又夏气在络,故病在络脉也。络脉受邪,则经脉滞痞,故代止也。”

[9]“上下若一” 上下各候的脉,大小迟数一致。

[10]“一候后则病” 《太素》卷十四首篇注:“九候上下动脉,相应若一,不得相失,忽然八候相应俱动,一候在后,即有一失,故病。”

[11]“应不俱” 指三部九候之脉不一致,失其常度,来去无次。“俱”,在此指相同或一致的意思。

[12]“经脉” 《类经》决死生注:“经者常脉,病者变脉,不知其常,不足以知变也。”

[13]“足太阳……死必戴眼” 《类经》决死生注:“足太阳之脉,下者合腘中,贯腨内,出外踝之后;上者起目内眦,其脉有通项入于脑者,正属目本,名曰眼系。故太阳气绝者,血枯筋急,

足不可屈伸，而死必戴眼。戴眼者，睛上视而瞪也。”《素问》三部九候论新校正云：“按：诊要经终论载三阳三阴脉终之证，此独纪足太阳气绝一证，余应阙文也。”

[语译] 问：怎样知道病的所在？

答：诊察九候就可以明确。如果九候之中，有一候独小，或独大，或独疾，或独迟，或独滑，或独紧，或独沉伏，都是病象。用左手按于病人足内踝上五寸处，用右手指弹病人的内踝，左手即有振动的感觉，如果超过五寸以上，仍觉蠕蠕而动的，这是无病的正常现象；如果振动快速而混乱不清的，是病象；如果振动缓弱的，也是病象；若是振动不到五寸，或弹之毫无反应，即是气绝的死候。肌肉瘦削脱形，以至不能行动的，是死亡的征候。中部的脉象，乍疏乍数的，也是死征。如果脉象代而钩的，是病在络脉。九候之间的脉象相呼应，应该大小迟数上下一致，不能有所差异，如有一候不一致的，就是病象；两候不一致的，则病重；三候不一致的，则病必危险。所谓不一致，就是脉象失其常度，来去无次。然后诊察其病脉所应的脏腑，便知死生的时间。但诊察脉象，必须先了解正常不病之脉，然后才能知道有病的变脉。如果见到真脏脉，这是病邪胜脏，必然死亡。足太阳经脉气绝，则两足不能屈伸，死时目睛上视。

[原文] 曰：冬阴夏阳奈何？

曰：九候之脉皆沉细悬绝者为阴，主冬，故以夜半死[1]；盛躁喘数者为阳，主夏，故以日中死[2]；寒热病者，以平旦死[3]；热中及热病者，以日中死[4]；病风者，以日夕死[5]；病水者，以夜半死[6]；其脉乍数乍疏，乍迟乍疾者，以日乘四季死[7]；形肉已脱，九候虽调者，犹死。七诊虽见，九候皆顺者，不死[8]。所言不死者，风气之病，及经月①之病[9]，似七诊之病而非也，故言不死[10]；若有七诊之病，其脉候亦败者死矣，必发哕噫[11]。必审问其所始病，与今之所方病，而后（《素问》下有各字）切循其脉，视其经络浮沉，以上下逆从循之，其脉[2]疾者，不病；其脉迟者病；不往不来者死（《素问》作不往来者）；皮肤著者死。

［校勘］

①“经月” 《太素》卷十四首篇作“经间”。杨注：“经脉间有轻之病”。

②“脉” 原作“病”，据嘉靖本、京师本改。

［注释］

［1］“九候之脉……夜半死” 《太素》卷十四首篇注：“深按得之曰沉，动犹引线曰细，来如断绳，故曰悬绝。九候之脉皆如此者，阴气胜阳气外绝，阴气独行，有里无表，死之于冬，阴极时也。夜半死者，阴极时也。”

［2］“盛躁喘数……日中死” 《太素》卷十四首篇注：“其气洪大曰盛，去来动疾曰躁，因喘数而疾故曰喘数。九候皆如此者，皆阳气胜，阴气内绝，阳气独行，有表无里，死之于夏，阳极时也。日中死者，阳极时也。”

［3］“寒热病者，以平旦死” 病寒热者，乃正邪交争，阴阳更作会所致。平旦象一日之春，为阴阳出入之时，正不胜邪则死。

［4］“热中及热病者，以日中死” 热中及热病均属阳邪极盛之病。日中为一日阳极之时，阴不胜其阳则死。

［5］“病风者，以日夕死” 风病在肝。日夕酉时属金，肝木不胜金克则死。

［6］“病水者，以夜半死” 水病在肾。夜半子时属寒水之气，肾阳不胜阴寒之制则死。

［7］“其脉乍数乍疏……以日乘四季死” 脉来迟数不定，疏密无伦，乃脉气无主，脏气败坏，胃气将绝之象。脾旺于四季，辰戌丑未为一日之四季，脾当旺时不得旺，后天之本不复则死。

［8］“七诊虽见，九候皆顺者，不死” 《太素》卷十四首篇注：“虽有七诊死征，九候之脉顺四时者，谓之不死。”七诊，后世

注家多本王冰之说，认为系指前文之“独大、独小、独疾、独迟”等而言。《太素》以本节之“沉细悬绝，盛躁喘数，寒热，热中，病风，病水，土绝于四季”为七诊死征。不知孰是，姑从杨说。

[9]“经月之病” 有二说：一指月经病与妊娠，《素问》三部九候论王注：“月经之病”。二指经年累月之病，《素问经注节解》注：“经，久也，谓病至逾月之久也。”不知孰是，姑从王说。

[10]“风气之病……故言不死” 《素问》三部九候论王注：“风病之脉，诊大而数；月经之病，脉小以微，虽候与七诊之状略同，而死生之证乃异，故不死也。”

[11]“若有七诊之病……必发哕噫” 《类经》决死生注：“此承上文而言，风气经月之病，本非七诊之类，若其果系脉息证候之败者，又非不死之比，然其死也必发哕噫，盖哕出于胃，土气败也。噫出于心，阴邪胜也。”

[语译] 问：冬为阴，夏为阳，怎样与脉象和生死相应呢？

答：九候的脉象，都是沉细弦绝的为阴极，主于冬，所以当在夜半死；若九候的脉象，都是盛躁喘数的，为阳极，主于夏，所以当在日中死；寒热交作的病，应于平旦阴阳交会时死；热中及热病，应于日中阳极时死；病风应于傍晚金旺时死；水邪过盛，应于夜半阴极时死；脉象时快时缓，时慢时急，是脾土败绝，应于辰、戌、丑、未的时候死；若形肉已经瘦削如脱，九候虽然正常，也是死证。假使出现七诊之脉，而九候都顺四时的，就不一定是死证。所说不死的病，如偶感风气之病，及妇女月经病，虽见类似七诊的病脉，其实并不相同，所以不是死证；但如果有七诊之病，其脉象又有败坏现象，就是必死之证，死的时候，必发呃逆和嗳气。所以在诊病的时候，必须详细询问其开始发病的情况，以及现在的症状，然后诊其脉搏，察其经络浮沉，以及上下逆顺，根据病之所在，予以治疗。凡是脉来流利的为正气盛，故不病；脉来迟缓的为正气衰，故当病；若脉不往来的，是阴阳俱脱，必死；若病久血液枯竭，肌肉著骨的，亦死。

[按语] 上文所谓"平旦死"、"日中死"、"日夕死"、"夜半死"、"日乘四季死",是以一昼夜分为四时,平旦象一日之春,阴阳各半,所以寒热病死于阴阳出入的时候。日中象一日之夏,阳尽阴生,所以阳病和热中死于日中阳极的时候。日夕象一日之秋,金能克木,所以肝病及病风死于金旺的时候。夜半象一日之冬,阴尽阳生,所以阴病和病水者死于夜半阴极的时候。脾旺于四季之末,所以脾病败竭,死于辰戌丑未的时候。这只能从人体阴阳与自然界在一日内阴阳消长的关系上去理解,不能看做绝对的死时。

[原文] 曰:其可治者奈何?

曰:经病者,治其经;络病者,治其络(《素问》二络上有孙字);身①有痛者,治其经络。其病者在奇邪,奇邪之脉则缪刺[1]之。留瘦不移,节而刺之[2]。上实下虚,切而顺之[3],索其结络脉,刺出其血,以通其气。瞳子高[4]者太阳不足;戴眼者,太阳已绝。此决死生之要,不可不察也。

[校勘]

①"身" 此下《素问》三部九候论、《太素》卷十四首篇均有"血病"二字。

[注释]

[1]"缪刺" 是刺络脉的治疗方法,左刺右,右刺左,称为缪刺,详见本经卷五第三。

[2]"留瘦不移,节而刺之" 《类经》决死生注:"留,病留滞也。瘦,形瘦也。不移,不迁动也。凡病邪久留不移者,必于四肢八溪之间有所结聚,故当于节之会处,索而刺之,斯可平也。"

[3]"上实下虚,切而顺之" 《类经》决死生注:"上实下虚,有所隔也,故当切其脉以求之,从其经以取之。"

[4]"瞳子高" 目上视。瞳子高、戴眼,俱系目瞪而上视。但戴眼症状重,瞳子高症状轻,程度不同而已。

[语译] 问:其可治的病,怎样治疗呢?

答:病在经的,刺其经;病在络的,刺其络;身有疼痛的,就刺其经和络。若病为邪气留在大络脉的,就用缪刺的方法治疗。若病邪久留不移,形体消瘦的,当于四肢八溪之间,骨节交会之处刺之。上实下虚,是脉有阻隔,当切循其脉,找寻其脉络郁结之处,刺出其血,以通其气。如目上视,是太阳经气不足;若目上视而不转动的,是太阳经气已绝。这是判断死生的要领,不可不加以诊察。

卷之五

针灸禁忌第一上

[提要] 本篇论述了针灸的禁忌,其主要内容有:

一、说明春夏秋冬四季取穴之不同及误刺所引起的变证。

二、指出针刺的禁忌和误刺后所导致的不良后果。

三、列举了不可深刺及禁灸的穴位。

[原文] 黄帝问曰:四时之气,各不同形,百病之起,皆有所生,灸刺之道,何者为宝[1]?

岐伯对曰:四时之气,各有所在,灸刺之道,气①穴为宝[2]。故春刺络脉诸荥[3],大经分肉之间,甚者深取之,间者浅取之。《素问》曰:春刺散俞,及与分理[4],血出而止。又曰:春者木始治[5],肝气始生,肝气急,其风疾,经脉常深,其气少不能深入,故取络脉分肉之间。《九卷》云:春刺荥者正同,于义为是。又曰:春取络脉治②皮肤[6]。又曰:春取经血③脉分肉之间[7],二者义亦略同。又曰:春气在经脉。

[校勘]

①"气" 此下《灵枢》四时气篇、《太素》杂刺均有"得"字。

②"治" 此上《灵枢》寒热病篇、《太素》寒热杂说均有"络脉"二字。

③"血" 原作"与",据《灵枢》四时气篇、《太素》杂刺改。

[注释]

[1]"宝" 贵重的意思。

[2]“气穴为宝” 指针刺治病时，以能根据病情，按季节准确地取穴，为最可贵。

[3]“春刺络脉诸荥” 《类经》四时之刺注：“络脉者，十二经之大络，如手太阴列缺之类是也。诸荥者，十二经之荥穴，如手太阴鱼际之类是也。络浅荥微，皆应春气。春以少阳之令，将升未升，其气在中，故刺之者，在络在荥。”

[4]“春刺散俞，及与分理” 《素问集注》张志聪注：“散俞，络脉之俞穴也。分理，分肉之腠理也。”

[5]“治” 主时的意思。

[6]“春取络脉治皮肤” 《太素》寒热杂说注：“春时肝气始生，风疾气急，经气尚深，故取络脉分肉之间，疗人皮肤之中病也。”

[7]“春取经血脉分肉之间” 《太素》杂刺注：“春时人气在脉，谓在经络之脉，分肉之间，故春取经血脉分肉之间也。”

[语译] 黄帝问：四时的气候变化，性质各有不同，百病的发生，都有一定的原因，用针灸治疗，以什么为最重要呢？

岐伯答：四时气候的变化，影响人体发病，各有其一定的部位，因此，灸刺治疗时，以能准确地取到主病的气穴为最可贵。春天为少阳主时，阳气初升，其气在中，络脉的部位浅，荥穴之气微，皆应春气，所以在春天应取络脉和荥穴于经脉分肉之间，病重的要深刺，病轻的要浅刺。《素问》说：春天刺络脉的俞穴于分肉腠理，使血出即止。《素问》又说：春天，是木气开始主时，人的肝气开始生发，肝气疾急，其变动也很迅速，但此时人的经脉之气仍深固于内，邪气少而未能深入经脉，所以针刺时，只浅刺络脉分肉之间即可。《灵枢》说：春天应当刺诸荥穴，与此正同，于义为是。《灵枢》又说：春天应当取络脉，络脉可以治皮肤的病。《灵枢》又说：春天应取经于血脉分肉之间。两者意义也大体相同。《素问》又说：春天气在经脉。

[原文] 夏取诸俞孙络，肌肉皮肤之上[1]。又曰：夏①刺

俞，二者正同，于义为是。长夏刺经。又曰：夏[②]取盛经孙[③]络，取分间，绝皮肤[2]。又曰：夏取分腠，治肌肉[3]。义亦略同。《素问》曰：夏刺络俞[4]，见血而止。又曰：夏者火始治，心气始长，脉瘦气弱，阳气流(一作留)溢，血温于腠[④]，内至于经，故取盛经分腠绝肤而病去者，邪居浅也。所谓盛经者，阳脉也。义亦略同。又曰：夏气在孙络，长夏气在肌肉。

［校勘］

①“夏” 原作“春”，据《灵枢》顺气一日分为四时篇改。

②“夏” 原无，据《灵枢》四时气篇补。

③“孙” 原无，据《灵枢》四时气篇补。

④“血温于腠” 《素问》水热血论作“热熏分腠”。

［注释］

［1］“夏取诸俞孙络，肌肉皮肤之上” 《类经》四时之刺注：“诸俞者，十二经之腧穴，如手太阴经太渊之类是也，络之小者为孙络，皆应夏气，夏以老阳之令，阳盛于外，故宜浅刺于诸俞孙络，及肌肉皮肤之上也。”

［2］“夏取盛经孙络，取分间，绝皮肤” 《灵枢注证发微》注：“分间盛经者，如手阳明大肠经阳溪为经之类，孙络者，即脉度篇所谓支而横者为络，络之别者为孙也，视其经穴孙络处分间，止于皮肤绝刺之，不至于深入也。”

［3］“夏取分腠，治肌肉” 《太素》寒热杂说注：“夏时心气始长，脉瘦气弱，阳气流于经隧沟洫，熏热分腠，内至于经，故取分腠以治肌肉之病也。”

［4］“夏刺络俞” 《类经》刺分四时逆则为害注：“络俞，谓经浮络之穴，以夏气在孙络也。”

［语译］ 诸俞孙络，皆应夏气，夏气阳气外盛，所以夏天宜浅刺于诸俞、孙络及肌肉皮肤之上。《灵枢》又说：夏天应刺俞穴，两者的说法相同，其道理是对的。经穴之气盛，气应长夏，所以《灵枢》说：长夏刺经。《灵枢》又说：夏取诸阳经的经穴，孙络

和分肉之间,刺至皮肤而止。《灵枢》又说:夏天应取分腠,分腠可以治肌肉的病。意义也大体相同。《素问》说:夏天人气在孙络,夏天应刺络脉之俞,见血即止。《素问》又说:夏天是火气开始当令,人的心气开始长旺,脉气尚弱,至阳气流溢时,其热向外熏于分肉腠理,向内至于经脉,所以应取盛经分腠,刺入皮肤而病去的,是由于邪居浅表的缘故。所谓盛经,是指三阳经的经脉而言。意义与以上的说法大体相同。《素问》又说:夏天气在孙络,长夏之气在肌肉。

[原文] 秋刺①诸合,余如春法[1]。秋取经俞,邪气在腑,取之于合。《素问》曰:秋刺皮肤循理,上下同法②[2]。又曰:秋者,金始治,肺将收杀,金将胜火,阳气在合。阴气③初胜,湿气及④体,阴气未盛,未能深入,故取俞以泻阴邪,取合以虚阳邪,阳气始衰,故取于合,是谓始秋之治变也。又曰:秋气在肤⑤,闭腠者是也⑥。《九卷》又曰:秋取气口,治筋脉[3]。于义不同。

[校勘]

①"刺"　《灵枢》本输篇作"取"。

②"法"　此下《素问》诊要经终论有"神变而止"四字。

③"气"　原无,据《素问》水热穴论补。

④"及"　原作"反",据《素问》水热穴论改。

⑤"肤"　原无,据《素问》四时刺逆从论补。

⑥"闭腠者是也"　《素问》四时刺逆从论无此五字。

[注释]

[1]"秋刺诸合,余如春法"　《类经》四时之刺注:"诸合者,十二经之合穴,如手太阴尺泽之类是也。诸合应秋,故宜取之。秋以少阴之令,将降未降,气亦在中,故余如春法。谓亦宜中取于大经分肉之间,而可浅可深也。"

[2]"秋刺皮肤循理,上下同法"　《素问》诊要经终论王注:"循理,谓循肌肉之分理也,上谓手脉,下谓足脉。"

[3]"秋取气口,治筋脉"　《太素》寒热杂说注:"秋时肺气

将敛，阳气在合，阴气初胜，湿气及体，阴气未盛，故取气口，以疗筋脉之病。气口即合也。”

［语译］　秋主收敛，合穴之气内敛，气应于秋。因此，秋天应取十二经的合穴。另外，由于秋为少阴主令，将降未降，气在于中，与春天少阳之将升未升之情况相似，所以秋天的刺法与春天相同，亦应中取于大经分肉之间，病重的要深刺，病轻的应浅刺。秋天应取各经之俞穴，如果邪气在腑，当取合穴。《素问》说：秋天应刺皮肤，循着分肉纹理刺之，手经和足经的刺法相同。《素问》又说：秋天是金气开始当令，人的肺气将要收敛，此时金旺火衰，金将胜火，阳气在各经的合穴，阳气初衰，阴气初生，寒湿之气开始侵犯人体，但阴气尚未太盛，还不能深入，所以取俞以泻阴邪，取合穴以虚阳邪。因阳气初衰，所以要取合穴。这是初秋治变的方法。《素问》又说：秋天气在皮肤，人体的腠理日渐密闭。《灵枢》又说：秋天应取气口，气口可以治筋脉。意义与此不同。

［原文］　冬取诸①井诸俞[1]之分，欲深而留之。又曰：冬取井荥。《素问》曰：冬取俞窍，及②于分理。甚者直下，间者散下[2]。俞窍与诸俞之分，义亦略同。又曰：冬者，水始治，肾方闭，阳气衰少，阴气坚盛，巨阳伏沉[3]，阳脉乃去。故③取井以下阴逆，取荥以通阳④气[4]（一云以实阳气）。故⑤曰：冬取井荥，春不鼽衄。是谓末冬之治变也。又曰：冬气在骨髓。又曰：冬刺井，病在脏取之井，二者正同，于义为是。又曰：冬取经俞[5]，治骨髓五脏。五脏则同，经俞有疑。

［校勘］

①“诸”　原无：据《灵枢》本输篇、《太素》本输补。

②“及”　《素问》诊要经终论无。

③“故”　原无，据《素问》水热穴论补。

④“阳”　原无，据《素问》水热穴论补。

⑤“故”　原作“又”，据《素问》水热穴论改。

［注释］

［1］“诸井诸俞” 指十二经的“井穴”和“俞穴”。

［2］“冬取俞窍……间者散下” 《类经》刺分四时逆则为害注：“孔穴之深者为窍，冬气在骨髓之中，故当深取俞窍于分理间也。甚者直下，察邪所在而直取其深处也；间者散下，或左右上下，散布其针而稍宜缓也。”《素问集注》张志聪注：“冬刺俞窍于分理者，近筋骨之腠理也。”

［3］“巨阳伏沉” 《太素》变输注：“巨阳，足太阳。气沉伏在骨也。”

［4］“取井以下阴逆，取荥以通阳气” 《素问经注节解》注：“冬阴寒逆，抑之使下，冬阳气微，通之为贵。”

［5］“经俞” 《类经》四时之刺注：“按此经俞者，总言经穴也。非上文经俞之谓，盖彼以五俞言，故云秋取经俞，冬取井荥，此以内外言，故云络脉治皮肤，经俞治骨髓也，当解其意。”

［语译］ 冬天应取诸经的井穴，与诸经的俞穴，要深刺久留。《灵枢》又说：冬天应取井穴和荥穴。《素问》说：冬取俞窍于近筋骨之腠理间。病重的要直刺深处；病轻的就上下左右，散布其针，稍宜缓慢。“俞窍”与“诸俞之分”，两者的意义亦大体相同。《素问》又说：“冬天是水开始当令，人的肾气开始闭藏，此时，阳气已渐衰少，少阴之气坚盛，太阳之气沉伏，阳脉亦随而沉伏不见。故取井穴以降阴逆，抑其有余，取荥穴以通阳气，扶其不足。故《素问》说：冬取井穴和荥穴，则春天便不患鼻流涕和鼻出血的疾患，这是冬末治变的方法。《素问》又说：冬天人气在骨髓。《灵枢》又说：冬刺井。病在脏的，取之井。以上两种说法相同，在道理上是对的。《灵枢》又说：冬天应取经俞，经俞可以治骨髓五脏的病。五脏的说法与前者相同，经俞的说法有疑问。

［按语］ 以上四节，摘录了《素问》与《灵枢》两书有关四时刺法方面的内容，并对其中相同与不同及有疑问之处，作了

说明。

四时刺法，是根据气之所在及邪气的深浅而确定的。如春夏阳气浮于外，邪居浅，刺不宜深，所以春取诸荥、络脉；夏取诸俞、孙络，只能刺至皮腠分肉之间；秋冬阳气深伏于内，邪居深，刺宜深而久留，所以秋取诸合，冬取诸井，可深刺至分肉筋骨之间；至于秋取俞、合，冬取井、荥，则是在夏秋、冬春之间，阴阳交替阶段的权变治法。所以文中又指出春天和秋天刺的深度相似。同时更应注意“甚者深取之，间者浅取之”，这在临床上是非常重要的。

[原文] 春刺夏分，脉乱气微，入淫骨髓。病不得愈，令人不嗜食，又且少气[1]。春刺秋分，筋挛逆气，环为咳嗽。病不愈，令人时惊，又且哭①[2]。春刺冬分，邪气着脏，令人腹胀。病不愈，又且欲言语[3]。

[校勘]

①“哭” 原作“笑”，原校：“一作哭”。《素问》诊要经终论与原校同，据改，并删原校。

[注释]

[1]“春刺夏分……又且少气” 《素问》诊要经终论王注：“心主脉，故脉乱气微，水受气于夏，肾主骨，故入淫于骨髓也。心火微则胃土不足，故不嗜食而少气也。”

[2]“春刺秋分……又且哭” 《素问》诊要经终论王注：“木受气于秋，肝主筋，故刺秋分则筋挛也。若气逆环周则为咳嗽。肝主惊，故时惊，肺主气，故气逆又且哭也。”

[3]“春刺冬分……又且欲言语” 《素问》诊要经终论王注：“冬主阳气伏藏，故邪气著脏。肾实则胀，故刺冬分则令人胀也。火受气于冬，心主言，故欲言语也。”

[语译] 春天刺了夏天的部位，必使心气受伤(夏应心)，心气伤则脉乱气微(心主脉)，邪气浸淫深入骨髓，不但病不得愈，反因心火衰微，致胃土失养而不思饮食，并且少气。春天刺

了秋天的部位，必使肺气受伤（秋应肺），肝木受气于秋，因而筋挛，肝气上逆，环周及肺，发为咳嗽，病不但不愈，反因肝气伤而时惊，肺气伤而又欲哭。春天刺了冬天的部位，必使肾气受伤（冬应肾），以致邪气深入而留著于内脏，使人腹胀满，不但病不能愈，反因心气伤而多言。

［原文］ 夏刺春分，病不愈，令人解堕[1]。夏刺秋分，病不愈，令人心中闷无言，惕惕[2]如人将捕之。夏刺冬分，病不愈，令人少气，时欲怒[3]。

［注释］

［1］“解堕（duò 剁）” 即倦怠无力。“解”，懈同。

［2］“惕惕” 《类经》刺分四时逆则为害注：“惕惕如人将捕之者，恐也。恐为肾之志，肺金受伤，病及其子，故亦虚而恐也。”

［3］“令人少气，时欲怒” 《类经》刺分四时逆则为害注：“夏伤其肾，则精虚不能化气，故令人少气。水亏则木失所养，而肝气强急，故时欲怒也。”

［语译］ 夏天刺了春天的部位，必使肝气受伤（春应肝），不但病不能愈，反因肝气伤，筋失所养而倦怠无力。夏天刺了秋天的部位，必使肺气受伤（秋应肺），不但病不能愈，反因肺气被伤使人心中闷闷不欲言，肺气受伤，病及其子，肾虚而自恐，故惕惕然如人将捕之的惊恐。夏天刺了冬天的部位，必使肾气受伤（冬应肾），不但病不能愈，反使肾精虚惫不能化气，而令人少气，水不涵木而时常欲怒。

［原文］ 秋刺春分，病不愈，令人惕然，欲有所为，起而忘之[1]。秋刺夏分，病不愈，令人益嗜卧，又且善梦[2]（谓立秋之后）①。秋刺冬分，病不愈，令人凄凄②时寒。

［校勘］

①“谓立秋之后” 原为正文，《素问》诊要经终论无，疑为注语，故不译。

②“凄凄” 《素问》诊要经终论作“洒洒”。

[注释]

[1]“秋刺春分……起而忘之” 《类经》刺分四时逆则为害注:“秋刺春分,伤肝气也。心失其母则神有不足,故令人惕然且善忘也。”

[2]“秋刺夏分……又且善梦” 《素问》诊要经终论王注:“心气少则脾气孤,故令嗜卧。心主梦,神为之,故令善梦。”

[语译] 秋天刺了春天的部位,必使肝气受伤(春应肝),不但病不能愈,反因肝气受伤,心失其母而神气不足,心神不宁,想做什么事,起来又忘了。秋天刺了夏天的部位,必使心气受伤(夏应心),不但病不能愈,反因心气伤,火不生土而嗜卧,心不藏神而多梦。秋天刺了冬天的部位,必使肾气受伤(冬应肾),不但病不能愈,反因肾气不藏,血气内散,而时时发冷。

[原文] 冬刺春分,病不愈,令人欲卧不能眠,眠而有见[1](谓十二月中旬以前)①。冬刺夏分,病不愈,令人气上,发为诸痹[2]。冬刺秋分,病不愈,令人善渴[3]。

[校勘]

①“谓十二月中旬以前” 原为正文,《素问》诊要经终论无,疑为注语,故不译。

[注释]

[1]“眠而有见” 《类经》刺分四时逆则为害注:“肝藏魂,肝气伤则神魂散乱,故令人欲卧不能眠,或眠而有见,谓怪异等物也。”

[2]“发为诸痹” 《类经》刺分四时逆则为害注:“心应夏,其主血脉,脉伤则邪气乘虚客之,故发为诸痹。”

[3]“善渴” 《类经》刺分四时逆则为害注:“刺伤肺金,必亏肾水,故令人善渴。”

[语译] 冬天刺了春天的部位,必使肝气受伤(春应肝),不但病不能愈,反因肝气伤而神魂散乱,使人困倦嗜卧而又不得

入眠，若入眠就梦见一些怪异的形象。冬天刺了夏天的部位，必使脉气受伤（夏应心，心主脉），不但病不能愈，反因脉气伤，而气上逆，邪气乘虚侵入脉中，发为诸痹。冬天刺了秋天的部位，必使肺气受伤（秋应肺），不但病不能愈，反因肺金受伤，病及其子，致肾水亏损，使人时常口渴。

[按语] 以上四节，主要是论述了四时误刺所导致的后果。针刺治病，必须根据四时之气的深浅及邪气所在而刺之，违反这个治疗原则，如春刺夏分，夏刺春分，便是刺非所宜，不应刺而刺，这样不仅原来的病不愈，反因误刺伤了其它脏气，使病势加重，或引起其他病变。所以《素问》诊要经终论说："春夏秋冬，各有所刺，法其所在"。因此，在临床上必须予以重视。

[原文] 足之阳者，阴[1]中之少阳也。足之阴者，阴中之太阴也。手之阳者，阳[1]中之太阳也。手之阴者，阳中之少阴也。

正月、二月、三月，人气在左，无刺左足之阳[2]。四月、五月、六月，人气在右，无刺右足之阳。七月、八月、九月，人气在右，无刺右足之阴。十月、十一月、十二月，人气在左，无刺左足之阴。

[注释]

[1]"阴""阳" 在此指腰以下为阴，腰以上为阳。

[2]"无刺左足之阳" 《类经》手足阴阳系日月注："人气所在，不可以刺，恐伤其王气也。"

[语译] 足的外侧，属阴部的少阳。足的内侧，属阴部的太阴。手的外侧，属阳部的太阳。手的内侧，属阳部的少阴。

正月人气在左足之少阳，二月在左足之太阳，三月在左足之阳明；所以正、二、三月，不要刺左足之阳经。四月人气在右足之阳明，五月在右足之太阳，六月在右足之少阳；所以四、五、六月，不要刺右足之阳经。七月人气在右足之少阴，八月在右足之太阴，九月在右足之厥阴；所以七、八、九月，不要刺右足之阴经。

十月人气在左足之厥阴，十一月在左足之太阴，十二月在左足之少阴；所以十、十一、十二月，不要刺左足之阴经。

[按语] 本节言一年十二月中人气在足的部位和针刺的禁忌。但只言足而不言手，是因为足配十二支，手配十干，从足可以类推及手，张介宾说："甲、乙、丙在左手之少阳、太阳、阳明，已、戊、丁在右手之少阳、太阳、阳明，庚、辛在右手之少阴、太阴，癸、壬在左手之少阴，太阴，皆不可以刺也"。本节所说的针刺禁忌，近代已无人使用，其实践价值究竟如何，还有待于进一步研究。

[原文] 刺法曰：无刺熇熇[1]之热，无刺漉漉[2]之汗，无刺浑浑[3]（音魂）之脉，无刺病与脉相逆者。上工刺其未生者也，其次刺其未成①者也，其次刺其已衰者也；下工刺其方袭者，与其形之盛者，与其病之与脉相逆者也。故曰：方其盛也，勿敢毁伤；刺其已衰，事必大昌。故曰：上工治未病，不治已病。

天②寒无刺；天②温无疑③。月生无泻；月满无补；月郭空无治。

新内[4]无刺，已刺勿内。大怒无刺，已刺勿怒。大劳无刺，已刺勿劳。大醉无刺，已刺勿醉。大饱无刺，已刺勿饱。大饥无刺，已刺勿饥。已渴无刺，已刺勿渴。乘车来者，卧而休之，如食顷乃刺之。步行来者，坐而休之，如行十里顷乃刺之。大惊大恐④，必定其气乃刺之。

[校勘]

①"成"　《灵枢》逆顺篇作"盛"。

②"天"　原作"大"，据《素问》八正神明论改。

③"疑"　原作"凝"，据《素问》八正神明论改。

④"恐"　原作"怒"，据《灵枢》终始篇、《千金》卷二十九第三改。

[注释]

[1]"熇熇(hèhè 贺贺)"　热盛的意思。熇、《说文》"火热

也”。

[2]“漉漉” 出汗多的意思。

[3]“浑浑” 杂乱的意思。《类经》刺有大约须明逆顺注：“虚实未辨也”。

[4]“内” 指性交，也叫入房。

[语译] 刺法上说：病热势正盛的时候不要刺，大汗不止的时候不要刺，脉象杂乱不清，病情虚实不明的时候不要刺，证与脉相反的病不要刺。高明的医生，刺病于未发生之前，其次是刺疾病尚未严重之时，再次是刺病邪已衰之际；技术低劣的医生不明病情，不能准确地掌握时机，往往是在病邪刚刚开始侵袭的时候，或在病势正盛的时候，或脉证相反的病，滥施针刺。所以说：当病邪方盛的时候，不要迎其锐气刺之，以免邪气未去，正气先伤；在邪气方衰之时，乘势刺之，就必然奏效。所以说：“上工治未病，不治已病。”就是这个道理。

天气过于寒冷的时候，则血行凝滞，卫气内沉，不可刺；天气温和的时候，则血行润滑，卫气外浮，即刺之不要迟疑；新月初生(上弦)的时候，不可用泻法；月亮正圆的时候，不可用补法；月亮满而缺(下弦)的时候，不要针刺。

新入房的不可刺，已刺的不要入房。大怒时不可刺，已刺的不要动怒。过度劳动以后不可刺，已刺之后也不要使之过度疲劳。酒醉时不可刺，已刺之后不要饮酒。大饱之后不可刺，已刺之后不要吃的太饱。饥饿的时候不可刺，已刺之后不要饥饿。大渴的时候不要刺，已刺之后不要大渴。坐车来的，应使其卧床休息，约一顿饭的时间以后再刺。步行来的，应使其坐着休息，约走十里路的时间后再刺；大惊大恐的人，必待其气稳定以后，乃可针刺。

[按语] 本节从多方面指出针刺禁忌和针刺前后应注意的事项。一般地说，凡是在病邪正盛，诊断不明的情况下，不可滥施针刺。新内、大怒、饱、饥、醉、劳、渴之时，不是正气方虚，便

是气机逆乱，因此都不宜针刺。在针刺治疗过程中，应使情志安定，饮食起居适宜，否则就会发生不良后果。

[原文] 凡禁者，脉乱气散，逆其荣卫，经气不次[1]。因而刺之，则阳病入于阴，阴病出为阳，则邪①复生。粗工不察，是谓伐形②[2]，身体淫泺③[3]，反消骨髓④，津液不化，脱其五味，是谓失气也[4]。

[校勘]

①“邪” 此下《灵枢》终始篇有“气”字。

②“伐形” 《灵枢》终始篇作“伐身”。

③“淫泺” 《灵枢》终始篇作“淫泆”。

④“反消骨髓” 《灵枢》终始篇作“乃消脑髓”。

[注释]

[1]“不次” 不按次序的意思。

[2]“伐形” 戕伐形体的意思。

[3]“淫泺” 痠痛无力的意思。

[4]“脱其五味，是谓失气也” 《灵枢集注》张志聪注“五味入口，藏于肠胃，味有所藏，以养五气，气和而生，津液相成，神乃自生，针灸之道，贵在得神致气，犯此禁者，则脱其五味所生之神气，是谓失气也。”

[语译] 凡系上述禁刺者，都是由于脉乱气散，营卫失调，经脉之气不能依次运行，所以不可针刺。如果妄行针刺，就可能使浮浅的阳病，深入于阴，内里的阴病，外而影响及阳，致表里俱病，邪气复盛。粗率的医生不能诊察清楚这些情况而妄施针刺，就是伤残病人的身体，致使病者的肢体痠痛无力，骨髓消耗，津液不能化生，从而丧失了饮食五味所化生的神气，这叫做“失气”。

[原文] 曰：愿闻刺浅深之分。

曰：刺骨者，无伤筋。刺筋者，无伤肉。刺肉者，无伤脉。刺脉者，无伤皮。刺皮者，无伤肉。刺肉者，无伤筋。刺筋者，无伤骨。

曰：余不知所谓，愿闻其详。

曰：刺骨无伤筋者，针至筋而去，不及骨也。刺筋无伤肉者，至肉而去，不及筋也。刺肉无伤脉者，至脉而去，不及肉也。刺脉无伤皮者，至皮而去，不及脉也。刺皮无伤肉者，病在皮中，针入皮无中肉也，刺肉无伤筋者，过肉中筋；刺筋无伤骨者，过筋中骨，此之谓反也。

[语译] 问：愿闻针刺部位的深浅。

答：应该深刺的不要浅刺，如刺骨时，不要伤筋，刺筋时不要伤肉。刺肉时不要伤脉。刺脉时不要伤皮。应该浅刺的不要深刺，如刺皮时不要伤肉，刺肉时不要伤筋，刺筋时不要伤骨。

问：我不明白你说的意思，希望你能详细告诉我。

答：刺骨无伤筋者，是说刺骨病应深刺至骨，如仅刺至筋部，而未达到骨部，因病不在筋，则徒伤其筋。刺筋无伤肉者，是说刺筋病就当刺至筋部，如仅刺至肉部，而未达到筋部，因病不在肉，则徒伤其肉。刺肉无伤脉者，是说刺肉病就当刺至肉分，如仅刺至脉，而未达到肉分，因病不在脉，则徒伤其脉。刺脉无伤皮者，是说刺脉病就当刺至血脉，如仅刺至皮部，而未达到血脉，因病不在皮，则徒伤其皮。刺皮无伤肉者，是说病在皮肤，当刺至皮部而止，不能过深的刺至肉分。刺肉无伤筋者，是说病在肉分，当刺至肉分而止，如过深的刺至筋部；刺筋无伤骨者，是说病在筋的，当刺至筋部而止，如过深的刺至骨部，这都是违反针刺深浅原则的。

[原文] 刺中心，一日死，其动为噫。刺中肺，三日死，其动为咳。刺中肝，五日死，其动为欠①（《素问》作“语”）。刺中脾，十五日死，其动为吞（《素问》作十日，一作五日）。刺中肾，三日死，其动为嚏（《素问》作六日，一作七日）。刺中胆，一日半死，其动为呕。刺中膈，为伤中，其病虽愈，不过一岁必死。刺跗上[1]，中大脉，血出不止死。刺阴股中大脉，血出不止死。刺面中流

脉[2]，不幸为盲。刺客主人，内陷中脉，为漏[3]为聋。刺头中脑户，入脑立死。刺膝膑出液为跛。刺舌下中脉太过，出血不止为喑。刺臂②太阴脉出血多，立死。刺足下布络[4]中脉，血不出为肿。刺足少阴脉，重虚出血，为舌难以言。刺郄中[5]大脉，令人仆脱色。刺膺中陷中肺③，为喘逆仰息。刺气街中脉，血不出为肿鼠鼷[6]。刺肘中内陷，气归之，为不屈伸。刺脊间中髓，为伛[7]。刺阴股下④三寸内陷，令人遗溺。刺乳上中乳房，为肿根蚀[8]。刺腋下胁间内陷，令人咳。刺缺盆中内陷，气泄，令人喘咳逆。刺少腹中膀胱，溺出，令人少腹满。刺手鱼腹内陷，为肿。刺腨肠内陷，为肿。刺匡上陷骨中脉，为漏为盲。刺关节中液出，不得屈伸。

［校勘］

①“欠”　原作“穴”，据《素问》刺禁论新校正、《医学纲目》卷九改。

②“臂”　原作“肾中”，据《素问》刺禁论、《千金》卷二十九第三改。

③“膺中陷中肺”　原作“膺中陷脉”，原校：“《素问》作刺膺中陷中肺”。《素问》刺禁论与原校同，据改，并删原校。

④“下”　原作“中阴”，据《素问》刺禁论、《千金》卷二十九第三改。

［注释］

[1]“跗上”　指足背部冲阳穴处。

[2]“流脉”　指流通于目的血脉。

[3]“漏”　耳内流脓。

[4]“足下布络”　《素问》刺禁论王注：“布络，谓当内踝前足下空处布散之络，正当然谷穴分也。”

[5]“郄中”　即足太阳经委中穴。

[6]“肿鼠鼷(bǔ 补)”　即鼠鼷部肿。《素问》刺禁论王注：“今刺之而血不出，则血脉气并聚于中，故内结为肿，如伏鼠之

形也。”“鼷”,小鼠也。

[7]“伛(yǔ 雨)” 屈背也。

[8]“为肿根蚀” 《素问》刺禁论王注:“乳之上下皆足阳明之脉也。乳房之中,乳液渗泄,胸中气血,皆外凑之,然刺中乳房,则气更交凑,故为大肿,中有脓根,内蚀肌肤,化为脓水而久不愈。”

[语译] 误刺中了心脏,一天内即死,其病变症状是嗳气。误刺中了肺脏,三天内死,其病变症状是咳嗽。误刺中了肝脏,五天内死,其病变症状是呵欠。误刺中了脾脏,十五日内死,其病变症状为吞咽。误刺中了肾脏,三天内死,其病变症状为喷嚏。误刺中了胆,一天半死,其病变症状是呕。误刺中膈膜,叫做伤中,其病虽然好了,但不过一年必死。误刺伤了足背上的大脉,血出不止而死。误刺中了大腿内侧大脉,血出不止而死。刺面部误伤了流通于目的血脉,有时会造成目盲的不良后果。刺客主人穴,过深伤了血脉,则引起耳中流脓或耳聋。刺头部脑户穴,深入中脑髓,可立时死亡。刺膝盖骨致内部液出,使人腿跛。刺舌下中血脉太深,致出血不止,使人喑不能言语。刺臂,误伤手太阴经脉出血过多,立即死亡。刺足下布散之络,深入而误中了大脉,血不能出,则为肿。肾气已虚,又刺足少阴之脉出血,使之重虚,致舌难以言语。刺委中穴,中伤了大脉,使人仆倒并面部脱色。刺胸部诸穴,深陷中肺,即发生喘逆仰息。刺气冲穴,误中了深处大脉,血若不出,而聚积于内,鼠鼷部即肿胀。刺肘弯中太深,气归于内,邪不得出,血不得散,致肘不能屈伸。刺脊椎间,若深刺伤及脊髓,使人腰背伛偻。刺大腿内侧下三寸处,若刺的过深,使人遗溺。刺乳上穴,若误中了乳房,则为肿,肿久必溃,且使乳根皆腐蚀,难以愈合。刺腋下肋间诸穴过深,中伤肺脏,使人咳嗽。刺缺盆太深,则气泄,使人喘咳气逆。刺少腹部的穴位太深,伤了膀胱,则尿溢出,使人少腹胀满。刺手上鱼腹过深,则局部肿胀。刺胫部过深,使局部肿胀。刺眼眶上部深

陷骨间，中伤目系之脉，使人流泪不止，或目盲。刺关节致液体流出，则不得屈伸。

[**按语**] 本节叙述禁针的部位及误针所致的不良后果。首先提示了刺中脏器的危害性，至于刺中脏腑的死期，虽临床上与文中所说的有别，但造成的严重后果，则是必然的。其变动症状，与《素问》宣明五气论篇之五气所病略同，都是脏气竭绝的表现。其次又列举了误刺人体各个部位，出现的各种情况。所以在临症施针时，要慎重考虑针刺的深浅，刺针的方向，手法的轻重，以及避开筋脉脏器，防出事故，这都是医者必须加以注意的。

针灸禁忌第一下

[**原文**] 黄帝问曰：愿闻刺要。

岐伯对曰：病有浮沉[1]，刺有浅深，各至其理，无过其道，过之则内伤，不及则生外壅，壅则邪从之；浅深不及①，反为大贼[2]，内伤五脏，后生大病。故曰，病有在毫毛腠理者，有在皮肤者，有在肌肉者，有在脉者，有在筋者，有在骨者，有在髓者。是故刺毫毛腠理无伤皮，皮伤则内动[3]肺，肺动则秋病温疟，热厥②，淅然[4]寒栗。刺皮无伤肉，肉伤则内动脾，脾动则七十二日四季之月[5]，病腹胀烦满，不嗜食。刺肉无伤脉，脉伤则内动心，心动则夏病心痛。刺脉无伤筋，筋伤则内动肝，肝动则春病热而筋弛。刺筋无伤骨，骨伤则内动肾，肾动则冬病胀腰痛。刺骨无伤髓，髓伤则消泺③胻痠，体解㑊然不去[6]矣。

[**校勘**]

①“不及” 《素问》刺要论作“不得”。

②“热厥” 《素问》刺要论无。

③“消泺” 《素问》刺要论作“销铄”。

[注释]

[1]“浮沉” 即表里的意思。

[2]“大贼” 即大害的意思。

[3]“动” 伤动的意思。

[4]“淅然” 恶寒貌。

[5]“七十二日四季之月” 《素问》刺要论王注:“谓三月、六月、九月、十二月各十二日后,土寄王十八日也。”

[6]“解㑊然不去” 《类经》刺禁注:“解㑊者,懈怠困弱之名。阴之虚也。阴虚则气虚,气虚则不能举动,是谓不去也。”

[语译] 黄帝问:愿听你谈谈针刺深浅的主要规律。

岐伯答:病有在表在里,针刺就有浅有深,都应该刺到应刺的深度,既不要刺的过深,也不能刺的过浅,过深了就会伤害内部的脏腑,过浅了达不到应针的深度,反使气壅于外,给邪气以可乘之机。因此,刺的深浅不当,不仅无益,反为大害,以致内伤五脏,后生大病。所以说,病有在毫毛腠理的,有在皮肤的,有在肌肉的,有在脉的,有在筋的,有在骨的,有在髓的。刺毫毛腠理时,不要伤皮,皮为肺之合。皮伤则内动于肺,肺主秋,肺气受伤,秋天就病发温疟,热厥,淅然恶寒战栗。刺皮时不要伤肉,肉为脾之合。肉伤则内动于脾,脾主四季之末各十八天,脾气伤动,就在四季的七十二日,病腹胀烦满,不嗜饮食。刺肉时不要伤脉,脉为心之合。脉伤则内动于心,心主夏,心气伤动则夏天就病心痛。刺脉时不要伤筋,筋为肝之合。筋伤则内动于肝,肝主春,肝气伤动则春天就病发热而筋弛缓。刺筋时不要伤骨,骨为肾之合。骨伤则内动于肾,肾主冬,肾气伤动则冬天就病胀满,腰痛。刺骨时不要伤着髓,髓伤就发生髓消而胫部痠痛无力,四肢体懈怠,不能举动。

[按语] 本节指出针刺的深浅,应以病邪所在的部位为依据,病浅则浅刺,病深则深刺,这是必须遵循的原则,如果违背这一原则,过深过浅,都能给病者造成不应有的损害。这与上篇之

“刺深浅之分”一节，都是论述针刺的深浅法度，提法虽略有出入，其理则同，两者结合起来看，其意更明。

[原文] 神庭禁不可刺。上关禁不可刺深①（深则令人耳无所闻）。颅息刺不可多出血。左角[1]刺不可久留。人迎刺过深杀人。云门刺不可深（深则令人逆息不能食）。脐中②禁不可刺。伏兔禁不可刺（本穴云刺入五分）。三阳络禁不可刺。复留刺无多见血。承筋禁不可刺。然谷刺无多见血，乳中禁不可刺，鸠尾禁不可刺。上[2]刺禁。

[校勘]

①“上关禁不可刺深” 《千金》卷二十九第三、《医学纲目》引本经均作“上关刺不可深”。

②“脐中” 此上《医学纲目》引本经有“缺盆不可刺（使人逆气）。五里禁不可刺”二句。

[注释]

[1]“左角” 即左额角。

[2]“上” 原作“右”，依今文之横排改。下同。

[语译] 从略。

[按语] 以上所说的禁刺穴位，其中有的属绝对禁刺，有的属禁深刺，有的属禁多出血，这是古人从实践中得出来的经验，临床上应加注意。古人对禁刺穴的记载每不一致，如伏兔、三阳络，在本经卷三中即不禁刺，从而说明禁刺穴并不是绝对不可刺的。关于本节所列禁刺穴中除“乳根”“脐中”外，只要手法熟练，注意针刺的深浅，一般均可酌情针刺，如“神庭”，“鸠尾”即是例证。

[原文] 头维禁不可灸。承光禁不可灸。脑户禁不可灸。风府禁不可灸①。瘖门禁不可灸（灸之令人瘖）。下关耳中有干擿②，禁不可灸。耳门耳中有脓，禁不可灸。人迎禁不可灸。丝竹空禁不可灸（灸之不幸令人目小或盲）。承泣禁不可灸。脊中禁不可灸（灸之使人偻）。白环俞禁不可灸。乳中禁不可灸。石门

女子禁不可灸。气街禁不可灸(灸之不幸不得息)。渊腋禁不可灸(灸之不幸生肿蚀)。经渠禁不可灸(伤人神)。鸠尾禁不可灸。阴市禁不可灸。阳关禁不可灸。天府禁不可灸(使人逆息)。伏兔禁不可灸。地五会禁不可灸(使人瘦)。瘈脉禁不可灸。上禁灸。

[校勘]

①“灸” 此下《医学纲目》引本经有“灸之不幸使人喑”七字。

②“揺” 原作“糙”,原校“一作揺”,《千金》卷二十九第三与原校同,据改,并删原校。

[语译] 从略。

[按语] 上述禁灸穴共二十四,《千金》与此同。其他诸书记载不一,故禁灸之穴数究属多少,待考。

[原文] 凡刺之道,必中气穴,无中肉节[1]。中气穴则针游于巷[2];中肉节则皮肤痛。补泻反则病益笃。中筋则筋缓,邪气不出,与真①相薄,乱而不去,反还内著。用针不审,以顺为逆也。

凡刺之理,补泻无过其度,病与脉逆者无刺。形肉已夺,是一夺也,大夺血之后,是二夺也。大夺汗之后,是三夺也。大泄之后,是四夺也。新产及大下血,是五夺也。此皆不可泻也。

[校勘]

①“真” 此下《太素》腑病合输有“气”字。

[注释]

[1]“肉节” 筋肉骨节相连之处。

[2]“针游于巷” 是形容针中气穴像人游于街巷一样通行无阻。《太素》府病合输注:“巷,谓街巷,空穴之处也。”

[语译] 刺针的原则,必须以刺中气穴为准,不要刺在肉节上。刺中气穴就好象人游街巷,可以气血通行无阻;若刺中肉节,则使皮肤疼痛。如果当补反泻或当泻反补,则病不但不愈,

反使病情加重。如果误刺中筋，就会使筋弛缓，不但邪气不出，反与真气搏争，扰乱不去而内陷于中。这均属用针不当，倒行逆施，所造成的不良后果。

针刺治病的基本道理，是运用补泻时，要适可而止，不可超过他的限度。病与脉相反的，也不要刺。形肉消瘦枯槁，是一夺。大失血之后，是二夺。大出汗以后，是三夺。大泄下以后，是四夺。新产妇及大下血之后，是五夺。这些都是元气已脱，就不可再用泻法了。

[按语] 本节首先指明刺穴要准确，补泻要适当，然后又提出病脉相逆的不可刺，以及五夺的病人不可再用泻法等有关针刺原则，这都是临床应注意的事项。

[原文] 曰：针能杀生人，不能起死人乎？

曰：能杀生人，不能起死者也①。人之所受气者②谷，谷之所注者胃也。胃者，水谷气血之海也，海之所行云雨者，天下也。胃之所出气血者，经隧也。经隧者，五脏六腑之大络也，逆而夺之而已矣。迎之五里[1]，中道而止，五至③而已，五往（一作注④）而脏之气尽矣，故五五二十五而竭其俞矣。此所谓夺其天气。故曰阙门而刺之者，死于家，入门而刺之者，死于堂[2]。

帝曰：请传之后世，以为刺禁。

[校勘]

①“死者也” 原作“死生者是”，据《医学纲目》引本经、《灵枢》玉版篇改。

②“者” 原无，据《灵枢》玉版篇补。

③“至” 原作“里”，据《灵枢》玉版篇改。

④“注” 《素问》气穴论王注引《针经》同。

[注释]

[1]“五里” 指手阳明经的五里穴。

[2]“阙门而刺之者，死于家，入门而刺之者，死于堂” 此言误刺要害，会造成死亡。刺浅的，死亡较慢；刺深的，死亡较

速。“阙(kuī 窥)”与窥同,“门”指气穴之门。《类经》勿迎五里能杀生人注:“阙门而刺,言犹浅也,浅则害迟,故死于家中;入门而刺,言其深也,深则害速,故死于堂上。”

[**语译**] 问:针能杀死活人,不能救活死人吗?

答:不善用针的人,确能治死活人,但善于用针的人,却不能救活死人。这是由于人所赖以生活的基本物质是胃中水谷所化的精微之气。水谷进入人体,首先注于胃,然后化生精微,以养脏腑百骸。所以说胃是水谷气血之海,好象大海蒸发水气行云雨于天下一样,从胃输出的气血是通过经隧的。所谓经隧,就是五脏六腑的大络。若误用逆而夺之的泻法,就会使气血尽而胃气绝。如手阳明经的五里穴,是经隧的要害,误泻此穴,必致脏气败绝,中途而止,一脏之气,大约五至而已。所以施行五次迎而夺之的刺法,就会使一脏之气泄尽,若泻五五二十五次,则五脏之俞气皆尽。这就叫泻夺了天真之气。所以说,如误针刺要害,是很容易发生事故的。若刺要害处较浅的,其危害发作较迟,病人还能死在自己家中;要害处刺深的,其危害发作速,会使病人立即死于医生堂上。

黄帝说:请把这些原则,传之后世,作为针刺的禁忌。

[**按语**] 本节的主要精神,是说针刺不能使死者复活,若误刺要害,却能造成死亡,并以五里为例加以说明。关于五里穴,古书皆曰禁针刺,今有云刺三、五分者,似属可行。此待研究。

九针九变十二节五刺五邪第二

[**提要**] 本篇的主要内容有:

一、九针的来源意义、形状、适应部位和操作方法等。

二、九变、十二节、五刺、五邪等刺法的理论根据,以及适应证和操作规则。

[原文] 黄帝问曰：九针安生？

岐伯对曰：九针者，天地之数也。天地之数，始于一，终于九[1]。故一以法天，二以法地，三以法人，四以法四时，五以法五音，六以法六律，七以法七星，八以法八风，九以法九野[2]。

[注释]

[1]"天地之数，始于一，终于九" 推演天地阴阳万物的数字，都是从一数开始，终止到九数，是为基本数。十是九与一相加的合数，又是一的开始。因此说"天地之数，始于一，终于九。"

[2]"九以法九野" 《灵枢集注》张志聪注："九野者，在天为分野，在地为九州，在人为头首膺喉手足腰胁，故曰其气九州九窍，皆通于天气。"

[语译] 黄帝问：九针是怎么产生的？

岐伯答：九针的产生，是取法于天地自然之数的。因为天地之大数，是开始于一，而终止于九，所以九针是一取法于天，二取法于地，三取法于人，四取法于四时，五取法于五音，六取法于六律，七取法于七星，八取法于八风，九取法于九野。

[原文] 曰：以针应九数奈何？

曰：一者天，天者阳也。五脏之应天者，肺也。肺者，五脏六腑之盖也。皮者，肺之合也，人之阳也。故为之治镵[1]针。

镵针者，取法于布(一作巾)针[2]，去末半寸，卒兑之[3]，长一寸六分，大其头而兑其末，令无得深入，而阳气出，主热在头身，故曰病在皮肤无常处者，取之镵针于病所。肤白勿取[4]。

[注释]

[1]"镵(chán 蝉)" 古代犁头的形状。

[2]"布针" 古针名，其义不详，以下絮针、綦(qí 其)针同。

[3]"卒兑之" 卒同猝，兑同锐。是突然尖锐的意思。

[4]“病在皮肤无常处者……肤白勿取” 《类经》九针之宜各有所为注:“病在皮肤无常处者,火之所游行也;用镵针者,主泻阳气也;肤白则无火可知,故不宜刺。”

[语译] 问:以针来应九数是怎样的呢?

答:第一针取法于天,天居上为阳。人身五脏应于天的是肺,因为肺脏最高,是五脏六腑的华盖。皮为肺之合,居最外层,是人体的阳分。所以治皮部的病用镵针。

镵针的形式,是取法于布针制成的,离针末半寸处突然尖锐,形如箭头,针身长一寸六分,头大而末锐,使针不得深入,使阳气得以泻出,主治头身的热性病。所以病在皮肤而无固定部位的,是火气游行,应用镵针刺治其病处。若皮肤色白的为无火,则不宜刺。

[原文] 二者地,地者土也。人之所以应土者,肉也。故为之治员针。

员针者,取法于絮针,筒其身而员其末,其锋如卵[1],长一寸六分,以泻分肉①之气,令人不伤肌肉,则邪气得竭。故曰,病在分肉间,取以员针。

[校勘]

①“分肉” 原作“肉分”,据下文文义改。

[注释]

[1]“筒其身而员其末,其锋如卵” 筒(tǒng 统),《说文》:“断竹也。”《灵枢注证发微》注:“筒以竹为之,其体直。故谓直为筒。”员通圆,是言针身直而针锋圆如卵。用以揩摩分肉之间,使不伤肌肉。

[语译] 第二针取法于地,地为土。人身应于土的是肌肉。所以治疗肌肉的病用圆针。

圆针的形式,是取法于絮针制成的,针身直而针尾圆,针锋如卵状,针长一寸六分,用以泻分肉间的邪气。针锋如卵,不致损伤肌肉,而邪气得以散尽。所以说,病在分肉间的,应用圆针治疗。

[原文] 三者人也。人之所以成生者，血脉也。故为之治鍉[1]针。

鍉针者，取法于黍粟，大其身而员其末，如黍粟之兑，长三寸五分，令可以按脉勿陷以致其气[2]，使邪气独出。故曰，病在脉，少气，当补之以鍉针，针于井荥①分俞。

[校勘]

①"荥" 原作"营"，据《灵枢》官针论改。

[注释]

[1]"鍉(dí 敌)" 通"镝"。

[2]"令可以按脉勿陷以致其气" 《类经》九针注："用在按脉致气以出其邪，而不欲其过深，陷于血脉之分也。"

[语译] 第三种针取法于人。人之所以能生长和生存，依赖于血脉运行。所以治血脉病用鍉针。

鍉针的形式，是取法于黍粟制成的，针身大而针尖圆，好象黍米样尖锐，针身长三寸五分，用以疏导脉络，而复其正气，使邪气单独泄出，不致因刺的过深，使邪陷入血脉之中。所以说，病在脉兼有气虚的病，当用鍉针补之，针井穴和荥穴。

[原文] 四者时也。人于四时八正之风，客于经络之中，为痼病者也。故为之治锋针[1]。

锋针者，取法于絮针，筒其身而锋其末，其刃三隅[2]，长一寸六分，令可以泻热出血，发泄痼病。故曰，病在五脏固居者，取以锋针，泻于井荥分俞，取以四时也。

[注释]

[1]"锋针" 即今之三棱针。

[2]"三隅" "隅"，角也。"三隅"，即三棱形之义。

[语译] 第四针取法于四时。四时八方的虚邪贼风，侵于人体经络之中，就要发生日久不愈的顽固病。所以经络中的痼病用锋针治疗。

锋针的形式，是取法于絮针制成的，针身直而针锋尖，其刃有三棱，针长一寸六分，用以泻热出血，发泄侵入经络中的顽固病。所以说病在五脏固居的，应取锋针治疗。泻各经的井穴和荥穴，当按四时气之所在处刺之。

[原文] 五者音也。音者，冬夏之分，分于子午[1]。阴与阳别，寒与热争，两气相薄，合为痈肿①者，故为之治铍[2]针。

铍针者，取法于剑，令末如剑锋，广二分半，长四寸，可以取大脓出血。故曰，病为大脓血，取以铍针。

[校勘]

①"肿" 《灵枢》九针论作"脓"。

[注释]

[1]"音者，冬夏之分，分于子午" 音，是指五音（宫、商、角、徵、羽）。从一到九的数字中，五居中央。根据九宫数的位置，一为坎宫，位于北方，其时令为冬至，地支为子；九为离宫，位于南方，其时令为夏，地支为午。九宫的五数，位居中央，而分居于一九坎离二宫的中间，这两宫的时令为冬夏，地支为子午。所以说音者，冬夏之分，分于子午。

[2]"铍（pī 披）" 大针也。

[语译] 第五种针取法于五音。五音的五数，位居一九坎离两宫的中间，一代表冬至与子，九代表夏至与午，五在中央，也就是位居冬夏与子午之间。在人体如果阴阳不调，寒与热相争，两气互相逼迫，致气血紊乱，聚而不散发为痈肿，应用铍针治疗。

铍针的形式，是取法于剑制成的，针尖像剑锋，宽二分半，长四寸，刺时可以排出大量的脓血。所以说有脓血的病，用铍针治疗。

[原文] 六者律[1]也。律者，调阴阳四时合十二经脉。虚邪客于经络而为暴痹者也，故为之治员利针。

员利针者，取法于牦针[2]，且员且兑，身中微大，长一寸六分，以取痈肿暴痹，一曰，尖如牦，微大其末，反小其身，令可深内也，故曰痹气暴发者，取以员利针。

［注释］

［1］“律” 是指六律。六支阳律，六支阴律，合为十二律。每律有五音，高低有节，以协调阴阳四时，应于四时十二地支，并合于人身之十二经脉。

［2］“牦(máo 毛，又 lí 离)针” 古针名。因尖如牦牛之毛，故名。

［语译］ 第六种针取法于六律。律有阴阳，分为十二，协调四时阴阳，而应合人的十二经脉。如果因虚邪贼风侵入经络，而突然发生的痹证，应用圆利针治疗。

圆利针的形式，是取法于牦针制成的，针尖圆而且锐，针身中部微粗，长一寸六分，用以治痈肿和突然发生的痹证。一说，针尖像牦牛毛，针尖微大，针身反小，可使深刺肉内。所以说凡痹病属于突然发作的，应用圆利针治疗。

［原文］ 七者星也。星者，人之七窍[1]。邪之所客于经，舍于络，而为痛痹者也，故为之治毫针。

毫针者，取法于毫毛，长一寸六分，令尖如蚊虻喙[2]，静以徐往，微以久留，正气因之，真邪俱往，出针而养。主以治痛痹在络也。故曰，病痹气痛而不去①者，取之毫针。

［校勘］

①“痛而不去” 原作：“补而去之”，据《灵枢》官针篇、《太素》九针所生改。

［注释］

［1］“星者，人之七窍” 星，是指天上的七星；七窍，是指人的面部七窍，两者均居上部，故以天上的七星比拟人面部的七窍。

［2］“蚊虻(méng 萌)喙” 形容毫针纤细，好象蚊虻的咀一样。虻，吸人畜血的昆虫。

［语译］ 第七种针取法于星。七星高悬天空，犹如人之七

窍分布于面部。若外邪侵袭经脉,停留在络脉而为痹痛病时,应用毫针治疗。

毫针的形式,是取法于毫毛制成的,针长一寸六分,针尖像蚊虻咀一样的尖锐纤细,针时应轻缓地刺入,微捻而久留其针,正气即可由此而行,邪气则得以消散,出针后,身体从而得到调养。这是治疗邪气停留于络脉的痛痹。所以说,凡是患痹病痛不去的,应用毫针治疗。

[原文] 八者,风也。风者,人之股肱八节[1]也。八正之虚风[2]伤人,内舍于骨解[3]腰脊节腠之间为深痹者也,故为之治长针。

长针者,取法于綦针,长七寸,其身薄而锋其末,令可以取深邪远痹。故曰,病在中者,取以长针。

[注释]

[1]“股肱八节” 股,俗称大腿;肱,是前臂。人体手足股肱关节,左右共八,所以叫做八节。此节之八节与上节之七窍均是举其大者,以概括其它,实际亦概括全身的空窍与关节在内。

[2]“八正之虚风” 详见卷六第一。

[3]“骨解” 即骨缝。

[语译] 第八种针取法于八风。人的气血运行于四肢八节,犹如自然界的风,来自四面八方一样,所以在人应于股肱八节。如果四时八节的虚风侵入人体,停留于骨缝腰脊关节与腠理之间,形成为邪气深着的痹证时,应用长针治疗。

长针是取法于綦针而制成的,长七寸,针身细薄而针尖锋利,用以取深邪远痹。所以说病发生在内部深层的,用长针治疗。

[原文] 九者野也,野者,人之骨解。虚风伤人,内舍于骨解皮肤之间也,淫邪流①溢于身,如风水之状,不能过于机关大节者也,故为之治大针。

大针者,取法于锋针(一作鍉针),其锋微员,长四寸,以泻机关内外大气之不能过关节者也。故曰，病水肿不能过关节者，取以大针。

[校勘]

①“流” 原作“留”，据《灵枢》九针论改。

[语译] 第九种针取法于九野。在人相应于周身的关节骨缝。虚邪贼风侵袭人体，内留于关节骨缝与皮肤之间，邪气浸淫流溢于全身，发生像风水一样的症状，致使大气不能通过关节，应采用大针治疗。

大针是取法于锋针制成的，针锋微圆，长四寸，用以治疗关节内外，大气受阻不能通过关节的病。所以说，凡病水肿而阻碍大气不能通过关节的，应用大针治疗。

[按语] 以上九节，说明九针的来源、意义及形状和适应证等。九针的来源是比类取象于自然界的天、地、人……；九针的形式，是取法于古代的布针，絮针、綦针和黍、剑、毛等形状而制成的；九针的适应证，是根据每一种针形的特点，而确定其相适应的病症。所以本篇下节说：“九针之宜，各有所为，长短大小，各有所施，不得其用，病不能移。”就是这个道理。

[原文] 凡刺之要，官针[1]最妙。九针之宜，各有所为。长短大小，各有所施。不得其用，病不能移。疾浅针深，内伤良肉，皮肤为痈；疾深针浅，病气不泻，反为大脓。病小针大，气泻太疾①，后必为害；病大针小②，气不泻泄，亦为后败。夫针之宜，大者大泻，小者不移。已③言其过，请言其所施。

[校勘]

①“疾” 原作“甚病”，据《太素》九针所生改。

②“小” 此下原有“大”字，据《灵枢》官针篇删。

③“已” 原作“以”，据《灵枢》官针篇改。

[注释]

[1]“官针” 《类经》九针之宜各有所为注：“官，法也，公也，制有法而公于人，故曰官针。”故官针是指按法定规格制成

的针。

［语译］ 针刺治病的重要环节，是以选用合乎规格的针为最理想。九针所适宜的病症范围，各有不同。针的长、短、大、小也各有其不同的施治范围。在治疗时，如果用的不当，就不能把病驱除。病在浅表的，若刺的过深，就会伤了内部的好肉，使皮肤发生痈肿；病在深部的，若刺的过浅，不仅病气不能泻除，反使皮肤发生大的脓肿。轻微的小病，用了大针，由于气泻的太疾，以后病必加重；较重的病，用了小针，则邪气不得疏泄，也会使病变坏。关于针的选择，大病疾深必用大针泻其邪气，用小针则病不能驱除；小病疾浅须用小针轻泻其邪，用大针则易损伤正气，遗留后患。以上已经说明了错误用针的危害性，下面再谈谈针刺的施治方法。

［原文］ 凡刺有九，以应九变：一曰腧刺，腧刺者，刺诸经荥①俞脏俞[1]也。二曰道刺②。道刺者，病在上，取之下，刺腑俞也。三曰经刺。经刺者，刺大经之结络经分也。四曰络刺。络刺者，刺小络之血脉也。五曰分刺。分刺者，刺分肉之间也。六曰大泻刺（一作太刺）。大泻刺者，刺大脓以铍针也。七曰毛刺。毛刺者，刺浮痹于皮肤也。八曰巨刺。巨刺者，左取右，右取左也。九曰焠刺。焠刺者，燔针取痹气也。

［校勘］

①“荥” 原作“荣”，据《灵枢》官针篇改。

②“道刺” 《灵枢》官针篇作“远道刺”。下同。

［注释］

[1]“诸经荥俞脏俞” 《类经》九变十二节注：“诸经荥俞，凡井荥经合之类，皆俞也。脏腧，背间之脏腑腧也。”

［语译］ 针刺有九种方法，用以适应九种不同的病变：第一种叫腧刺。所谓腧刺，是刺诸经在四肢的井、荥、俞、经、合五俞穴和背部的脏俞腑俞各穴。第二种叫道刺。道刺是病在上部，取下部之穴治疗，刺六腑所属六阳经的俞穴。第三种叫经

刺。经刺是直接刺病变大经之结聚不通的络脉部分。第四种叫络刺。络刺是刺皮肤表层血络,使其出血。第五种叫分刺。分刺是刺各经的分肉之间,以泄肌肉中的邪气。第六种叫大泻刺。大泻刺是用铍针刺破较大脓肿以排脓。第七种叫毛刺。毛刺是浅刺,刺皮肤上浅表的痹气。第八种叫巨刺。巨刺是左侧有病刺右侧的穴,右侧有病刺左侧的穴。第九种叫焠刺。焠刺是将针用火烧赤刺之,用以治疗寒痹。

[原文] 凡刺有十二节[1],以应十二经:一曰偶刺[2]。偶刺者,以手直心若背,直痛所,一刺前,一刺后,以治①心痹,刺此者,傍针之也[3]。二曰报刺[4]。报刺者,刺痛无常处,上下行者,直内无②拔针,以左手随病所按之,乃出针复刺之也。三曰恢刺。恢刺者,直刺傍之,举之前后,恢筋急以治筋痹也[5]。四曰齐刺[6]。齐刺者,直入一,傍入二,以治寒③气小深者。或曰参④刺。参刺者,治痹气小深者也。五曰扬刺⑤。扬刺者,正内一,傍内四而浮之,以治寒热之博大者也。六曰直针刺[7]。直针刺者,引皮乃刺之,以治寒气之浅者也。七曰腧刺[8]。腧刺者,直入直出,稀发针而深之,以治气盛而热者也。八曰短刺[9]。短刺者,刺骨痹,稍摇而深之,致针骨所,以上下摩骨也。九曰浮刺[10]。浮刺者,旁入而浮之,此⑥治肌急而寒者也。十曰阴刺[11]。阴刺者,左右率刺之,此治寒厥中寒者,取踝后少阴也。十一曰旁刺⑦。旁刺者,直刺旁刺各一,此治留痹久居者也。十二曰赞刺[12]。赞刺者,直入直出,数发针而浅之出血,此治痈肿者也。

[校勘]

①“治” 原作“刺”,据《灵枢》官针篇补。

②“无” 原脱,据《灵枢》官针篇补。

③“寒” 此下原有“热”字,据《灵枢》官针篇删。

④“参” 《灵枢》官针篇作“三”,义同。

⑤“扬刺” 《素问》长刺节论新校正引本经作“阳刺”。

⑥“此” 《灵枢》官针篇作“以”。下同。

⑦“旁刺” 《灵枢》官针篇作“旁针刺”。下同。

[注释]

[1]“节” 作节制解,就是说有一定法则的意思。

[2]“偶刺” 刺法之一。刺时一刺胸前,一刺背后,背为阳,胸为阴,故有阴阳相配合的意思。

[3]“偶刺者……旁针之也” “旁针”是将针斜刺,防中伤内脏的意思。《类经》九变十二节注:“‘偶’两也,前后各一,故曰偶刺。直,当也,以手直心若背,谓前心后心,当其痛所,各用一针治之,然须斜针以刺其旁,恐中心则死也。”

[4]“报刺” 报,复的意思。“报刺”,重复再刺之义。

[5]“恢刺者……恢筋急以治筋痹也。” “恢刺”,是使其宽廓通畅的刺法。《类经》九变十二节注:“筋急者,不刺筋而刺其旁,必数举其针或前或后以恢其气,则筋痹可舒也。”

[6]“齐刺” 是三针齐入的刺法,故名“齐刺”。

[7]“直针刺” 是用针沿皮刺的刺法。

[8]“腧刺” 是输泻邪气的刺法。

[9]“短刺” 是渐渐进针的刺法。

[10]“浮刺” 是斜刺入针,轻浮于表的刺法。

[11]“阴刺” 是治阴寒的刺法。

[12]“赞刺” 赞,是赞助的意思。“赞刺”,是在局部多刺浅刺,使之出血,以助痈肿消散的刺法。

[语译] 刺法有十二节,以应十二经不同疾病的治疗:第一种叫偶刺。偶刺的方法,用手在前心和后背,正当疼痛部位刺之,一针刺前胸,一针刺后背,以治心痹病。但这种刺法不可直刺,恐中心脏,必须斜针刺之。第二种叫报刺。报刺,是用以治疗痛无定处而上下移动的疾病。在其痛处,直刺入内,当时不要拔针,用左手随病所在上下循按,在找到疼痛处时,即将前针拔出,在后一痛处刺之。第三种叫恢刺。恢刺的方法,是直刺拘急

筋脉的旁边，必须用提插的方法，或向前或向后，以廓大其气，则筋急可舒。这是用以治筋痹的刺法。第四种叫齐刺。齐刺的方法，是在正中直刺一针，再于两侧各刺一针，以治寒气小而深的病。这种刺法，也叫参刺，是治疗寒痹范围小而又深的刺法。第五种叫扬刺。扬刺的方法，是正中刺一针，旁边刺四针，都是浅刺，以治疗寒热比较广泛而重的疾病。第六种叫直针刺。直针刺的方法，是将穴位的皮肤提起，然后沿皮刺，这种刺法，是用以治疗寒气浅在皮肤的病。第七种叫腧刺。腧刺的方法，进针和出针的手法都要快，但取穴要少，还必须深刺久留，以输泻邪气，治实热证。第八种叫短刺。短刺的方法，是用以刺治骨痹病的，刺时缓慢进针，稍微摇针而深入，使针达到骨的附近，然后上下提插，以摩其骨部。第九种叫浮刺。浮刺的方法，是将针从旁斜刺入于浮浅的肌表，可以治疗因受寒而肌肉挛急的病症。第十种叫阴刺，阴刺的方法，是左右均刺之，以治疗阴寒内盛的寒厥证。中寒而厥，与足少阴有关，所以应取两足踝后的太溪穴治之。第十一种叫旁刺，旁刺的方法，是正刺一针，旁刺一针，用以治疗邪气久居的留痹证。第十二种叫赞刺。赞刺的方法，刺时，将针直入直出，动作要快，遂针遂出，多次快速的在患处浅刺，使之出血。这是治疗痈肿的刺法。

[原文] 脉之所居深不见者刺之，微内针而久留之，致其脉空。脉气之浅者勿刺，按绝其脉①刺之，无令精出，独出其邪气耳。所谓三刺之则谷气出者[1]，先浅刺绝皮以出阳邪；再刺则阴邪出者，少益深，绝皮致肌肉，未入分肉之间；后刺深之，已入分肉之间，则谷气出矣。故刺法曰：始刺浅之，以逐阳邪之气②，后刺深之，以致阴邪之气；最后刺极深之，以下谷气[2]，此之谓也（此文乃解后针道终始篇三刺至谷气之文也）。

故用针者，不知年之所加，气之盛衰，虚实之所起，不可以为工矣。

［校勘］

①“脉” 此下《灵枢》官针篇有“乃”字。

②“以逐阳邪之气” 《灵枢》官针篇、《太素》三刺均作“以逐邪气而来血气。”

［注释］

[1]“所谓三刺之则谷气出者” “三刺”是指刺皮、刺肉、刺分肉三种深浅不同的刺法。“谷气”即正气。“出”，至也。

[2]“始刺浅之……以下谷气” 《类经》三刺浅深五刺五脏注：“凡刺之浅深，其法有三：先刺绝皮，取卫中之阳邪也；再刺稍深，取营中之阴邪也；三刺最深，及于分肉之间则谷气始下，下言见也。”

［语译］ 针刺居于深部而不可见的脉，要轻微的进针，还必须久留其针，以导致孔穴中的脉气上行。浅而浮现于外的血脉，不可冒然就刺，必须先推开孔穴部位的血脉，然后再刺，这样便不致刺伤血脉泻出精气，可以独使邪气外泄。所谓三刺而使谷气出现的刺法，是先用浅刺法，刺透皮肤，达于肌腠，以泻卫分的阳邪；再刺稍微加深，透过皮肤到肌肉，但不进入分肉之间，以泻营分的阴邪；最后更深的刺入，达到分肉的中间，感到了针下气和，就是谷气已至了。所以刺法上说：开始浅刺，以驱阳邪之气；而后刺的较深，以祛阴气之邪；最后刺的极深，以使谷气到来，就是这个意思。

所以运用针刺治病的人，如果不知道本年六气的加临时期，和每一节气中六气的盛衰，以及导致疾病虚实的原因等，就不算是好医生。

［原文］ 凡刺有五，以应五脏：一曰半刺[1]。半刺者，浅内而疾发针，无针伤肉，如拔发（一作毛）状，以取皮气，此肺之应也。二曰豹文刺[2]。豹文刺者，左右前后针之，中脉为故，以取经络之血者。此心之应也。三曰关刺。关刺者，直刺左右尽筋上，以取筋痹，慎无出血[3]。此肝之应也。四曰合刺①，或曰渊

刺，又曰岂刺②。合刺者，左右鸡足[4]，针于分肉之间，以取肌痹。此脾之应也。五曰腧刺[5]。腧刺者，直入直出，深内之至骨，以取骨痹。此肾之应也。

[校勘]

①“合刺” 原作“合谷刺”，据《太素》五刺改。下同。

②“或曰渊刺，又曰岂刺” 《灵枢》官针篇、《太素》五刺均在“此肝之应也”句下，《太素》“渊”作“开”。

[注释]

[1]“半刺” 《太素》五刺注：“凡刺不减一分，今言半刺，当是半分。”

[2]“豹文刺” 《太素》五刺注：“左右前后针痏状若豹文，故曰豹文刺也。”

[3]“关刺者……慎无出血” “关刺”，是刺四肢关节病的刺法，《类经》三刺浅深五刺五脏注：“关，关节也，左右四肢也，尽筋即关节之处也。慎无出血，血以养筋也。”

[4]“合刺者，左右鸡足” 《太素》五刺注：“刺身左右分肉之间，痏如鸡足之迹，以合分肉间之气，故曰合刺也。”

[5]“腧刺” 与上节十二刺中之腧刺义同。

[语译] 刺法有五种，以应合五脏的病症：第一种叫半刺。半刺是刺入浅出针快的一种刺法。只刺到皮肤，而不伤肌肉，好象拔掉毛发一样，用以治疗皮部的邪气。因肺合皮毛，所以这是与肺相应的刺法。第二种叫豹文刺。豹文刺是一种多刺法，在患处左右前后的部位上针刺，以刺中络脉为准，并使之出血，用以刺治经络上的瘀血。因心应血脉，所以这是与心相应的刺法。第三种叫关刺。关刺是刺四肢关节上的尽筋处，用以治筋痹，应注意不要刺出血。因肝应筋，所以这是与肝相应的刺法。第四种叫合刺，或叫渊刺，又叫岂刺。合刺是针于分肉之间，先将针刺至一定深度，得气后，提针至皮部，然后从左右两侧各斜刺一针呈鸡爪形，用以治疗肌痹。因脾应肉，所以这是与

脾相应的刺法。第五种叫腧刺。腧刺是直入直出，手法要快，深入到骨，用以治疗骨痹病。因肾主骨，所以这是与肾相应的刺法。

[原文] 曰：刺有五邪，何谓五邪？

曰：病有持痈[1]者，有大[2]者，有小[3]者，有热者，有寒者，是为五邪。

[注释]

[1]"持痈" 邪气结聚而为痈肿的意思。

[2]"大" 指邪气盛大，即实邪。

[3]"小" 指正气虚少，即虚邪。

[语译] 问：有治五邪的刺法，什么病叫做五邪。

答：病有因邪气结聚而为痈肿的，有实邪，有虚邪，有寒邪，有热邪，这就是五邪。

[原文] 凡刺痈邪（用铍针①）无迎陇[1]，易俗移性[2]。不得脓，越道更行[3]，去其乡，不安处所乃散亡[4]。（诸阴阳遇痈所者，取之其俞泻也。）

[校勘]

①"用铍针" 《灵枢》刺节真邪篇、《太素》五邪刺均无。下"锋针"、"员针"、"镵针"、"毫针"同。

[注释]

[1]"无迎陇" 《太素》五邪刺注："陇，大盛也。壅之大盛将有脓，不可迎而泻之也。"

[2]"易俗移性" 《灵枢注证发微》注："如易风俗，如移性情相似，须缓以待之"。是说应当从缓调和，不宜过急的意思。

[3]"不得脓，越道更行" 这是说尚未化脓的，就不可用铍针刺之，应当越过常规，更行别法治之。

[4]"去其乡，不安处所乃散亡" 《类经》五邪之刺注："乡，向也。安，留聚也。去其毒气所向，不使其留处所，乃自消散矣"。

[语译] 刺痈肿病，当用铍针。但在邪气正盛的时候，不要迎其锐势刺之，须缓以持之。如果还没有成脓，就当改变治法，以遏止毒邪的发展，使其不能留聚于一定部位，而消散亡失。凡是阴阳诸经，如果在其循行部位上发生痈肿病变时，当取其本经的俞穴泻之。

[原文] 凡刺大邪（用锋针）日以小①，泄夺（其）有余（乃益虚），摽[1]其道，针②其邪，（于）肌肉③视之，无有，反其真④[2]，（刺诸阳分肉之间。）

[校勘]

①"日以小" 原作"曰以少"，据《灵枢》刺节真邪篇、《太素》五邪刺改。

②"针" 此下《太素》五邪刺有"干"字。

③"肌肉" 此下《灵枢》刺节真邪篇、《太素》五邪刺有"亲"字。

④"反其真" 原作"乃自直道"，据《灵枢》刺节真邪篇、《太素》五邪刺改。

[注释]

[1]"摽（biào 标）" 击也。

[2]"无有，反其真" "无有"是指邪气消散，"反其真"是指真气恢复。

[语译] 刺实邪时，用三棱针泻之，使病邪日益缩小，只有泻夺邪气的亢盛有余之势，才能使其逐步转虚。这种刺法，应击其邪行的道路，要刺中病邪，直到视肌肉之上病邪已不存在，真气已经恢复为止。因实邪多侵三阳，所以应针刺诸阳经的分肉间。

[原文] 凡刺小邪（用员针）日①以大，补（益）其不足乃无害。视其所在，迎之界[1]，远近尽至，不得外侵而行之，乃自费②[2]（刺分肉间）。

[校勘]

①"日" 原作"曰"，据《灵枢》刺节真邪篇改。

②“费” 原作“贵”，原校：“一作费”，《灵枢》刺节真邪篇同，据改，并删原校。

［注释］

［1］“界” 域也。《太素》五邪刺注：“畔际也”。

［2］“费” 通废。《太素》五邪刺注：“损也”。

［语译］ 刺虚邪时，用员针，使正气日益壮大，补益不足的正气，使之充实，邪气就不能为害了。在施治时应观察虚实所在之处，先补其不足之经，然后再迎其气泻其有余之经，邪去正复，远近之真气尽至，使邪气不得侵犯他经，乃自然消散。这种刺法，应随邪气所在刺其分肉之间。

［原文］ 凡刺热邪（用镵针）越而沧[1]，出游不归，乃无病。为开道乎辟门户，使邪得出，病乃已。

［注释］

［1］“越而沧” 是把邪气发越于外，使身体由发热而转为凉和的意思。“越”发越的意思。“沧”寒凉的意思。

［语译］ 刺热邪时，当用镵针，使邪气发越于外，热退而身凉，邪气一出不返，就没有病了。因此针刺时应当为邪气疏通道路，开辟门户，使它有路可出，则邪气自然排出体外，病即痊愈。

［原文］ 凡刺寒邪（用毫针）日①以温，徐往疾去，致其神，门户已闭气不分，虚实得调，真气存。

［校勘］

①“日” 原作“曰”，据《灵枢》刺节真邪篇、《太素》五邪刺改。

［语译］ 刺寒邪时当用毫针，须逐日温补阳气，针刺时用徐入疾出的补法，以导致神气，使之充实，出针后，按揉针孔，使其闭合，正气不致分散，这样就能够使虚实得以调和，真气也能固密于内了。

［按语］ 以上五节文字见于《灵枢》刺节真邪篇及《太素》五邪刺，文句小有出入。《灵枢》历代注释及《太素》杨注，均疑

句读有误。我们据此略以校勘，亦有待研究。刘衡如校本将此段文字之脱误之处，根据《灵枢》、《太素》进行补正，并将针名、刺法及注解加用括号，改为七言韵文。

缪刺第三

［提要］ 本篇的主要内容有：

一、说明“缪刺”与“巨刺”的区别。

二、分别论述了邪客于各经之络所发生的病症及刺治法。

三、介绍邪客于五脏之间，和邪客于手足少阴等五络的刺治法。

［原文］ 黄帝问曰：何谓缪刺[1]？

岐伯对曰：夫邪之客于形也，必先舍于皮毛，留而不去，入舍于孙脉①，留而不去，入舍于络脉，留而不去，入舍于经脉，内连五脏，散于肠胃，阴阳俱感，五脏乃伤，此乃邪之从皮毛而入，极于五脏之次也。如此则治其经[2]焉。

［校勘］

①“留而不去，入舍于孙脉” 原无，据《素问》缪刺论、《太素》量缪刺补。

［注释］

[1]“缪刺” 《素问识》简按：“盖左病刺右，右病刺左，交错其处，故名缪刺。”

[2]“治其经” 《类经》缪刺巨刺注：“邪气自浅入深，而极于五脏之次者，当治其经，治经者，十二经穴之正刺也，尚非缪刺之谓。”

［语译］ 黄帝问：什么叫做缪刺？

岐伯答：凡病邪之侵袭人体，必然先侵入皮毛，如果邪气留而不去，就进入孙脉，再留而不去，就进入络脉，再留而不去，就会深入经脉，经脉内与五脏相连，从而流散于肠胃，如果阴经和阳经都感受邪气，五脏就会受伤。这是邪气从皮毛侵入，内传至五脏的层次。属于这样情况的，应当治其经穴。

［原文］　今邪客于皮毛，入舍于孙脉，留而不去，闭塞不通，不得入经，溢于大络[1]而生奇病[2]焉。

夫邪客大络者，左注右，右注左，上下左右，与经相干[3]，而布于四末。其气无常处，不及①于经俞，名曰缪刺。

［校勘］

①“不及”　《素问》缪刺论、《太素》量缪刺均作“不入”。

［注释］

［1］“大络”　即十五络脉。

［2］“奇病”　本病不在经而在络，而且病气在左，症见于右；病气在右，症见于左，异于寻常，所以叫“奇病”。

［3］“干”　《说文》：“犯也”。即干预和干涉的意思。

［语译］　今邪气侵入皮毛，并且由皮毛到了孙脉，如果邪气留而不去，使络脉闭塞不通，邪气即不能传入经脉，从而流溢于大络，发生异于寻常的病变。凡是邪气侵入大络的，可从左边流注于右边，从右边流注于左边，邪气上下左右流注，虽然时时扰及经脉，但并不入于经脉，只是循大络流注于四肢。由于邪气的流注，没有一定的处所，也不入于经俞，所以必须左痛刺右，右痛刺左。这种刺法，叫做“缪刺”。

［原文］　曰：以左取右，以右取左，其与巨刺，何以别之？

曰：邪客于经也，左盛则右病，右盛则左病，病①易且移者②，左痛未已，而右脉先病，如此者必巨刺[1]之，必中其经，非络脉也。故络病者，其痛与经脉缪处[2]，故曰缪刺（巨刺者刺其经，缪刺者刺其络）。

［校勘］

①“病”　原作“亦有”，据《素问》缪刺论新校正改。

②“易且移者”　《素问》缪刺论作“移易者”、《太素》量缪刺作：“易移者”。

[注释]

[1]“巨刺” 巨刺和缪刺一样,也是左病取右,右病取左的刺法,所不同的是巨刺刺大经,缪刺刺其络。

[2]“痛与经脉缪处” 是说络病的疼痛部位,与经脉所在的部位不同。《素问直解》注:“缪处,异处也。谓经脉之痛,深而在里,络脉之痛,支而横居。”

[语译] 问:缪刺也是左病取右,右病取左,它与巨刺怎样分别呢?

答:凡是邪气侵袭于经脉的,左侧邪气盛,则右侧发病,右侧邪气盛,则左侧发病,但也有病左右相互转移的,左侧疼痛还没有停止,右侧的脉又开始发病。这样的病,必须用巨刺法治疗,同时必须要刺中经脉,而不是中于络脉,因为络脉病的疼痛部位,与经脉的分布部位不同,所以叫缪刺。

[按语] 本节主要辨别缪刺与巨刺的治疗方法,缪刺与巨刺,都是病左取右,病右取左的刺法,但巨刺是刺其经,用于邪中于经脉的病;缪刺是刺其络,用于邪客于络脉的病,这就是缪刺与巨刺的区别。

[原文] 曰:缪刺取之何如?

曰:邪客于足少阴之络,令人卒心痛,暴胀,胸胁支①满[1]。无积者,刺然骨②之前[2]出血,如食顷[3]而已,左取右,右取左。病新发者,五日已。

[校勘]

①“支” 原作“反”,据《素问》缪刺论、《太素》量缪刺改。

②“骨” 原作“谷”,据《素问》缪刺论、《太素》量缪刺改。

[注释]

[1]“令人卒心痛,暴胀,胸胁支满” 《太素》量缪刺注:“足少阴……支者,从肝出络心注胸中,故卒心痛也,从肾而上,故暴胀也,注于胸中,胸胁支满也。”

[2]“无积者,刺然骨之前” 《素问直解》注:“胀满有积,

当刺其胸胁；若无积者，病少阴之络，上走心包，故当刺少阴然谷之前。”“然骨之前”即然谷穴。

[3]“如食顷” 好象吃一顿饭的时间。

[语译] 问：怎样运用缪刺？

答：邪气侵入足少阴的络脉，使人突然发生心痛，腹胀，胸胁支撑胀满等症。如果病人平素没有积块，可刺然谷穴，使之出血，刺后约一顿饭的时间，病就好了，用左病刺右，右病刺左的方法。如果是新发的病，五天就可以痊愈。

[原文] 邪客于手少阳①之络，令人喉痹舌卷，口干心烦，臂外廉痛，手不及头。刺手小指②次指爪甲上去端如韭叶，各一痏。壮者立已，老者有顷已，左取右，右取左。此新病，数日已。

[校勘]

①“阳” 原作“阴”，原校：“一作阳”，《素问》缪刺论与原校同，据改，并删原校。

②“小指” 原作“中指”，原校：“当作小指”，《素问》新校正、《太素》量缪刺与原校同，据改，并删原校。

[语译] 邪气侵入手少阳的络脉，使人喉痛舌卷，口干心烦，臂外侧疼痛，手不能上举到头。应刺手无名指爪甲上，距爪甲角约韭叶宽的关冲穴，各刺一次，身体强壮的人，可以立即痊愈，老年人稍等一会时间也就好了。用左病刺右，右病刺左的方法。这是新病，几天的时间，就可以完全恢复正常。

[原文] 邪客于足厥阴之络，令人卒疝暴痛[1]。刺足大指爪甲上与肉交者[2]，各一痏。男子立已，女子有顷已[3]。左取右，右取左。

[注释]

[1]“令人卒疝暴痛” 《素问》缪刺论王注：“……其支别者，循胫上睾结于茎，故令人卒疝暴痛。”

[2]“大指爪甲上与肉交者” 即趾甲与肉交接处，在此指大敦穴。

[3]“女子有顷已” 《太素》量缪刺注:“疝痛者,阴之病也,女子阴气不胜于阳,故有顷已也。”

[语译] 邪气侵入足厥阴的络脉,使人突然发生疝气痛。应刺足大趾之爪甲与肉相连接处的大敦穴,各刺一次,男子可立即病愈,女子稍等一会时间也就好了。用左病刺右,右病刺左的方法。

[原文] 邪客于足太阳之络,令人头项痛,肩痛[1]。刺足小指爪甲上与肉交者,各一痏,立已。不已,刺外踝下①三痏,左取右,右取左。如食顷已。

[校勘]

①“下” 原作“上”:据《素问》缪刺论、《太素》量缪刺改。

[注释]

[1]“令人头项痛,肩痛” 《素问》缪刺论王注:“以其经之正者,从脑出别下项,支别者从髆内左右别下,又其络自足上行循背上头,故项头肩痛也。”

[语译] 邪气侵入足太阳的络脉,使人头项痛,肩痛。应刺足小趾爪甲上与肉相连接处的至阴穴,各刺一次,病就立即痊愈。如果不愈,可再刺外踝下的金门穴三次,用左病刺右,右病刺左的方法。约一顿饭的时间,病就好了。

[原文] 邪客于手阳明之络,令人气满胸中,喘急而支胠,胸中热。刺手大指次指爪甲上去端如韭叶,各一痏,左取右,右取左。如食顷已。

[语译] 邪气侵入手阳明经的络脉,使人胸中气满,喘息急而胁肋支撑满闷,胸中发热。应刺食指内侧距爪甲如韭叶处的商阳穴,各刺一次。用左病刺右,右病刺左的方法。约一顿饭的时间,病就好了。

[原文] 邪客于臂掌之间,不得屈[1]。刺其踝后[2],先以指按之,痛乃刺之。以月死生为数[3]。月生一日一痏,二日二痏,十五日十五痏,十六日十四痏。

[注释]

[1]“邪客于臂掌之间,不得屈” 《太素》量缪刺注:“腕前为掌,腕后为臂。手外踝后,是手阳明脉所行之处,有脉见者,是手阳明络。臂掌不得屈者,取此络也。”《素问注证发微》注:“邪客于臂掌之间,不可得屈,乃手厥阴心包络受邪也。”本文说法不一,待考。

[2]“踝后” 马莳指为“通里”。张介宾指为“内关”。此处不可拘于穴位。下文云:“先以指按之,痛乃刺之。”即“以痛为腧”之刺法。

[3]“以月死生为数” 《类经》缪刺巨刺注:“月之死生,随日盈缩以为数也。故自初一至十五,月日以盈,为之生数,当一日一痏,一痏,即一刺也。至十五日,渐增至十五痏矣,自十六至三十日,月日以缩,为之死数,当日减一刺。故十六日止十四痏,减至月终,惟一刺矣。盖每日一刺,以朔望为进止也。”

[语译] 若邪气侵入臂掌之间的络脉,使人手掌与臂之间疼痛,手腕不得弯屈。应在腕关节之后,先用指按之,于觉有压痛的部位刺之。至于针刺的次数,应以月亮的圆缺为依据。如每月初一至十五,月亮日渐向圆,头一天是一针,第二天是两针,以后逐日加一针,至十五日为十五针。下半月月亮日渐向缺,应逐日减少一针,所以十六日刺十四针。

[原文] 邪客于足阳跷之脉,令人目痛从内眦始[1]。刺外踝之下半寸所[2],各二痏。左取右,右取左,如行十里顷而已。

[注释]

[1]“目痛从内眦始” 《太素》量缪刺注:“阳跷从足上行至目内眦,故目痛。”

[2]“外踝之下半寸所” 《素问》缪刺论王注:“谓申脉穴,阳跷之所生也。”

[语译] 邪气侵入足阳跷之脉,使人眼痛,从眼内角开始。应刺足外踝下半寸处的申脉穴,各二次。用左病刺右,右病刺左

的刺法。约走十里路的时间，病就好了。

[原文] 人有所堕坠，恶血留于内，腹中胀满，不得前后。先饮利药[1]。此上伤厥阴之脉，下伤少阴之络[2]，刺足内踝之下。然骨之前血脉出血，刺跗上动脉[3]。不已，刺三毛上各一痏，见血立已。左取右，右取左。善惊善悲不乐[4]，刺如上方。

[注释]

[1]“先饮利药” 《太素》量缪刺注：“可饮破血之汤，利而出之。”

[2]“上伤厥阴之脉，下伤少阴之络” 《类经》缪刺巨刺注：“凡堕坠者，必病在筋骨，故上伤厥阴之脉，肝主筋也；下伤少阴之络，肾主骨也。刺然骨之前出血，即少阴络也。”

[3]“跗上动脉” 当指太冲穴，《类经》缪刺巨刺注：“足厥阴之俞太冲穴也。”

[4]“善惊善悲不乐” 《吴注素问》注：“厥阴之病，连于肝则惊，少阴之病，逆于亶中则不乐，故刺法相侔也。”

[语译] 若因堕坠跌伤致瘀血停留腹内，使人腹部胀满，大小便不通。治疗时当先饮通便逐瘀的药物。由于堕伤，上面伤了足厥阴的经脉，下面伤了足少阴的络脉，所以应刺足内踝之下然骨之前的血脉出血，并刺足背上动脉处的太冲穴。如果刺之不效，可再刺足大指三毛之上的大敦穴，各一次，见血后病即痊愈。用左病取右，右病取左的方法。若是善悲善惊郁郁不乐的病人，也可采用上述的刺法。

[原文] 邪客于手阳明之络，令人耳聋，时不闻音[1]。刺手大指次指爪甲上去①端如韭叶，各一痏，立闻。不已，刺中指爪甲上与肉交者[2]，立闻。其不时闻者，不可刺也[3]。耳中生风[4]者，亦刺之如此数。右取左，左取右。

[校勘]

①“去” 原无，据《素问》缪刺论、《太素》量缪刺补。

[注释]

[1]“令人耳聋,时不闻音” 《素问》缪刺论王注:“其络支别者,入耳会于宗脉,故病令人耳聋时不闻声。”

[2]“中指爪甲上与肉交者” 指手厥阴之中冲穴。

[3]“不时闻者,不可刺也” 《素问》缪刺论王注:“不时闻者,络气已绝,故不可刺。”

[4]“耳中生风” 就是耳中鸣响有如风声的意思。

[语译] 邪气侵入手阳明的络脉,使人耳聋,有时能听到声音,有时听不到声音,应刺手食指端距爪甲如韭叶外的商阳穴,各刺一次,可立即听到声音。如刺之不效,可再刺中指爪甲上与肉相交接处的中冲穴,可立即听到声音。如果完全失去听觉,是络气已绝,就不可刺治了。若耳中鸣响,有如风声的,也可采取上述的刺法,刺时用右病取左,左病取右的方法。

[原文] 凡痹行往来无常处者[1],在分肉间,痛而刺之[2],以月生死为数。用针者,随气盛衰以为痏数[3],针过其日数则脱气,不及其日数则气不泻,左刺右,右刺左。病如故,复刺之如法,以月生死为数,月生一日一痏,二日二痏,渐多之,十五日十五痏,十六日十四痏,渐少之。

[注释]

[1]“痹行往来无常处者” 《素问直解》注:“此言往来行痹,不涉经脉,但当缪刺其络脉,不必刺其俞穴也。”

[2]“痛而刺之” 《类经》缪刺巨刺注:“谓随痛所在,求其络而缪刺之也。”

[3]“随气盛衰以为痏数” 就是应根据痹痛的轻重以决定针刺的次数。

[语译] 凡痹证疼痛游走而没有固定部位的,应在分肉间疼痛处,寻求络脉而针刺之,以月之盈缺日期为针刺次数的标准。但用针的人,还要根据邪气的盛衰,以增减针刺的次数,因为若超过了应刺的次数,会使人的正气耗散,若达不到应刺的次

数，则病气不能泻除。用左病刺右，右病刺左的缪刺法，若病情仍就不愈，可以再按上法刺之，仍以月之盈缺为数：月生一日一针，二日二针，逐日加多，十五日达到十五针，十六日就十四针，以后逐日减少一针。

[原文] 邪客于足阳明之络（《素问》作经，王冰云：以其脉左右交于面部，故举经脉之病，以明缪刺之类），令人鼽衄，上①齿寒。刺足大指次指②爪甲上与肉交者[1]，各一痏。左取右，右取左。

[校勘]

①“上” 《太素》量缪刺作“下”。

②“大指次指” 原作“中指”原校：“《素问》注云，刺大指次指”，《素问》缪刺论王注与原校同，据改，并删原校。

[注释]

[1]“足大指次指爪甲上与肉交者” 指足阳明经的厉兑穴。

[语译] 邪气侵入足阳明的络脉，使人发生鼻塞流涕，鼻出血，觉得上齿寒冷。应刺足次指爪甲上和肉相交接处的厉兑穴，各刺一次。用左取右，右取左的方法。

[原文] 邪客于足少阳之络，令人胁痛不得息，咳而汗出[1]，刺足小指次指①爪甲上与肉交者，各一痏。不得息立已。汗出立止；咳者温衣饮食，一日已。左刺右，右刺左，病立已。不已，复刺如法。

[校勘]

①“次指” 原无，原校：“《素》有次指二字”。《素问》缪刺论、《太素》量缪刺与原校同，据补，并删原校。

[注释]

[1]“令人胁痛不得息，咳而汗出” 《太素》量缪刺注：“足少阳正别者，入季胁之间，循胸里属胆，散之上肝贯心，上挟咽，故胁痛也；贯心上肺，故咳也，贯心故汗出也。”

[语译]　邪气侵入足少阳的络脉，使人发生胁痛而呼吸不利，咳嗽而汗出。应刺足小指侧的次指爪甲上与肉相交接处的窍阴穴，各刺一次，呼吸不利的症状，可立即消失，汗也立刻止住。有咳嗽症状的，如能注意衣服饮食的温暖，一天就可以痊愈。用左病取右，右病取左的方法，病可立愈。不愈，再按上法针刺。

[原文]　邪客于足少阴之络，令人咽痛，不可内食，无故善怒，气上走贲上[1]，刺足下①中央之络②[2]，各三痏，凡六刺，立已。左刺右，右刺左。

[校勘]

①"下"　原无，据《素问》缪刺论、《太素》量缪刺补。

②"络"　《素问》缪刺论、《太素》量缪刺作"脉"字。

[注释]

[1]"令人咽痛……气上走贲上"　《太素》量缪刺注："足少阴大钟之络，别者旁经上走心包，故咽痛不能纳食也。少阴正经直者，上贯肝膈，络既旁经而上，故善怒气贲上也。贲，膈也。"

[2]"足下中央之络"　《素问》缪刺论王注："谓涌泉穴，少阴井也。"

[语译]　邪气侵入足少阴的络脉，使人咽喉疼痛，不能进食，经常无故发怒，气上逆直冲膈上。应刺足下中央的涌泉穴，各刺三次，共刺六次，病可立即痊愈。用左病刺右，右病刺左的方法。

[原文]　邪客于足太阴之络，令人腰痛，引少腹控胁，不可以仰息[1]。刺其腰尻之解，两胂之上[2]是腰俞①，以月死生为痏数，发针立已。左刺右，右刺左。

[校勘]

①"是腰俞"　《太素》量缪刺无此三字。《素问》缪刺论新校正云："按全无起本旧无此三字"。其他各经，均未提穴名，而

此独云“是腰俞”，疑为后人粘住，混入正文。

［注释］

［1］“令人腰痛……不可以仰息” 《太素》量缪刺注：“足太阴公孙之络，别者入络肠胃，足太阴别上至髀合于阳明，与别俱行……此络既言至髀上行，则贯腰入少腹过胁，所以腰痛引少腹控胁者也。”

［2］“腰尻之解，两胂（shèn 慎）之上” 胂，挟脊之肌肉。《素问》缪刺论王注：“腰尻骨间曰解，当中有腰俞……主与经同。《中诰孔穴经》云：左取右，右取左。穴当中，不应尔也。次腰下侠尻有骨空各四，皆主腰痛，下髎主与经同，是足太阴、少阴、厥阴所结……。”

［语译］ 邪气侵入足太阴的络脉，使人腰痛，牵引到少腹部和季胁之下，不可以仰身呼吸，应刺腰尻部骨缝中，两旁肌肉上的下髎穴，根据月的盈缺确定针刺次数，针后立即病愈。用左病刺右，右病刺左的方法。

［原文］ 邪客于足太阳之络，令人拘挛，背急引胁而痛，内引心而痛[1]。刺之从项始，数脊椎，侠脊疾按之，应手而痛，刺入①傍三痏，立已。

［校勘］

①“入” 《素问》缪刺论、《太素》量缪刺均作“之”。

［注释］

［1］“令人拘挛……内引心而痛” 《太素》量缪刺注：“足太阳正别入腘中，其一道下尻五寸，别入于肛，属于膀胱，散之肾，从膂当心入散。直者，从膂上于项，复属太阳，故邪客拘挛背急引胁引心痛。”

［语译］ 邪气侵入足太阳经的络脉，使人拘挛，背部拘急牵引胁部疼痛，向内牵引到心也痛。本病的针刺方法，从项部开始，数脊椎，沿脊椎两旁，急速按压，病人若感到有压痛的地方，就是刺针的部位，刺下三针，病可立即痊愈。

[原文]　邪客于足少阳之络，令人留于枢中[1]痛，髀不可举①。刺枢中以毫针，寒则留针，以月生死为痏数，立已。

诸经刺之，所过者不病，则缪刺之[2]。

耳聋刺手阳明[3]；不已，刺其过脉出耳前者[4]。

齿龋刺手阳明立已；不已，刺其脉入齿中者立已。

[校勘]

①“髀不可举”　原作“髀不得气”，原校：“一作髀不可举”，《素问》缪刺论与原校同，据改，并删原校。

[注释]

[1]“枢中”　即髀枢之中，当环跳穴处。

[2]“诸经刺之……则缪刺之”　《素问》缪刺论王注：“经不病则邪在络，故缪刺之。若经所过有病，则是经病，不当缪刺矣。”

[3]“手阳明”　在此指商阳穴。

[4]“刺其过脉出耳前者”　杨上善、王冰指听会穴，马莳指听宫穴，今从前者说是。

[语译]　邪气侵入于足少阳经的络脉，使人环跳部长期疼痛，股部抬举不便。这种病应用毫针刺环跳穴，属寒邪所致的，当久留其针，根据月的盈缺确定针刺的次数。刺后可立即痊愈。

凡是病在经脉的，当刺其经。如果经脉所过之处不病，而在络脉的部位生病，当用缪刺法。

耳聋可刺手阳明经的商阳穴；如果不效，可再刺其脉经过耳前处的听会穴。

齿龋痛可刺手阳明经的商阳穴，痛可立即停止；若痛不止，可再刺其入齿中的经脉，可立即痊愈。

[原文]　邪客于五脏之间，其病也，脉引而痛，时来时止。视其病脉，缪刺之于手足爪甲上[1]，视其脉，出其血，间日一刺，一刺不已，五刺已。

缪传[2]引上齿，齿唇寒痛①。视其手背脉血者，去之，刺足阳明中指爪甲上一痏，手大指次指爪甲上各一痏，立已。左取右，右取左。

嗌中肿[3]，不能内唾，不能出唾者，缪刺然骨之前出血，立已。左取右，右取左（自嗌肿至此二十九字，《素问》王冰注原在邪客足少阴络之下，今移在此）。

［校勘］

①“齿唇寒痛” 原作“齿唇寒”，原校：“《素》多一痛字”，《素问》缪刺论、《太素》量缪刺与原校同，据补，并删原校。

［注释］

[1]“手足爪甲上” 指十二经脉的井穴。

[2]“缪传” 即病邪交错相传的意思。《素问集注》张志聪注：“缪传者谓手阳明之邪，缪传于足阳明之脉也。足阳明之脉入上齿中……。此邪客于手阳明之经别。而缪传于足阳明之脉，致引入上齿。”

[3]“嗌中肿” 《太素》量缪刺注：“足少阴经出然骨而上肺中，循喉咙侠舌本，故嗌中肿。”

［语译］ 邪气侵入五脏之间，其发病症状，为脉络牵引作痛，时痛时止。应诊察其病脉所在，于手足爪甲上的井穴进行缪刺法，视其有瘀滞的络脉，刺之出血，隔一天刺一次，刺一次不效时，刺五次即愈。

手阳明的病邪，缪传于足阳明经而牵引到上齿的时候，使上齿与唇发生冷痛。应先将其手背上有瘀血的络脉，刺出其血，然后再刺足阳明经的厉兑穴一针，同时刺手阳明经次指爪甲上商阳穴各一次，可立即痊愈。用左病取右，右病取左的方法。

咽喉肿胀，不能吞咽和吐出唾液的，应当刺足少阴经的然谷穴出血，可立即痊愈。用左病刺右，右病刺左的方法。

［原文］ 邪客于手、足少阴、太阴（一作阳）、足阳明之络，此五络者，皆会于耳中，上络左角[1]，五络俱竭，令人身脉皆动，而形无知也，其状若尸，或曰尸厥。刺足大指内侧爪甲上去端

如韭叶，后刺足心，后刺足中指爪甲上各一痏，后刺手大指内侧爪甲去端①如韭叶，后刺手少阴兑骨之端各一痏，立已（《素问》又云后刺手心主者非也）。不已以竹筒吹其两耳中，剔其左角之发方寸，燔治，饮以美酒一杯，不能饮者，灌之立已。

［校勘］

①“去端” 原作“上端”，据《素问》缪刺论改。

［注释］

［1］“此五络者，皆会于耳中，上络左角” 《太素》量缪刺注：“手少阴通里入心中系舌本，孙络至耳中；足少阴经至舌本，皮部络入耳也；手太阴正别从喉咙亦孙络入耳中；足太阴经连舌本下散舌下，亦皮部络入耳中，足阳明经上耳前，过客主人前，亦皮部络入耳中。此之五络，入于耳中相会通，已上络于左角，左角阳也。”

［语译］ 邪气侵入手少阴、足少阴、手太阴、足太阴、足阳明的络脉，此五经的络脉，都相会在两耳中，并上络于左耳上的额角。如果这五络的脉气都衰竭，则发生全身经脉虽都搏动，而形体却失掉知觉，有如死尸一样，这种现象也叫“尸厥”。应先刺病人足太阴经的隐白穴，再刺足少阴经的涌泉穴，再刺足阳明经的厉兑穴各一针，然后再刺手太阴经的少商穴，最后刺手少阴经的神门穴各一针，针后当立即痊愈。如果病不愈，可再用竹筒吹其两耳，并剃去病人左额角上的头发约一方寸，烧制成末，用美酒一杯冲服，不能饮酒的，开口灌入，就可以立即痊愈。

［原文］ 凡刺之数，先视其经脉，切而循之，审其虚实而调之，不调者，经刺之[1]。有痛而经不病者，缪刺之。目①视其皮部，有血络者，尽取之，此缪刺之数也。

［校勘］

①“目” 《素问》缪刺论、《太素》量缪刺均作“因”。

［注释］

［1］“不调者，经刺之” 《太素》量缪刺注：“不调者偏有虚实也。偏有虚实者，可从经穴调其气也。”

［语译］ 凡针刺治病的方法，首先要切循其经脉，详细诊察其属虚、属实，然后予以适当的调治，治后仍然不愈的，可用经刺的方法。如果有疼痛症状而经脉没有病的，是邪在络脉，就当用缪刺法。并诊察其皮肤部位上有无瘀血的血络，如有血络，就刺出其血。这是缪刺的方法。

针道第四

［提要］ 本篇论述了用针的道理，其主要内容有：

一、指出“神”的重要意义和“守神”、“养神”的方法。

二、指出下针后如何观察气至的情况。

三、论述虚实补泻的操作手法和注意事项。

四、指出大寒大热的针刺方法。

［原文］ 夫针之要，易陈[1]而难入。粗守形，上守神。神乎神，客在门[2]。未睹其病，恶[3]知其原。刺之微，在速迟。粗守关，上守机[4]。机之①动，不离其空[5]。空中之机，清静以微。其来不可逢，其往不可追。知机道者，不可挂以发[6]。不知机者②，叩之不发。知其往来，要与之期[7]。粗之暗乎，妙哉上③独有之也。往者为逆，来者为顺。明知逆顺，正行无问。迎而夺之，恶得无虚。追④而济之，恶得无实。迎之⑤随之，以意和之。针道毕矣。

［校勘］

①“之” 此下原有“不”字，据《灵枢》九针十二原篇删。

②“者” 《灵枢》九针十二原篇作“道”。

③“上” 《灵枢》九针十二原篇及小针解篇均作“工”。

④“追” 《难经》七十九难引此文作“随”。

⑤“之” 原作“而”,据《灵枢》九针十二原篇改。

[注释]

[1]“陈” 述说的意思。

[2]“神乎神,客在门” “门”指正气与邪气往来出入的所在之处。《灵枢》小针解篇曰:“神者,正气也。客者,邪气也。在门者,邪循正气之所出入也。”

[3]“恶(wū 乌)” 作“何”字解,怎么的意思。

[4]“刺之微……上守机” 《类经》九针之要注:“微,精微也。在速迟,知疾徐之宜也。粗守关,守四肢之关节也。上守机,察气至之动静也。”

[5]“机之动,不离其空” 是说气机之反应,都在腧穴之中。

[6]“知机道者,不可挂以发” 《类经》九针之要注:“机之道者,一气而已,不可挂以发,极言其精不可乱也。”

[7]“要与之期” 是说要使针与气会的意思。期,《说文》:“会也。”

[语译] 用针的要领,说起来容易,到实践中操作就比较困难了。技术差的医生,只能注意到形体上的病变;技术好的医生,却能明察人体神气的盛衰。神指人体的正气;客指外来的邪气,邪气常随正气的出入之处而往来。若不察明病发于何经,怎能知道主病所在和应取的腧穴。针法的微妙,在于疾徐手法的适合。技术差的医生,只能在四肢关节处针刺腧穴;技术好的医生,能掌握针下气至的动静,以知虚实。气机之动,其反应不离腧穴之中,但腧穴的气机,是清静细微的,要详加审察以别邪正。如邪气正盛,不可用补法;邪气已去,不可用泻法。掌握了气机的来去,应及时补泻而不能差之于毫发。若是不知气机的来去,就像箭叩在弦上,当发而不发。所以必须知道气机的来去,才能使针与气会,有的放矢。技术差的医生是不懂得这些道理的,只有技术好的医生才能独具此种奥妙。气去的叫做“逆”,气至的

叫做“顺”。明白了气的往来逆顺，就可以毫无疑问的正确施行针刺。因此，运用“迎而夺之”的泻法，必须无虚证。运用“随而济之”的补法，必须无实证。迎泻随补，是根据自己的正确判断，来调和患者的气血。用针的要领，大体如此。

[原文] 凡用针者，虚则实之，满则泻之，菀陈[1]则除之，邪胜则虚之。《大要》曰：徐而疾则实，疾而徐则虚[2]。言①实与虚，若有若无。察后与先，若存若亡。为虚与②实，若得若失。虚实之要③，九针最妙，补泻之时，以针为之。

泻曰迎之。迎之意，必持而内之，放而出之，排扬④出针[3]，疾⑤气得泄。按而引针，是谓内温，血不得散，气不得出。

补曰随之。随之[4]意，若忘之，若行若按，如蚊虻止[5]。如留如环⑥，去如绝弦。令左属右，其气故止。外门已闭，中气乃实。必无留血，急取诛之。

[校勘]

①“言” 此下原有“其”字，据《灵枢》九针十二原篇、《太素》知针石删。

②“与” 原作“为”，据《素问》针解篇新校正引本经改。

③“要” 原作“妙”，据《灵枢》九针十二原篇、《太素》知针石改。

④“排扬” 《灵枢》九针十二原篇作“排阳”。

⑤“疾” 《灵枢》九针十二原篇作“邪”。

⑥“环” 《灵枢》九针十二原篇作“还”。

[注释]

[1]“菀（yù 郁）陈” 菀，同郁，陈，积也。指血郁滞不通的意思。

[2]“徐而疾则实，疾而徐则虚” 系指针刺补泻手法而言。《内经》原文中对此有两种解释：《灵枢》小解针篇曰：“徐而疾则实者，言徐内而疾出也；疾而徐则虚者，言疾内而徐出也。”《素问》针解篇曰：“徐而疾则实者，徐出针而疾按之；疾而徐则虚

者，疾出针而徐按之。”今从前说。

[3]“排扬出针” 指出针时摇大针孔的意思。

[4]“随之” 《类经》用针虚实补泻注：“随者因其气去，追而济之也。”

[5]“如蚊虻止” 《类经》用针虚实补泻注：“言当轻巧无迹，而用得其精也。”

[语译] 一般用针治病的原则，脉虚的用补法，脉盛满的用泻法，有郁积的去除其郁结，邪气盛的泻其邪气。《大要》说：慢进针，快出针为补法；快进针，慢出针为泻法。所谓虚与实是指针下气至的有无，针下得气的为实；针下不得气的为虚。气的来去是很细微的，好象是有，又象没有，必须细心体察。病有缓急，应根据气至的先后和邪气的存亡，决定补泻留去。实者针用泻法，病就消失；虚者针用补法，正气就得到充实。所以补虚泻实，九针是最合适的。在补虚泻实的时候，用不同的针法就能达到效果。

泻叫“迎之”。迎之的方法，就是持针刺入，得气后缓缓出针，摇大针孔，排开气道，泻出邪气。如误用手按其穴而引退其针补之，叫做“内温”，必致血瘀不得消散，邪气不得泄出。

补叫“随之”。随之的方法，就是因其气去，用针随着经气灌注的方向而轻刺之，若忘其事，在按穴下针行气时，有如蚊虻叮着皮肤那样轻微，留针后快出针，像箭离弓弦，右手出针，左手急按针孔，以使经气留止不得外出，犹如将外门关闭，从而使中气得到充实内守。但必须没有瘀血停留，凡血络有瘀血的，应急刺出其血。

[原文] 持针之道，坚者为宝①，正指直刺，无针左右。神在秋毫[1]，属意病者，审视血脉，刺之无殆[2]。方刺之时，心②在悬阳[3]，及与两衡[4]（一作冲）。神属勿去，知病存亡。取血脉者，在俞[5]横居，视之独满③，切之独坚。

［校勘］

①“宝” 原作“实”，原校：“《素问》作宝”。《素问》针解篇新校正引本经与原校同，据改，并删原校。

②“心” 《灵枢》九针十二原篇作“必”。

③“满” 《灵枢》九针十二原篇作“澄”。

［注释］

［1］“秋毫” 是比喻事物细微的意思。《孟子》梁惠王：“明足以察秋毫之末”。注：“毛至秋而末锐，小而难见也。”

［2］“殆（dài 怠）” 危害的意思。

［3］“心在悬阳” 《类经》用针虚实补泻注：“悬，犹言举也。阳，神气也。凡刺之时，必先举神气为主，故曰悬阳。”《灵枢》邪气脏腑病形篇曰：“其精阳气上走于目而为睛”。《汉书》东方朔传“目为悬珠”。则是目可称悬阳。故此是指针刺时当一心注视病者目神变化的意思。

［4］“两衡” “衡”，眉上也，在此指针刺时要注意病人面部表情的意思。

［5］“俞” 指腧穴。

［语译］ 持针的方法，贵在坚握有力，对准腧穴端正直刺，不可偏左偏右。要以明察秋毫的精确分析，留心病人的神态变化，审察血脉的虚实，刺之才没有危害。当要刺针的时候，要一心注意病人的眼神和面部表情的变化。必须精神集中，才能知道病的存留或消亡。当血脉横布在腧穴的上面，视之盛满，按之坚硬的，这是结络不通，应当刺除瘀血，以解其结。

［原文］ 夫气之在脉也，邪气在上[1]，浊气在中[2]，清气在下[3]。故针陷脉[4]则邪气出，针中脉则浊气出[5]，针太深则邪①反沉，病益甚。故曰：皮肉筋脉，各有所处，病各有所舍，针各有所宜，各不同形，各以任其所宜。无实实虚虚，损不足，益有余，是为重病，病益甚。取五脉[6]者死，取三脉[7]者恇[8]，夺阴者厥②，夺阳者狂。针害毕矣。

[校勘]

①“邪” 此下《灵枢》九针十二原篇有“气”字。

②“厥” 《灵枢》九针十二原篇作“死”。

[注释]

[1]“邪气在上” 邪气,指八风邪气。伤于风者,上先受之,故曰邪气在上。

[2]“浊气在中” 浊气,指水谷存积之气。寒温不适,饮食不节,病生于肠胃,故曰浊气在中。

[3]“清气在下” 清气,指冷湿地气,清冷湿气中人,必从足始,故曰清气在下。

[4]“针陷脉” 陷脉,指筋骨陷中的腧穴。

[5]“针中脉则浊气出” 《灵枢》小针解篇曰:“针中脉则浊气出者,取之阳明合也。”《类经》针分三气失宜为害注:“阳明合穴,刺之可以清肠胃,故能取浊气之在中者。”在此指足阳明合穴三里而言。

[6]“五脉” 指五脏五腧。

[7]“三脉” 指手足三阳,即六腑六腧。

[8]“恇(kuāng 匡)” 虚怯的意思。

[语译] 邪气侵袭人体经脉,风热等邪气,多伤人上部;饮食不节,浊气留滞,多伤人中部;清冷寒湿等气,多伤人下部。所以刺上部各经的陷脉,能使邪气去;刺足阳明合穴,可以加强肠胃功能,排出浊气,病在浅层,针刺太深,反能引邪气入里,而使病势加重。所以说,皮肉筋脉,各有一定的部位,病邪犯人,各有一定的处所,每种病也各有相适应的针刺方法,九针的形状各不相同,就是要适应各种不同的病症。邪实的不要用补法,正虚的不要用泻法。若是正虚用了泻法,邪实用了补法,叫做损不足而益有余,会使病势加重。若再大泻五脏的经脉,则能使脏气败绝,造成死亡;大泻三阳的经脉,能使形气虚怯,不易恢复;劫夺了阴气,则成厥证;劫夺了阳气,必致发狂。错误刺法的危害大

致如此。

［原文］　黄帝问曰:余闻九针于夫子众多矣,不可胜数,余推而论之,以为一纪,余司诵之,子听其理,非则语余,请受其道①,令可久传,后世无患,得其人乃传,非其人勿言。

岐伯对曰:请听圣王之道。

曰:用针之理,必知形气之所在,左右上下,阴阳表里,血气多少,行之逆顺,出入之合,诛伐有过。知解结。知补虚泻实上下之气②。明于四海[1],审其所在。审③寒热淋露,荥腧④异处。审于调气。明于经隧,左右支⑤络,尽知其会。寒与热争,能合而调之。虚与实邻,知⑥决而通之。左右不调,把而行之。明于逆顺,乃知可治。阴阳不奇,故知起时。审于本末,察其寒热,得邪所在,万刺不殆。知官九针,刺道毕矣。明于五输,徐疾所在。屈伸出入,皆有条理。言阴与阳,合于五行。五脏六腑,亦有所藏。四时八风,尽有阴阳。各得其位,合于明堂,各处色部,五脏六腑。察其所痛,左右上下,知其寒温,何经所在。审尺肤⑦之寒温滑涩⑧,知其所苦。鬲有上下,知其气之所在⑨[2]。先得其道,希而疏之⑩[3],稍深而留之,故能徐入之。

［校勘］

①“请受其道”　《灵枢》官能篇作“请其正道”。

②“之气”　《灵枢》官能篇作“气门”。

③“审”　《灵枢》官能篇无。

④“荥腧”　《灵枢》官能篇作“以输”。

⑤“支”　《灵枢》官能篇作“肢”。

⑥“知”　《太素》知官能及杨注作“和”。《灵枢》官能篇作“知”,从之。

⑦“尺肤”　《太素》知官能无“肤”字,《灵枢》官能篇作“皮肤”。当以“尺肤”为妥,据改。

⑧“黄帝问曰……寒温滑涩”　计298字原脱,钱熙祚《内经》《灵枢》跋已言之。今据《太素》知官能并参照《灵枢》官能

篇补。

⑨"在"　原无,据《灵枢》官能篇、《太素》知官能补。

⑩"希而疏之"　原作"布而涿之",原校:"《太素》作希而疏之",《太素》知官能与原校同,据改,并删原校。

[注释]

[1]"四海"　即"脑为髓海","胃为水谷之海","膻中为气海","冲脉为血海"。

[2]"鬲有上下,知其气之所在"　《太素》知官能注:"谷入于胃,清气上肺,故在鬲上;浊气留于胃中,故在鬲下。"《类经》九针推论注:"膈之上,膻中也,为上气海,心肺所居;膈之下,脾肝肾所居,丹田为下气海也。"

[3]"希而疏之"　是说针刺所取的穴位要少而精。

[语译]　黄帝说:我听你讲解九针的道理已经很多,多的难以陈述,我据此进一步推论,汇集成纲要,我现在读一读,你听听其中的道理,有错误的地方就告诉我,并传授其正确的道理,以便永久留传,使后世不再发生错误,我遇到能继承事业的人才传授给他,反之则一概不说。

岐伯答:请听听你讲的道理。

黄帝说:用针治病的道理,必须知道形体的胖瘦和气之虚实,了解左右上下的脏腑所在,阴阳表里的配合情况,血气的多少,经脉循行的逆顺和各经出入交会的处所,这样才能根据病情作出明确的诊断,攻伐其太过之邪。必须知道解结的道理,以解除疾病的根结所在。要知道上下经气的虚实情况以行补泻。了解四海的意义,熟悉其所在部位。审察外感寒热及淋雨露风侵犯的不同腧穴处所,知道如何调治其经脉之气。明白经脉的循行及左右支络的情况,尽知其交会处所。对寒热交争的疾病,是阴阳之气不和,应调其阴阳使之协调。虚实相似的疾病,应明确诊断进行通调。左右不协调的疾病,要左病刺右,右病刺左,用缪刺法治疗。必须明白疾病的逆顺,才能够知道其是否可治。

凡阴阳没有明显偏盛偏衰的，则知其病将要痊愈。审察疾病的标本寒热，就可以诊断出病邪的所在，然后进行针刺治疗，就会万无一失。再了解九针的大小和适应证，这样用针治病的道理就可以全部掌握了。明确井、荥、俞、经、合五俞是脏腑气血输注的地方，然后才能准确地在这些穴位上施行徐疾的刺法。经脉的往来、屈伸出入，然皆有一定的条理。同时，在谈到阴阳的时候，要合于五行。人体五脏六腑的不同功能，亦包含着阴阳五行。自然界的四时八风，也都是阴阳的变化。反映于人的面部，都有一定的部位和色部。五脏六腑的疾病，表现于面部，各有一定的部位。故诊察其左右上下的病理变化，就可以知道哪一经有寒有热。另外，诊察尺部皮肤的寒温滑涩，可以知道疾病的痛处所在。诊察膈之上下的脏腑，可以了解病气的部位。首先知道了这些用针的道理，然后取穴少而精当，缓慢进针，稍微深刺而留针。

[原文] 大热在上者，推而下之；从下上者，引而去之；视前痛者，常先取之。

大寒在外，留而补之。入于中者，从合泻之。针所不为，灸之所宜。上气不足，推而扬之，下气不足，积而从之。阴阳皆虚，火自当之[1]。厥而寒甚，骨廉陷下，寒过于膝，下陵三里[2]。阴络所过，得之留止，寒入于中，推而行之。经陷下者，即火当之，结络坚紧，火之所治。不知其苦，两跷之下。男阳女阴，良工所禁[3]。针论毕矣。

[注释]

[1]“火自当之” 《类经》九针推论注：“宜于灸也。”

[2]“下陵三里” 即膝下三寸三里穴。

[3]“男阳女阴，良工所禁” 钱熙祚云：“按八卷脉度篇论跷脉云：男子数其阳，女子数其阴，当数者为经，不当数者为络。故结络坚紧而以火治之者，男子必取阴跷，女子必取阳跷，若误施之，是病在络，而反取其经，诛伐无过矣。”

［语译］ 大热在上的病，要用高者抑之的方法，使之下行；病邪从下向上进展的，要泻之于下，引邪外出；审察其开始疼痛的部位，应先刺之，以治其本。

大寒在表的病，当留针补阳以胜寒；寒气入里的，当泻合穴以除寒。不适宜用针的，可用灸治。上气不足的，当引导其气以补其上；下气不足的，当留针随气以补其下；上下都虚的，当用灸法。寒气厥而上逆，阳气大虚，骨侧的筋脉陷下，寒凉到膝膑的，当灸足阳明经的三里穴。寒留阴络不去，入于经中的，当用针推散寒邪，以通经络。寒邪凝结，以致经脉陷下，和因寒结而络脉坚紧的，都当用灸法治疗。但寒结血络，有不痛不仁，不知所苦的，当灸阳跷（申脉穴）和阴跷（照海穴），男子当取阴跷，女子当取阳跷。若男取阳跷，女取阴跷，那就是良医所禁忌的。能晓得这些道理，用针的理论，就算完备了。

［原文］ 凡刺，虚者实之，满者泄之，此皆众工之所共知也。若夫法天则地，随应而动，和之若响，随之若影，道无鬼神，独来独往[1]。

凡刺之真，必先治神[2]，五脏已定，九候已明，后乃存针。众脉[3]所（《素》作不）见，众凶所（《素》作弗）闻。外内相得，无以行先。可玩[4]往来，乃施于人。虚实之要，五虚[5]勿近，五实[5]勿远。至其当发，间不容瞚①[6]。手动若务[7]，针耀而匀[8]。静意视义[9]，观适[10]之变，是谓冥冥[11]，莫知其形。见其乌乌[12]，见其稷稷[12]；从见其飞，不知其谁②[13]。伏如横弩③，起若发机。刺虚者须其实，刺实者须其虚。经气已至，慎守勿失。深浅在志，远近若一。如临深渊，手如握虎，神无营于众物[14]。

［校勘］

①“瞚” 《素问》宝命全形论新校正云：“按《甲乙经》瞚作暄。全元起本及《太素》作眴”。

②“不知其谁” 《太素》知针石作“不见其杂”。

③“弩” 原作“努”，据《素问》宝命全形论改。

[注释]

[1]“独来独往” 是形容能运用自如，灵活而高妙的治疗技术。

[2]“必先治神” 《素问》宝命全形论王注：“专其精神，寂无动乱，刺其真要，其在斯焉。”

[3]“众脉” 指多种脉象。

[4]“玩” 《素问》宝命全形论王注：“玩谓玩弄，言精熟也。”

[5]“五虚” “五实”见本经卷四经脉第一下。

[6]“瞚(shùn 舜)” 同瞬，时间短暂之意。

[7]“手动若务” 《太素》知针石注：“手转针时，专心一务。”

[8]“针耀而匀” 《素问》宝命全形论王注：“谓形光净而上下匀平。”

[9]“义” 合宜的意思。《礼记》中庸：“义者，宜也。”

[10]“适” 往也，至也，到达的意思。

[11]“冥冥” 专默精诚的意思。《荀子》劝学：“无冥冥之志者，无昭昭之明。”

[12]“乌乌”“稷稷” 《太素》知针石注：“乌乌稷稷，凤凰雄雌声也。”《素问》宝命全形论王注：“乌乌叹其气至，稷稷叹其已应。”

[13]“从见其飞，不知其谁” 《素问》宝命全形论王注：“言所针得失，如从空中飞鸟之往来，岂复知其所使之无主耶？是但见经脉盈盈而为信，也不知谁之所召遣尔。”

[14]“如临深渊，手如握虎，神无营于众物” 《素问》宝命全形论新校正云：“如临深渊者，不敢堕也。手如握虎者，欲其壮也。神无营于众物者，静志观病人无左右视也。”

[语译] 凡针刺治病，虚证用补法，实证用泄法，这是一般

医生都知道的。至于按照大自然的阴阳变化规律,随机应变,调理疾病,疗效之速,如响之应声,影之随形,这是因为医生技术高超取得的效果,并没有什么鬼神之道。

凡用针治病,必先集中精神辨证,五脏虚实已定,九候诊断明确,然后用针。在诊断时,所诊到的脉象和见到的症状,是否外内形气和脉症都相符合,不能单凭外形为依据。更要熟悉气血往来和病邪出入的情况,才能够为人施治。但病有虚有实,故见到五虚,不可草率用针;见到五实,不可弃而不针。施术的时机已到,刻不容缓,心手要专一,针体要光洁,动作要从容,平心静息,专默精诚的领会,体察气至的虚实变化,虽无形迹可见,但气至的反应,却好象群鸟飞翔,但不知它是什么。所以气未至应当留针候气,好象横弓待猎;气应的时候,就当迅速起针,好象弓箭疾出。刺虚证时,要使正气实,刺实证时要使邪气虚。当经气已至的时候,应当慎重掌握,勿失时机地施用补泻。里病宜深刺,表病宜浅刺。无论久病,或系新病,刺时都应该以得气为主。针时要郑重其事,好象面临深渊一样的小心谨慎;手持针柄,好象握着猛虎一样的稳重壮实,全神贯注,不为其它事物所干扰。

[原文] 黄帝问曰:愿闻禁数[1]。

岐伯对曰:脏有要害[2],不可不察。肝生于左,肺藏于右[3],心部于表,肾治于里[4],脾为之使[5],胃为之市[6]。膈肓之上,中有父母[7]。七节之旁,中有志心[8](《素》作小心)。顺之有福,逆之有咎[9]。

[注释]

[1]"禁数" 《素问集注》张志聪注:"数,几也。言所当禁刺之处有几也。"

[2]"要害" 关系重要之处叫要害。

[3]"肝生于左,肺藏于右" 《太素》知针石注:"肝者为木在春,故气生左。肺者为金在秋,故气藏右也。肝为少阳,阳长之始,故曰生也。肺为少阴,阴藏之初,故曰藏也。"

[4]“心部于表，肾治于里” 《太素》知针石注：“心者为火在夏，居于太阳最上，故为表。肾者为水在冬，居于太阴最下，故为里也。心为五脏部主，故得称部。肾间动气，内理五脏，故曰里也。”

[5]“脾为之使” 《太素》知针石注：“脾者为土，王四季，脾行谷气，以资四脏，故为之使也。”

[6]“胃为之市” 《太素》知针石注：“胃为脾腑也，胃贮五谷，授气于脾，以资四脏，故为市也。”

[7]“膈肓之上，中有父母” 《太素》知针石注：“心下膈上为肓，心为阳，父也，肺为阴，母也。肺主于气，心主于血，共营卫于身，故为父母也，”按：此两句的解析，各家所说不一，姑暂引杨注，以作参考。其意义是说，人是依赖气血来维持生命的。

[8]“七节之旁，中有志心” 《太素》知针石注：“脊有三七二十一节，肾在下七节之旁，肾神曰志……故志心者肾之神也。”

[9]“咎(jiù 旧)” 灾祸的意思。

[语译] 黄帝问：愿闻针刺的禁忌部位有多少？

岐伯答：五脏各有要害，不可不知。肝气是主升发的，发生在人体的左侧；肺气是主宣降的，作用在人体的右面；心是阳中之阳，阳气分布在表；肾是阴中之阴，阴气调治在里；脾主运化，为五脏的遣使；胃主受纳为水谷之海。膈肓以上有心肺，脊椎下七节之旁有志心。以上这些都是身体的要害。遵守禁忌，就有好处，违背了就有灾祸。

[按语] 此段岐伯答，没有指明对这些要害的禁忌穴位，但在临床上对这些脏器所属的部位，针刺不宜太深，以免伤及脏器，而发生事故。

[原文] 泻必用方[1]（《太素》作员），切而转之，其气乃行。疾入徐出，邪气乃出。伸而迎之，摇大其穴，气出乃疾。

补必用员[1]（《太素》作方），外引其皮，令当其门，左引其枢，右推其肤，微旋而徐推之，必端以正，安以静，坚心无解[2]，欲微以留，气下而疾出之。推其皮，盖其外门，真气乃存。用针之要，勿忘养神。

［注释］

［1］“泻必用方”　“补必用员”“方”、“员”二字，《太素》知官能注：“员谓之规，法天而动泻气者也。方谓之矩，法地而静补气者也。”《素问》八正神明论王注：“所谓方员者，非谓针形，正谓移行之义也。”《灵枢》官能篇云“泻必用员，补必用方”。其说法不一今存疑待考。

［2］“解”　通懈。

［语译］　泻必用方，就是要在病人吸气的时候，按其俞穴而进针，再等到他吸气的时候捻转针，才能使经气通行。当吸气时快进针，当呼气时慢出针，邪气才能外出，进针时，迎其气之来势而行针，出针时，摇大针孔，邪气就可以出的更快。

补必用员，就是要在病人呼气的时候，进针以行气的补法。按循皮肤找到穴位，左手按准穴位，右手推针进入皮肤，轻轻捻转，慢慢进针，针身必须端正，精神必须安静，意志坚持不懈，气至沈紧，要少留针，气去针松，迅速出针，按压皮肤，掩盖针孔，使真气内存。总之，用针的要领，不可忘了“养神”。

［原文］　泻者，以气方盛，以月方满，以日方温，以身方定，以息方吸而内针，乃复候其方吸而转针，乃复候其方呼而徐引针。

补者，行也。行者，移也。刺必中其荣[1]，复以吸排针也。必知形之肥瘦。营卫血气之衰盛。血气者，人之神，不可不谨养。

形乎形，目瞑瞑。扪其所痛（《素》作问其所病），索之于经，慧然[2]在前，按之弗得，不知其情，故曰形。

神乎神①，耳不闻。目明心开而志光②，慧然独觉，口弗能言，俱视独见，象若昏，昭然独明，若风吹云，故曰神。三部九候为之原，九针之论不必存。

[校勘]

①“神乎神” 原作“乎神神”，据《素问》八正神明论、《太素》本神论改。

②“光” 《素问》八正神明论、《太素》本神论均作“先”。

[注释]

[1]“中其荣” 《素问》八正神明论王注：“针入至血，谓之中荣。”

[2]“慧然” 慧，明敏也；慧然，明白的意思。

[语译] 用泻法时，要当着病人正气正盛，月廓正圆，天气正温，身心安定，正当病人吸气时进针，再等到他正在吸气时捻针，还要等到他正在呼气时慢慢退针。

补法是，引导其气移至病所，而使气血旺盛。针要刺到患者的营分，还要在他吸气时出针。但在运用补泻时，必须根据病人形体的肥瘦，和营卫血气的盛衰。因为血气是人的神气所居之处，不可不谨慎调养。

所谓形乎形，是诊病时只能见到外露的病象，认不清内在的病机，从扪按病人的痛处，追求疾病所在之经脉，似乎很明显的摆在面前，如果按之不痛，就不知病情所属了。这种只局限在形体方面的诊断，叫做守形。

所谓神乎神，是诊病时虽然没有听到病人的主诉，但通过望诊，心中就已明了，敏锐的觉察到真实的病情，尽管不能用言语表达，但在和大家一起诊病时，只有他能认清病情的所在，尽管病象好像模糊，他却独能明白，就像风吹浮云，露出日光一样的显著，这就叫做守神。这种守神的诊断，是以三部九候为基础的，九针的理论虽很渊博，也不能与之相提并论。

[原文] 凡刺之而气不至，无问其数[1]；刺之而气至，乃去之，勿复针。针各有所宜，各不同形，各任其所为。刺之要，气至而效，效之信，若风吹云，昭然于天，凡刺之道毕矣。

[注释]

[1]“数” 指呼吸的次数，古时留针时间的长短，以呼吸定之。

[语译] 凡针刺入人体后，必须针下得气，若气不至而针下无感应，须留针候气，或行手法催气，不问施行手法次数的多少，要以气至为度；若针下得气，辨明虚实施用补泻后，当即出针，不需再施行手法了。针的形状不同，作用各异，各有其适宜治疗的疾病。针刺的关键，必须是气至产生针感才能有疗效，其有效的情况，像风吹浮云天空豁然明朗一样的明显。针刺的道理，基本上算是完备了。

[原文] 节之交，凡三百六十五会。知其要者[1]，一言而终；不知其要者，流散无穷。所言节者，神气之所游行出入也，非皮肉筋骨也①。

睹其色，察其目，知其散复[2]。一其形，听其动静，知其邪正[3]。右主推之，左持而御之，气至而去之[4]。

凡将用针，必先视脉气之剧易②，乃可以治病③。五脏之气已绝于内，而用针者反实其外，是谓重竭。重竭必死，其死也静[5]；治之者，辄反其气，取腋与膺[6]。

五脏之气已绝于外，而用针者，反实其内，是谓逆厥。逆厥则必死，其死也躁[7]；治之者反取四末[8]。

刺之害，中而不去则精泄；不④中而去则致气。精泄则病甚而恇，致气则生为痈疡。

[校勘]

①“非皮肉筋骨也” 《素问》调经论王注引《针经》作“非骨节也。”

②“必先视脉气之剧易” 《灵枢》九针十二原篇作“必先诊脉，视气之剧易”。

③“病” 《灵枢》九针十二原篇作“也”。

④“不” 原作“害”，据《灵枢》寒热病篇、《太素》寒热杂

说改。

[注释]

[1]“要者” 此指井、荥、俞、经、合五腧而言。《类经》经络类注：“人身气节之交，虽有三百六十五穴会，而其要则在乎五腧而已。”

[2]“知其散复” 《灵枢》四时气病篇云：“视其目色，以知病之存亡也。

[3]“知其邪正” 《灵枢》小针解篇云：“知论虚邪与正邪之风也。”

[4]“气至而去之” 《灵枢》小针解篇云：“言补泻气调而去之也。”

[5]“重竭必死，其死也静” 《类经》用针先诊反治为害注：“脏气已绝于内，阴虚也，反实其外，误益阳也。益阳则愈损其阴，是重竭也。阴竭必死，死则静也。”

[6]“治之者……取腋与膺” 《类经》用针先诊反治为害注：“腋与膺皆脏脉所出，气绝于内而复取之，则致气于外，而阴愈竭矣。”

[7]“逆厥则必死，其死也躁” 《类经》用针先诊反治为害注：“脏气已绝于外，阳虚也。反实其内，误补阴也。助阴则阳气愈竭，故至四逆而厥，逆厥必死，死必躁也。”

[8]“治之者反取四末” 《类经》用针先诊反治为害注：“四末为诸阳之本，气绝于外而取其本，则阴气至而阳愈陷矣。”

[语译] 人身有骨空、气府，凡三百六十五穴会，能掌握五腧作为纲要，一句话就可以说明白，不懂得纲要，就会漫无头绪了。所说的“节”，是神气流行出入的地方，不是指皮肉筋骨说的。

观察病人面色的明暗与目光的清浊，可知病气的存在和消散。从整体出发，做到察形观色和诊脉的大小动静，可知疾病是属于正邪或是虚邪。刺针的时候，要右手推针，左手护持针身，以作进退，待针下气至，方可补不足，泻有余，使气平和，然后出针。

在将用针治病的时候，必先诊脉以察病的虚实轻重，然后才可施行针治。如五脏之气已虚于内的，是阴虚，气口脉必见浮虚，按之则无，治此宜补其阴，如误取其阳经的合穴，则阳愈盛而阴愈损，就会形成脏气竭绝，这叫重竭。重竭的必死，由于无气以动，所以死时形象安静；如果针取腋、膺部的腧穴，也是误治，因为腋和膺部，都是脏脉所出，其气已绝于内，反用针刺其腧穴，势必导致脏气尽泄于外，而阴愈竭绝了。

如五脏之气已虚于外的，是阳虚，气口脉必沉微，轻取则无，治此当用针补其阳气，若反在四末的腧穴留针以补阴气，则阴气更盛而阳气更虚，便会形成四肢逆冷，这叫逆厥。逆厥的必死，死的形象躁扰不安；这是因为反取四末的腧穴，使阴气自内而出，阳气自外陷入所造成的不良后果。

针刺的害处是：刺中病而不出针，反使精气外泄；尚未中病而出针太早，反使邪气内结。精气外泄，病必加重而身体瘦弱；邪气内结，就会发生痈疡。

[原文] 刺针必肃[1]，刺肿摇针[2]，经刺勿摇[3]，此刺之道也。

[注释]

[1]“肃” 敬也，严肃的意思。

[2]“刺肿摇针” 《素问》诊要经终论王注：“以出大脓血故。”

[3]“经刺勿摇” 《素问》诊要经终论王注：“经气不欲泄故。”

[语译] 针刺时，必须严肃认真，刺脓肿病，要摇大针孔，以出脓血，如刺经脉病，就不要摇针，以防泄气，这是针刺时必须懂得的一般道理。

[原文] 刺诸热者，如手探汤。刺寒清者，如人不欲行。

刺虚者，刺其去。刺实者，刺其来。

刺上关者，呿[1]不能欠；刺下关者，欠不能呿；刺犊鼻者，屈不能伸；刺内关者，伸不能屈。

病高而内者，取之阴陵泉；病高而外者，取之阳陵泉。阴有阳疾者，取之下陵三里。正往无殆，下气①乃止，不下复始矣。

［校勘］

①“下气” 《灵枢》九针十二原篇作“气下”。

［注释］

［1］“呿(qū 祛)” 同呿，大张口之意。

［语译］ 刺一切外因热病，针当浅刺快出，好象手探热汤，一触即还。刺阴寒凝滞的病，应当深取留针，静待气至，好象行人有所留恋，不愿走开一样。刺正气虚的病，要用随其气去以济之的补法。刺邪气盛的病，要用迎其气来以夺之的泻法。

刺上关穴，要使病人张口而不要合口；刺下关穴，要使病人合口而不要张口；刺犊鼻穴，要使病人屈膝而不要伸腿；刺内关穴，要使病人伸手而不要屈手握拳。

病在上而属于内的脏病，可取足太阴经的合穴阴陵泉；病在上而属于外的腑病，可取足少阳经的合穴阳陵泉。热在阴分的病，应刺足阳明经合穴三里。按正法施治，不可怠慢，待气至邪退即停止治疗。病若不愈，再用上法治疗。

针道终始第五

［提要］ 本篇论述了阴阳、经脉、脏腑三者的关系，病理变化，辨证方法，针刺法则等。其主要内容有：

一、列举了三阴三阳经脉及脉口人迎脉的盛衰情况，病在何经及阴阳的虚实，从而决定补阳泻阴或补阴泻阳等刺法。

二、阐述了远近不同的取穴法，以及针刺深浅，补虚泻实，守筋守骨，先本后标，痛宜深刺，痒宜浅刺等各种不同的刺法。

并结合阴阳时令，体质，发病部位等方面，示人应因时、因人、因病制宜。

[原文] 凡刺之道，毕于终始。明知终始，五脏为纪，阴阳定矣。阴者主脏，阳者主腑。阳受气于四肢，阴受气于五脏[1]。故泻者迎之，补者随之，知迎知随，气可令和，和气之方，必通阴阳，五脏为阴，六腑为阳，谨奉天道，请言终始。

终始者，经脉为纪，持其脉口人迎，以知阴阳[2]有余不足，平与不平，天道毕矣。

所谓平人者，不病也。不病者，脉口人迎应四时也，上下相应，而俱往来也[3]。

[注释]

[1]“阳受气于四肢，阴受气于五脏” 《类经》四盛关格之刺注：“阳主外，故受气于四末；阴主内，故受气于五脏”。

[2]“持其脉口人迎，以知阴阳” 《类经》四盛关格之刺注：“脉口在手，太阴脉也，可候五脏之阴；人迎在颈，阳明脉也，可候六腑之阳。人之血气经脉，所以应天地阴阳之盛衰者，毕露于此，故曰天道毕矣。”

[3]“上下相应，而俱往来也” 《太素》人迎脉口诊注：“人迎在结喉两旁，故为上也；寸口在两手关上，故为下也。上下虽别，皆因呼吸而动，故俱往来也。”

[语译] 凡是有关针刺的道理，都详细地记载在终始篇里。要想明确地知道终始的意义，必须以五脏为纲纪，然后方能明确阴阳各经的关系。手足三阴经主五脏，手足三阳经主六腑。阳经主外，受气于四肢，阴经主内，受气于五脏。所以运用泻法时，当迎其经气之来行针以夺其气，运用补法时，当随其经气之去行针以济其气，能够掌握迎随补泻的方法，就可以使阴阳之气调和。但调气的方法，还必须通晓阴阳的规律，五脏属阴，六腑属阳。现在根据自然的演变规律，谈谈终始的意义。

终始的意思，是说人身之血气是以十二经脉为纲纪，终而复始循环不已。脉口为手太阴脉,可以诊察五脏之阴的虚实;人迎为足阳明脉,可以诊察六腑之阳的虚实,所以通过脉口人迎的诊察,就可以知道阴阳的有余或不足,平衡或不平衡。这样,对自然规律的演变。也可以掌握了。

所谓平人,是指无病的人。无病的人,诊视他的脉口人迎,是与四时阴阳盛衰相适应的(如春夏人迎微大,秋冬寸口微大等),而且上部的人迎,下部的脉口,也是上下相应往来相随的。

[原文] 六经之脉不结动[1]也,本末相遇①,寒温相守司[2],形肉血气必相称也,是为平人。

若少气者,脉口人迎俱少而不称尺寸[3]。如是者,则阴阳俱不足,补阳则阴竭,泻阴则阳脱,如是者,可将以甘药,不可饮②以至剂[4]。如此者弗灸。不已者,因而泻之,则五脏气坏矣。

[校勘]

①“相遇” 《灵枢》终始篇、《太素》人迎脉口诊均作“之”。

②“不可饮” 《太素》人迎脉口诊作“不愈,可饮。”

[注释]

[1]“六经之脉不结动” 是说六经的脉象既没有结涩不足,又没有动疾有余的现象。

[2]“本末相遇,寒温相守司” 《类经》四盛关格之刺注:“脏气为本,肌体为末,表里寒温,司守不致相失。”

[3]“不称尺寸” 是指脉象短小无力,与平时尺寸不相称的意思。

[4]“可将以甘药,不可饮以至剂” 《类经》四盛关格之刺注:“但可将以甘药,甘药之谓,最有深意,盖欲补虚羸,非甘纯不可也。至剂,刚毒之剂也。正气衰者,不可攻,故不宜用也。”

[语译] 六经的脉既没有结涩不足,也没有动疾有余的现象,内而脏气,外而肌体,表里寒温,在不同的气候中,都能保持着正常的活动,在外之形肉与在内之气血,也协调一致,这样的

人就是无病的平人。

若是少气虚弱的病人，脉口和人迎的脉象，都短小虚弱与平时的尺寸不相称。这样的病，为阴阳气血俱不足之证，若补其阳气，就会使阴气更加衰竭，若泻其阴气，就会促使阳气衰脱。在这种情况下，只可用甘药调补，不可用猛峻之剂攻伐。同时，像这样的病，也不宜用灸法，以防伤阴。如果因为治疗不效，而用了泻法，就会使五脏之气败坏。

[原文] 人迎一盛[1]，病在足少阳；一盛而躁，在手少阳[2]。人迎二盛，病在足太阳；二盛而躁，在手太阳。人迎三盛，病在足阳明；三盛而躁，在手阳明。人迎四盛，且大且数，名曰溢阳，溢阳为外格[3]。脉口一盛，病在足厥阴；一盛而躁，在手心主[4]。脉口二盛，病在足少阴；二盛而躁，在手少①阴。脉口三盛，在足太阴；三盛而躁，在手太阴。脉口四盛，俱大且数，名曰溢阴。溢阴为内关[5]，不通者死不治。人迎与太阴脉口，俱盛四倍已上，名曰关格。关格者，与之短期[6]。

[校勘]

①"少" 原作"小"，据《灵枢》终始篇、《太素》人迎脉口诊改。

[注释]

[1]"人迎一盛" 是指人迎的脉象比脉口（寸口）的脉象大一倍的意思。下文二盛、三盛同此。

[2]"一盛而躁，在手少阳" 躁，是指脉象躁动不安的意思。《类经》四盛关格之刺注："人迎，是阳明脉也……阳明主表而行气于三阳，故人迎一盛，病在足经之少阳；若大一倍而加以躁动，则为阳中之阳，而上在手经之少阳矣。凡二盛、三盛，病皆在足，而躁则皆在手也。下放此。"

[3]"溢阳为外格" 《太素》人迎脉口诊注："人迎盛至四倍，大而动数，阳气盈溢在外，格拒阴气不得出外，故曰外格也。"

[4]“一盛而躁，在手心主” 《类经》四时关格之刺注：“脉口，手太阴脉也。太阴主里而引气于三阴，故脉口一盛，病在足经之厥阴；若加以躁，则为阴中之阳，而上在手厥阴心主矣。”

[5]“溢阴为内关” 《太素》人迎脉口诊注：“阴气四盛于阳，脉口大而且数，阴气盈溢在内，关闭阳气不得复入，名曰内关。”

[6]“关格者，与之短期” 《类经》四盛关格之刺注：“人迎主阳，脉口主阴，若俱盛至四倍以上，则各盛其盛，阴阳不交，故曰关格，可与言死期也。”

[语译] 人迎脉比寸口脉大一倍的，病在足少阳；大一倍而兼躁动的，在手少阳。人迎脉比寸口脉大二倍的，病在足太阳；大二倍而兼躁动的，在手太阳。人迎脉比寸口脉大三倍的，病在足阳明；大三倍而兼躁动的，在手阳明。人迎脉比寸口脉大四倍，既大且快的，是六阳偏盛到极点，盈溢于六腑，名叫溢阳。溢阳则格拒六阴之气不能相交，所以为外格。寸口脉比人迎脉大一倍的，病在足厥阴；大一倍而兼躁动的，在手厥阴。寸口脉比人迎脉大二倍的，病在足少阴；大二倍而兼躁动的，在手少阴。寸口脉比人迎脉大三倍的，病在足太阴；大三倍而兼躁动的，在手太阴。寸口脉比人迎脉大四倍，既大且快的，是六阴偏盛到极点，盈溢于五脏，名叫溢阴。阴气盈溢于内，阳气关闭于外，致使阳气与阴气不能相交，所以为内关。内关则阴阳表里隔绝不通，为不治的死证。人迎与寸口，都大至四倍以上，为六阴六阳俱盛，阴阳互相格拒，不能交会，名叫关格。出现这种现象，为病情危笃，将在短期内死亡。

[原文] 人迎一盛，泻足少阳，而补足厥阴，二泻一补，日一取之，必切而验之，躁取之上①，气和乃止[1]。人迎二盛，泻足太阳，而补足少阴，二泻一补，二日一取之，必切而验之，躁取之上，气和乃止。人迎三盛，泻足阳明，而补足太阴，二泻一补，日二取之，必切而验之，躁取之上，气和乃止。脉口一盛，泻足厥

阴，而补足少阳，二补一泻[2]，日一取之，必切而验之，气和乃止，躁取之上。脉口二盛，泻足少阴，而补足太阳，二补一泻②，二曰一取之，必切而验之，气和乃止，躁取之上。脉口三盛，泻足太阴，而补足阳明，二补一泻，日二取之，必切而验之，气和乃止，躁取之上。所以日二取之者，太阴主胃，大富于谷气③，故可日二取之也。人迎脉口俱盛四倍已上（《灵枢》作三倍），名曰阴阳俱溢。如是者，不开则血脉闭塞，气无所行，流淫于中，五脏内伤。如此者，因而灸之，则变易为他病矣。

［校勘］

①“躁取之上” 原作“疏取之上”，据《太素》人迎脉口诊改。下同。

②“二补一泻” 原作“二泻一补”，据《灵枢》终始篇、《太素》人迎脉口诊改。

③“气” 原无，据《灵枢》终始篇、《太素》人迎脉口诊补。

［注释］

［1］“躁取之上，气和乃止” 《太素》人迎脉口诊注云：“人迎躁而上行，皆在手脉，故曰取上。取者，取于此经所发穴也。泻实补虚，令阴阳气和乃止。”

［2］“二补一泻” 《类经》四盛关格之刺注：“按上文人迎之治，治三阳也，皆曰二泻一补。气口之治，治三阴也，皆曰二补一泻。盖以三阳主表，病在表者，宜泻倍于补也。三阴在里，病在里者，宜补倍于泻也。皆以脏气为重，惟恐其或伤耳。”

［语译］ 人迎脉比脉口脉大一倍的，是病在足少阳，少阳与厥阴相表里，阳实则阴虚，当泻足少阳而补足厥阴。泻二补一，每天刺一次。在施治时，必须先诊察人迎和脉口的脉象，如脉现躁动的，即取手少阳和厥阴经，至脉气调和，即停止针刺。人迎脉比脉口脉大两倍的，是病在足太阳。太阳与少阴相表里；阳实则阴虚，当泻足太阳而补足少阴，泻二补一，两天刺一次。在施治时，必须先诊察人迎脉口的脉象，如果脉现躁动的，即取

手太阳和少阴经，至脉气调和，即停止针刺。人迎脉比脉口脉大三倍的，是病在足阳明。阳明与太阴相表里，阳实则阴虚，当泻足阳明而补足太阴，泻二补一，每天刺一次。在施治时，必须先诊察人迎与脉口的脉象，如果脉现躁动的，即取手阳明、太阴经，至脉气调和，就停止针刺。脉口脉比人迎脉大一倍的，是病在足厥阴。厥阴与少阳相表里，阴实则阳虚，当泻足厥阴而补足少阳，补二泻一，每日可刺一次。在施治时，必须先诊察人迎脉口的脉象，如果脉现躁动的，即取手厥阴、少阳经，至脉气调和，即停止针刺。脉口脉比人迎脉大二倍的，是病在足少阴。少阴与太阳相表里，阴实则阳虚，当泻足少阴而补足太阳，二补一泻，两天刺一次。在施治时，必须先诊察人迎脉口的脉象，如果脉现躁动的，即取手少阴、太阳经，至脉气调和，即停止针刺。脉口脉比人迎脉大三倍的，是病在足太阴。太阴与阳明相表里，阴实则阳虚，当泻足太阴而补足阳明，二补一泻，一天刺两次，在施治时，必须先诊察人迎脉口的脉象，如果脉现躁动的，即取手太阴、阳明经，至脉气调和，即停止针刺。所以一天要刺两次，是因为太阴主与胃为表里，胃为水谷之海，谷气很盛，因此一天可刺两次。人迎脉与脉口脉都盛四倍以上的，是阴阳俱盛至极点，名叫阴阳俱溢。像这样的病，由于内关外格不通，必使血脉闭塞，气也无所运行，而流溢浸淫在内，使五脏的真阴内伤。在这种情况下，若因其虚而误用了灸法，必愈伤其阴，导致病情变化而出现其它的疾病。

[按语] 以上是根据人迎脉口两脉盛衰的程度，辨析病属何经虚实。人迎脉盛于脉口脉，是病在阳经，为阳盛阴虚，当泻阳补阴；脉口脉盛于人迎脉，是病在阴经，为阴盛阳虚，当泻阴补阳。其病机不外阴阳不调，其治疗不外调和阴阳的偏盛偏衰，所以均以达到脉气和阴阳调和为治疗目的。

[原文] 凡刺之道，气和乃止。补阴泻阳，音声益彰，耳目聪明；反此者，血气不行。

［语译］ 凡是用刺针治病，以达到阴阳之气调和为止。正确地运用补阴泻阳，达到了阴阳气血调和的时候，就会使人的声音清朗有力，耳目聪明；反之，若补泻不当，必致血气不得畅行。

［原文］ 所谓气至而有效者，泻则脉虚①。虚者，脉大如其故，而不坚也；大如故而益坚者②，适虽言快③，病未去也。补则益实。实者，脉大如其故而益坚也；大如故而不坚者，适虽言快，病未去也。故补则实，泻则虚，病④虽不随针减，病必衰去矣。必先通十二经⑤之所生病，而后可传于终始。故阴阳不相移，虚实不相倾，取之其经[1]。

［校勘］

①“脉虚” 《灵枢》终始篇、《太素》人迎脉口诊均作“益虚”。

②“大如故而益坚者” 《灵枢》终始篇、《太素》人迎脉口诊均作“坚如其故者”。

③“快” 原作“故”，据《太素》人迎脉口诊改。

④“病” 《灵枢》终始篇作“痛”。

⑤“经” 此下《灵枢》终始篇有“脉”字。

［注释］

[1]“故阴阳不相移……取之其经” 《类经》候气注：“移，移易也；倾，相伤也。或阴或阳，无所改易，不相移也；虚者自虚，实者自实，不相倾也。如此则无所从生，而各病其病，但求其经而取之。”

［语译］ 所谓针下气至而产生了疗效，就是实证运用了泻法，使脉象由实转虚。其转虚的表现，脉象虽然同原来一样的大，但按之和缓而不坚；如果刺后脉象同原来一样，而且更加坚硬的，虽然刺时觉得病已减轻，其实病未消除。虚证运用了补法，就会使脉象由虚转实。其转实的表现，脉象虽与原来一样的大，但按之却比原来坚实有力；如果刺后脉大与原来一样，仍然不坚实的，虽然刺时觉得病已减轻，其实病未消除。所以恰当的

运用补泻方法，必能达到补则令其实，泻则令其虚的疗效，虽然病痛不一定随针出而痊愈，但病势却必由此而转衰。必须首先通晓十二经脉发生疾病的规律，然后才能传授"终始"的意义。总之，阴阳诸经，各有它独特的脉症，各经的发病虚实，也有其一定的联属关系，补虚泻实，又是不可变更的治疗大法。能掌握这些道理，就可以根据疾病的所属经脉，按经取穴，达到调整虚实的目的。

[原文] 凡刺之属，三刺至谷气[1]。邪僻①妄合[2]，阴阳移居，逆顺相反，浮沉异处，四时不相得，稽留淫泆[3]，须针而去。故一刺阳邪出，再刺阴邪出，三刺则谷气至而止。所谓谷气至者，已补而实，已泻而虚，故知谷气至也。

邪气独去者，阴与阳未能调而病知愈也。故曰补则实，泻则虚，病虽不随针减，病必衰去矣。（此文似解前第三篇中）

[校勘]

①"僻" 原作"澼"，据《灵枢》终始篇、《太素》三刺改。

[注释]

[1]"三刺至谷气" 三刺，是指刺皮、肉、分肉三种深浅不同的刺法。谷气，是元气，即胃气。

[2]"邪僻妄合" 《太素》三刺注："阴阳二邪，妄与正气相合。""僻"，邪也。

[3]"稽留淫泆" 是言邪气稽留体内而浸淫弥漫的意思。

[语译] 凡是属于用针刺治疗的疾病，必须运用深浅不同的三刺法达到谷气至，才能获得治疗效果。如邪气侵入人体，与正气混合，迫使阴阳之气内外运行失去了正常状态，营卫二气和经脉的逆顺循行失常，脉的浮沉改变了部位，四时脉象不能与四时气候相适应，邪气稽留于内浸淫弥漫，以上这些病变，都须用针刺以去之。所以一刺刺至浅层的皮肤，引阳分之邪外出；再刺稍深至肌肉，引阴分之邪外出；三刺刺入分肉之间，俟谷气至，而后施以补泻，方可出针。所谓谷气至，就是上面所说的虚证用了

补法，脉由虚转实，实证用了泻法，脉由实转柔和，这样就是谷气至了。

补泻以后，邪气得以排除，虽然当时阴阳之气，还没有和调，但可以知道病是会痊愈的，所以说补则实，泻则虚，病情虽不能随针而减轻，但病势必由此而衰去。

[原文] 阳盛而阴虚[1]，先补其阴，后泻其阳而和之；阴盛而阳虚[2]，先补其阳，后泻其阴而和之。

三脉动于足大指之间[3]，必审其虚实。虚而泻之，是谓重虚，重虚病益甚。凡刺此者，以指按之，脉动而实且疾者，则泻之，虚而徐者，则补之，反此者病益甚。三脉动（一作重）于大指者，谓阳明在上，厥阴在中，少阴①在下。

膺腧[4]中膺。背腧[5]中背。肩髆②虚者取之上[6]。重舌[7]，刺舌柱[8]以铍针也。

手屈而不伸者，其病在筋；伸而不屈者，其病在骨。在骨守骨，在筋守筋。

[校勘]

①"少阴" 《太素》三刺作"太阴"。

②"髆" 原作"髀"，据《太素》三刺改。

[注释]

[1]"阳盛而阴虚" 阴、阳是指脉口、人迎而言。人迎脉盛的，即是阳经盛而阴经虚。

[2]"阴盛而阳虚" 是说脉口脉盛的，即是阴经盛而阳经虚。

[3]"三脉动于足大指之间" 《类经》阴阳虚实补泻先后注："三脉动者，阳明起于大指次指之间，自厉兑以至冲阳皆是也；厥阴起于大指之间，自大敦以至太冲皆是也；少阴起于足心，自涌泉以上太溪皆是也；三者皆在大指之后，故曰动于足大指之间也。"

[4]"膺腧" 指胸部两旁诸穴。

[5]“背腧” 指背部诸穴。

[6]“虚者取之上” 《类经》刺四支病注:“病在手经,故取之上。上者手也,如手太阴之中府、云门,手厥阴之天池,皆膺腧也,手少阳之肩髎、天髎,手太阳之天宗、曲垣、肩外俞,皆背腧也。咸主肩膊虚痛等病。”

[7]“重舌” 在舌下生一小舌叫重舌。

[8]“舌柱” 《类经》刺头颈七窍病注:“舌柱,即舌下之筋如柱者也。”

[语译] 人迎脉盛于脉口的是阳经盛而阴经虚,当先补其阴,后泻其阳,以调和其阴阳;若脉口脉盛于人迎的,是阴经盛而阳经虚,当先补其阳,后泻其阴,以调和其阴阳。

足阳明、足厥阴、足少阴三经的经脉,都搏动在足大趾之间的附近,所以在针刺时,必须先审察这三条经脉的虚实情况,以决定补泻。如果虚证误用了泻法,就叫做“重虚”,病必因此更加严重。凡针刺这类病症时,可先用手指循按其动脉,如果脉的搏动坚实而急疾的,这是实证,应用泻法。如果脉虚而缓慢的,这是虚证,应用补法。假如违反了这个治疗原则,就会使病更加严重。三脉搏动于足大指之间的部位:足阳明经的冲阳脉在足厥阴、少阴二经的上方,足厥阴的太冲脉在足阳明、少阴二经的中间,足少阴经的太溪脉在足阳明、厥阴二经的下方。

病有阴经阳经的区别,阴经在膺,所以治阴经的病,当刺中膺部的俞穴。阳经在背,治阳经的病,当刺中背部俞穴。肩髆部的虚证,应取与上肢经脉相通的膺部俞穴和背部俞穴。

治重舌,在舌柱下用铍针刺之出血。

手屈而不能伸的,是筋病;伸而不能屈的,病在骨;病在骨的,应当治骨,病在筋的,应当治筋。

[原文] 补须① 一方[1] 实,深取之,稀按其痏,以极出其邪气。

一方虚,浅刺之,以养其脉,疾按其痏,无使邪气得入。

邪气之来也紧而疾，谷气之来也徐而和。脉实者，深刺之以泄其气；脉虚者，浅刺之，使精气无得出，以养其脉，独出其邪气。

［校勘］

①“补须”　《太素》三刺注：“量此补下脱一泻字。”《类经》阴阳虚实补写先后注：“补，当作刺，刺法虽多，其要惟二，则补泻而已。”“补须”二字，义难通，疑衍。

［注释］

［1］“方”　《灵枢注证发微》注：“方，犹俗云方才也。”

［语译］　脉正实的时候，刺针要深，出针后要晚一些按闭针孔，使邪气得以尽量排出。

脉正虚的时候，刺针要浅，以养其血脉，出针后，疾按针孔，使真气得以保存，邪气不能乘隙而入。

将针刺入后，若是邪气来时，针下就觉得坚紧而急疾；若是谷气来时，针下就觉得徐缓而平和。脉象坚实的为实证，当用泻法，要深刺以泄邪气；脉象虚弱的为虚证，当用补法，要浅刺，使精气不得外泄，以养其脉气，而仅使邪气排出。

［原文］　刺诸痛者，深刺之。诸痛者，其脉皆实。

从腰以上者，手太阴、阳明主之；从腰以下者，足太阴、阳明主之[1]。

病在下者，高取之；病在上者，下取之[2]。

病在头者，取之足；病在腰者，取之腘[3]。病生于头者，头重；生于手者，臂重；生于足者，足重。治病者，先刺其病所从生者也。

［注释］

［1］“从腰以上者……足太阴、阳明主之”　《太素》三刺注：“腰以上为天，肺主天气，故手太阴、手阳明主之也；腰以下为地，脾主地土，故足太阴、足阳明主之也。”《类经》刺诸病诸痛注：“此近取之法也。”手太阴自胸走手，手阳明自手走头，这两条经脉，都行于身体的上部，所以治腰以上的病。足太阴自足走

腹，足阳明自头走足，这两条经脉，都行于身体的下部，所以主治腰以下的病。

[2]“病在下者……下取之” 《太素》三刺注：“手太阴下接手阳明，手阳明下接足阳明，足阳明下接足太阴。以其上下相接，故手太阴、阳明之上有病，宜疗足太阴、阳明，故曰下取之；足太阴、阳明之下有病，宜疗手太阴、阳明，故曰高取之。”《类经》刺诸病诸痛注：“此远取之法也。”

[3]“病在头者……取之腘” 《太素》三刺注：“足之三阴三阳之脉，从头至足，故病在头，取之足也。足太阳脉循腰入腘，故病在腰以取腘也。”

[语译] 针刺各种疼痛病症时，针刺要深，深进针以泻实邪，因为它们的脉象都是满实的，所以应深刺。

腰部以上为天，肺主天气，所以腰部以上的病，应取治于手太阴肺经和手阳明大肠经；腰部以下为地，脾主地气，所以腰部以下的病，应取治于足太阴脾经和足阳明胃经。

足经之脉，并与手经相接。所以病在下部的，取本经上部的穴，或取与手经相接之经的穴；病在上部的，取本经下部的穴，或取足经与手经相接之经的穴。

病在头部的，取足部的穴；病在腰部的可取膝腘窝的穴。病在头部的，头部必重；病在手部的，臂部必重；病在足部的，足部必重。在治疗时，当按其先发病的部位和原因进行针刺，以治其本。

[原文] 春气在毫毛，夏气在皮肤，秋气在分肉，冬气在筋骨。刺此病者，各以其时为齐[1]。刺肥人者，以秋冬为之齐。刺瘦人者，以春夏为之齐。

病①痛者阴也，痛而以手按之不得者，亦阴也，深刺之。痒者，阳也，浅刺之。病在上者，阳也；在下者，阴也②。

病先起于阴者，先治其阴而后治其阳；病先起于阳者，先治其阳而后治其阴。

久病者，邪气入深；刺此病者，深内而久留之，间日复刺之，必先调其左右，去其血脉，刺道毕矣。

［校勘］

①“病” 原作“刺之”，据《灵枢》终始篇、《太素》三刺改。

②“病在上者……阴也” 《灵枢》终始篇、《太素》三刺，均在“痒者”之前。

［注释］

［1］“春气在毫毛……各以其时为齐” 《类经》四时之刺注：“此言病气之中人，随时气而为深浅也。按四时刺逆从论曰：春气在经脉，夏气在孙络，长夏气在肌肉，秋气在皮肤，冬气在骨髓中。与本篇若异者何也？盖本篇言病邪之应时令，有表有里；四时刺逆从论言人气之合天地，有升有降，义本不同，非矛盾也……齐，剂同。药曰药剂，针曰砭剂也。春夏阳气在上，故取毫毛皮肤，则浅其针；秋冬阳气在下，故取分肉筋骨，则深其针，是以时为齐也。”

［语译］ 春夏阳气在上，所以春气在毫毛，夏气在皮肤，秋冬阳气在下，所以秋气在分肉，冬气在筋骨。病邪中于人体，常随四时之气所在而为深浅，因而刺这些病时应各按其时令，作为针刺深浅度数的剂量。肥胖的人皮厚肉多，刺肥人的时候，就当用秋冬的剂量，刺的要深一些。瘦人皮薄肉少，刺瘦人的时候，就当用刺春夏的剂量，要刺的浅一些。

由寒邪凝滞经络而发生疼痛的，属阴；如果用手按压而找不到痛处的，是邪气深入到筋骨之间，也是阴证，像这样的病，应当深刺。病有发痒症状的，是因卫气壅遏于皮肤，属阳，应当浅刺。病在上部或表层的属阳，病在下部或深层的属阴。

疾病先发生在阴经的，应当先治阴经，以治其本，后治阳经，以治其标。病先发生在阳经的，应先治其阳经，以治其本，后治阴经，以治其标。

病程较长的邪气侵入必深，治疗时，必须深刺，留针的时间要长一些，惟有这样，才能驱除固结而深伏的邪气，要隔一天刺一次，直至病愈。针刺前，必须先诊察病是在经在络，然后决定缪刺其络，或直刺其经，以调其左右阴阳的偏盛。如血络中有郁滞的，应刺出其血，能掌握这些刺法，针刺的道理，大体上是完备了。

[原文] 凡刺之法，必察其形气。形气①未脱，少气而脉又躁，躁疾②者必为缪刺之，散气可收，聚气可布。深居静处，与③神往来，闭户塞牖，魂魄不散，专意一神，精气不④分，无闻人声，以收其精，必一其神，令志在针。浅而留之，微而浮之，以移其神，气至乃休[1]。男女内外⑤[2]，坚拒勿出，谨守勿内，是谓得气。

[校勘]

①"气"　《灵枢》终始篇、《太素》三刺均作"肉"。

②"疾"　原作"厥"。原校："一作疾字"，为是，据改。

③"与"　原作"占"，据《太素》三刺改。

④"不"　原作"之"，据《太素》三刺改。

⑤"男女内外"　《灵枢》终始篇、《太素》三刺及杨注作"男内女外"，《难经》七十八难作"男外女内"。

[注释]

[1]"浅而留之……气至乃休"　《类经》得气失气在十二禁注："用针之道，所重在气。上文言少气者，气之虚也，以气虚邪实之病而欲用针，故宜浅而留之。贵从缓也，微而浮之，惧伤内也，但欲从容以移其神耳，候其真气已至，乃止针也。"

[2]"男女内外"　古人对此句解释不一，张介宾云："既刺之后，尤当戒慎，男子忌内，女子忌外，忌外者坚拒勿出，忌内者谨守勿内，则邪气必去，正气必复，是谓得气。"滑寿云："若停针候气，久而不至，乃于男子则浅其针而候之卫气之分，女子则深其针而候之营气之分。"滑氏似指针刺深浅的提插手法而言，与本经"凡刺之法"、"是为得气"较为相合，姑从此说。

[语译]　大凡针刺的方法，必先诊察患者的形体和元气的强弱盛衰。如果患者的形体并不消瘦，但元气衰少，脉象又现躁疾的，必须用缪刺的方法，才能使已散的精气得收，已聚的邪气消散。医者必须有很好的精神修养，在施术前，要像深居静室一样，收敛神气，关闭门窗，精神集中，意志专一，不为外面的声音影响而分散了精力，要聚精会神，将全部精神集中在针刺上。这样在操作时，或浅刺留针，或轻微浮刺，以转移患者的神气，直至针下得气而止。若不得气，男子则浅刺留针，女子则深刺留针，这样元气自能来复，是谓得气。

针道自然逆顺第六

（前系逆顺肥瘦文，后系根结文）

[提要]　本篇主要内容有：

一、说明了人体有黑白、肥瘦、少长、强弱的差异，气有滑涩，血有清浊的不同，经脉气血的运行也有逆有顺，因此在用针刺治疗时，必须根据这些情况，顺其自然趋向，因势利导。

二、分别叙述了肥人、瘦人、平人、壮士、婴儿等在皮、肉、骨、气、血等方面的特点，及在治疗上的“深而留之”和“浅而疾之”不同刺法。并根据“病气”与“形气”的对比，进而分析病的属虚属实，分别采用了“有余者泻之”“不足者补之”的相应治疗措施，以调正其阴阳。

[原文]　黄帝问曰：愿闻针道自然。

岐伯对曰：用自然者，临深决水，不用功力而水可竭也；循掘决冲[1]，不顾坚密，而经可通也。此言气之滑涩，血之清浊，行之逆顺也。

[注释]

[1]“循掘（kū 枯）决冲”　循着孔穴决开冲要的意思。“掘”通窟。

[语译] 黄帝问:愿意听听关于针道自然的理论。

岐伯答:针道自然,是说要利用其自然的趋势,因势利导,这好比靠近深渊决堤放水,不必费许多功力,水即可倾泻而尽;循着孔穴决开冲要,不管怎样坚密,脉道也能畅通无阻。这是说人身的气有滑涩,血有清浊,气血经脉的循行,也有顺有逆,因此必须顺应其自然之势,以利导之。

[原文] 曰:人之黑白肥瘦少长,各有数乎?

曰:年质壮大,血气充盛,皮肤坚固,因加以邪,刺此者,深而留之,此肥人也。广肩腋项,肉薄厚皮而黑色,唇临临然[1]者,其血黑以浊,其气涩以迟,其①贪于取予。刺此者,深而留之,多益其数。

[校勘]

①"其" 此下《灵枢》逆顺肥瘦篇、《太素》刺法均有"为人也"三字。

[注释]

[1]"唇临临然" 形容唇厚下垂的样子。《类经》肥瘦婴壮逆顺之刺注:"临临,下垂貌,唇厚质浊之谓"。

[语译] 问:人的肤色有黑白,肌肉有肥瘦,年龄有长幼,在针刺的次数和深浅,及留针时间的长短,都有定数吗?

答:壮年人或体质肥壮的人,他们的血气充盛,皮肤坚固。感受了外邪,针刺时应深刺留针,这是治疗肥壮人的原则。若系肩、腋、项部均宽阔,肉薄皮厚而色黑,唇厚下垂的人,他的血黑而浓浊,气涩而行迟。其人贪于取予。刺这种人,也应深刺留针,并且增加留针的时间。

[原文] 曰:刺瘦人奈何?

曰:瘦人者,皮薄色少[1],肉廉廉然[2],薄唇轻言,其血清,其气滑,易脱于气,易损于血。刺此者,浅而疾之。

[注释]

[1]"皮薄色少" 是皮薄而肤少血色的意思。

[2]“肉廉廉然” 形容肌肉瘦薄。《灵枢识》简案:“廉廉然,瘦臞而见骨骼。廉,棱也。”

[语译] 问:体格瘦弱的人,怎样刺法?

答:瘦人的皮薄色少,肌肉消瘦,口唇薄而轻言,血液清淡,气道滑利,若深刺久留,既易脱气,又易损血。所以刺这种瘦人时,要浅刺而疾出。

[原文] 曰:刺常人[1]奈何?

曰:视其黑白,各为调之。端正纯厚者,其血气和调。刺此者,无失其常数[2]。

[注释]

[1]“常人” 是指的不肥不瘦的人。

[2]“常数” 是指针刺浅深和留针时间都要适中的一般刺法。

[语译] 问:一般不肥不瘦的平常人,怎样刺法?

答:刺法应根据其皮色的黑白,分别决定调治的方法。身体端正纯厚的人,气血和调。刺这种人,不要违背一般适中的针刺深度和留针的时间。

[原文] 曰:刺壮士真骨[1]者,奈何?

曰:刺壮士真骨,坚肉缓节监监①然[2]。此人重则气涩血浊,刺此者,深而留之,多益其数。劲则气滑血清,刺此者,浅而疾之也。

[校勘]

①“监监” 原作“验验”,原校:“一作监监”,《灵枢》逆顺肥瘦篇、《太素》刺法均与原校同,据改,并删原校。

[注释]

[1]“刺壮士真骨” 《类经》肥瘦婴壮逆顺之刺注:“壮士之骨多坚刚,故曰真骨。”

[2]“监监然” 在此形容体格坚实的样子。《类经》肥瘦婴壮逆顺之刺注:“监监,坚固貌。”

［语译］ 骨骼坚固年轻力壮的人怎样刺法？

答：骨骼坚固年轻力壮的人，其肌肉坚实，关节舒缓，体格非常坚壮。刺时要酌情分别施治，如行动稳重的，多气涩血浊，应当深刺留针，并增加留针的时问。如行动劲急的，多气滑而血清，应当浅刺疾出。

［原文］ 曰：刺婴儿奈何？

曰：婴儿者，其肉脆，血少气弱。刺此者，以毫针，浅刺而疾发针，日再可也。

［语译］ 问：婴儿怎样刺法？

答：婴儿的肌肉脆嫩，血少气弱。刺这种病人，要用毫针，针刺的要浅，出针要快，在必要时，一天可针两次。

［按语］ 以上五节，指出了黑白肥瘦大小五种不同类型的病人，由于气有滑涩，血有清浊的不同，分别采用深而留之或浅而疾之的刺法，是有一定道理的，唯以人的体型肯定人的思想意识，则是不切实际的，应该有正确的理解。

［原文］ 曰：临深决水奈何？

曰：血清气滑[①]，疾泻之，则气竭矣。

曰：循掘决冲奈何？

曰：血浊气涩，疾泻之，则气[②]可通也。

［校勘］

①“滑” 原作“浊”，据《太素》刺法改。

②“气” 《灵枢》逆顺肥瘦篇、《太素》刺法均作“经”。

［语译］ 问：临深决水是什么意思？

答：血清气滑的病人，刺治时，应该采用缓治的方法，若疾泻之，则如临深决水一样，必使真气随之而竭。

问：循掘决冲是什么意思？

答：血浊气涩的病人，刺治时，应该采用疾泻法，犹如循掘决冲一样，经脉气血才能疏通。

［按语］ 此节应在第一节之后，则上下比较联贯，疑古经

有错简。

[原文] 曰：逆顺五体①[1]经络之数，此皆布衣[2]匹夫之士也。食血者[3]（《九墟》作血食之君），身体空虚②，肤肉耎弱，血气慓悍滑利，刺之岂可同乎？

曰：夫膏梁菽藿[4]之味，何可同也。气滑则出疾，气涩则出迟，气悍则针小而入浅，气涩则针大而入深。深则欲留，浅则欲疾。故刺布衣者，深以留。刺王公大人者，微以徐③。此皆因其气之慓悍滑利者也。

[校勘]

①“体” 此下《灵枢》根结篇、《太素》刺法均有“言人骨节之大小，肉之坚脆，皮之厚薄，血之清浊，气之滑涩，脉之长短，血之多少”31 字。

②“空虚” 嘉靖本、《灵枢》根结篇、《太素》刺法均作“柔脆”。

③“徐” 据文义，疑是“疾”字之误。

[注释]

[1]“逆顺五体” 逆顺，异于正常的叫逆，合于正常的叫顺。“五体”，《类经》贵贱逆顺注：“五体者，五形之人也。”

[2]“布衣” 指当时的劳动人民而言。

[3]“食血者” 指当时饮食珍美的统治阶级而言。

[4]“膏梁菽（shū 叔）藿” 膏，指肥肉。粱，指美谷。菽，众豆之名。藿，豆叶。膏粱，指当时统治阶级所食的珍美之味；菽藿，指当时劳动人民所食之粗食。

[语译] 问：五种形体的逆顺和经络之数，这都是说的一般劳动人民。至于饮食珍美贵族阶层的人，他们的身体柔脆，皮肤软弱，血气的运行慓悍滑利，针刺时，他们怎能和劳动人民的刺法相同呢？

答：吃膏粱厚味和吃菽藿粗食的怎么会一样呢。在针刺时，凡是气滑的出针要快，气涩的出针要缓，气悍的用细针，刺的要浅一些。气涩的用粗针,刺的要深一些。刺的深就要留针,刺的浅就要出针快。正由于他们的体质不同,所以刺劳动人民时要深刺留针,刺王公大人时,就要微刺徐出,这是因为其气之行慓悍滑利的缘故。

[按语] 本节阐述了五体的逆顺,以劳动人民与贵族阶层的人对比,说明人的体质有强弱,血气有滑涩慓悍,因而在针刺时,就有用针大小,针刺浅深,留针久暂等不同的刺法。这是示人针刺治病,应根据患者具体情况,因人制宜地灵活运用。

[原文] 曰:形气[1]之逆顺奈何?

曰:形气不足,病气[2]有余,是邪胜也,急泻之。形气有余,病气不足,急补之。形气不足,病气不足,此阴阳俱不足,不可复①刺之,刺之则重不足,重不足,则阴阳俱竭,血气皆尽,五脏空虚,筋骨髓枯,老者绝灭,壮者不复矣。形气有余,病气有余者,此谓阴阳俱有余也,急泻其邪②,调其虚实。故曰:有余者泻之,不足者补之。此之谓也。

故曰:刺不知逆顺,真邪相薄,实而补之,则阴阳血气皆溢,肠胃充郭,肺肝内胀,阴阳相错。虚而泻之,则经脉空虚,血气枯竭,肠胃慑辟[3],皮肤薄著,毛腠夭焦,予之死期。

故曰:用针之要,在于知调,调阴与阳,精气乃充③,合形与气,使神内藏。故曰:上工平气,中工乱经,下工绝气危生,不可不慎也。必察其五脏之变化,五脉之相应,经脉之虚实,皮肤之柔粗,而后取之也。

[校勘]

①“复” 《灵枢》根结篇、《太素》刺法均无。

②“邪” 原作“虚”,据《灵枢》根结篇、《太素》刺法改。

③“充” 《灵枢》根结篇、《太素》刺法均作“光”。

[注释]

[1]“形气” 指病人的形体与神气。

[2]“病气” 指受邪发病后,正邪斗争所反映的症状而言。

《灵枢集注》张志聪注:“病气,谓三阴三阳之经气为邪所病也。”

[3]“慑辟” “慑”,畏怯也;“辟”,辟叠也。此指因正气亏虚而致胃肠皱襞萎缩皱叠的意思。

[语译] 问:形气与病气有逆顺的时候,应该怎样分别治疗?

答:形气不足,病气有余的,这是外虚内实,邪气胜的表现,应当急用泻法以去邪气。若形气有余,病气不足的,这是外实内虚,正气衰的表现,应当急用补法以扶正气。如果形气不足,病气也不足,这是表里阴阳之气都不足的表现,这种病不能用针刺法治疗,误用了刺法,就会使其更加不足,因而导致阴阳俱竭,血气皆尽,五脏空虚,筋骨髓枯。这样,不仅老年人可能因而死亡,就是壮年人,也不易恢复。若形气有余,病气也有余的,这叫做表里阴阳都有余,应当急泻其邪,再调理虚实,所以说,有余的用泻法,不足的用补法,就是这个道理。

所以说:在针刺时不能掌握逆顺的补泻方法,以及正气与邪气搏争的虚实情况,对邪气盛实的反用了补法,必致阴阳血气满溢,胃肠为邪气充满,肝肺发生胀满,阴阳之气错乱。对正气弱的反用了泻法,必致经络空虚,气血枯竭,肠胃衰弱萎缩而消化无力,皮肤干瘦着骨,毛发腠理憔悴枯折,这样就死期不远了。

所以说,针刺治病的主要关键,在于调和阴阳,只要阴阳和调了,就会精气充沛,神气内藏,形与气也就相合了。所以说,技术高明的医生能掌握阴阳虚实的变化,以调其不平之气。技术差的医生,往往会因诊断不明,误治而扰乱经脉。技术最差的医生,则虚实不分,危及病人的生命。这是不可不慎重的事啊!所以在针治之前,必须先审察五脏的病理变化和五脏脉象与病情相应的情况,以及经脉的属虚、属实。皮肤的柔润、粗糙,然后才能运用适当的治疗措施。

针道外揣纵舍第七

［提要］ 本篇论述了外揣、纵舍的意义及其在针道上的重要作用，其主要内容有：

一、说明外揣是由体表变化揣度内脏病变，或由内脏变化揣度体表病变的一种诊断方法。

二、说明纵舍有两种含义：一是根据病的虚实等特点，决定是否当用针刺；二是持针操作上的进、止、退、留。

［原文］ 黄帝问曰：夫九针小①则无内，大则无外，恍惚无穷，流溢无极，余知其合于天道人事四时之变也。余愿浑束②为一可乎？

岐伯对曰：夫唯道焉，非道何可？大、小、浅、深，杂③合为一乎哉。故远者，司外揣内；近者，司内揣外[1]，是谓阴阳之极，天地之盖。

［校勘］

①“小” 原作“少”，据《灵枢》外揣篇、《太素》知要道改。

②“束” 原作“求”，据《灵枢》外揣篇、《太素》知要道改。

③“杂” 原作“离”，据《灵枢》外揣篇、《太素》知要道改。

［注释］

[1]“远者，司外揣内；近者，司内揣外” 《太素》知要道注：“远者所司在外，以感于内；近者所司在内，以应于外。”司：主管的意思，也作察讲。揣、度，推测的意思。“司外揣内”，是说观察体表所主部位的表现，可以推测内脏的变化。

［语译］ 黄帝问：九针的道理，从小处看，精细微妙至极，没有比它更精细的了，从大处看，渊博广大至极，没有比它更博大的了，其道理奥妙无穷，其运用非常广泛。我知道它的道理，是合乎自然界规律、人事及四时气候变化的。但是，我想把这些复杂而博大的问题，归纳为一，可以吗？

岐伯答：无论什么事物，都有一定的道理，否则怎么能把大、小、浅、深这样复杂的问题归纳为一呢。人的体表与内脏是相互影响的，所以从外面观察体表所表现的症状，就能推测出内脏的变化；从观察内在脏腑的变化，就可推测到体表的反应，这就是阴内阳外相互感应的道理，天地虽大，无不包罗在阴阳的范围之内。

［原文］ 曰：持针纵舍[1]奈何？

曰：必先明知十二经之本末[2]，皮肤之寒热[3]，脉之盛衰滑涩[4]。其脉滑而盛者，病日进；虚而细者，久以持；大以涩者，为痛痹，阴阳如一[5]者，病难治。察其本末[6]上下，有热者病尚①在；其热已衰者，其病亦去矣。因持其尺；察其肉之坚脆、大小、滑涩、寒热、燥湿。因视目之五色，以知五脏而决死生。视其血脉，察其五色，以知寒热痹痛[7]。

［校勘］

①“尚” 原作“常”，据《灵枢》邪客篇、《太素》刺法改。

［注释］

［1］“纵舍” 《类经》持针纵舍屈折少阴无俞注：“纵言纵缓，舍言弗用也。”

［2］“本末” 《太素》刺法注：“起处为本，出处为末。”

［3］“皮肤之寒热” 《太素》刺法注：“皮肤热即血气通，寒即血气壅也。”

［4］“脉之盛衰滑涩” 《太素》刺法注：“阳气盛而微热谓之滑也，多血少气微寒谓之涩。”

［5］“阴阳如一” 是说表里阴阳皆病的意思。《类经》持针纵舍屈折少阴无腧注：“表里俱伤，血气皆败者，是为阴阳如一，刺之必反甚，当舍而勿针也。”

［6］“本末” 在这里的本是指胸腹，末是指四肢。

［7］“察其五色，以知寒热痹痛” 这是根据肤色的变化，以诊断寒热痹痛。如《素问》皮部论云：“其色多青则痛，多黑则

痹，黄色则热，多白则寒，五色皆见，则寒热也。”

[语译] 问：持针纵舍的意义是什么？

答：必须首先明白十二经脉的起止，皮肤的属寒属热，脉象的盛衰滑涩，然后才能确定是否针刺。如脉滑而盛的，是病势日趋发展；脉虚而细的，是元气已虚，病久而持续；脉大而涩的，是痛痹病；若阴阳表里俱伤的，属于难治之症。若胸腹四肢上下都有热象的，是邪气未除，病尚存在；如果热已经衰退，为病邪已去。诊察病人尺肤部皮肉的坚脆、寒热、燥湿，脉的大小、滑涩，并观察目之五色，可以测知五脏的变化，进而决定病的死生。诊察经脉通路上的血络，皮肤的五色变化，可以测知寒热痛痹等症。

[按语] 本节指出：病是否适宜针刺，应取决于病势的轻重、虚实，因此针刺前必须通过脉、证、色等的诊察，结合分析，然后才能确定是否针刺及缓治急治。

[原文] 曰：持针纵舍，余未得其意也。

曰：持针之道，欲端以正，安以静。先知虚实，而行疾徐。左手执骨，右手循之，无与肉裹[1]。泻欲端正[2]，补必闭肤。转①针导气，邪气不得淫泆，真气以居。

[校勘]

①“转” 《灵枢》邪客篇作“辅”。

[注释]

[1]“无与肉裹” 指刺针时，不可用力过猛，以防止因肌肉突然痉挛将针缠裹。

[2]“端正” 《太素》刺法注：“直入直出，故曰端正。”

[语译] 问：持针纵舍的意义，我还不明白。

答：持针操作的时候，必须要态度端正，心神安静。先察明血气的虚实，然后确定运用疾徐补泻的手法。在进针前先用左手执其骨骼，不使移动，右手循经按穴，务使正确，刺针时要从容和缓，防止针与肌肉缠裹。用泻法时，要直入直出；用补法时，必闭针孔。以手转针导引其气,使邪气不得浸淫深入,真气得以恢复。

[按语] 上节是根据病的轻重,决定用针的纵舍。本节是阐述刺时进止退留的纵舍。

[原文] 曰:扞皮[1]开腠理奈何?

曰:因其分肉,左别其肤,微内而徐端之[2],适神不散,邪气得去也。

[注释]

[1]"扞(hàn 翰)皮" "扞"同捍,御也。又通干,触犯也。"扞皮",是将针刺在皮肤之上的意思。

[2]"微内而徐端之" 《灵枢注证发微》注:"右手微纳其针,而徐徐端正其针以入之。"

[语译] 问:扞皮开腠理的方法,是怎样呢?

答:循着分肉的纹理,先用左手分开其肌肤,然后用右手将针轻微地刺入,慢慢地端直直刺,这样可使神气不散,邪气得以排除。